ENCYCLOPÉDIE

ANATOMIQUE.

VII.

ANATOMIE GÉNÉRALE.

ENCYCLOPÉDIE ANATOMIQUE

COMPRENANT

L'ANATOMIE DESCRIPTIVE, L'ANATOMIE GÉNÉRALE, L'ANATOMIE PATHOLOGIQUE, L'HISTOIRE DU DÉVELOPPEMENT, ET CELLE DES RACES HUMAINES;

PAR

G.-T. BISCHOFF, J. HENLE,
E. HUSCHKE, S.-T. SŒMMERRING, F.-G. THEILE,
G. VALENTIN, J. VOGEL, R. WAGNER,
G. & E. WEBER;

TRADUIT DE L'ALLEMAND

PAR A.-J.-L. JOURDAN,

Membre de l'Académie royale de médecine.

TOME VII.

ANATOMIE GÉNÉRALE.

A PARIS,

CHEZ J.-B. BAILLIÈRE,

LIBRAIRE DE L'ACADÉMIE ROYALE DE MÉDECINE,
Rue de l'École-de-Médecine, 17;

A LONDRES, CHEZ H. BAILLIÈRE, 219, REGENT STREET.

1843.

TRAITÉ D'ANATOMIE GÉNÉRALE

OU

HISTOIRE DES TISSUS

ET DE LA COMPOSITION CHIMIQUE DU CORPS HUMAIN;

PAR

J. HENLE,

PROFESSEUR D'ANATOMIE ET DE PHYSIOLOGIE A L'UNIVERSITÉ DE ZURICH;

Traduit de l'Allemand

PAR A.-J.-L. JOURDAN,

Membre de l'Académie royale de médecine

—

TOME SECOND.

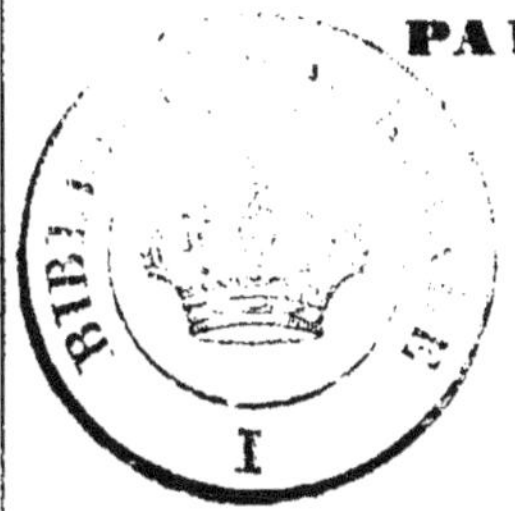

A PARIS,

CHEZ J.-B. BAILLIÈRE,

LIBRAIRE DE L'ACADÉMIE ROYALE DE MÉDECINE,
Rue de l'Ecole-de-Médecine, 17;

A LONDRES, CHEZ H. BAILLIÈRE, 219, REGENT-STREET.

1843.

Paris. — Imprimerie de Bourgogne et Martinet, rue Jacob, 30.

TABLE DES CHAPITRES.

FIN DE LA TABLE DES CHAPITRES.

TRAITÉ
D'ANATOMIE GÉNÉRALE.

ARTICLE III.

Du système des vaisseaux sanguins.

Le mouvement du liquide dans le système tubulaire clos des vaisseaux sanguins est entretenu par un organe contractile, le cœur, qui, en se resserrant sur lui-même, chasse le sang. Les tubes qui le reçoivent du cœur, et le répandent dans le corps, ainsi que dans les poumons, sont les *artères;* ceux qui le ramènent du corps et des poumons, et qui le versent dans le cœur pendant la diastole de cet organe, sont les *veines;* les ramifications dernières et les plus déliées que le sang traverse pour se rendre des artères dans les veines, portent le nom de *vaisseaux capillaires.*

Vaisseaux capillaires.

Le *système des vaisseaux capillaires* est, physiologiquement parlant, la partie la plus importante des organes de la circulation, celle dans laquelle a lieu l'échange des matériaux soit avec les organes, soit aussi, dans les poumons, avec les milieux ambiants. Tandis que les artères charrient du sang vermeil, et que les veines ramènent du sang noir, le système capillaire forme un réservoir en quelque sorte indifférent, dans lequel les parties élémentaires puisent, et où le sang se métamorphose. Cette distinction s'annonce aussi par la manière dont le sang coule à travers les vaisseaux capillaires; car bien qu'en général il affecte toujours une même direction, celle des troncs artériels vers les troncs veineux, cependant, comme l'enseigne l'observation microscopique, le sens du courant peut se renverser dans certains petits troncs capillaires; par exem-

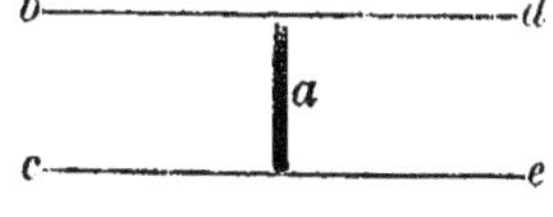

ple, dans un rameau anastomotique *a,* établi entre deux troncs parallèles, elle peut avoir lieu tantôt de *b* à *e* par *a,* tantôt de *c* à *d* par *a,* conséquemment être ou descendante ou ascendante en *a.*

Cependant la continuité que les vaisseaux capillaires établissent entre les artères et les veines fait qu'il ne saurait y avoir de limite rigoureuse entre ces deux derniers ordres de vaisseaux. Sous le point de vue anatomique on ne peut en assigner d'autre que la portion du système vasculaire, placée entre les artères et les veines, dans laquelle les canaux, après avoir fourni des branches, ne diminuent plus sensiblement de calibre, et où les branches forment ensemble un réseau uniforme, dont les mailles sont à peu près également grandes et semblablement délimitées. Si l'on injecte un réseau semblable par les artères et les veines à la fois, en y poussant des liquides de couleur diverse, qui soient susceptibles de se coaguler, il dépend du hasard que ce liquide pénètre plus avant dans les unes ou dans les autres, et souvent on voit les deux injections colorées se rencontrer au milieu d'un même canalicule. Nous examinerons plus loin jusqu'à quel point les vaisseaux capillaires diffèrent des artères et des veines par la structure de leurs parois.

La différence entre les réseaux capillaires dépend 1° du calibre des conduits ; 2° du diamètre des espaces compris entre eux ; 3° de la forme des espaces que ces conduits interceptent. Ils sont généralement étalés en surface sur des membranes, ou dirigés en tous sens dans des organes parenchymateux. Cependant cette différence est plus apparente que réelle ; car, même dans les membranes, les réseaux d'une couche communiquent par des anastomoses avec ceux qui sont situés immédiatement au-dessous, par exemple, dans les membranes séreuses, avec ceux du tissu cellulaire sous-séreux ; d'un autre côté, même dans les muscles, les nerfs et les glandes, comme dans le pannicule adipeux, les vaisseaux capillaires représentent des couches membraneuses, qui, suivant la forme des parties élémentaires, produisent ou des sphères creuses ou des cylindres creux, en entourant ou des globules ou des cylindres. Mais ce qui mérite d'être remarqué, c'est que ce ne sont pas toujours les sphères ou fibres primitives du tissu que le réseau des vaisseaux capillaires entoure. Ce cas arrive souvent, sans doute, pour les cellules adipeuses et glandulaires ; mais, dans d'autres tissus, il ne saurait avoir lieu, parce que leurs parties élémentaires sont plus petites que les vaisseaux capillaires. Tel est le cas des muscles, du tissu cellulaire, des fibres nerveuses. Les cylindres que les ramifications vasculaires enveloppent dans ces tissus sont des faisceaux primitifs de fibres élémentaires, souvent même des faisceaux secondaires, comme

j'aurai soin de le dire quand je décrirai chaque tissu en particulier.
Les canalicules glandulaires se comportent aussi comme des faisceaux primitifs eu égard aux vaisseaux capillaires ; ils sont entourés
par ces vaisseaux , sans que ceux-ci pénètrent dans leur substance.
Jusqu'à un certain point, mais toutefois d'une manière qui n'est pas
constante , la distribution des vaisseaux capillaires se règle sur celle
du tissu cellulaire interstitiel qui pénètre dans les organes. A partir
de la surface extérieure, c'est ce tissu cellulaire qui supporte les vaisseaux ; dans les glandes , par exemple , ils partent du hile, et marchent entre les lobules , toujours avec le tissu cellulaire qui sépare
ceux-ci. Nulle part non plus il n'y a de tissu cellulaire interstitiel
sans vaisseaux ; mais les vaisseaux peuvent pénétrer plus loin que
les faisceaux du tissu cellulaire , et le cerveau prouve de la manière
la plus péremptoire que leur existence n'est point , comme on l'a
souvent admis , inséparablement liée à la présence de ce tissu.

Calibre des vaisseaux capillaires.

Le calibre des tubes est en raison du diamètre des corpuscules
du sang. Les plus grêles ont encore assez de largeur pour laisser
passer ces corpuscules à la suite les uns des autres, de manière que ,
chez l'homme , leur diamètre n'est pas de beaucoup inférieur à
0,003 ligne. D'après les mesures prises par E.-H. Weber (1) sur des
préparations injectées et sèches de Lieberkuhn, les vaisseaux capillaires du cerveau et de la substance nerveuse ont un diamètre
moyen de 0,003 ; cependant j'en ai vu , sur les mêmes pièces, qui
n'avaient que 0,002, et même d'autres un peu plus petits. Parmi
les vaisseaux capillaires de la surface des membranes muqueuses et
de la peau, peu avaient un diamètre de 0,003 , selon Weber, et la
plupart n'avaient guère moins de 0,004. J'ai trouvé, dans une injection de la membrane de Schneider , faite par Lieberkuhn , les
vaisseaux les plus fins d'un diamètre de 0,004 ; dans la membrane
muqueuse du palais , peu étaient au-dessous de 0,006 , tandis que,
dans la membrane muqueuse de l'œsophage, beaucoup n'atteignaient
que 0,003. Valentin (2) évalue le diamètre des plus petits vaisseaux
à 0,0057 dans l'estomac, et à 0,0048 dans l'intestin grêle. J'ai vu ,
sur des préparations de poumons humains, beaucoup de vaisseaux

(1) HILDEBRANDT, *Anatomie* , t. III, p. 45.
(2) HECKER , *Annalen* , 1834, p. 277.

ayant 0,003, et moins encore ; dans les villosités de l'intestin grêle, la plupart ne dépassaient point 0,0032. Dans les muscles, des vaisseaux de 0,003 sont au nombre des plus forts. Les plus gros se rencontrent dans la moelle des os, où l'on en voit, du diamètre de 0,010, se réunir pour former des réseaux capillaires. Dans le périoste de l'alvéole, les plus petits ont 0,0048, et dans la tunique celluleuse d'une artère 0,005. Toutes ces mesures ont été prises sur des préparations de Lieberkuhn. J. Muller (1) dit que le diamètre des vaisseaux capillaires des reins varie de 0,0037 à 0,0069 : il porte celui des procès ciliaires à 0,0064. Et supposant que, dans ces cas, la violence de l'injection ait dilaté les vaisseaux outre mesure, aux dépens des interstices, ce défaut est bien compensé par le retrait qu'amène la dessiccation. Les mesures que E.-H. Weber (2) a prises sur les vaisseaux fortement distendus par le sang de la peau du scrotum d'un enfant nouveau-né, s'accordent aussi avec les indications précédentes. Les capillaires les plus étroits avaient un diamètre de 0,0037. Ceux pleins de sang du cartilage rouge de la rotule, en train de s'ossifier, étaient de 0,0077. J'ai mesuré le diamètre des capillaires les plus déliés, après les avoir isolés de la substance environnante, dans le cerveau et la rétine ; ils n'avaient également pas moins de 0,0020 à 0,0023.

Valentin a dressé, pour faciliter la comparaison du moyen diamètre des vaisseaux capillaires de différents organes, une table dont je vais donner un extrait, quoique les résultats ne me semblent pas parfaitement exacts, à cause de la méthode qui a été employée. Les vaisseaux les plus fins de la substance médullaire étant pris pour unité, il a obtenu les valeurs relatives suivantes :

Poumon.	0,97
Nerf médian.	2,3
Biceps brachial.	3,3
Derme	3,6
Villosités intestinales.	4,4
Intestin grêle.	4,9
Estomac.	5,4
Rein.	5,5
Corpuscules de Malpighi.	7,09

(1) *Gland. secern.*, p. 112.
(2) *Loc. cit.*

Vaisseaux séreux.

Comme certaines parties, qui, dans l'état de santé, paraissent transparentes et vides de sang, par exemple, le feuillet conjonctival de la cornée, peuvent rougir considérablement dans l'inflammation, on admettait bien qu'elles possèdent des vaisseaux, mais on supposait ceux-ci tellement grêles, que la partie liquide du sang y circule seule dans le cours normal des choses, et que les corpuscules rouges n'y pénètrent que par l'effet de la maladie. On donnait à ces vaisseaux le nom de *vasa serosa*. E.-H. Weber (1) a combattu avec raison cette hypothèse; car, outre que des vaisseaux nouveaux peuvent se former, une simple couche de capillaires déliés ne serait pas visible à l'œil nu, alors même qu'elle contiendrait des globules du sang, et ne pourrait communiquer de couleur rouge aux parties qui la contiendraient. En observant la circulation sur des animaux vivants, on a fait la remarque qu'il arrive souvent aux plus petits vaisseaux de n'offrir pendant long-temps qu'un liquide transparent, avec des globules épars à de grandes distances. Ce fait peut être allégué comme un argument tout aussi bien pour que contre l'existence des vaisseaux séreux. Krause (2) a vu des vaisseaux d'un diamètre moindre que celui des corpuscules du sang, dans des parties injectées; il en a trouvé, par exemple, de 0,0008 seulement dans le muscle tibial; ces vaisseaux étaient en petit nombre, et pour la plupart des ramifications transversales d'autres plus gros. Ici l'on doit présumer que l'injection avait été incomplète. Le seul fait, à moi connu, qui semble témoigner en faveur de l'existence des vaisseaux séreux, est le suivant. Dans la substance du cerveau, les capillaires les plus déliés sont des cylindres tubuleux, garnis de granules ovales (noyaux de cellules). De ces vaisseaux partent, comme autant de branches, des filaments, qui même à un grossissement de trois cents diamètres, ont à peine une épaisseur appréciable, et qui sont munis des mêmes noyaux ovales, à des distances régulières, de sorte qu'ils semblent n'être que de simples filets de jonction. La connexion de ces filets avec les vaisseaux sanguins rend vraisemblable qu'ils charrient un liquide; dans aucun cas ils ne seraient en état d'admettre des corpuscules du sang. En outre, ils n'existent qu'en petite quantité: un lambeau de substance

(1) Hildebrandt, *Anatomie*, t. III, p. 49.
(2) Muller, *Archiv*, 1837, p. 4.

cérébrale écrasée qui remplit tout le champ visuel, n'en présente souvent qu'un à trois, qui décrivent des arcades. Il est facile de les trouver dans les cerveaux frais de veau, parce qu'à l'instar des vaisseaux sanguins les plus déliés, ils conservent leur forme et leurs contours obscurs, quand on écrase la substance cérébrale (1).

Largeur des mailles.

La largeur des mailles dépend jusqu'à un certain point du degré de réplétion des tubes; plus ceux-ci sont pleins, plus les interstices paraissent étroits. Cependant il y a, en outre, des différences constantes pour divers tissus. La largeur des mailles n'a point de rapport déterminé avec le calibre moyen des tubes; toutefois les parties qui possèdent les vaisseaux capillaires les plus déliés ont aussi, en général, les mailles les plus larges, non seulement d'une manière relative, et proportionnellement aux canaux, mais encore d'une manière absolue. Les interstices des réseaux vasculaires de la substance médullaire du cerveau ont, d'après E.-H. Weber, 0,0142 ligne de large et 0,025 de long, c'est-à-dire que leur longueur dépasse huit à dix fois et leur largeur quatre à six fois le diamètre des vaisseaux capillaires. Dans les réseaux capillaires des membranes muqueuses et de la peau, les mailles n'ont souvent que trois ou quatre fois le diamètre des vaisseaux; souvent elles ne dépassent pas ce diamètre, et même restent au-dessous. Dans le périoste, dont les vaisseaux ont à peu près le même diamètre que ceux de la membrane muqueuse, les intervalles sont beaucoup plus grands et irréguliers; la tunique celluleuse d'une artère en a offert, dans certains cas, qui étaient dix fois plus larges que les tubes; mais alors on apercevait déjà, à travers ces mailles, les vaisseaux d'une couche plus profonde. J. Muller a trouvé que, dans les reins, la proportion entre le diamètre des vaisseaux capillaires et celui de leurs interstices était $= 1 : 3 - 4$. Dans un pancréas injecté par Lieberkuhn, je vois que les mailles et les tubes ont à peu près un égal diamètre. Les mailles

---

(1) On a souvent fait, dans ces derniers temps, des observations sur les vaisseaux capillaires qui sont trop fins pour admettre des corpuscules du sang. Schultze en a trouvé de semblables dans l'épiderme, et Treviranus (*Beitrœge*, t. II, p. 99) dans les membranes de l'œil. Ceci repose sur une erreur dont j'ai déjà parlé précédemment : les conduits intercellulaires qui règnent entre des cellules polygones, ou les contours des cellules en contact les unes avec les autres, ont été pris pour des réseaux de vaisseaux.

les plus étroites existent dans le poumon, où elles sont presque généralement plus petites que les vaisseaux, et parfois représentent des
espèces de petites fentes fort étroites entre ces derniers (1). Ces indications peuvent servir à comparer la richesse en sang des parties
diverses; mais, en général, on doit se représenter les mailles ayant
une ampleur proportionnelle plus considérable dans le corps vivant;
car, sous l'influence de la dessiccation, les interstices mous se contractent davantage que les vaisseaux injectés.

En comparant l'ampleur relative des tubes et des mailles dans
différents tissus, on arrive à reconnaître que les interstices deviennent d'autant plus étroits, proportion gardée, que la consommation de sang est plus considérable. Les mailles ne sont nulle part
plus petites que dans les glandes de la peau et les membranes muqueuses, ni plus larges que dans les nerfs, les parties fibreuses,
les membranes séreuses, etc. C'est pourquoi aussi elles sont plus
étroites dans les organes qui croissent, par exemple, dans les cartilages d'ossification, chez les enfants, que dans celles qui ont acquis tout leur développement. On peut se figurer qu'à partir des
vaisseaux capillaires, les parties nutritives du sang s'infiltrent jusqu'à
une certaine distance dans le parenchyme des organes, et pénètrent
d'autant plus loin qu'elles éprouvent moins de changement de la
part des portions de parenchyme situées au voisinage des vaisseaux.
Cette disposition rappelle le mode de culture des prairies dans lesquelles on pratique des rigoles d'irrigation; le sol soutire de l'humidité aux ruisseaux, dans le voisinage immédiat desquels la végétation
des herbages est plus belle que partout ailleurs, tandis qu'on voit
souvent les plantes maigres et desséchées au centre des mailles qu'ils
circonscrivent. Dans l'organisme, le système des canaux nourriciers est, comme on doit s'y attendre, disposé de manière que
même le point le plus éloigné de chaque intervalle reçoive une nourriture suffisante : cependant, là même, l'accroissement est plus actif
au pourtour des tubes que partout ailleurs; et tant qu'il y a accroissement de substance, la nouvelle se produit autour des vaisseaux
sanguins, d'où elle refoule l'ancienne vers l'extérieur. Voilà pourquoi les épidermes croissent à partir de leur matrice vasculaire,
pourquoi les os forment de nouvelles couches autour des conduits médullaires, etc. De là résulte aussi que la division des tissus en vascu

(1) Pl. III, fig. 1.

laires et non vasculaires ne vaut rien, physiologiquement parlant, **si**
l'on entend exprimer par là une différence dans le mode de **nutrition,**
et que la différence consiste uniquement dans le mode de distribution
des vaisseaux et d'afflux du suc nourricier. Quand une **membrane**
continue et riche en vaisseaux est couverte d'une autre dépourvue
de vaisseaux, un point situé au milieu d'une maille de la première
peut être aussi éloigné, et même plus, de la source de la nutrition,
que l'est la couche la plus extérieure de la membrane privée **de**
vaisseaux. Et là où la couche de tissu non vasculaire est plus puissante, la membrane immédiatement sous-jacente offre un **réseau**
vasculaire serré, qui peut fournir beaucoup plus que ne l'exige
le tissu dans lequel il se répand, un réseau qui, sous le point **de**
vue physiologique, appartienne manifestement plus à la couche qu'en
nous appuyant des seules données de l'anatomie, nous disons **ne point**
posséder de vaisseaux.

<h3 style="text-align:center">Plexus vasculaires.</h3>

Cet état de choses est surtout très prononcé dans les plexus vasculaires, dont j'ai déjà parlé en passant, lorsque j'ai donné la description du tissu cellulaire, c'est-à-dire dans les plexus choroïdes du
cerveau et les procès ciliaires de l'œil. On donne le nom de plexus à
des organes qui, au premier aperçu, semblent ne consister **qu'en**
des ramifications vasculaires. On voit une ou plusieurs artères pénétrer dans ces organes, et s'y diviser à l'infini, jusqu'à ce qu'elles
représentent à la surface un réseau capillaire à mailles fort **étroites,**
d'où le sang repasse dans des veines, puis dans les troncs de ces
dernières. Ces organes tiennent aux troncs vasculaires comme **à**
des pédicules, et s'étalent ou s'épanouissent à leur extrémité **libre.**
Lorsqu'on les considère avec attention, on reconnaît qu'indépendamment des vaisseaux, ils renferment un tissu cellulaire lâche,
servant de support aux ramifications de ces derniers. Les plexus
choroïdes du cerveau sont revêtus d'un épithélium pavimenteux
particulier, dont la description a été donnée précédemment; les
plexus vasculaires de l'œil le sont de cellules pigmentaires, **que**
nourrissent les vaisseaux du plexus. Mais l'action de ces vaisseaux
s'étend peut-être au-delà de l'enveloppe non vasculaire qui recouvre le tout; du moins, comme je l'ai déjà dit, me paraît-il
vraisemblable, en ce qui concerne les procès ciliaires, qu'ils prennent une part essentielle à ce qu'on appelle improprement la sé-

crétion de l'humeur aqueuse, et d'une manière indirecte à la nutrition de la cornée transparente et du cristallin. On sait que l'humeur aqueuse, après avoir été évacuée, se régénère très promptement ; souvent aussi sa quantité s'accroît avec une grande rapidité, circonstance de laquelle dépend l'accroissement de la tension et l'éclat de la cornée dans les maladies irritatives. On peut conclure de ces faits que les vaisseaux qui fournissent médiatement ou immédiatement l'humeur aqueuse, sont nombreux et susceptibles d'une ampliation rapide ; la membrane séreuse de la chambre antérieure de l'œil, à laquelle on a coutume d'attribuer la sécrétion de l'humeur aqueuse, ne remplirait pas ces conditions, alors même qu'elle existerait.

Formes des réseaux capillaires.

Il me reste encore à parler des différences qui naissent de la figure géométrique des espaces que les tubes limitent.

Nous distinguerons deux formes principales de mailles, les rondes et les oblongues. Les premières sont les plus ordinaires, surtout dans les parties qui ont un réseau capillaire très serré, comme les poumons (1), les glandes, la membrane de Ruysch, le derme et beaucoup de membranes muqueuses. Cependant la forme circulaire des interstices, qui est la forme fondamentale, présente certaines irrégularités ; d'un côté, ces interstices se réduisent à de petites fentes étroites, et d'un autre ils se rapprochent d'une forme carrée ou polygone. Les mailles représentent des carrés presque parfaits dans une injection de la peau du bras faite par Lieberkuhn (2). C'est aussi sous des angles presque droits que s'anastomosent ensemble les tubes du large système capillaire de la tunique externe des artères. Les mailles oblongues sont celles dans lesquelles, au milieu d'une certaine uniformité, l'un des diamètres, celui en long, surpasse beaucoup l'autre, celui en travers. On les rencontre dans toutes les parties où ces réseaux capillaires entourent soit des tubes déliés, soit des faisceaux de fibres, et elles ne sont nulle part plus prononcées que dans les muscles (3) et les nerfs. Là, les interstices ont généralement la forme d'un ovale, dont le petit diamètre n'est souvent pas le dixième du grand ; ce dernier marche parallèlement à l'axe longitudinal des fibres ou des tubes. Cependant on trouve

(1) Pl. III, fig. 1.
(2) Pl. III, fig. 1.
(3) Pl. III, fig. 2.

aussi des mailles oblongues, mais plus ovales, sur d'autres points; dans la membrane muqueuse nasale, elles sont trois à huit fois aussi longues que larges, ovales, et terminées en pointe aux deux extrémités (1); les larges mailles de la membrane muqueuse de la vessie sont également plus longues dans une direction qui est la même pour la plupart d'entre elles.

Les mailles des deux sortes, tant les rondes que les ovales, acquièrent à leur tour, lorsqu'elles ont une certaine grandeur, un aspect différent selon que les tubes qui les limitent sont droits ou onduleux. Dans les nerfs, les muscles et les tendons, on peut souvent voir un petit tronc capillaire marcher en ligne parfaitement droite pendant un long espace; dans les membranes, dans le tissu cellulaire interstitiel, dans le pannicule adipeux, les tubes sont plus larges, et en même temps plus simples ou onduleux. Il semble que la nature ait pris soin, même pour les plus petites parties du système vasculaire, comme pour les gros troncs, de leur faire décrire des sinuosités, afin qu'elles pussent supporter sans inconvénient une extension considérable.

Les mailles en anse constituent une variété des mailles oblongues, dont la forme particulière dépend de celle des parties molles. Dans les petites papilles de la peau et des membranes muqueuses, notamment à la langue, on voit un vaisseau monter, s'infléchir, puis redescendre; plus rarement, dans les papilles d'une certaine longueur et d'une certaine force, il y a aussi des anastomoses transversales entre le petit tronc ascendant et le petit tronc descendant. On a coutume de dire que le vaisseau ascendant est artériel, et le vaisseau descendant veineux; que le premier naît d'une artère située à la base de la papille, et que le second s'abouche avec une veine correspondante. Certainement ce cas est rare. L'anse n'est bien plutôt qu'une maille du système capillaire, soit une simple inflexion d'un petit tronc capillaire, soit une branche collatérale qui retourne au même tronc. A la face palmaire des doigts et à la plante des pieds, on trouve de ces sortes d'anses très serrées sur de grandes étendues; les grosses papilles de la langue en offrent également beaucoup, qui sont très rapprochées les unes des autres (2); je les ai vues parfaite-

___

(1) Pl. III, fig. 3.

(2) SOEMMERRING, *Icones organ. gustus*, tab. I, fig. 7. — BERRES, *Mikroskopische Anatomie*, tab. III, fig. 1; tab. VIII, fig. 4, 7, 10. — Suivant Berres, le vaisseau, dans une papille, décrit plusieurs tours ascendants et descendants, avant de revenir au tronc.

ment sur une préparation desséchée de Lieberkuhn que possède le cabinet de Berlin ; on les trouve plus espacées sur des préparations de la peau des paupières et de la membrane muqueuse de l'œsophage. Dans cette dernière, les distances, assez régulières, sont de 0,018 à 0,020 ligne (1) ; là aussi les petits troncs de l'anse sont plus courts, onduleux, presque frisés. A la peau et à la langue on les voit droits et fort alongés.

Nous sommes forcés d'admettre, outre les réseaux capillaires à mailles rondes et allongées, l'existence d'une troisième forme, qui tient le milieu entre ces deux-là, ou, pour mieux dire, qui participe à peu près également de l'une et de l'autre. Ces réseaux irréguliers, à interstices ronds, oblongs, triangulaires, carrés et polygones, sont surtout communs dans les parties peu riches en vaisseaux, et entre les tubes de grand calibre, par exemple dans le périoste (2), dans le tissu cellulaire interstitiel, etc.

Enfin il y a aussi des vaisseaux qui, avec le caractère de ramescence artérielle, dendritique, possèdent cependant déjà la structure et la fonction des capillaires. La paroi postérieure de la capsule cristalline nous en offre un exemple (3). Le petit tronc artériel, l'artère capsulaire, atteint cette membrane presque à son centre, se divise en ramifications de plus en plus déliées jusqu'au bord, et communique avec les réseaux capillaires de la membrane capsulo-pupillaire, et plus tard de la zone ciliaire, par lesquels le sang retourne dans les veines ciliaires.

Vaisseaux des corps caverneux.

Le mode ordinaire de transition des artères aux veines présente une anomalie remarquable dans l'intérieur des corps caverneux du pénis, du clitoris et de l'urètre, au tissu desquels on a coutume de donner l'épithète d'érectile. Ce qui caractérise surtout ce tissu, c'est que les artères et les veines n'y communiquent point ensemble par des réseaux capillaires aussi fins que dans d'autres parties, et que le passage des premières aux secondes a lieu d'une manière subite, les dernières ramifications artérielles, que leur volume rend

(1) Pl. III, fig. 6.
(2) Pl. III, fig. 5.
(3) ZINN, *Descript. oculi humani*, tab. VII, fig. 3. — WEISBERG, *Comment.*, t. I, fig. 4. — SOEMMERRING, *Icones oculi*, tab. VI, fig. 5. — HENLE, *Membr. pupill.*, fig. 3. — LANGENBECK, *Retina*, tab. I, fig. 4.

encore pour la plupart accessibles à l'œil nu, s'abouchant tout-à-coup avec les origines très larges des veines. La manière dont cet abouchement s'effectue a été l'objet d'une controverse qui dure encore.

A la racine du corps caverneux, l'artère profonde de la verge pénètre dans ce corps, et se dirige d'arrière en avant, en suivant à peu près l'axe du cylindre, et décrivant quelques flexuosités. Ses branches, grosses et petites, sont situées dans le tissu lamelleux et trabéculeux dont j'ai donné précédemment la description, de manière qu'elles forment des réseaux dans les lamelles, et que chaque trabécule renferme un vaisseau proportionné à son volume, qui y marche en droite ligne, ou contourné en tire-bouchon. J. Muller (1) admet deux espèces de branches de l'artère profonde : des rameaux nourriciers, qui se répandent dans le tissu trabéculeux, servent à sa nutrition, et se continuent, dans son intérieur, avec des veines ; des rameaux contournés (*artères hélicines*), terminés en cul-de-sac, qui sont des appendices en forme de vrilles de l'artère profonde, font saillie librement dans les cellules ou les mailles du corps caverneux, et, suivant ses conjectures, déterminent le phénomène de l'érection en versant immédiatement le sang dans ces mailles, par des ouvertures percées à leurs extrémités. Leur diamètre est de 0,07 à 0,08 ligne. Tantôt ils se détachent isolément de distance en distance, tantôt ils naissent par paquets, d'où résultent de petits bouquets de trois à dix branches artérielles et plus : dans ce dernier cas, les artères ont un petit tronc commun, qui se divise sur-le-champ en artérioles (2).

Valentin (3) a soutenu que les artères hélicines sont un produit de l'art, que ce sont des trabécules du pénis détachées d'un côté, qui se recourbent en vrille à raison de leur élasticité, et aussi parce que le vaisseau qu'elles contiennent dans leur intérieur affecte la forme d'un tire-bouchon. A la partie postérieure du pénis, où les lamelles sont plus fortes et les trabécules plates, solides, et non ramifiées, un petit tronc simple les traverse d'une paroi de la maille à la paroi opposée, et forme une anastomose entre les artères situées dans les parois : là il ne peut pas se produire d'artères hélicines. Plus loin, où les trabécules se divisent beaucoup et s'anastomosent

1) *Archiv*, 1835, p. 202.
(2 J. MULLER, *loc. cit.*, tab. III, fig. 1-5. fig. 7 ; *Archiv*, 1838, tab. V.
3, MULLER, *Archiv*, 1838, p. 182.

ensemble, des anastomoses diverses ont lieu aussi, dans leur intérieur, entre les ramifications artérielles les plus déliées. Fréquemment on voit une trabécule et le petit tronc qu'elle renferme envoyer des prolongements, également munis de vaisseaux, qui s'épanouissent dans toutes les directions. Les mailles sont toujours remplies de sang, même hors du temps de l'érection ; elles sont les commencements des veines, et tapissées de la même membrane qui revêt partout l'intérieur de ces dernières. Lorsque, sur une pièce dans laquelle les artères et les mailles ont été injectées avec de la colle, on retire l'injection des mailles avec des pinces, cette masse reste adhérente à de très petites fentes qui se dirigent en entonnoir vers l'extérieur ; et, quand on suit ces fentes, on arrive à une branche artérielle marchant dans une mince trabécule. Si l'on opère sur le corps caverneux du cheval ou de l'âne, les fentes se voient avec le secours de la loupe, sans qu'il soit nécessaire de recourir à l'injection, pourvu qu'on ait soin d'écarter les mailles sous l'eau. Comme les artères s'anastomosent ensemble dans les parois des espaces veineux, il suit de là qu'à chaque endroit où une artère s'ouvre dans l'espace veineux par la petite fente en question, deux branches au moins doivent passer latéralement dans les deux parois qui limitent cet espace. Si des trabécules s'appliquent aussi à cet endroit, l'artère se divise en plusieurs branches, qui forment de petits bouquets coupés. Les mailles veineuses du corps caverneux se continuent enfin avec les veines efférentes du pénis, comme on peut le voir très distinctement en fendant les espaces, et les suivant vers le tissu à mailles du pénis.

Dans un article annexé au mémoire de Valentin, J. Muller a déclaré qu'il venait de répéter ses observations, et que les résultats ne lui permettaient pas de rien changer à ce qu'il avait d'abord fait connaître. Krause (1) avait déjà vu les artères hélicines du corps caverneux ; Erdl (2) les aperçut également plus tard ; Hyrtl (3) enfin, non seulement les a trouvées dans le pénis de l'homme et du cheval, mais encore a observé une formation analogue dans les organes érectiles qui garnissent le cou et la tête du dindon : ici, les artères ont des branches qui communiquent régulièrement avec des veines, et d'autres, qui sont très courtes, s'élèvent en serpentant

(1) Muller, *Archiv*, 1837, p. 31.
(2) Muller, *Archiv*, 1841, p. 421.
3. OEsterreichische *Jahrbücher*, 1838, t. XIX, p. 349.

vers la surface des crêtes érectiles, et se terminent par une dilatation en cul-de-sac, dont le diamètre est de 0,008 à 0,016 ligne. Valentin (1) prétend que ces artères hélicines de la crête des oiseaux sont des anses dont les bras se couvrent.

On prévoit qu'il doit être difficile de décider une question à l'égard de laquelle des observateurs si distingués n'ont pu s'entendre. Et, en effet, après m'être donné beaucoup de peine, je n'ose me ranger d'une manière positive ni à l'une ni à l'autre des deux opinions. Je vois les artères marcher en tire-bouchon dans les petites trabécules, comme l'a décrit Valentin, dont je partage également l'avis lorsqu'il dit qu'on aperçoit peu d'artères hélicines quand on procède avec précaution, et que leur nombre augmente en proportion des coupes et déchirures qu'on fait subir au tissu des corps caverneux. D'un autre côté, je n'ai point réussi à faire naître de ces artères en suivant le procédé qu'il indique. Lorsque, sous le microscope, on coupe une trabécule pourvue d'une artère en tire-bouchon, que celle-ci soit ou non injectée, les extrémités restent en place, ou ne forment que de larges arcs, qu'on ne saurait comparer aux flexions et aux contournements des artères hélicines. La manière dont peuvent être produits des appendices en forme de vrille des artères me paraît être tout autre. Ces appendices se forment, même sans solution de continuité des trabécules, par tiraillement et extension. En effet, la couche de tissu cellulaire de la trabécule, qui forme, jusqu'à un certain point, la gaîne de la petite artère, est beaucoup plus extensible que le vaisseau lui-même. Toute violence mécanique déchire donc la tunique propre de ce dernier, comme on sait qu'elle le fait même à l'égard des grosses artères. L'artère déchirée se rétracte par le fait de son élasticité, se roule sur elle-même, et paraît comme un bouton ou une vrille à la surface de son tronc. On explique par là en même temps pourquoi rien ne sort par l'extrémité d'une semblable fausse artère hélicine, qui doit cependant être ouverte ; la gaîne cellulaire forme une enveloppe autour du vaisseau enroulé, et en bouche l'ouverture ; la partie antérieure de cette gaîne, celle de laquelle l'artère s'est retirée, reste vide, et forme un fil qui semble partir de la racine de l'artère hélicine et avoir servi à l'attacher. Dans les figures qu'a publiées Muller, on aperçoit en beaucoup d'endroits ces sortes de filets.

1 *Repertorium*, 1841, p. 131.

Il est hors de doute qu'une grande partie des appendices enroulés des artères qui, au premier abord, ressemblent parfaitement aux artères hélicines figurées par Muller, sont de pareils produits de l'art. Lorsque je rendais la tunique celluleuse transparente par le moyen de l'acide acétique, sur des morceaux détachés du tissu caverneux, je pouvais suivre, dans l'intérieur des vrilles, les débris roulés et transversalement déchirés des artères ; il s'en trouvait même qui semblaient parfaitement lisses, et où je parvenais, en tournant et retournant la pièce, à découvrir l'extrémité coupée, qui était repliée en dessous et appliquée contre le tronc. Je ne sais pas si je dois admettre que, dans ces cas, des circonstances particulières avaient paralysé mes efforts, ou si, indépendamment des artères hélicines artificielles, il en existe aussi de véritables et naturelles. Peut-être arrivera-t-on un jour à un résultat précis, au moyen de coupes faites avec soin sur des corps caverneux injectés et desséchés.

Glomérules.

Il est encore une autre particularité, dans le cours des vaisseaux capillaires, dont je dois parler ici : je veux dire les corpuscules de Malpighi, ou les glomérules des reins. Ce sont des granulations arrondies, plus rarement ovales, encore visibles à l'œil nu, ayant un diamètre de 0,08 à 0,010 ligne, parfois aussi plus petites, longues de 0,03 ligne, et larges de 0,04 (1), qu'on trouve, chez tous les animaux vertébrés, dans la substance corticale des reins. Ces granulations occupent des excavations particulières de la substance corticale, d'où Muller est parvenu à les dégager au moyen d'une aiguille (2). Elles sont formées d'un seul vaisseau capillaire, roulé sur lui-même en manière de paquet (3). Muller dit qu'elles partent des petites artères; mais, d'après les figures, elles tiennent aux réseaux capillaires les plus déliés. Je trouve aussi, dans les injections des glomérules de plusieurs animaux que Hyrtl a exécutées, et que possède le cabinet de Berlin, que le vaisseau qui pénètre a un diamètre égal à celui des capillaires du rein en général, et qu'il conserve ordinai-

---

(1) E.-H. WEBER, dans HILDEBRANDT, *Anatomie*, t. IV, p. 339.

(2) *Gland. secern.*, p. 101.

(3) *Voyez* les figures de Huschke (*Zeitschrift fuer Physiologie*, t. IV, cah. I, tab. VI, fig. 8), Muller (*loc. cit.*, tab. XIV, fig. 9), Berres (*Mikroskopische Anatomie*, t. X, fig. 2), Krause (dans MULLER, *Archiv*, 1837, tab. I, fig. 3), et R. Wagner (*Icon. physiolog.*, tab. XX, fig. 3, 6).

rement ce même diamètre dans tous les tours qu'il décrit, jusqu'à ce qu'enfin il se réunisse avec le réseau des autres vaisseaux. Dans les reins frais, et surtout dans ceux qui ont été le siége de congestions avant la mort, les glomérules se reconnaissent aisément à leur couleur rouge. Cette formation nous fournit un nouvel exemple d'un état de choses tendant à ralentir le mouvement du sang à travers la glande, et par conséquent à favoriser l'échange de ses matériaux avec le tissu sécréteur (1).

(1) Berres a imaginé un système fort ingénieux, mais insoutenable, des formes qu'affectent les réseaux capillaires. Il admet (*Mikroskopische Anatomie*, p. 38) des vaisseaux capillaires et des vaisseaux intermédiaires, entendant par les premiers les artères et les veines du plus petit calibre, et par les seconds les réseaux capillaires proprement dits. Les vaisseaux intermédiaires se composent uniquement de la tunique interne, sur laquelle se trouve épanchée la masse vivante et plastique de l'organe ; les capillaires possèdent des couches contractiles. Je n'aurais rien à objecter contre cette nomenclature, quoiqu'elle soit en contradiction avec celle qu'on adopte, si elle était appliquée d'une manière conséquente ; mais c'est la forme seule des réseaux qui décide si un vaisseau est capillaire ou intermédiaire. Ainsi, par exemple, le réseau vasculaire des muscles est dit capillaire, quoique ses vaisseaux n'aient qu'une simple membrane, comme je le ferai voir, tandis que les vaisseaux de la choroïde, qui n'appartiennent pas à la catégorie des plus petits, et qui, dans tous les cas, possèdent plusieurs tuniques, sont donnés comme intermédiaires.

De belles figures de différents réseaux capillaires se trouvent en grand nombre dans Berres (*Mikroskopische Anatomie*, tab. II, III, VI-XV), Arnold (*Icon. anatom.*, fasc. II, tab. I, fig. 17 ; tab. II, fig. 19-21 ; tab. III, fig. 7, 21 ; tab. V, fig. 23, 24 ; tab. IX, fig. 3 ; tab. X, fig. 14-20 ; tab. XI, fig. 12, 13), et R. Wagner (*Icon. physiolog.*, tab. XIV, fig. 1-5 ; tab. XV, fig. 1-7 ; tab. XVIII, fig 13 ; tab. XX, fig. 8-13.

Quelques bonnes figures ont été données par Zinn (*Ocul. human.*, tab. II, fig. 3 ; plexus choroïdes), Sœmmerring (*Icon. ocul. hum.*, tab. VI, fig. 1, 3, 7 ; *Icon. organ. aud.*, tab. IV, fig. 22 ; *Sacc. semi-ellipt.*; *Icon. org. gust.*, fig. 9 ; *Icon. organ. olfact.*, tab. II, fig. 6 ; *Denkschriften der Baier. Akademie*, t. I, tab. I (cerveau), T. VII (choroïde), Prochaska *De carne musculari*, tab. VI, fig. 5), Dœllinger (*Vasa sanguif. vill.*, fig. 4-7 ; Meckel, *Archiv*, 1820, tab. IV, fig. 13-15 ; muscles), Mascagni (*Prodromo*, tab. II, fig. 7, 8 ; tab. III, fig. 41, 42 ; peau), Reisseissen (*Bau der Lungen*, tab. III), Eble (*Bau und Krankheiten der Bindehaut*, tab. II, fig. 11), J. Muller (*Gland. secern.*, tab. X, fig. 11 ; foie), Marshall Hall (*Circulation*, pl. VIII ; poumons de crapaud), Reich (*De membr. pupill.*, fig. I , et Schultz (*Circulation*, tab. VII ; membrane natatoire de la grenouille).

Cours des artères et des veines.

On sait, d'après les ouvrages d'anatomie, quel est le mode de distribution des grosses artères et veines. Je rappellerai seulement qu'en général les branches se détachent des troncs sous des angles aigus ; que, la plupart du temps, le calibre des vaisseaux va en diminuant peu à peu vers la périphérie, mais que parfois aussi les plus gros vaisseaux présentent une analogie avec la forme des réseaux capillaires, en ce sens qu'on voit un nombre plus ou moins considérable de branches se porter d'un tronc à un autre, et conserver à peu près le même diamètre. Les connexions entre vaisseaux portent le nom d'*anastomoses ;* elles prennent celui de *plexus* lorsqu'elles sont très nombreuses, et que les interstices ont une étendue proportionnelle très limitée. Les plexus s'offrent surtout dans les troncs veineux ; autour du rectum, au pourtour du col de la vessie et à la racine de la verge, ils sont parfois si serrés, que leur volume seul les distingue des réseaux capillaires les plus étroits. La ramescence dendritique se conserve jusque dans les branches les plus déliées des artères et des veines ; cependant la structure des organes et la forme des interstices lui font subir quelques modifications. Lorsqu'un vaisseau s'élève de la profondeur pour venir gagner une surface, les branches forment des rayons divergents de tous côtés, et paraissent sous la forme d'étoiles ou de verticilles, suivant que leurs ramifications les plus déliées naissent seulement près de la surface, ou procèdent déjà des parties profondes. Le premier cas a lieu, par exemple, dans les lobules du foie, et le second dans les papilles de la langue. Si l'artère et la veine qui y correspond sont situées en face l'une de l'autre, au bord de lamelles minces ou de petites plaques, les ramuscules qui entrent dans le réseau capillaire vont transversalement, et parallèlement les uns aux autres, de l'artère à la veine, représentant ainsi l'image d'un peigne, comme, par exemple, aux branchies.

En général donc, les branches artérielles et veineuses diminuent peu à peu de calibre par l'effet d'une scission continuelle. Cependant on trouve des exceptions, qui sont caractéristiques pour certains organes. Dans les poumons, par exemple, des troncs encore assez considérables se réduisent immédiatement en un réseau capillaire uniforme, ce qu'il est facile surtout de vérifier sur les poumons des reptiles (1). A la choroïde, on voit partir tout-à-coup d'un

(1) R. WAGNER, *Icon. physiolog.*, tab. XV, fig. 1, 2.

tronc, comme d'un même point, une masse de petites branches à peu près parallèles, qui ne se divisent presque plus sur la surface extérieure de la membrane, et forment de jolies espèces de tourbillons, que l'on connaît sous le nom de *vasa vorticosa*. Les faisceaux vasculaires qui naissent ainsi par la résolution soudaine d'un tronc sont appelés *réseaux admirables*.

De l'ampleur et de l'union des vaisseaux dépend la rapidité du cours du sang. Plus la lumière des tubes est petite, plus la circulation se trouve ralentie par l'effet du frottement. Le même effet résulte des anastomoses, tant parce que le sang est obligé de parcourir un espace d'une longueur absolue plus considérable, qu'en raison de la perte de force à laquelle donne lieu la rencontre des courants. Le sang séjourne donc d'autant plus long-temps dans un organe que les vaisseaux qu'il parcourt sont plus déliés et que leur cours est plus compliqué. Le ralentissement graduel du courant fait que la lumière des branches, prises ensemble, doit être plus grande que celle des troncs, et que les veines doivent surpasser les artères en nombre et en calibre. En outre, les veines, qui sont exposées à être fréquemment comprimées, avaient besoin de canaux en quelque sorte dérivatoires : cet office est rempli, aux membres, par les vaisseaux sous-cutanés, qui s'anastomosent partout avec les profonds. La masse du sang contenu à chaque instant dans un espace donné peut varier aussi quand la vélocité du liquide change en même temps.

Préparation des vaisseaux capillaires.

En faisant maintenant succéder à la description du cours des vaisseaux sanguins celle de leur structure, je prendrai également les capillaires les plus déliés pour point de départ, et je ferai voir comment les gros troncs vasculaires se forment peu à peu de ceux-là par la superposition de plusieurs couches. Il s'agit d'abord d'obtenir les capillaires dans un état d'isolement qui permette de les étudier. Les organes centraux du système nerveux et la rétine sont les parties du corps qui conviennent le mieux pour cela. On obtient les vaisseaux capillaires de la rétine isolés, et sous la forme d'un réseau cohérent, en faisant macérer un peu cette membrane dans de l'eau, ce qui n'est même pas ordinairement nécessaire lorsqu'on opère sur l'œil humain ; ensuite on en étale un lambeau sur une plaque de verre, et l'on fait tomber dessus des gouttes d'eau, qui enlèvent la substance

médullaire nerveuse. Il reste un flocon membraneux, à peine appréciable, qui n'est autre chose que le réseau des vaisseaux grands et
petits, et qu'on étale aisément en le couvrant d'une petite plaque de
verre, de manière à pouvoir suivre chaque tronc. Si l'on veut être
certain d'avoir du premier coup une préparation convenable, il suffit
de choisir un point que parcourt un vaisseau d'un certain calibre,
encore plein de sang : jamais on ne manque de trouver les ramifications capillaires les plus déliées dans son voisinage immédiat.
On procède de même à l'égard du cerveau et de la moelle épinière. Lorsque, par une coupe quelconque à travers la substance de
ces organes, on a mis à découvert un petit vaisseau, visible encore
à l'œil nu, et reconnaissable au sang qu'il contient, il suffit de l'arracher ou de l'exciser sans la moindre précaution, et d'enlever par
le lavage la matière médullaire qui y adhère. Les points suivants
sont encore très convenables pour la recherche des petits vaisseaux :
la pie-mère cérébrale, et surtout les plis de cette membrane qui pénètrent dans les sillons de la surface des hémisphères, car, quand on
arrache un de ces plis, son bord, examiné au microscope, offre toujours une multitude de ramuscules déchirés, qui appartiennent à la
substance corticale du cerveau ; les couches de tissu cellulaire lâche
qui se trouvent, dans le canal rachidien, entre les ligaments et la
dure-mère rachidienne, notamment celles qui reposent sur les ligaments jaunes ; enfin les petites trabécules du corps caverneux de la
verge, qui parfois ne sont presque exclusivement qu'un assemblage
de vaisseaux capillaires, entourés d'une couche très forte de tissu
cellulaire. Quand on a appris à connaître l'aspect des capillaires dans
ces parties, on les rencontre sans peine dans tous les tissus qui en
renferment, en réduisant ces tissus à de très petites parcelles ; cependant ici le hasard joue un plus grand rôle. Il est rare de trouver
un faisceau de fibres nerveuses ou musculaires dans lequel, parmi
les parties élémentaires des systèmes nerveux et musculaire, ne se
trouvent pas quelques petits vaisseaux capillaires affectant la même
marche et suivant la même direction que les fibres. Les capillaires
sont rarement visibles de suite dans les parties formées de tissu cellulaire ; cependant on les y trouve en rendant le tissu cellulaire
transparent par l'action de l'acide acétique. Dans beaucoup de membranes minces et transparentes, par exemple la membrane pupillaire, la zone ciliaire, la paroi postérieure de la capsule cristalline
du fœtus, la membrane des canaux demi-circulaires et le périoste

du labyrinthe, on aperçoit aussi les réseaux capillaires sans avoir besoin de recourir à l'injection : là cependant il n'y a pas moyen de les isoler de la membrane dans laquelle ils se répandent.

Structure des vaisseaux capillaires.

Les vaisseaux capillaires des diverses parties du corps diffèrent autant les uns des autres sous le point de vue de la structure que sous celui du calibre. Les plus petits et les plus simples se rencontrent dans les organes nerveux et dans les muscles. Les vaisseaux les plus grêles, dont le caractère vasculaire se décèle encore d'une manière positive par leurs connexions avec des troncs d'un plus grand volume, et souvent même par le sang qu'ils contiennent dans leur intérieur, sont des traînées homogènes ou finement granulées, claires, à contours médiocrement pâles, d'une largeur de 0,002 ligne, qui deviennent un peu plus claires depuis leurs deux bords jusqu'à leur axe, et qui n'ont d'ailleurs point l'apparence de tubes, attendu que les contours eux-mêmes sont simples dans la plupart des points de leur étendue (1). Ils consistent en une membrane totalement dépourvue de structure, dans laquelle, quelque mode d'éclairage qu'on emploie, on ne saurait distinguer ni stries ni fibres. Mais une particularité caractéristique de ces petits tubes tient aux corpuscules dont je vais donner la description, et qui, considérés de haut en bas, semblent renfermés dans les traînées (2), tandis que, quand on les contemple de côté, on voit que la plupart d'entre eux font saillie au-dessus des parois (3) ; les uns sont libres et seulement appliqués à l'extérieur de ces parois, tandis que les autres se trouvent, à ce qu'il paraît, contenus dans leur substance, de sorte que les contours de la paroi s'écartent pour les recevoir, passent au-dessus et au-dessous d'eux, et se réunissent de nouveau, après les avoir ainsi enveloppés de toutes parts ; le cas le plus rare est celui dans lequel la paroi ne passe qu'extérieurement sur les corpuscules, qui alors font saillie à l'intérieur, dans la lumière du tube (4). La plupart de ces corpuscules ont la forme et le volume des noyaux ordinaires de cellules, dont ils possèdent aussi les nucléoles ; ils sont tantôt ronds et tantôt ovales ; les ronds ont, terme

(1) Pl. III, fig. 7.
(2) Pl. III, fig. 7, A.
(3) Pl. III, fig. 7, b.
(4) Pl. III, fig. 7, a.

moyen, un diamètre de 0,0026 ligne, et les ovales jusqu'à 0,0042 ligne de long; d'autres, au contraire, presque toujours un peu plus petits, semblent contractés ou desséchés, sont un peu jaunâtres, et ont des contours plus obscurs et irréguliers. L'acide acétique n'exerce aucune action sur les corpuscules; il pâlit la membrane dépourvue de structure qui les enveloppe, mais ne la dissout point. Dans les vaisseaux d'un très petit calibre, les noyaux ne forment ordinairement qu'une série simple, et sont assez régulièrement espacés de 0,004 à 0,012 ligne, parfois aussi très rapprochés les uns des autres (1); tantôt ils sont disposés alternativement d'un côté et de l'autre (2), tantôt ils n'occupent qu'un seul côté. Quelquefois, même dans les plus petits vaisseaux, il y en a qui occupent les deux bords, et qui sont ainsi placés directement en face les uns des autres. Très souvent on en trouve un dans l'angle que deux branches d'un capillaire forment en s'écartant. Les noyaux ovales ont leur plus grand diamètre parallèle à l'axe longitudinal des vaisseaux, et rarement un peu oblique par rapport à ce dernier.

A peine est-il nécessaire d'ajouter que, quand on adopte cette méthode de préparation, jamais on n'aperçoit de pores ou d'ouvertures aux vaisseaux capillaires.

Cette simplicité de structure ne pourrait guère subsister dans des vaisseaux dont le diamètre dépasserait 0,005 ligne, et c'est pourquoi je fais remarquer ici qu'en général, dans les tissus dont les capillaires les plus déliés ont plus que ce diamètre, on ne trouve point de vaisseaux d'une structure aussi peu compliquée que ceux dont je viens de donner la description. Des vaisseaux d'un diamètre de 0,0054 ligne m'ont déjà offert trois ou quatre noyaux ovales en long (3), situés à la même hauteur, les uns à côté des autres, au pourtour du tube; à partir de ce point commence la formation de nouvelles couches vers deux côtés. *En dedans* de la membrane primaire dont je me suis occupé jusqu'ici, apparaît une couche simple de noyaux de cellules, qui se font remarquer par leur pâleur et leur forme constamment ronde (4); ces noyaux sont plus

(1) Pl. III, fig. 7, C.
(2) Pl. III, fig. 7, a.
(3) Pour abréger, je dirai que les noyaux sont ovales en long lorsque leur plus grand diamètre est parallèle à l'axe du vaisseau, et ovales en travers quand ce même diamètre coupe l'axe longitudinal à angle droit.
(4) Pl. III, fig. 8, d.

rapprochés les uns des autres que ceux de la membrane vasculaire primitive, quoiqu'ils soient encore séparés par des intervalles clairs considérables, comme les noyaux des épithélium les plus simples, auxquels ils ressemblent en général : seulement je n'oserais pas dire que chaque noyau est enfermé dans une cellule à part, et il me semble plutôt qu'une mince membrane continue leur sert de support à tous. Cette couche celluleuse est l'épithélium des vaisseaux. *Extérieurement*, il se dépose, autour de la membrane primitive, une couche qui donne aux vaisseaux une apparence toute particulière, assez difficile à interpréter. En effet, dans des vaisseaux d'un diamètre de 0,007 ligne, la paroi (1) se distingue déjà nettement de la cavité interne (2), et son diamètre est environ le quart ou le cinquième de la lumière du vaisseau. La paroi, qu'on voit comme dans une coupe longitudinale, a en dedans un contour lisse ; les contours extérieurs sont généralement très frisés, et l'on reconnaît que les saillies sont occasionnées par de petits corpuscules fort obscurs (3), qui semblent résider dans l'épaisseur de la paroi ; ces corpuscules sont droits ou courbés en demi-cercle du côté de la lumière du vaisseau, et un peu plus longs que larges, puisque leur longueur est, terme moyen, de 0,0018 ligne, et leur largeur de 0,0012 ; mais ils ne sont que les tranches verticales apparentes de plus gros corpuscules (4), enfermés dans la couche externe de la paroi vasculaire, qui affectent, pour la plupart, une forme transversalement ovale, et qui, dans les vaisseaux du calibre précité, occupent rarement moins de leur demi-circonférence, limite qu'ils dépassent même assez souvent. Ils ont quelque analogie avec les corpuscules ovales en long de la membrane vasculaire primitive, et, comme eux, tant qu'ils conservent encore une certaine largeur, ils se montrent munis de nucléoles (5), qui disparaissent plus tard. Les noyaux ovales en travers, longs et étroits, sont aussi plus obscurs, plus grenus, et souvent pointus aux deux extrémités, ou munis de courts prolongements pointus. Dès que la couche extérieure, avec les noyaux ovales en travers, vient à se montrer, on voit aussi paraître sur la membrane primitive, au lieu des noyaux primitifs de

(1) Pl. III, fig. 8, *b, b*.
(2) Pl. III, fig. 8, *a*.
(3) Pl. III, fig. 3, *y, g*.
(4) Pl. III, fig. 8, *e, e*.
(5) Pl. III, fig. 7, B, *f, f*.

cellules, et certainement par suite d'une métamorphose de ces noyaux, des corpuscules qui ressemblent parfaitement à ceux de la couche externe, si ce n'est seulement que leur plus long diamètre correspond toujours à l'axe longitudinal du vaisseau. Ils se rapprochent en même temps les uns des autres, et quelques uns se recourbent en demi-lune (1). Des vaisseaux pourvus de corpuscules ovales en travers et en long laissent apercevoir, à un grossissement modéré, une couche extérieure de stries transversales, en dedans de laquelle on distingue une autre couche de stries longitudinales, en sorte qu'ils paraissent composés de deux couches de fibres, les unes circulaires, les autres longitudinales. En y regardant de plus près, et faisant usage de verres plus forts (2), on parvient cependant à reconnaître la véritable cause de cet aspect strié.

A partir du point où nous sommes arrivés ici, la structure devient plus compliquée. Dans des vaisseaux de 0,01 à 0,20 ligne de diamètre, qui n'ont pas encore besoin de préparation pour servir aux observations microscopiques, il n'est point facile de la distinguer nettement, si l'on n'a eu soin de rendre les parois transparentes par l'action de l'acide acétique. Quelquefois il est nécessaire d'isoler le plus possible les couches, de les réduire en leurs éléments, et de les comparer avec ce qu'elles sont dans les vaisseaux de plus fort et de moindre calibre. Je vais présenter le précis des faits à la connaissance desquels on est arrivé par l'emploi de ces différentes méthodes. Je fais abstraction des différences qui existent entre les artères et les veines, comme aussi des variations assez considérables qui ont lieu dans la manière de se comporter d'un même vaisseau chez des sujets divers, ou des vaisseaux de même calibre chez un même individu. Mon but est maintenant de représenter en quelque sorte l'idéal d'un vaisseau sanguin, en faisant toutefois remarquer que l'image dont je vais tracer les traits se trouve réellement dans la nature. Mais les vaisseaux les plus forts ne sont pas précisément les plus parfaits.

Tuniques des vaisseaux.

On doit trouver six tuniques différentes dans un vaisseau aussi parfait que possible ; mais la plupart peuvent, en se multipliant, former des couches plus ou moins puissantes.

(1) Pl. III, fig. 9, d.
(2) Il faut au moins un grossissement de trois cents diamètres.

Épithélium des vaisseaux.

La première couche, ou la plus interne, est l'épithélium pavimenteux, dont j'ai déjà eu l'occasion de parler. Dans les vaisseaux les plus déliés, il se comporte comme une membrane simple, grenue, au sein de laquelle les noyaux de cellules sont seulement disposés suivant un certain ordre. Souvent il a la même structure exactement que l'épithélium des membranes séreuses. Dans d'autres cas, les noyaux sont ovales, et les cellules, extrêmement pâles, si aplaties, que quand elles se trouvent sur le côté, elles ressemblent à de minces filaments, un peu renflés vers le milieu, qui est l'endroit occupé par le noyau (1). Sur le bord de la membrane vasculaire plissée et comprimée, on a de la peine, même avec un fort grossissement, à voir que l'épithélium forme une couche distincte; c'est au bord libre des valvules des veines qu'on l'observe le mieux (2). Dans une valvule de la veine saphène, son épaisseur était de 0,0015 ligne. La forme de chaque plaque ou cellule est assez régulièrement elliptique ou rhomboïdale. Lorsqu'elles croissent, elles s'allongent dans un sens plutôt que dans l'autre, et en général selon l'axe longitudinal des vaisseaux ; isolées, elles représentent alors des fibres plates (3), qui sont larges dans l'endroit du noyau, et paraissent se terminer en pointe aux deux bouts, parce que leurs extrémités s'arrangent volontiers de manière à tourner l'un des bords étroits vers le haut. L'épiderme peut manquer, ou plutôt se métamorphoser, après la résorption des noyaux, en la couche suivante.

Tunique striée des vaisseaux.

La seconde couche forme une membrane d'un tissu particulier, à laquelle je donnerai le nom de *tunique striée* ou *fenêtrée*. C'est une membrane extrêmement fine, claire comme de l'eau, assez rigide, cassante, qui a pour caractère que, quand on la déchire en lambeaux d'une certaine étendue, elle s'enroule par son bord supérieur et son bord inférieur (4). Elle se distingue bien mieux encore par des stries délicates et très serrées, qui affectent rarement une direction longitudinale, et qui, lorsqu'il existe plusieurs couches de cette mem-

(1) Pl. I, fig. 2.
(2) Pl. I, fig. 3.
(3) Pl. I, fig. 2, *a*.
(4) Pl. III, fig. 11.

brane, marchent en travers, se ramifient beaucoup, et s'anastomosent ensemble par les branches qu'elles fournissent sous des
angles aigus. Les stries sont parfois extrêmement pâles et fort difficiles à voir, mais parfois aussi plus obscures et plus prononcées.
Elles dépendent de fibres appliquées sur une paroi de la membrane,
sans que j'aie pu découvrir si c'est l'interne ou l'externe, et insé-
parables de cette paroi ; on en acquiert la conviction quand le hasard fait que le bord libre se tourne en haut, du côté de l'œil. On
remarque alors, en même temps, que les fibres sont aplaties, que
leur épaisseur ne dépasse point 0,0006 ligne, qu'elles ont une
largeur moindre encore, et que la membrane elle-même a la même
largeur à peu près que les fibres. On découvre, épars entre les fibres,
des trous de dimensions variables, la plupart arrondis, quelques
uns cependant irréguliers, et comme déchirés (1), qu'on reconnaît
bien être réellement des perforations, lorsqu'ils arrivent à se trouver
sur le bord à partir duquel a lieu l'enroulement de la lamelle (2).
Ces trous et les fibres sont cause que les fragments de la tunique
striée des vaisseaux sont la plupart du temps irrégulièrement dentelés sur les bords, qui semblent avoir été lacérés. C'est toujours
un hasard heureux quand on parvient à se procurer des morceaux
de cette membrane qui aient une certaine étendue et soient bien
caractérisés ; elle ne se fend qu'en long ; mais sa délicatesse et sa
fragilité font qu'il n'est pas facile de l'isoler, et dans les vaisseaux
où elle ne forme qu'une simple couche, cette cause fait qu'on ne
réussit jamais à détacher une membrane interne sous la forme de
rubans longitudinaux ; là elle ne se montre que quand on parvient
à enlever transversalement quelques lambeaux aussi fins que possible de la tunique circulaire dite moyenne, et qu'on divise ensuite
celle-ci en fibres transversales plus déliées ; la membrane striée reste
alors fixée à la face interne de ces fibres, qu'elle dépasse quelquefois sur l'un ou l'autre bord. L'action de l'acide acétique la rend plus
visible, attendu que cet acide ne l'attaque pas, mais donne de la transparence à la tunique moyenne. Dans d'autres cas, la tunique striée
forme des couches plus nombreuses, produisant, par leur réunion,
une membrane qui, par l'effet de la contraction des vaisseaux après
la mort, se dispose en petits plis longitudinaux, déjà visibles à l'œil
nu, auquel ils présentent l'apparence de stries blanches. On peut sou-

(1) Pl. III, fig. 11, *a*, *b*, *c*.
(2) Pl. III, fig. 11, *b*, *c*.

lever cette membrane avec les pinces, et la déchirer dans le sens de la longueur. Mais alors les lames qui la constituent sont tellement collées les unes aux autres, que leur forme fondamentale est tout-à-fait méconnaissable, et qu'on croit n'avoir sous les yeux qu'un tissu rétiforme de fibres extrèmement fines, dans lequel on ne peut méconnaître la direction généralement longitudinale des fibres anastomosées les unes avec les autres. Il semble, en effet, que la base membraneuse proprement dite se soit perdue au côté externe, comme par un effet d'absorption, et que la membrane d'abord fenêtrée se soit réduite à des fibres isolées (1). La formation de ces fibres tient donc à ce qu'une couche de cellules (épithélium) se métamorphose en une membrane homogène après la résorption des noyaux, à ce que des fibres se forment sur cette membrane, vraisemblablement par l'application de granules déliés, et à ce que la membrane elle-même se perfore, puis finit par être entièrement dissoute. On trouve aussi quelques portions éparses de la membrane fenêtrée entre les couches des membranes suivantes; je reviendrai plus tard sur ce point.

Tunique à fibres longitudinales.

La troisième couche est caractérisée par des stries longitudinales plus fortes, qui procèdent des noyaux ovales en long de la membrane vasculaire primitive. Elle n'est peut-être qu'un résultat du développement de cette membrane, si l'on veut admettre qu'elle naît sur sa face externe ou sa face interne, et qu'alors la membrane primitive disparaît. Quelquefois les cellules de l'épithélium se transforment immédiatement en fibres de cette tunique, et alors la membrane fenêtrée n'existe pas. La troisième couche est simple, en général; mais, dans les vaisseaux d'un certain calibre, les veineux surtout, elle peut devenir assez puissante par la multiplication des couches. On pourrait lui donner le nom de *tunique à fibres longitudinales.* Dans les petits vaisseaux, ceux qui ont environ 0,01 ligne de diamètre, on ne parvient point à l'isoler; on voit seulement des lignes obscures qui, entourées par la couche circulaire, se dirigent en long, à des distances régulières les unes des autres, et qui, présentant de fréquentes interruptions, sont parfois très manifestement composées de noyaux ovales fort allongés; ces noyaux sont encore grenus, ont une assez grande largeur, et décrivent des flexuo-

____
(1) Pl. III, fig. 12.

sités quand les diverses pièces, placées à la suite les unes des autres, sont elles-mêmes ondulées ou semi-lunaires, et que les concavités de leurs inflexions regardent alternativement à droite et à gauche. On ne saurait méconnaître l'analogie de ces stries et de leur mode de formation avec les fibres de noyaux du tissu cellulaire (1) et les fibres longitudinales obscures des poils (2). L'existence d'une membrane particulière dans les espaces compris entre les stries parallèles ne peut être que présumée ici.

Dans les vaisseaux d'un calibre un peu plus fort, l'existence de cette membrane n'est plus douteuse ; car, en tourmentant un peu la préparation, on déchire la membrane à fibres longitudinales, qui se rétracte sur-le-champ des deux côtés (3) ; plus rarement elle dépasse la couche circulaire sur le bord de la tranche. Dans ces cas, le bord transversalement arraché de la membrane qui supporte les fibres longitudinales devient visible entre les extrémités de ces dernières. Si l'on ouvre une grosse veine, et qu'on parvienne à en détacher la couche interne dans le sens de la longueur, on obtient (4) une membrane pâle et grenue, que des stries obscures, dirigées en long, semblent séparer en fibres plates, longitudinales, situées les unes à côté des autres, et qui se divise elle-même en fibres sur le bord des stries. Elle a, comme la membrane fenêtrée, de la tendance à se rouler dans le sens de sa longueur. La distance entre ces stries, et par conséquent la largeur des fibres plates, le long du bord desquelles elles semblent descendre, était de 0,005 ligne dans un vaisseau du diamètre de 0,4, et de 0,005 à 0,006 à la veine brachiale ; leur épaisseur n'était déjà plus que de 0,0009. Dans des vaisseaux plus forts, les fibres commencent, lorsqu'elles sont isolées, ou qu'elles dépassent un peu la membrane, à se recourber sur elles-mêmes, en manière de vrilles, comme le font les fibres élastiques, avec lesquelles elles acquièrent encore plus de ressemblance en s'unissant ensemble par des branches latérales, qui tantôt naissent sous des angles aigus et représentent un réseau de mailles rhomboïdales, tantôt marchent dans le sens transversal et se ramifient à leur tour, de sorte qu'on ne peut plus qu'à peine reconnaître la striation longitudinale primitive.

(1) Pl. II, fig. 6, b.
(2) Pl. I, fig. 16, d.
(3) Pl. III, fig. 10, a, a.
(4) Naturellement cette membrane est accompagnée de fragments d'épithélium et de la membrane fenêtrée, quand celle-ci et l'épiderme existent.

Mais toujours les mailles du réseau sont beaucoup plus larges que dans les tissus élastiques proprement dits, et les fibres elles-mêmes sont plus pâles que celles du ligament cervical et de la tunique élastique des artères. Ces fibres obscures ont aussi cela de commun avec les fibres élastiques, qu'elles ne changent point dans l'acide acétique, tandis que la substance comprise entre elles devient claire et transparente, sans toutefois se dissoudre entièrement.

Il y a de grosses veines où l'on ne peut parvenir ni à détacher une membrane interne dans le sens de la longueur, ni même à arracher les plus minces lamelles dans le sens transversal. Il semble n'être resté là, de la tunique à fibres longitudinales, que le réseau des fibres rameuses, sans substance unissante. Si l'on écarte les faisceaux transversaux les uns des autres, on voit paraître entre eux des fibres longitudinales, s'anastomosant en manière de réseau, avec des mailles vides; mais ces fibres ont une force considérable (1), et souvent aussi elles dépassent en haut et en bas les bords des faisceaux transverses. D'un autre côté, comme je l'ai déjà dit, on voit fréquemment chez l'homme, jamais chez les animaux, la tunique à fibres longitudinales des veines développée en une forte couche, ce qui porte à croire que cette hypertrophie est morbide; les fibres dont se compose alors la membrane ont le caractère ou des fibres de tissu cellulaire, et se divisent en petites fibrilles, ou des fibres de la tunique à fibres annulaires, dont je vais maintenant donner la description.

Tunique à fibres annulaires.

Les trois couches décrites jusqu'ici ont cela de commun que les noyaux ovales de cellules et les fibres, quand il s'en trouve, affectent une direction longitudinale. Dans la quatrième couche, dont nous allons nous occuper, le plus grand diamètre des noyaux ovales est transversal, et les fibres entourent les vaisseaux en manière d'anneaux. C'est pourquoi je donnerai à cette couche le nom de *tunique à fibres annulaires*. Elle acquiert bien plus de puissance que les autres, et c'est d'elle principalement que dépend l'épaisseur considérable de la paroi des gros vaisseaux. J'ai déjà dit quelle est la forme sous laquelle elle apparaît d'abord. Dans le cours de son développement ultérieur, elle suit la même marche que la membrane à fibres longitudinales; cependant la scission de la base homo-

(1) Pl. III, fig. 13.

gène en fibres plates ou faisceaux de fibres se manifeste d'une manière plus prononcée, tandis que les stries obscures interstitielles
(fibres de noyanx) restent beaucoup moins marquées. D'abord,
dans les vaisseaux d'un diamètre de 0,015 à 0,02 ligne, les noyaux
grenus et ovales en travers (1) se convertissent en stries obscures (2),
qui sont plus longues et plus étroites, ayant 0,005 ligne de long,
sur 0,0008 de large ; ces stries, droites pour la plupart, quelquefois
aussi un peu obliques, entourent la tunique à fibres longitudinales ;
elles ne forment qu'une seule couche dans les petits vaisseaux,
mais en produisent plusieurs dans ceux d'un plus fort calibre.
Si l'on se figure le vaisseau fendu en long et étalé, elles représenteraient un système de lignes transversales ; chaque ligne transversale comprend, dans les gros vaisseaux, plusieurs stries obscures,
disposées en long à la suite les unes des autres, sans que toutefois
leurs extrémités se touchent ; aux vides qui résultent de là dans une
ligne, correspond une strie dans chacune des lignes placées immédiatement au-dessus et au-dessous, d'où résulte la figure suivante :
———————   —————   ———— La distance entre les lignes
———————   —————   ———— transversales est de 0,0027
à 0,0039 ligne. Les fibres devraient aussi avoir cette largeur si la base
membraneuse à laquelle appartiennent les stries se divisait en fibres
correspondantes à ces dernières, et sur le bord ou dans le milieu
desquelles se trouvassent les stries. Un fait qui prouve, dans les petits
vaisseaux, que les choses se passent réellement ainsi, c'est que
quand on déchire ces vaisseaux, et qu'on examine avec attention le
bord libre de la tunique à fibres transversales, on voit une substance grenue et pâle faire saillie au-dessus des stries transversales
et en répéter les contours avec une certaine régularité.

En examinant des artères plus grosses, on découvre comment
s'opère le développement ultérieur. Si, après avoir enlevé les couches internes, on détache transversalement quelques languettes
minces de la tunique appelée moyenne, et que l'on continue à fendre
ces languettes en travers (3), on aperçoit, surtout au bord de la
pièce, des fibres plates, très claires et grenues, ayant 0,0024 à
0,0036 ligne de large, qui se réduisent aisément en fragments plus
petits, d'une longueur de 0,020, et qui alors paraissent, à leurs ex-

(1) Pl. III, fig. 8, 9, e.
(2) Pl. III, fig. 10, d.
(3) Pl. III, fig. 14.

trémités, tantôt arrondies (1), tantôt terminées en pointe (2), ou tronquées en travers (3). Quelques uns de ces fragments sont homogènes; il n'y en a qu'un petit nombre dans lesquels on remarque un noyau de cellule (4). La plupart offrent ou un petit trait obscur continu (5), ou une série de petits points obscurs (6), ou enfin seulement quelques petits points épars (7). Les traits obscurs et les points en séries semblent être, sur une même fibre, la continuation les uns des autres. Tantôt ils occupent le milieu de la fibre; tantôt, mais plus rarement, ils en suivent le bord. Il n'est pas douteux que ces traits proviennent des primitifs noyaux ovales en travers, et cette particularité met en parfaite évidence la marche du développement de la tunique à fibres annulaires. Dans la couche homogène primitive se produisent des noyaux de cellules, qui s'allongent, s'amincissent, et peuvent être résorbés, de manière à laisser d'abord de petits points indiquant la place qu'ils occupaient. Chaque noyau s'approprie en quelque sorte la portion voisine de la couche homogène, de sorte que celle-ci se divise en petites plaques correspondantes aux noyaux. Mais, en général, les petites plaques disposées en long, à la suite les unes des autres, dans un même cercle, ne se séparent point, ou se confondent de nouveau ensemble; car, en déchirant la tunique à fibres annulaires, on obtient de longues fibres droites et parallèles, qui offrent rarement des étranglements de distance en distance, comme si elles étaient formées de plusieurs pièces. Suivant Purkinje et Ræuschel (8), on peut fréquemment les obtenir sous la forme de rubans contournés en spirale, lorsqu'on fait digérer une grosse artère dans du vinaigre de bois, qu'on la laisse ensuite sécher, puis qu'on la ramollit dans l'eau. Les rubans de l'aorte naissent au cœur d'une substance tendineuse qui affecte la forme de trois arcs ayant leur convexité tournée du côté du cœur, et situés entre ce dernier et le commencement de l'aorte. Les uns constituent des fibres transversales tendues entre

(1) Pl. III, fig. 14, f.
(2) Pl. III, fig. 14, e.
(3) Pl. III, fig. 14, a, c, d, g.
(4) Pl. III, fig. 14, c.
(5) Pl. III, fig. 14, f, g.
(6) Pl. III, fig. 14, a, b.
(7) Pl. III, fig. 14, e.
(8) Ræuschel, *Art. et ven. struct.*, p. 14.

les concavités des arcs ; les autres représentent des fibres longitudinales qui partent de petits boutons tendineux situés aux trois points
de réunion des arcs, mais s'étalent sur-le-champ comme des feuilles
de palmier, se croisent, et passent ainsi à la direction transversale (1).
Les fibres qui viennent d'être décrites possèdent une certaine élasticité, mais elles se déchirent lorsqu'on les tiraille avec un peu de
force, et les bouts semblent d'abord comme coupés net.

Dans ces fibres, qu'on peut regarder à juste titre comme les fibres
propres de la tunique moyenne des artères, les bifurcations sont des
exceptions fort rares ; cependant elles ont indubitablement lieu
quelquefois. Dans le système, au contraire, des stries qui sont nées
des noyaux ovales en travers eux-mêmes, on observe non seulement que ces stries s'unissent dans le sens de leur longueur,
mais encore qu'elles communiquent ensemble par des branches
transversales et obliques (2), et représentent un lacis analogue aux
réseaux des fibres élastiques, lacis beaucoup plus fin seulement que
celui de la tunique à fibres longitudinales, plus fin aussi et plus
large que celui du tissu élastique proprement dit, comme on peut
aisément s'en convaincre en dissolvant, à l'aide de l'acide acétique,
les fibres proprement dites de la tunique moyenne des artères, et
se procurant les fibres obscures isolées (3). Déjà, dans les petits
vaisseaux, les noyaux ovales en travers sont souvent si inclinés les
uns à l'égard des autres, qu'ils semblent pour ainsi dire préluder à la
formation d'un réseau. Ces fibres obscures ne sont donc point les
éléments essentiels de la tunique à fibres annulaires des artères,
dont elles ne forment que la moindre partie ; elles se comportent, à l'égard des fibres spéciales de cette tunique, absolument
comme les fibres de noyaux du tissu cellulaire envers les faisceaux
de tissu cellulaire : il leur arrive quelquefois, de même qu'à celles-
ci, de devenir indépendantes, et de se détacher : alors elles se roulent en vrille sur elles-mêmes (4). Ce résultat acquiert une confirmation notable par la formation d'une tunique correspondante
dans des veines d'un plus grand calibre. Ici, en effet, la tunique
à fibres annulaires se compose, la plupart du temps, de véritables
faisceaux de tissu cellulaire, qui commencent sur-le-champ à la sur-

(1) RÆUSCHEL, *Art. et ven. struct.*, p. 9.
(2) Pl. III, fig. 14, *h*, *k*.
(3) Pl. III, fig. 15.
(4) Pl. III, fig. 14, *h*, *l*.

face externe de la tunique à fibres longitudinales. Mais j'ai vu
aussi des cas dans lesquels, après la tunique à fibres longitudinales,
venaient immédiatement des couches de ces mêmes fibres pâles ,
granulées, et marquées de traits obscurs, qu'on aperçoit dans la
couche moyenne des artères, cas aussi dans lesquels les fibres ne
commençaient à s'entrelacer que plus en dehors, comme auraient
fait des faisceaux de tissu cellulaire, et enfin montraient une tendance prononcée à se diviser en fibres. Les fibres obscures formaient,
sur ce tissu cellulaire, un même réseau que sur les fibres propres
des artères, et dégénéraient également à l'extérieur en fibres de
noyaux du tissu cellulaire longues et ramifiées. Cependant je ne
puis passer sous silence un fait que je ne sais comment concilier
avec l'hypothèse d'une correspondance entre les stries et fibres
obscures et les fibres de noyaux du tissu cellulaire. Parmi un nombre
proportionnellement très considérable de noyaux ovales en travers ,
j'en ai rencontré deux ou trois ayant à peu près la forme indiquée
pl. III, fig. 9, *e*, mais qui renfermaient encore un noyau, avec
un nucléole. Il est possible que ce fût là une anomalie particulière,
une formation de noyau autour d'un autre noyau : peut-être aussi
n'était-ce qu'une simple illusion, tenant à ce que le prolongement
qui part du noyau s'en détachait brusquement. Dans tous les cas,
c'est une exception rare.

L'acide acétique dissout, dans les petits vaisseaux , la tunique
à fibres annulaires, de manière que les noyaux ovales en travers nagent librement dans la liqueur ; les fibres propres de la tunique
moyenne des artères deviennent pâles et transparentes par son action,
mais ne se dissolvent pas : les stries et les points obscurs ne subissent aucun changement de sa part : cet acide est donc un bon moyen
pour se les procurer faisant corps ensemble.

Dans certains cas rares, les fibres propres de la tunique moyenne
des artères s'entrelacent comme des faisceaux de tissu cellulaire.

Il n'y a point de tissu cellulaire proprement dit dans la tunique à fibres annulaires des artères, même pour en unir les différentes couches, et c'est à tort qu'on soutient souvent le contraire.
Mais j'ai quelquefois rencontré , comme je l'ai rapporté précédemment, des fragments de la tunique striée dans les couches extérieures
de la tunique à fibres annulaires. Ræuschel (1) a vu , sur toutes les

_____

1 *Loc. cit.*, p. 11.

tranches minces de l'aorte, les couches des fibres propres séparées
par le moyen de parois transparentes très peu épaisses, qui, en conséquence, devaient parcourir les intervalles des fibres dans toutes
les directions. Si, après avoir traité une artère par le vinaigre de
bois, et l'avoir ensuite ramollie de nouveau par l'eau, on en détachait la tunique moyenne, elle se divisait aisément en couches
qui étaient séparées, non par des fibres, mais par une substance
blanche, transparente et amorphe. Des lambeaux de cette tunique
pendaient quelquefois aux fibres transversales. Je ne doute pas que
ces lambeaux aperçus par Ræuschel ne fussent des parcelles de la
tunique striée, à l'égard de laquelle on peut d'après cela prétendre
que non seulement elle forme le revêtement intérieur de la tunique à fibres annulaires, mais encore qu'elle en sépare les diverses
couches les unes des autres. Ræuschel a compté dans l'aorte qua-
rante-quatre, dans l'artère carotide vingt-huit, et dans l'artère axillaire quinze couches ainsi séparées par des cloisons, et qu'il dit ne
point exister dans les autres artères. Les fragments de la tunique
striée deviennent plus rares en dehors.

Tunique élastique des vaisseaux.

Une cinquième couche, absolument différente de celles qui ont
été décrites jusqu'ici, ne se rencontre, à l'état de membrane cohérente, que dans les artères d'un grand calibre. C'est une tunique de
véritable tissu élastique. Toutes les fibres qu'on peut enlever transversalement, en commençant par la face interne, après avoir ouvert
une artère, que l'on tient ensuite tendue, conservent les caractères
de la tunique à fibres annulaires qui a fait le sujet des paragraphes
précédents : mais on arrive enfin à une membrane blanche, qu'il
n'est possible de déchirer par fibres ni en long ni en travers, et que
les pinces entraînent toujours par petits lambeaux. Cette membrane
a la consistance du tissu élastique, tandis que celle à fibres annulaires est délicate et cassante. Traitée par l'acide acétique, elle conserve sa couleur blanche, au lieu que celle-ci devient transparente.
Quoique plus mince, elle a cependant beaucoup plus d'élasticité que
cette dernière. Enfin elle possède les propriétés microscopiques du
tissu élastique à un degré très prononcé, et se compose uniquement
de fibres fortes, obscures et ramifiées, réunies souvent en membranes réticulaires (1). Dans les veines, on ne trouve ordinairement

(1) Pl. III, fig. 11.

que quelques fibres élastiques, ayant de l'affinité avec les plus fortes fibres de noyaux, qui sont mêlées avec la couche suivante; cependant elles paraissent former également une membrane dans les gros troncs veineux, par exemple dans la veine cave inférieure du bœuf (1).

Tunique adventice des vaisseaux.

Enfin la cinquième couche, qu'on peut désigner sous le nom de *tunique celluleuse* ou *adventice*, dégénère insensiblement en tissu cellulaire amorphe dans les gros vaisseaux qui serpentent à travers ce tissu. On la voit d'une manière très distincte dans les petits vaisseaux qui peuvent être placés en entier sous le microscope (2); cependant elle n'est point absolument constante. Ses fibres, parfaitement semblables à celles du tissu cellulaire ordinaire, suivent toujours une direction longitudinale; elles sont onduleuses, et on les isole sans peine sur les bords des vaisseaux dont le diamètre ne dépasse pas 0,01. Là elles entourent immédiatement la membrane à fibres annulaires, après la section de laquelle, quand elle s'est rétractée, ainsi que les couches plus profondes, on les voit persister sous la forme d'un tube qui conserve encore une certaine consistance. Lorsqu'on traite ce tube par l'acide acétique, ses fibres deviennent transparentes, et l'on aperçoit des noyaux de cellules ovales en long, dégénérant souvent en fibres courtes (3), qui affectent toutes les formes que nous avons vues appartenir aux noyaux d'où proviennent les fibres de noyaux du tissu cellulaire. Le nombre de ces noyaux est généralement peu considérable; cependant ils existent parfois en assez grande quantité, surtout dans les petites veines.

La couche celluleuse des gros vaisseaux est pourvue de petites fibres de noyaux, comme le tissu cellulaire ordinaire amorphe. Les faisceaux y suivent également une marche longitudinale, qui, dans les veines, passe peu à peu à la direction annulaire.

Il me reste encore à parler des particularités de structure qu'offrent les diverses parties du système vasculaire, et à examiner les artères, les veines et le cœur, chacun à part.

(1) EULENBERG, *De tela elastica*, p. 5.
(2) Pl. III, fig. 9, c.
(3) Pl. III, fig. 9, g, c.

Tunique des petits vaisseaux.

Les vaisseaux, jusqu'au diamètre de 0,01 à 0,02 ligne, ne m'ont offert aucune différence constante qui rendît praticable de les distinguer en artériels et veineux. A la vérité, j'en ai rencontré quelques uns, à parois minces, dans lesquels la tunique à fibres annulaires surtout avait fort peu d'épaisseur, proportionnellement à la tunique adventice externe ; d'autres, dans lesquels elle semblait manquer tout-à-fait, de manière qu'à la couche des noyaux ovales en long de la tunique celluleuse succédaient, de suite, les gros et ronds noyaux, serrés les uns contre les autres, de l'épithélium ; d'autres enfin, dans lesquels la tunique celluleuse était très faible, comparativement à celle des fibres annulaires, ou manquait ; mais, dans le plus grand nombre, l'épaisseur relative des diverses couches était à peu près constante, et d'un vaisseau qu'on aurait pu, d'après ces divers caractères, considérer comme une veine, partaient des branches qui se faisaient remarquer par un développement prépondérant des fibres annulaires. Je dois donc penser que les différences dont je viens de parler sont purement accidentelles. Dans les vaisseaux de ce faible calibre, la membrane à fibres longitudinales, et celle à fibres transversales, sont les plus constantes ; la membrane striée, située en dedans de celle à fibres longitudinales, se montrait déjà au microscope, par déchirure, dans des vaisseaux d'un diamètre de 0,2 ligne : la tunique adventice manque rarement, ce qui arrive souvent, au contraire, à l'épithélium : la tunique élastique n'existe point. Je vais indiquer quelques mesures d'après lesquelles on pourra se faire une idée de l'épaisseur des tuniques, à l'égard tant les unes des autres que de la lumière du vaisseau. Dans un vaisseau du diamètre de 0,058 ligne, l'épaisseur de la membrane celluleuse était de 0,007, celle de la membrane à fibres annulaires de 0,012, et le diamètre de la lumière, calculé et mesuré, de 0,020. L'épaisseur de la tunique à fibres longitudinales, avec les couches suivantes, peut être négligé, comme incommensurable. Dans un autre vaisseau, dont la lumière était de 0,153 ligne, la tunique celluleuse avait 0,005, celle à fibres annulaires 0,086 ; une de ses branches latérales, d'un diamètre de 0,0104, avait une tunique celluleuse également de 0,005. Dans un vaisseau, probablement veineux, d'un diamètre de 0,215, la tunique à fibres annulaires n'avait que 0,018, et la tunique celluleuse que 0,006.

Mais, à mesure que le calibre des vaisseaux augmente, les différences entre les artères et les veines deviennent plus saillantes.

Artères.

Ce qui distingue les artères, au premier coup d'œil, c'est la grande force de la tunique à fibres annulaires, et la présence de la tunique élastique. A la première de ces deux particularités, les artères doivent leur couleur jaunâtre ou grisàtre et la propriété de ne pas s'affaisser sur elles-mêmes quand elles sont vides ; de la seconde provient, du moins en grande partie, leur élasticité, qui est si considérable que, par exemple, l'aorte du cochon, allongée de **deux** tiers, revient à ses dimensions primitives. Schwann (1) dit que l'aorte de cet animal, soumise à la pression de cent soixante millimètres de mercure, s'allonge de trois onzièmes et se distend de cinq quatorzièmes à la périphérie. Il calcule d'après cela que sa **cavité** augmente d'environ quatre tiers, et que la force de rétraction des fibres circulaires est à celle des fibres longitudinales, à égalité de distension et de longueur, $= 51721 : 11495$; que, par conséquent, les fibres longitudinales sont quatre ou cinq fois plus faibles que les circulaires. La résistance de la tunique à fibres annulaires prend plus de part à ce phénomène que l'élasticité de la tunique élastique proprement dite ; dans celle-ci, la force agit avec beaucoup plus d'énergie, suivant la direction longitudinale de l'artère, que vers la périphérie, comme le prouve l'expérience suivante, qui est fort simple : qu'on prenne un morceau carré d'artère coupé en long, et qu'on l'abandonne à lui-même ; il se roule de dedans en dehors, non par ses bords latéraux, mais par ses bords supérieur et inférieur. Suivant Poiseuille (2), la distension de la carotide du cheval, dans le pouls, est d'environ un vingt-troisième. La tunique à fibres longitudinales manque généralement aux artères, tandis que la tunique striée y forme souvent des couches nombreuses, dont alors les fibres peuvent se croiser. Quand elle est assez forte pour pouvoir se détacher en long de la tunique à fibres circulaires, les anatomistes la regardent comme la tunique artérielle la plus intérieure. Je crois cependant qu'un pareil épaississement a toujours quelque chose de maladif, parce qu'on ne l'observe jamais chez les animaux, et que, même

----

(1) *Berlin. Encyclop.*, article *Gefæsse*, p 226.
(2) MAGENDIE, *Journal de physiologie*, t. IX, p. 14.

chez l'homme, on le rencontre presque uniquement dans les cadavres de sujets âgés, dont les mêmes vaisseaux ou d'autres offrent
simultanément des dépôts calcaires entre les tuniques qu'on a coutume de désigner sous les noms d'interne et de moyenne. La tunique
moyenne ou élastique des écrivains est notre tunique à fibres annulaires. La tunique élastique proprement dite est décrite, conjointement avec le tissu cellulaire qui l'entoure extérieurement, sous
la dénomination de tunique celluleuse. Il importe, au point de vue
physiologique et pratique, de distinguer l'une de l'autre la tunique
moyenne et la tunique élastique : physiologiquement, parce que la
confusion de la tunique à fibres annulaires avec l'élastique, et le défaut de fibres celluleuses ou musculaires annulaires, rendent la
contractilité des artères tout-à-fait incompréhensible; pratique-
ment, parce qu'il y a de l'intérêt à savoir qu'après la rupture des
tuniques interne et moyenne, par une ligature ou une traction trop
forte, il reste encore, outre la tunique celluleuse, une membrane
élastique solide. L'épaisseur des tuniques artérielles va en augmentant des branches vers les troncs; mais elle est relativement plus
considérable dans les petites artères que dans les grosses. Les artères
du crâne sont celles qui ont, proportion gardée, les parois les plus
minces. Dans celles qui décrivent un arc, comme l'aorte, la partie
convexe est plus forte que la partie concave. A l'aorte abdominale,
la paroi qui regarde le rachis est plus mince que l'antérieure.

Veines.

La membrane à fibres annulaires des veines est beaucoup plus
mince. Au lieu de fibres granulées particulières, elle offre partout,
ou au moins dans sa portion antérieure, qui est la plus considérable,
des faisceaux de tissu cellulaire moins nettement distincts des fibres
longitudinales, et souvent parcourus par ces dernières. Ce tissu cellulaire peut, ainsi que celui de la peau, du dartos, et du tissu trabéculeux des corps caverneux, être désigné par l'épithète de contractile. A l'origine cardiaque des veines, il est remplacé par un
véritable tissu musculaire, qu'on peut suivre sur la veine cave supérieure jusqu'à la clavicule, sur l'inférieure jusqu'au diaphragme,
et sur les veines pulmonaires jusqu'à la division des troncs en branches (1). La puissance moindre et la structure particulière de

____

(1) RÆUSCHEL, *loc. cit.*, p. 18.

cette membrane de tissu cellulaire, sont cause que les veines s'affaissent facilement sur elles-mêmes. Leur moindre élasticité tient à
l'absence de la tunique élastique. On aperçoit presque toujours la
tunique à fibres longitudinales sur les grosses veines, de sorte qu'il
est plus facile que sur les artères d'y démontrer une couche interne,
dont les fibres sont disposées dans le sens de la longueur. Quant à
ce qui concerne la membrane striée et l'épithélium, les veines ne
diffèrent pas des artères sous ce double rapport.

Certaines veines offrent une particularité, consistant en la présence de valvules, espèces de soupapes en forme de poches, qui ont
leur bord libre, un peu concave et légèrement épaissi, tourné en
dedans et en haut, vers le cœur, tandis que leur bord externe, fortement convexe, adhère à la paroi interne des vaisseaux. Ces valvules s'appliquent contre la paroi de la veine lorsque le sang coule
de la périphérie vers le centre ; mais, quand le courant a lieu en
sens inverse, elles se tendent, et mettent ainsi obstacle au reflux du
sang, ou du moins le rendent très difficile, ce qui a surtout de l'importance en raison de la compression que les veines du tronc sont
exposées à subir de la part des muscles. Elles commencent déjà dans
des branches qui ont moins d'une demi-ligne de diamètre. Parmi
les grosses veines, les seules qui en soient dépourvues sont celles des
viscères abdominaux et quelques unes de celles de la moitié supérieure du corps. Elles sont, au contraire, très multipliées partout où
la contraction des muscles expose les vaisseaux à être comprimés,
comme aux membres. Dans les petites veines, elles sont isolées ; dans
les grosses, elles sont presque toujours par paires, en face l'une de
l'autre ; il est rare d'en trouver trois ou davantage sur un même
plan. L'épithélium des vaisseaux se prolonge à leur surface, et on
le distingue facilement, à leur bord libre, sous la forme d'une couche
claire, pourvue des noyaux caractéristiques. Dans les grandes valvules, il y a, au-dessous de l'épithélium, des couches de fibres semblables à celles de la membrane striée des vaisseaux. Du reste, les
valvules ne sont composées que d'un tissu cellulaire qui a la plus
parfaite ressemblance avec les membranes fibreuses. Ce sont des
faisceaux, avec de très petites fibres interstitielles de noyaux, ou des
noyaux rudimentaires rangés à la suite les uns des autres. La plupart
marchent parallèlement au bord, en formant une ou plusieurs couches,
suivant la force des valvules. Les plus fortes d'entre ces dernières
offrent aussi des couches de fibres croisant celles qui se dirigent en

travers. Ici la couche moyenne du tissu cellulaire est plus lâche que
les couches superficielles, et contient même parfois de la graisse (1),
de sorte qu'on peut diviser les valvules en deux feuillets. Mais l'hypothèse suivant laquelle les valvules seraient des duplicatures de la
membrane interne est tout aussi inexacte que celle suivant laquelle
on s'imagine que, de toutes les membranes des vaisseaux, c'est la
plus interne qui seule reste dans les capillaires.

Les mailles des corps caverneux qui, d'après la description que j'en
ai donnée dans le premier volume, ne sont autre chose que les lumières
des veines, sont tapissées par de l'épithélium pavimenteux : cet épithélium revêt donc aussi, à l'extérieur, les trabécules qui traversent
les mailles. Après lui viennent, tant comme tunique externe des
veines que comme tunique adventice des artères qui serpentent
dans les trabécules, un tissu cellulaire à fibres longitudinales, avec
des fibres de noyaux, fibres qui, par leur force, se rapprochent de
celles du tissu élastique ; plus en dedans, on trouve la membrane à
fibres annulaires, caractéristique des artères, et formant une couche
plus ou moins puissante ; enfin, en dedans de celle-ci, la tunique à
fibres longitudinales.

Membrane interne du cœur.

Le tissu qui prend la part la plus essentielle à la formation de
parois du cœur sera examiné dans le chapitre suivant. Outre la
couche musculaire, le cœur possède une membrane séreuse extérieure et une membrane interne, appelée *endocarde*. On peut souvent détacher, dans les oreillettes, de grands lambeaux de cette dernière membrane, qui a beaucoup d'analogie avec la tunique interne
des vaisseaux, quand celle-ci est épaissie. Elle consiste en un épithélium qui regarde immédiatement la cavité, et qui est la continuation directe de celui des vaisseaux ; une couche de fibres très
déliées et très confuses, semblables à celles qui, dans les vaisseaux,
tirent leur origine de la membrane striée ; une autre couche de
fibres élastiques beaucoup plus fortes, qu'on peut considérer
presque comme une membrane élastique ; enfin un tissu cellulaire
faisant corps avec celui qui est répandu dans les interstices des fais
ceaux musculaires du cœur. Dans les ventricules, l'endocarde, considéré d'une manière générale, est plus délicat ; la couche de la

(1) VALENTIN, *Repertorium*, 1837, p. 243.

membrane striée est plus mince aussi, et les fortes fibres élastiques manquent entièrement; mais il est facile de détacher la couche de tissu cellulaire sous la forme d'une membrane cohérente. Les valvules du cœur ont la même structure que celle des veines; on sait que celles des orifices auriculo-ventriculaires sont fortifiées par l'expansion des tendons des colonnes charnues.

Analyse chimique des tuniques des vaisseaux.

Les analyses chimiques qui ont été faites des tuniques des vaisseaux concernent principalement la tunique à fibres annulaires des artères, sans qu'on ait essayé, chose facile à concevoir, de séparer les fibres propres et granulées des fibres obscures qui reposent sur elles. La dessiccation lui fait perdre peu d'eau, dont Eulenberg (1) évalue la quantité à 71 pour cent; elle devient d'un jaune brunâtre foncé, même noire, dure et cassante; mais elle reprend son aspect primitif quand on la plonge dans l'eau. Elle ne se putréfie pas aisément. Mise dans l'eau bouillante, elle commence par se rétracter; mais, par l'effet d'une ébullition prolongée, elle se convertit partiellement en colle. Eulenberg, ayant fait bouillir trente grains de tunique moyenne d'artère sèche avec de l'eau, à trois reprises différentes, la première fois pendant quarante-huit heures, et les deux autres pendant trente-six, a obtenu onze grains d'une substance sèche, qui était soluble dans l'eau et faisait gelée avec elle. Dans l'acide acétique, même bouillant, elle se gonfle sans se dissoudre. Les acides minéraux concentrés la décomposent et la réduisent en bouillie; étendus, ils la dissolvent aisément avec le secours d'une chaleur douce : la dissolution n'est précipitée ni par les alcalis ni par le cyanure ferroso-potassique : cependant Valentin (2) a obtenu un léger précipité au moyen de ce dernier réactif. Les dissolutions dans les acides chlorhydrique et sulfurique sont, d'après Eulenberg, précipitées par la teinture de noix de galle. La potasse caustique la dissout, et produit une liqueur trouble, incolore, non précipitable par les acides. Une dissolution alcaline saturée, qu'on mêle avec une dissolution acide, également saturée, se trouble, et dépose une partie de ce qu'elle tenait dissous (Berzelius). La tunique moyenne des artères diffère donc du tissu musculaire à beaucoup d'égards, prin-

---

(1) *De tela elast.*, p. 13.
(2) MULLER, *Archiv*, 1838, p. 199.

cipalement par sa solubilité dans l'acide nitrique, son insolubilité dans l'acide acétique, sa propriété de donner de la colle, et celle enfin qu'a sa dissolution acide de ne point précipiter ou de précipiter peu par le cyanure ferroso-potassique. Elle se distingue du tissu cellulaire, parce qu'elle est beaucoup plus difficile à convertir en colle, ne se dissout point dans l'acide acétique bouillant, et se dissout avec moins de facilité dans les acides minéraux et la potasse caustique. Le suc gastrique ne la dissout pas non plus aussi aisément que les tissus cellulaire et musculaire, ce qui fait qu'on la rencontre quelquefois presque inaltérée dans les excréments. Eulenberg a aussi fait l'analyse chimique de la membrane interne des artères, de celle qu'on peut détacher dans le sens de la longueur, par conséquent de l'épithélium et de la lamelle de la membrane striée : les résultats ont été les mêmes que pour la membrane à fibres annulaires. Après la dessiccation, dix-neuf grains de cette substance, bouillis pendant trente-quatre heures, donnèrent deux grains de colle sèche.

Vasa vasorum.

Les gros vaisseaux sanguins, à partir d'un diamètre de 0,5 ligne, et parfois même au-dessous, reçoivent des vaisseaux sanguins nourriciers, qu'on appelle *vasa vasorum*. Les artères des vaisseaux naissent des branches qu'un tronc fournit, généralement à peu de lignes de l'origine de la branche qui les donne, et ne proviennent jamais immédiatement de la cavité du vaisseau dans lequel elles se répandent. Mais quelquefois elles tirent leur origine d'une autre artère ; ainsi celles de la crosse de l'aorte viennent des thymiques, bronchiques et œsophagiennes, celles de l'iliaque primitive de l'ilo-lombaire et de la sacrée latérale, etc. Communément le même petit tronc donne à l'artère et à la veine adjacentes ; la veine azygos reçoit ses artères des œsophagiennes, des péricardines et des inter-costales. Les petits troncs veineux s'ouvrent, d'ordinaire, immédiatement dans le tronc de la veine des tuniques de laquelle ils ramènent le sang ; ils marchent indépendants des artères, et ne les accompagnent point, comme ils font d'habitude. Les ramifications les plus déliées de ces vaisseaux forment, dans la tunique celluleuse des artères et des veines, un réseau assez serré, à mailles longues. Suivant E. Burdach, il n'en pénètre qu'un petit nombre dans la tunique à fibres annulaires des artères, où elles se distribuent parallèlement aux fibres transversales. E.-H. Weber (1) n'a pas trouvé de vaisseaux du tout dans la tunique moyenne. Il est probable que les vaisseaux de différent calibre se comportent diversement à cet égard. Mais la membrane à fibres annulaires des veines est riche en vaisseaux sanguins, ce qui la rend plus encline à l'inflammation. La membrane la plus intérieure est, dans tous les cas, dépourvue de vaisseaux (2).

Nerfs des vaisseaux.

Les vaisseaux paraissent ne point être sensibles dans l'état de santé, l'être même fort peu dans l'inflammation, et par conséquent ne recevoir que peu ou point de fibres nerveuses sensitives ; mais il est hors de doute que le système nerveux du grand sympathique leur donne des branches, auxquelles ils sont vraisemblablement redevables de leur tonicité. On sait, et il est facile de le constater, que les ramifications de ce nerf entourent les artères ; que, suivant principalement leurs branches, elles arrivent avec elles aux glandes et aux membranes dites sécrétoires, et qu'elles se mêlent à quelques ramuscules du système rachidien, avec lesquels elles s'étendent plus loin vers la périphérie. On sait aussi, pour ce qui concerne le cœur, que des branches du grand sympathique pénètrent dans sa substance. Il est plus difficile de déterminer si les dernières ramifications des nerfs qui entourent les vaisseaux appartiennent aux parois elles-mêmes de ces derniers. Cela devient vraisemblable quand les nerfs parcourent un certain trajet sur un vaisseau, et chemin faisant diminuent de calibre, surtout quand le vaisseau se rend à des organes que nous savons d'ailleurs être suffisamment pourvus par des nerfs rachidiens, et dans lesquels ils ne paraissent présider ni au mouvement musculaire ni au sentiment. Sous ce rapport on peut donc citer les observations de Wrisberg (3), qui a vu le trijumeau et le facial envoyer des branches aux artères du front et de la face, et même des ramuscules du nerf vidien s'engager dans le sphénoïde, avec des rameaux nourriciers de l'artère vidienne ; celles aussi de Ribes (4), qui a suivi des nerfs, le long de la carotide, jusque dans la substance du cerveau, des branches du plexus brachial jusqu'à

(1) ROSENMULLER, *Anatomie*, p. 51.

(2) *Comp.* MECKEL, *Traité d'anatomie*, trad. par A.-J.-L. Jourdan, t. I, p. 133. — E. BURDACH, *Bericht der anatomischen Anstalt in Kœnigsberg*, 1835.

(3) *Comment.*, t. I, p. 368.

(4) MECKEL, *Archiv* 1819, p. 442.

la partie la plus inférieure de l'artère brachiale et de ses branches,
des rameaux de la portion lombaire du plexus ganglionnaire le long
de l'artère crurale jusqu'à l'artère poplitée. Rudolphi (1) a préparé,
sur les artères carotide et vertébrale, des ramuscules nerveux qui
semblaient se perdre dans le vaisseau. Lucæ (2) décrit même des
branches qui, des nerfs vasculaires de l'artère brachiale, pénètrent
dans la tunique moyenne, et s'étalent en rayonnant sur elle, assertion qui mérite peu de croyance, parce que la figure a trop de
précision. Cependant Pappenheim (3) prétend aussi avoir suivi les
nerfs, sur beaucoup d'artères, jusque dans la tunique moyenne.
Schlemm (4) a vu des filets aller du huitième et du neuvième ganglion thorachique gauche à l'aorte descendante et se perdre dans
les tuniques de ce vaisseau. Gœring (5) représente des branches de
nerfs cérébro-rachidiens allant aux artères des extrémités.

Purkinje a découvert dans les vaisseaux cérébraux de la brebis,
et Valentin, non seulement dans ces vaisseaux, mais encore dans
beaucoup d'autres, des ramuscules nerveux d'une bien plus grande
ténuité (6). Il m'est souvent arrivé aussi d'observer des faisceaux
de fibres nerveuses déliées, sur des vaisseaux assez petits pour pouvoir être étudiés avec de fortes lentilles, sans qu'on fût obligé de les
couper; c'était toujours après l'action de l'acide acétique. Sur un
vaisseau de la pie-mère, dont le diamètre était de 0,215 ligne, un
de ces faisceaux, du diamètre de 0,009, montait obliquement le
long de la paroi antérieure, contournait le bord pour aller gagner
la paroi postérieure, et continuait là sa marche dans la même direction. Je n'ai jamais vu cet enveloppppement en spirale des vaisseaux
par les nerfs que sur de petits fragments; mais il s'est offert à moi
si fréquemment que je ne puis le considérer comme un simple jeu
du hasard. Une fois j'ai vu un faisceau en fournir un autre plus
grêle, composé seulement de deux ou trois fibres, qui se portait plus
loin sur le vaisseau. Il m'est arrivé quelquefois d'apercevoir de petits faisceaux de la même espèce de fibres nerveuses sur des trabécules microscopiques du corps caverneux de la verge. J'ai même

1) *Berlin. Akad.*, 1814–1815, p. 171.
2) Reil, *Archiv*, t. IX, p. 551.
3) *Gehœrorgan*, p. 67.
4) *Berlin. Encycl.*, article *Gefæssnerven*.
5) *De nervis vasa adeuntibus*, p. 12.
6) Valentin, *Verlauf und Enden der Nerven*, p. 71.

rencontré une fois, chez une grenouille, deux fibres nerveuses, qui partaient d'un ganglion, et serpentaient sur un vaisseau dont le diamètre n'était pas de plus de 0,033 ligne.

Parmi les veines, la veine cave inférieure est, à l'exception des vaisseaux précités du cerveau, la seule sur laquelle on ait vu des ramifications nerveuses. E.-H. Weber en a trouvé dans le cheval et le bœuf, Wutzer chez l'homme (1). Les opinions sont encore partagées quant à savoir si les vaisseaux du cordon ombilical et du placenta possèdent des nerfs. D'après les recherches récentes de Schott (2), on n'en peut suivre sur les artères ombilicales que jusqu'à un pouce environ au-delà de l'anneau ombilical; sur la veine ombilicale, la plupart se soustraient à la vue, même avant la sortie du vaisseau par l'anneau : on parvient ordinairement à en préparer un jusqu'à cet anneau.

Contractilité des vaisseaux.

Les anciens physiologistes ont beaucoup trop exagéré la contractilité des vaisseaux; ils ont donné sans hésitation le nom de tunique musculaire à la membrane moyenne des artères, lui ont attribué une part essentielle à la propulsion du sang, et ont regardé le pouls comme une contraction rhythmique de cette tunique, la congestion comme un afflux plus considérable de sang activement déterminé par les artères. De nos jours on est tombé dans le défaut inverse. Après s'être convaincu que la force du cœur suffit seule à déterminer la circulation, que la tunique moyenne des artères diffère chimiquement et microscopiquement du tissu musculaire proprement dit, et qu'un accroissement d'action de la part des artères n'explique point la congestion, l'inflammation, l'érection, on a essayé de réduire leur rôle dans le phénomène de la circulation aux effets dépendants de leur élasticité physique. Les accumulations locales du sang ont été attribuées, tantôt à une attraction plus forte que le parenchyme ou les nerfs exercent sur lui, tantôt à l'affluence spontanée des corpuscules sanguins, ou à une force d'expansion des parties solides, et il ne s'est plus trouvé qu'un petit nombre de physiologistes qui eussent égard à l'action vitale des vaisseaux, qu'on ne saurait néanmoins révoquer entièrement en doute.

La part que la contractilité du cœur et des vaisseaux prend à la

1 E.-H. Weber, dans Hildebrandt, *Anatomie*, t. III, p. 91.

(2) *Die Controverse ueber die Nerven des Nabelstranges*, Francfort, 1886.

circulation peut être exprimée en deux mots, savoir, que le mouvement du sang dépend du cœur, mais que sa répartition est dépendante des vaisseaux. Une circulation devrait nécessairement avoir lieu quand bien même les vaisseaux ne seraient que des tubes, et elle deviendrait un courant continu dans les petits vaisseaux, si les artères n'étaient que de simples conduits élastiques; mais le sang animé par le cœur d'un mouvement progressif uniforme, coule ici avec plus de rapidité, là avec plus de lenteur, et parcourt en plus grande masse, tantôt une voie, tantôt l'autre, parce que la lumière des tubes est susceptible d'un changement vital de son diamètre.

Dans les gros troncs artériels, la contractilité vivante est démontrée par des expériences directes. Ces vaisseaux, durant une hémorrhagie épuisante, se resserrent à mesure que le diamètre de la colonne sanguine, qui les tient distendus, diminue. Parry (1) dit que, chez une brebis tuée par hémorrhagie, la carotide mise à nu se contracta, pendant l'écoulement du sang, de manière que sa périphérie se réduisit de $\frac{320}{400}$ pouce à $\frac{160}{400}$. Après la mort, qui faisait cesser la contraction, mais non l'élasticité, l'artère revenait à une périphérie de $\frac{234}{400}$, terme qu'on doit par conséquent considérer comme représentant l'ampleur normale du vaisseau, quand il n'est ni violemment distendu, ni activement contracté. Hewson (2) fit périr un âne par la perte de son sang; les artères rénales étaient contractées comme des cordes; après avoir été violemment dilatées, elles demeurèrent ouvertes comme à l'ordinaire. Verschuir (3), Hastings (4) et Jones (5) ont vu, chez des mammifères, les artères se resserrer sous l'influence d'irritations mécaniques; Hunter, Fowler (7), Parry (8), Tiedemann (9) et Hastings (10), par le seul fait de leur mise à nu. On a très fréquemment observé la contraction de ces vaisseaux, chez des grenouilles, après des irritations qui ne portaient pas immédiatement sur eux, mais bien sur la peau.

(1) *Ueber den arteriœsen Puls*, p. 40.

(2) *Exper. inquir.*, t. II, p. 14.

(3) *De art. et ven. irritab.*, exp. 5, 7, 8, 13, 14, 17, 18.

(4) *Entzundungsgeschichte der Schleimhaut der Lungen*, p. 28.

(5) *Process der Natur, Blutungen zu stillen*, p. 8.

(7) *Disp. inaug. de inflammatione.* — *Voyez* HASTINGS, *loc. cit.*, p. 21.

(8) *Loc. cit.*, p. 37.

(9) OPPENHEIM, *Experimenta circa vitam arteriarum*, Mannheim, 1822, Exp. 1, 9, 12.

(10) *Loc. cit.*, p. 29.

Thomson (1) et Hastings (2) ont déterminé des contractions dans les grosses artères de la membrane natatoire des grenouilles, en touchant cette membrane avec de l'ammoniaque, de l'essence de térébenthine et des cantharides. Thomson a provoqué le même phénomène en irritant le vaisseau pendant quelque temps, mais très doucement, avec la pointe d'une épingle (3), Wedemeyer en appliquant du sel de cuisine sur le mésentère mis à nu (4), Schwann, par l'emploi du froid (5). Thomson parvint, au moyen de l'ammoniaque, à faire contracter huit ou neuf fois le même vaisseau dans l'espace d'une heure. Schwann a mesuré la contraction. La température de l'atmosphère étant élevée, il étala le mésentère d'un crapaud brun sous le microscope, et versa dessus quelques gouttes d'eau de puits fraîche; il remarqua que le diamètre d'une artère, qui était d'abord de 0,0724 ligne, descendit, en dix à quinze minutes, à 0,0276, qu'ensuite le vaisseau se dilata peu à peu, et qu'au bout d'une demi-heure il avait recouvré à peu près son calibre primitif. En répétant l'instillation de l'eau froide, il pouvait reproduire le même phénomène plusieurs fois de suite. Ces resserrements des artères ne sauraient être attribués ni à une diminution de la quantité du sang, ni à un affaiblissement de l'action du cœur; car, dans les deux cas, le diamètre des vaisseaux devrait se rapetisser partout dans la même proportion, tandis que, dans les expériences qui viennent d'être rapportées, la contraction se borna souvent à un seul point du vaisseau mis à découvert. Hastings a même vu un vaisseau, qui était lisse au moment de sa mise à nu, devenir tuberculeux au bout de quelque temps, et offrir des rétrécissements annulaires de distance en distance, comme la trachée-artère. Verschuir avait fait aussi la même remarque. Si la perte du sang était la cause de la contraction, celle-ci ne devrait pas cesser après un laps de temps assez court et après la mort, comme dans les expériences de Verschuir, de Thomson, de Parry et de Schwann; le vaisseau ne devrait pas se réduire à un calibre moindre que celui qu'il offre après la mort, comme dans une expérience de Hunter, qui a trouvé l'artère tibiale postérieure d'un chien si resserrée, peu

(1) *Entzuendung*, t. I, p. 127.
(2) *Loc. cit.*, p. 59, 65.
(3) *Loc. cit.*, p. 130.
(4) *Kreislauf*, p. 240.
(5) *Berlin-Encycl.*, article *Gefæsse*, p. 229.

de temps après sa dénudation, que quand il vint à l'inciser, le sang
ne fit que suinter à travers l'ouverture. Les expériences dans lesquelles l'artère, tenant encore au cœur, a battu plus rapidement
sous l'influence d'irritations, réclament à la vérité une autre explication; des contractions locales survenues après l'emploi de substances caustiques, et dans le lieu même de l'application, ne sont
point des preuves décisives en faveur d'une contractilité organique,
parce que le même effet a lieu aussi, après la mort, par l'effet de la
soustraction de l'eau; mais le résultat négatif des expériences galvaniques (1) ne prouve rien non plus contre : il fait voir seulement
que le galvanisme n'est pas le moyen auquel on doit recourir
pour déterminer les artères à se contracter, ce qui d'ailleurs est
également le cas du tissu cellulaire contractile. Au reste, Wedemeyer (2) prétend avoir vu le galvanisme provoquer des contractions dans les petites artères du mésentère de la grenouille.

Si les petits vaisseaux qui ont été coupés en travers cessent de
saigner au bout de quelque temps, ce phénomène tient bien en
partie à la coagulation du sang et à l'élasticité propre des tuniques
artérielles, qui fait qu'elles se retirent ou même s'enroulent dans
leur gaîne celluleuse, laquelle alors s'affaisse et bouche la lumière;
cependant la contractilité vivante des vaisseaux n'est point non plus
sans influence ici, comme nous l'apprennent les expériences directes
de Verschuir (3), et comme le prouve l'action du froid, qui, en
sollicitant les vaisseaux à se contracter, est le moyen qui arrête le
plus promptement l'hémorrhagie. Les vaisseaux du cordon ombilical se resserrent chez les enfants vivants, après qu'on en a opéré
la section; rien de semblable n'a lieu chez les enfants morts.

Les expériences dont il a été parlé jusqu'ici ont été faites sur de
grosses artères. Il n'est pas facile de constater par l'observation directe jusqu'où l'irritabilité s'étend dans les petites branches; car,
bien qu'un grand nombre de faits établissent que les vaisseaux microscopiques des parties transparentes peuvent se resserrer sous
l'influence d'irritations mécaniques, chimiques, galvaniques (4),

(1) VERSCHUIR, *loc. cit.*, exp. 22. — NYSTEN, *Recherches de physiologie*,
p. 304. — WEDERMEYER, *Kreislauf*, p. 66. — J. MULLER, *Physiologie*, t. I,
p. 205.

(2) *Loc. cit.*, p. 541.

(3) *Loc. cit.*, p. 22.

(4) Ces expériences ont presque toutes été faites sur la membrane natatoire des grenouilles; mais beaucoup, qu'on a coutume de citer, se rapportent

ce qui, généralement parlant, accélère le cours du sang (1), cependant cette expérience est trop vague pour ne pas laisser le champ ouvert à plusieurs explications. Il faut tenir compte ici, non seulement des vaisseaux, mais encore de l'état du parenchyme et du sang. Lorsqu'un agent chimique rend le sang plus fluide, il coule avec plus de rapidité, et un tube simplement élastique qui le contiendrait devrait se resserrer (2). La même chose arriverait peut-être s'il y avait attraction réciproque entre le sang et le parenchyme, par suite d'un changement qui diminuerait momentanément la force attractive de l'une ou de l'autre des substances concurrentes. En laissant de côté cette explication, qui évidemment repose sur une simple hypothèse, il est impossible de limiter tellement l'action d'une irritation sur les plus petits vaisseaux, que les gros ne s'en ressentent pas aussi; et quand un tronc artériel se resserre, ou qu'un tronc veineux se dilate, la quantité du sang qui circule momentanément dans les capillaires diminue dans les deux cas. le courant se ralentit, ou les vaisseaux deviennent plus étroits. Ainsi, l'observation immédiate ne nous fournissant aucune lumière à ce sujet, nous

à de petites artères ou veines. Les physiologistes suivants ont observé le resserrement des vaisseaux capillaires : Hastings (*loc. cit*, p. 62), par l'alcool, la glace et l'essence de térébenthine, appliqués sur la peau naturelle ou après qu'on avait artificiellement déterminé l'ampliation des vaisseaux; Koch (Meckel, *Archiv*, 1832, p. 126), par l'éther; Prevost (Froriep, *Notizen*, p. 838), par l'aconit. E. Burdach (*Obs. nonullæ microscopicæ*, p. 9) a expérimenté sur les vaisseaux capillaires du mésentère de lapin, avec du sel de cuisine. Hastings (*loc. cit.*, p. 66) et Wilson Philip (*Erkenntniss und Cur der Fieber*, t. III, p. 36) ont vu, le premier, l'application de la teinture d'opium, et, le second, celle de l'alcool, accélérer le cours du sang, probablement par suite d'une contraction des vaisseaux. Emmert (*Observ. microsc.*, p. 18) a, contradictoirement aux autres observateurs, remarqué un cours plus rapide du sang, mais sans rétrécissement des vaisseaux; les globules sanguins se rapprochaient davantage de l'axe du vaisseau, et la couche du plasma devenait plus large.

(1) Je fais abstraction, pour le moment, de la dilatation qui a lieu d'une manière secondaire, et fréquemment aussi d'une manière primitive.

(2) Par cette raison, il n'est point indifférent d'expérimenter avec tel ou tel agent. Les substances qui diminuent la coagulabilité du sang ne doivent pas plus être employées que celles qui coagulent déjà l'albumine dans l'intérieur des vaisseaux; du moins ne doit-on pas croire, dans ce cas, avoir sous les yeux les phénomènes d'une véritable inflammation. On explique en partie par là le défaut d'accord entre les expériences qui ont été faites pour répandre du jour sur l'histoire du travail inflammatoire.

sommes obligés de prendre une voie détournée pour arriver à porter un jugement sur les propriétés vitales des vaisseaux capillaires. Nous attribuerons la contractilité à ces vaisseaux si nous découvrons en eux le tissu qui procure aux artères l'aptitude à se contracter.

Ces circonstances rendent aussi plus difficile la solution du problème relatif à la puissance contractile des veines. Rien n'est plus facile que de constater l'affaissement des veines superficielles par l'application du froid; mais ce phénomène peut tenir à ce que le sang arrive en moins grande quantité , par suite du rétrécissement des artères ou des vaisseaux capillaires. Cependant nous avons des expériences directes, à la vérité peu nombreuses, de Verschuir (1), de Hastings (2), de Marx (3) et de Bruns (4), sur la manière dont les veines se comportent à l'égard des irritations exercées immédiatement sur elles. Verschuir a fait contracter la veine jugulaire en la touchant avec le doigt, en l'irritant avec des pinces. Hastings versa goutte à goutte de l'essence de térébenthine sur une grosse veine de la membrane natatoire d'une grenouille ; au bout de deux minutes, cette veine commença à se contracter, après quoi le sang qui revenait au cœur s'achemina en grande partie par des branches anastomotiques; au bout d'un peu plus d'une demi-heure , la contraction cessa tout-à-coup. Le même physiologiste a vu se contracter dix fois, dans un nombre à la vérité bien plus grand d'expériences, l'une des veines de l'oreille d'un lapin, qu'il avait mise à nu, et qu'il irritait avec le scalpel. Marx découvrit, sur différents chiens, diverses veines qui ensuite se contractèrent, les unes spontanément, les autres par l'application du froid et de l'acide sulfurique. Il faut remarquer expressément que les vaisseaux irrités reviennent souvent à leur calibre primitif pendant la vie, mais qu'ils le reprennent bien plus vite après la mort. Tiedemann (5) assure que les veines mises à découvert se contractent toujours dans toute l'étendue exposée au contact de l'air. Bruns (6) a souvent observé , chez les chiens, un étranglement annulaire de la veine jugulaire.

(1) *Loc. cit.*, exp. 10, 17, 18.
(2) *Loc. cit.*, p. 60, 71.
(3) *Diatribe de structura et vita venarum*, p. 71.
(4) *Allgemeine Anatomie*, p. 93.
(5) *Versuch ueber die Wege*, p. 33.
(6) *Allgemeine Anatomie*, p. 93.

A la vérité, E.-H. Weber (1) objecte qu'il a vu les veines se contracter si long-temps après la mort, par le contact de l'air, qu'il
ne peut point considérer la contraction comme l'effet d'une force
vitale. Mais je dois faire remarquer à ce sujet que nous ignorons
encore combien de temps la vie peut persister dans telle ou telle
partie de l'économie. J'ai vu, chez des lapins, cinq heures pleines
après la mort, l'intestin se contracter à l'ouverture de la cavité
abdominale. On sait que le mouvement des organes vibratiles dure
davantage encore. Schwann n'a pu, au moyen du froid, déterminer de contraction appréciable dans les veines mésentériques du crapaud brun (2). Après avoir répété nombre de fois l'expérience, je
suis forcé de m'exprimer avec la même réserve que lui, car il est
beaucoup plus difficile, qu'on ne pourrait le croire, d'arriver à un
résultat décisif. L'irritabilité n'est pas douteuse dans les veines caves
et pulmonaires, qui ont des parois musculeuses (3) ; Muller (4) et
Allison (5) y ont même observé, chez des animaux à sang chaud,
des contractions rhythmiques spontanées, comme au cœur.

A laquelle de leurs membranes les artères sont-elles redevables
de leur irritabilité ? Cette question ne peut fournir matière à aucun
doute. Le faible raccourcissement, s'il s'en opère un par le fait de la
contraction vivante, peut dépendre de la tunique à fibres longitudinales ou de la gaîne celluleuse ; mais le rétrécissement ne peut
tenir qu'à des fibres circulaires, et la tunique à fibres annulaires est
la seule qui en possède de telles. A la vérité, il serait difficile de décider, à l'égard de la tunique élastique, si la direction transversale
ou la direction longitudinale prédomine dans le réseau de ses fibres,
si fréquemment anastomosées ensemble ; cependant l'expérience
rapportée précédemment parle en faveur du second cas. Ajoutons
encore qu'au microscope la tunique élastique ressemble à des tissus
qui évidemment ne sont point contractiles, tandis que la tunique
à fibres annulaires se rapproche, par sa structure, d'un côté du
tissu cellulaire, d'un autre côté, comme je le ferai voir, des muscles
de la vie animale, dont la contractilité est incontestable. Mais plus
il est certain que l'aptitude des gros vaisseaux à se contracter dé-

<hr>

(1) HILDEBRANDT, *Anatomie*, t. III, p. 93.
(2) *Berlin Encycl.*, article *Gefässe*, p. 241.
(3) VERSCHUIR, *loc. cit.*, p 23.
(4) *Physiologie*, t. I, p. 204.
(5) FRORIEP, *Notizen*, 1839, n° 226.

pend de leur tunique à fibres annulaires, plus nous sommes en droit d'accorder aussi cette faculté aux petits vaisseaux, aussi loin du moins qu'on peut y suivre la tunique à fibres annulaires. D'après cela, elle ne manquerait qu'aux capillaires les plus déliés, d'un diamètre de 0,007 à 0,005 et au-dessous. Les petites veines se comportent anatomiquement, et par conséquent aussi eu égard à leurs propriétés vitales, comme les artères de petit calibre. Dans les grosses veines, la tunique à fibres annulaires, presque toujours formée de véritable tissu cellulaire, est en général plus faible, et par cela même aussi le rétrécissement de la lumière est moins prononcé. Il reste encore à savoir si, conformément au plus grand développement de leur tunique et de leur gaîne celluleuse à fibres longitudinales, le pouvoir de rétraction y est plus considérable que dans les artères.

Mode de contraction des vaisseaux.

Eu égard au mode de contraction et à la manière de se comporter avec les excitants, le tissu de la tunique vasculaire marche immédiatement après le tissu cellulaire contractile. Le galvanisme n'agit ni sur l'un ni sur l'autre. Le froid et les irritations mécaniques ne manifestent pas leur effet sur-le-champ ; la contraction commence lentement, n'atteint son maximum qu'au bout d'un certain laps de temps (quatre à vingt-cinq minutes pour les vaisseaux, suivant Hastings), et diminue ensuite peu à peu. Si certains observateurs, se fondant sur leurs expériences, ont refusé la contractilité aux vaisseaux, c'est parce qu'ils s'attendaient à voir une contraction rapide, semblable à celle qui s'opère quand les muscles de la vie animale ont été irrités (1). L'influence des états généraux du sys-

______

(1) A l'exemple de Parry et de Bichat, plusieurs physiologistes ont distingué de l'irritabilité musculaire la faculté que les artères et le tissu cellulaire possèdent de se contracter, et l'ont désignée sous le nom de tonicité. Si l'on veut entendre par là une force qui n'appartienne à ces tissus qu'en vertu de leur état d'agrégation, la distinction est évidemment fausse. Elle ne convient pas davantage si l'on se contente d'admettre une différence essentielle d'énergie physiologique, car une telle différence n'existe point. Les muscles aussi ont la tonicité, tendance persistante à se contracter, qui devient manifeste dans les cas de paralysie des antagonistes, et la manière de se comporter envers les irritants présente des gradations si insensibles, qu'il n'y a point possibilité d'établir une ligne de démarcation ; c'est ce que je chercherai à prouver dans le chapitre suivant, où il sera question du tissu musculaire.

tème nerveux, notamment des émotions morales, ne se fait pas
moins manifestement sentir dans les vaisseaux que dans le tissu contractile de la peau et dans le dartos : de là viennent la pâleur générale (par contraction des vaisseaux), et le phénomène de la chair
de poule, qui l'accompagne presque toujours, de manière toutefois que la pâleur commence, et que, par conséquent, des causes
plus légères paraissent suffire pour la déterminer. Enfin, dans les
vaisseaux comme dans le tissu cellulaire, la réaction reste difficilement
circonscrite à la suite d'une irritation locale ; elle se communique
aux parties voisines, et paraît même, comme Hastings l'a observé
quelquefois, pouvoir se propager par une sorte de mouvement ver-
miforme, péristaltique, de sorte qu'il serait très possible qu'une artère, soustraite à l'influence du cœur par une ligature, ou après la
cessation des battements du cœur, chassât peu à peu le sang vers les
branches, comme l'admet Parry.

En vertu de leur contractilité, les vaisseaux conservent pendant
la vie un degré continu et moyen de contraction, dont on s'aperçoit
lorsqu'ils viennent à cesser d'être violemment distendus par le sang,
et qui fait qu'ils ont un diamètre moindre que celui qui leur appar-
tiendrait en raison de l'élasticité des tuniques. Leurs alternatives
d'expansion et de contraction, dans le pouls, n'est donc ni active
suivant le mode auquel on croyait autrefois, ni purement passive non
plus. Ce n'est assurément point une contraction rhythmique, suivie
de rémission, semblable à celle du cœur, et le resserrement qui
succède à l'expansion a lieu comme dans un tube simplement élastique. Mais ce tube n'est point élastique par l'état physique d'agrégation de ses parties, il l'est par l'activité de ses tuniques ; et pendant que cette activité détermine d'une part le calibre auquel il
tend à se réduire quand il se trouve abandonné à lui-même, d'autre
part la résistance qu'il oppose à l'expansion, le rhythme des expansions et contractions, et en partie aussi leur excursion, dépendent
de l'ondée de sang que le cœur lance dans les vaisseaux. Si l'on
veut se faire une image de ce qui se passe alors, qu'on forme un
anneau avec le pouce et le doigt indicateur d'une main, et qu'avec
les doigts réunis de l'autre main on exerce des pressions rhythmiques
sur cet anneau : il est formé par l'action musculaire vivante, mais
les muscles agissent sans interruption, ce qui fait que, quand l'autre
main le comprime, puis se retire, il s'ouvre et se ferme comme un
corps élastique. L'occlusion n'est point à chaque fois un nouvel acte

musculaire, et la force avec laquelle elle s'accomplit est déterminée par l'énergie avec laquelle on maintient volontairement, dès le principe, les doigts dans la situation choisie. La différence se réduit à ce que, dans les vaisseaux, la situation n'est pas volontaire, mais déterminée par le ton naturel, que des influences de dehors peuvent accroître ou diminuer. Au reste, la contraction de l'artère a besoin d'être aidée par l'élasticité physique de la tunique moyenne et de la tunique élastique proprement dite; et ce qui le prouve, c'est qu'une injection rhythmique peut produire les phénomènes du pouls, même sur le cadavre. De même aussi nous voyons la tunique musculaire de l'œsophage entourée extérieurement d'une tunique élastique qui s'oppose à ce que la distension dépasse certaines limites. Cependant je répète que, dans les artères, la tunique élastique semble agir principalement dans le sens de l'expansion en long des artères, pendant la systole du cœur, ce qui est d'autant plus nécessaire qu'il n'existe pas de fibres longitudinales contractiles, ou du moins qu'elles sont très faibles (1).

La tendance des artères à se contracter, après avoir été violemment distendues, fait que l'impulsion saccadée communiquée au sang par le cœur se trouve convertie en une propulsion continue, comme l'a parfaitement démontré E.-H. Weber (2).

Je me suis peut-être étendu plus qu'il n'était nécessaire sur ce point de doctrine; mais j'y ai été déterminé par la grande importance qu'avec raison on attache au pouls dans l'appréciation des états pathologiques. Si l'on ne connaît pas ses conditions physiologiques, ce signe devient inintelligible. D'un autre côté, les diverses modifications du pouls fournissent des arguments en faveur de la contractilité des parois artérielles. La dureté du pouls nous donne la mesure de la force avec laquelle ces parois se contractent et résistent à l'afflux du sang; nous essayons de la faire cesser par la pression, c'est-à-dire de faire passer le contenu d'une petite partie du tube dans les parties voisines; et plus nous y parvenons aisément, plus nous estimons faible la tension de l'artère. Si celle-ci était purement élastique, la tension serait toujours proportionnée à l'expansion; mais, à chaque état de réplétion de l'artère, le pouls

______

(1) *Comp.* POISEUILLE, *Journal de physiologie*, t. IV, p. 44; *Journal universel hebdomadaire*, Paris, 1830, t. I, p. 289, et t. III, p. 97; *Annales des sciences naturelles*, février 1836.

(2) *De pulsu*, p. 8.

peut être dur et tendu, ou mou ; le pouls petit est même plus fréquemment dur que le pouls grand.

Paralysie des vaisseaux.

Comme le diamètre normal moyen des vaisseaux est la conséquence d'une contraction vivante, la cessation de la contraction,
par l'effet de l'atonie et de la paralysie de leur tunique à fibres longitudinales, peut accroître leur calibre, de même que le spasme
l'avait diminué. Dans les grosses artères et les gros troncs veineux,
la tunique élastique met des bornes à l'ampliation, qui, par conséquent, est plus grande dans les artères et veines de petites dimensions, où cette tunique n'existe point. On l'a souvent observée secondaire, à la suite d'une contraction provoquée par l'irritation.
Dans une expérience de Hastings (1), la membrane natatoire d'une
grenouille ayant été soumise à l'action de l'eau chaude, la dilatation
s'opéra au bout de cinq minutes ; après l'application de la glace, la
contraction dura une demi-heure, et fut alors suivie de l'expansion.
Dans les expériences de Wedemeyer (2), après l'application du sel
de cuisine, la contraction des vaisseaux capillaires de l'épiploon
dura trois à quatre minutes ; après quoi survint une dilatation, que
l'auteur qualifie d'anévrismatique, peut-être pour indiquer qu'elle
se bornait à certains points. Burdach, qui a expérimenté l'action du
sel commun sur le mésentère de jeunes lapins, a vu la dilatation
des vaisseaux au bout de cinq minutes (3). Mais souvent aussi l'expansion des capillaires est la suite immédiate d'une irritation. L'ammoniaque liquide, la dissolution de sel ammoniac et de sel commun,
qui, mises en rapport avec de gros vaisseaux, les déterminent à se
contracter, provoquent sur-le-champ l'expansion des capillaires,
quand on en arrose la membrane natatoire (4). Burdach a vu (5),
sur le mésentère de lapins, une expansion primaire suivre l'action

(1) *Loc. cit.*, p. 63.
(2) *Loc. cit.*, p. 240.
(3) *Observ.*, p. 9.
(4) THOMSON, *loc. cit.*, p. 131. — HASTINGS, *loc. cit.*, p. 62. — WEDE-
MEYER, *loc. cit.*, p. 239. — MARSHALL HALL, *Circulation*, p. 167. — EMMERT,
Observ., p. 19. (Il regarde l'expansion comme purement apparente, et tenant à ce que la couche de plasma devient plus mince.) Koch (MECKEL,
Archiv, 1832, p. 143) ne la croit pas non plus à l'abri de toute contes-
tation.
(5) *Loc. cit.*, p. 8, 10, 11.

de l'air, des rayons solaires condensés par un verre convexe, d'une sonde rougie au feu, des cantharides. OEsterreicher (1) a été témoin du même phénomène chez les grenouilles, sous l'influence de l'alcool et des acides étendus. En pareil cas, le sang coule avec plus de lenteur, et finit par s'arrêter tout-à-fait (2).

Exsudation.

La nutrition normale consiste en une imbibition du parenchyme par le plasma qui pénètre les parois des petits vaisseaux. Mais la quantité du plasma qui s'exhale à travers ces dernières ne dépend pas seulement de la nature du sang; elle tient encore à sa pression et à sa vélocité, comme aussi à la porosité des parois elles-mêmes; elle doit, par conséquent, changer lorsque le diamètre des vaisseaux change, de manière qu'elle est déterminée, au moins en partie, par la force avec laquelle les capillaires se contractent. Un accroissement de la contraction des capillaires produit la pâleur, et restreint l'exhalation du plasma; leur atonie, leur paralysie déterminent la rougeur et une accumulation plus considérable du plasma. Ceci est déjà plus que vraisemblable d'après les lois de la physique; car bien qu'il ne soit pas démontré expérimentalement que l'endosmose s'accomplit avec plus de facilité à travers des membranes minces, cependant il est certain qu'elle est en raison directe de l'étendue de la surface perméable, et par conséquent plus forte dans des vaisseaux amples. Mais la chose est prouvée aussi par l'augmentation relative du nombre des corpuscules sanguins dans les petits vaisseaux, que tous les observateurs ont remarquée (3), et qu'on ne peut expliquer, si soudaine et locale, que par une diminution du plasma. Suivant la quantité de l'exsudation, la constitution du sang, la structure et la fonction des organes dans lesquels a lieu l'épanchement, les phénomènes extérieurs et les conséquences de ce dernier varient. Nous voyons un accroissement de turgescence et une congestion quand la quantité du plasma exsudé est fort considérable, un épanchement inflammatoire ou séreux lorsqu'il s'accumule en plus grande quantité dans des cavités ou dans

(1) *Kreislauf*, p. 64.
(2) Suivant Thomson, il coulerait quelquefois avec plus de rapidité.
(3) KALTENBRUNNER, *Experimenta circa statum sanguinis*, I, 36. — BAUMGAERTNER, *Nerven und Blut*, p. 109. — KOCH, dans MECKEL, *Archiv*, 1832, p. 123. — EMMERT, *loc. cit.*

des organes parenchymateux, une sécrétion plus abondante lorsqu'il se verse à la surface de membranes sécrétoires. Quand le sang en masse s'arrête, et que le plasma abandonne les vaisseaux, il se passe, tant dans ceux-ci que dans les corpuscules du sang, des changements particuliers, qui expliquent en partie les phénomènes et les terminaisons de l'inflammation (1).

En considérant la paralysie des vaisseaux capillaires comme la cause prochaine de la congestion et de l'inflammation, de l'exsudation en général, je ne dois pas craindre l'objection tirée de l'absence de la tunique contractile de ces vaisseaux. Le résultat est le même quand les ramifications les plus déliées sont distendues d'une manière purement passive par l'afflux du sang; et, si elles n'étaient point extensibles du tout, le plasma n'en passerait que plus certainement à travers leurs minces parois. Au reste, les faits anatomiques nous apprennent que beaucoup de tissus n'offrent point de ces petits tubes, uniquement formés de la membrane musculaire primaire. Il semblerait presque que les tissus dans lesquels leur nombre est considérable doivent précisément à cette circonstance leur peu de tendance à l'inflammation, comme les nerfs et même les muscles, qui cependant sont à peine surpassés par aucune autre partie, sous le rapport de la quantité de sang qu'ils reçoivent, tandis que les organes les plus disposés à l'exsudation n'ont que fort peu ou même n'ont pas du tout de capillaires. Ce sont les membranes et les glandes qui, après l'action des causes capables d'exercer une action paralysante générale sur le système vasculaire, laissent apercevoir les premières les conséquences de la congestion, et, parmi les glandes, les reins sont précisément celles dans lesquelles l'ampleur des capillaires et leurs entrelacements favorisent le plus une prompte accumulation du plasma. Ce n'est point ici le lieu de poursuivre plus loin ce sujet; cependant je ne puis me dispenser de faire remarquer combien les choses se passent autrement lorsqu'une dilatation du sang, la surabondance d'eau dans ce liquide, la diminution de la viscosité, est la cause d'une exsudation générale, comme dans la maladie de Bright (2) et dans certaines dyscrasies. Dans ces cas, la propension des divers tissus à l'exsudation ne dépend que de leur plus ou moins grande solidité, qui fait qu'ils opposent plus ou moins de résistance à l'accumulation du plasma : alors les muscles et les tissus

(1) *Voyez* MULLER, *Archiv*, 1839, p. XXVI.
(2) RAYER, *Traité des maladies des Reins*, Paris, 1840, t. II, p. 97.

nerveux ne sont point exceptés; mais la sécrétion des membranes et des glandes diminue, parce que le sang abandonne déjà son eau dans le tissu cellulaire.

Dans les corps caverneux, le relâchement des membranes vasculaires entraîne un passage plus rapide du sang des artères dans les veines, tant par l'expansion des mailles veineuses elles-mêmes, que par la diminution des frottements du sang contre les parois des artères dilatées, peut-être aussi parce que l'eau du sang s'exsude immédiatement des plus petits troncs artériels dans les cavités des veines, ce qui raccourcit le chemin qu'il doit parcourir. Au reste, pour le dire en passant, l'érection ne peut être complète que par un resserrement ou une occlusion des troncs veineux afférents, que ce phénomène soit dû à une compression extérieure ou à la contraction des veines elles-mêmes.

Influence des nerfs.

Une question de pure physiologie, mais qui ne saurait cependant être passée entièrement sous silence ici, est celle de savoir si les contractions des vaisseaux dépendent de nerfs, comme celles des muscles et probablement aussi du tissu cellulaire. Cette opinion, qui autrefois déjà me paraissait vraisemblable, et par analogie, et à cause de l'influence que les affections morales exercent sur les vaisseaux capillaires (1), reçoit une nouvelle confirmation du fait anatomique précédemment relaté, que des faisceaux de fibres nerveuses courent encore sur de très petits vaisseaux. Valentin croit même (2) avoir vu réellement les vaisseaux se contracter par l'irritation des nerfs correspondants. Alors donc, comme dans les muscles, la contraction des vaisseaux correspondrait à un surcroît d'irritation, et leur expansion à une irritation devenue plus faible : les excitants, à l'action desquels succède la contraction, agissent ou directement sur les nerfs des vaisseaux, ou indirectement, par sympathie (mouvements réflectifs), au moyen de nerfs sensitifs correspondants, et les vaisseaux d'une partie se contractent, après l'irritation de la peau qui couvre cette dernière, par la même raison qui fait que les muscles d'un membre soumis à l'empire de la volonté se contractent par l'effet du chatouillement. En effet,

(1) *Pathologische Untersuchungen*, p. 105. — Stilling (*Spinalirritation*, p. 163) est arrivé en même temps que moi à cette manière de voir.

(2) *De functionibus nervorum*, p. 62.

certaines irritations, chimiques ou mécaniques, agissent sur les vaisseaux comme sur les muscles; et quand tous les nerfs d'un membre sont paralysés ou coupés, ou bien quand le système nerveux est en proie à un épuisement général, les vaisseaux sont souvent relâchés, aussi bien que les muscles; il peut même résulter de là des infiltrations qui ressemblent à celle de l'inflammation.

Jusqu'ici les phénomènes sont parfaitement identiques dans le système vasculaire et dans le système des muscles, notamment de ceux qui n'obéissent pas aux ordres de la volonté. Mais une difficulté consiste en ce que certains irritants amènent exclusivement la réaction de l'un ou l'autre système, par exemple, l'électricité celle des muscles, le froid celle des vaisseaux, et que, dans beaucoup de cas, on peut même dire, en général, l'état d'excitation des vaisseaux et celui du système nerveux de la vie animale sont précisément en raison inverse l'un de l'autre, de manière qu'à la suite surtout des irritations dites inflammatoires, après les irritations mécaniques et chimiques des nerfs sensitifs, la participation des vaisseaux s'annonce, soit par contraction, soit par expansion, à la suite de laquelle survient une congestion ou un accroissement de sécrétion. On pourrait admettre, ou qu'une contraction dans les petites veines retient le sang dans le système capillaire, hypothèse contre laquelle s'élève l'observation directe des membranes transparentes qu'on irrite; ou qu'il survient bien une contraction, mais que la paralysie y succède au bout d'un laps de temps très court, ce qui a contre soi que l'augmentation de l'afflux est instantané; ou que la paralysie est amenée de suite, comme dans d'autres nerfs, par une irritation trop vive, à quoi l'on répondrait que la congestion succède déjà à la moindre excitation des nerfs sensitifs, par exemple le larmoiement à un simple attouchement de l'œil; ou enfin que les nerfs des vaisseaux sont en antagonisme avec les nerfs de la vie animale, les centripètes surtout, de sorte qu'à mesure que les uns sont excités, l'excitement cesse dans les autres. Cette dernière théorie est celle contre laquelle il s'élève le moins d'objections pour le moment; je l'ai développée dans un autre ouvrage, auquel je renvoie le lecteur (1). Mais, de quelque nature que soit la connexion, il faut statuer que la congestion, avec ses conséquences, dépend d'une atonie des vaisseaux et de leurs nerfs: elle peut survenir directement, en même

_____

(1) *Pathologische Untersuchungen*, p. 142.

temps que l'atonie des nerfs de la vie animale, ce qui constitue la congestion dite passive, ou indirectement, et avec une exaltation de l'action de ces nerfs (douleur, augmentation de la chaleur, etc.), d'où résulte la congestion dite active. Je serais tenté de donner à ces deux espèces de congestion l'épithète de capillaires. Il faut en distinguer, 1° la congestion veineuse, lorsque, le reflux du sang dans les grosses veines étant gêné, les petits vaisseaux se trouvent distendus secondairement, et jusqu'à un certain point, d'une manière mécanique ; 2° la congestion séreuse, qui provient d'une constitution anormale du sérum du sang ou du plasma, anomalie en vertu de laquelle ce liquide ne peut plus être retenu par les parois des capillaires.

Développement des vaisseaux sanguins.

D'après les anciens documents, les premiers vaisseaux sanguins naissent dans une couche située entre les deux feuillets de la membrane proligère, dans ce qu'on appelle le feuillet vasculaire ; la substance de ce feuillet se fluidifie en partie, et se sépare en îles et en gouttières ; suivant Valentin (1), le feuillet vasculaire se concentre sur certains points, et forme ainsi des vides à travers lesquels saillent le feuillet vasculaire et la couche vitelline supérieure. Ce sont ces saillies qu'on a regardées comme des îles de la substance du feuillet vasculaire ; le liquide transparent, produit par la fluidification de ce feuillet, qui se trouve entre les renflements, se sépare ensuite en parois vasculaires claires, et en contenu des vaisseaux, ou sang. Schwann (2) décrit de la manière suivante la formation des vaisseaux capillaires dans la membrane proligère. Parmi les cellules dont cette membrane se compose, quelques unes, placées à une certaine distance les unes des autres, s'allongent de différents côtés, et prennent ainsi la forme de cellules étoilées, qui représentent les cellules primaires des vaisseaux capillaires. Les prolongements de différentes cellules s'appliquent les uns aux autres, et contractent des adhérences ensemble ; les parois de séparation sont résorbées, et de là naît un réseau de canalicules d'un calibre fort inégal, parce que les prolongements des cellules primaires sont beaucoup plus minces que les corps de cellules. Ces prolongements ou conjonctions des corps de cellules se dilatent jusqu'à ce qu'ils aient tous acquis le même calibre, et

(1) *Entwickelungsgeschichte*, p. 288.
(2) *Mikroskopische Untersuchungen*, p. 188.

qu'ils soient devenus aussi gros que les corps des cellules, qui eux-
mêmes se rétrécissent par le fait du développement, c'est-à-dire
jusqu'à ce qu'ils aient produit un réseau de canalicules d'un diamètre égal. Le liquide sanguin est le contenu tant des cellules vasculaires primaires, que des cellules vasculaires confondues ensemble
ou secondaires. Après trente-six heures environ d'incubation, il a
une couleur jaunâtre, tirant un peu sur le rouge ; vers cette époque,
on aperçoit encore quelques cellules irrégulièrement stelliformes,
qui semblent ne pas faire corps avec le réseau, et dans celles qui
sont déjà unies ensemble les canalicules ont un calibre inégal ; il
s'en trouve aussi quelques unes qui fournissent des branches terminées en cul-de-sac. Dans la queue des jeunes têtards de grenouille,
outre les vaisseaux capillaires ordinaires, dans lesquels se meut le
sang, on en trouve d'autres qui ressemblent à ceux de la membrane
proligère, dont le diamètre est fort inégal, et qui, sur certains
points, ne sont pas plus gros que des fibres du tissu cellulaire ; souvent aussi on y observe des branches terminées en cul-de-sac. Ces
dernières branches deviennent des vaisseaux capillaires ordinaires,
et par conséquent ne sont peut-être que des vaisseaux en train de
se former. La seule chose qui s'élève contre ce rapprochement,
c'est que, comme le fait remarquer Schwann lui-même, les mêmes
formes se retrouvent aussi dans la queue des têtards adultes, où
cependant la formation devrait être achevée déjà. Les noyaux qui
existent, chez les embryons, dans les parois des vaisseaux capillaires simples, et qui, comme je l'ai fait voir, persistent dans les
capillaires du corps parvenu à son entier développement, sont regardés par Schwann comme les noyaux primaires des cellules. D'a-
près des observations plus récentes, faites sur les membranes transparentes et riches en vaisseaux du sac capsulo-pupillaire de jeunes
embryons, Valentin (1) a adopté cette opinion, du moins quant aux
points essentiels. Dans les mailles des vaisseaux capillaires déjà
parachevés, on aperçoit des corps arrondis, d'un diamètre de
0,006 ligne, qui paraissent grenus, et dont certains contiennent, en
outre des granulations, quelques globules, dont le nombre va jusqu'à
quatre. Pami ces corps il s'en trouve qui ont une paroi délicate, assez
facile à reconnaître. Plusieurs d'entre eux sont immédiatement appliqués aux vaisseaux capillaires, et leur paroi dégénère, à ce qu'il

____

(1) MULLER, *Archiv*, 1840, p. 217

paraît, en paroi de ces derniers , de sorte qu'ils représentent des appendices accessoires, et en cul-de-sac, des vaisseaux. D'autres mailles laissent voir des cellules allongées en fibres, qui s'adossent à la paroi d'un vaisseau voisin, et dans l'intérieur desquelles existe, sur un point quelconque , un noyau qui renferme plusieurs globules. Les parois de ces cellules, comme celles des premiers vaisseaux capillaires, sont d'un blanc laiteux faible, et obscurément fibreuses, mais ne tardent pas à se couvrir de noyaux de cellules , de cellules et de fibres. Ainsi les descriptions de Schwann et de Valentin sont d'accord ensemble en ce point qu'elles représentent la membrane primaire (*membrana intima*) des vaisseaux capillaires comme identique avec la paroi des cellules , et la lumière des vaisseaux comme correspondante à la cavité de ces mêmes cellules; mais les corpuscules du sang sont, suivant Schwann , de jeunes cellules produites dans l'intérieur des cellules des vaisseaux capillaires, tandis qu'aux yeux de Valentin , ce sont les noyaux des cellules des vaisseaux capillaires , puisqu'il admet que les noyaux contenus dans les parois des vaisseaux y sont déposés plus tard. L'épithélium qui apparaît immédiatement dans l'intérieur de la membrane vasculaire primaire , devrait être pour tous deux une formation endogène. Cependant, quelque vraisemblable que soit la théorie, bien qu'elle eût pour elle l'analogie avec les cellules stelliformes des pigments , il n'en reste pas moins encore certains doutes. D'abord il faut étudier de nouveau la connexion et la communauté de cavité du réseau capillaire avec les gros vaisseaux , puisqu'on ne saurait admettre que les troncs vasculaires et même le cœur soient des cellules seulement dilatées et communiquant avec le système capillaire. Peut-être sont-ce les conduits intercellulaires dans lesquels les vaisseaux capillaires s'ouvrent, comme les cellules des végétaux s'abouchent dans les espaces intercellulaires (1). Une seconde difficulté tient à ce que les noyaux de la membrane vasculaire primaire, que Schwann prend pour les noyaux des cellules adaptées les unes à la suite des autres, peuvent être réunis deux à deux , et même plus , à côté les uns des autres. Cette circonstance parlerait en faveur de l'opinion de Valentin, celle que les noyaux de la membrane vasculaire primaire marquent déjà le commencement d'une nouvelle couche extérieure , s'il ne leur arrivait pas si souvent d'être totalement renfermés dans la mince

<hr>

(1) Schwann, *Mikroskopische Untersuchungen*, p. 190.

paroi, et même de faire saillie dans la lumière du vaisseau. Il est possible que les deux sortes se rencontrent ensemble, c'est-à-dire des noyaux de cellules primaires et de cellules secondaires, ou que les cellules d'où procèdent des vaisseaux capillaires puissent aussi se trouver disposées deux par deux et même plus, et s'ouvrir latéralement les unes dans les autres. Enfin, si le principe de développement que j'ai fait connaître est juste, quant aux points principaux, il reste encore à ajouter que le nombre des cellules qui se ramifient en forme d'étoile ne peut être que fort peu considérable eu égard au nombre de celles qui se continuent les unes avec les autres immédiatement et sans se ramifier. Ce résultat ressort déjà de la contemplation des réseaux capillaires (1), et de la quantité de noyaux qu'on voit situés à la suite les uns des autres sur un même petit tronc (2). Mais le principe lui-même serait douteux, si l'on en croit Reichert (3), dont au reste les observations ne semblent pas suffisamment motivées. Reichert se rattache de nouveau à l'opinion de Baer, que les carrières du sang sont en quelque sorte ouvertes de vive force par la puissance impulsive du cœur, et que les parois vasculaires s'isolent consécutivement des tissus ambiants. Mais à la portion périphérique de la *membrana intermedia*, ou l'*area vasculosa* de l'œuf de poule, on trouve d'abord de petites cellules uniformément étalées à côté les unes des autres. Lorsque le cœur commence à battre, on aperçoit des places irrégulières, les unes claires et les autres obscures ; les premières sont occupées par les cellules, un peu grosses, mais toujours simplement rangées les unes à côté des autres, et qui se confondent plus tard ensemble, de manière qu'on ne peut plus distinguer leurs limites respectives, et que les noyaux semblent implantés dans une substance homogène. Quant aux places obscures, ce sont les carrières du sang, pleines de corpuscules sanguins ; leurs parois ne sont indiquées que par une bandelette plus claire le long de la masse du sang, mais on ne peut en aucune manière les séparer des tissus environnants.

Le mode de développement des couches fibreuses n'a point encore été suivi d'une manière satisfaisante chez l'embryon. Schwann (4) dit avoir obtenu, par l'arrachement de la tunique moyenne de

(1) Pl. III, fig. 7.
(2) Par exemple en *a* de la planche précitée.
(3) *Entwickelungsleben*, p. 23, 74, 137.
(4) *Mikroskopische Untersuchungen*, p. 148.

l'aorte d'un embryon de cochon long de six pouces, des cellules de forme très diverse, rondes, oblongues, étirées en un ou plusieurs prolongements, et toutes pourvues d'un noyau de cellule arrondi ou oblong; il ajoute que l'aorte contient déjà un réseau de fibres élastiques très déliées. L'exposition que Valentin et Gerber font de la formation de la tunique moyenne des artères, a été rapportée lorsque j'ai traité de l'histoire du développement du tissu élastique. Il en résulterait que les fibres de noyaux naîtraient dans la substance intercellulaire, entre des cellules qui deviennent granuleuses et se dessèchent, mais qui, d'après l'observation exacte de Valentin, persistent encore chez l'animal adulte. Suivant Valentin (1), la paroi interne des vaisseaux de jeunes embryons renferme plusieurs couches superposées de cellules qui ne sont pas toutes au même degré de développement. Les cellules, en s'allongeant, deviennent pointues et rhomboïdales, et se convertissent peu à peu en une membrane d'abord striée, puis homogène, tandis que leurs noyaux disparaissent. Mais la marche du développement a paru différer dans des couches diverses; car, en raclant, on obtenait tantôt de petites cellules, tantôt de longs rubans plats, ou des cellules prolongées en fibres.

On peut remplir les vides qui existent dans l'histoire de la formation des vaisseaux par des recherches faites sur l'adulte, où le développement de ces organes se manifeste d'une manière en quelque sorte matérielle, dans ses diverses périodes, par la transition graduelle des branches en troncs. Les tuniques à fibres longitudinales et annulaires paraissent d'abord, comme je l'ai dit précédemment, sous la forme de couches claires comme de l'eau; dans ces couches naissent des noyaux de cellules, qui s'allongent dans un sens ou dans l'autre, se rencontrent, et se ramifient. En même temps, la base homogène se réduit en fibres plates, qui portent sur une de leurs faces les noyaux ou les fibres obscures formées de ces noyaux. Dans la couche la plus interne de la tunique à fibres longitudinales des veines, la base peut être entièrement résorbée; dans les couches extérieures des veines, elle se métamorphose en tissu cellulaire, et les fibres de noyaux restent faiblement dessinées; dans la tunique à fibres annulaires, ces fibres de noyaux acquièrent une force considérable, et deviennent plus indépendantes.

(1) MULLER, *Archiv*, 1840, p. 215.

La tunique striée semble naître de l'épithélium, puisqu'elle peut en tenir lieu, et que ses divers degrés de développement se succèdent de dedans en dehors. Ici, d'après cela, les nouvelles couches se produiraient, contre la règle, à la face libre, ce qu'on pourrait expliquer en disant que c'est précisément la surface libre qui se trouve en contact immédiat avec le liquide nourricier, le sang. Je laisserai dans l'indécision de savoir si la lamelle dépourvue de structure, qu'on trouve après la résorption des noyaux, doit naissance à des cellules confondues ensemble, ou bien si la masse homogène ne s'est point du tout séparée en cellules ; cependant l'analogie me porte à regarder ce dernier cas comme plus vraisemblable que l'autre. J'ai déjà indiqué précédemment quelle est, suivant toutes les apparences, la marche que suit le développement ultérieur, et j'ai fait remarquer aussi que, dans certains cas exceptionnels, la couche la plus interne produit de suite une membrane à fibres longitudinales, au lieu d'un épithélium pavimenteux ou de la tunique striée.

Formation de nouveaux vaisseaux.

Ce n'est pas seulement dans le fœtus que se produisent de nouveaux vaisseaux capillaires ; il s'en forme aussi dans les parties qui continuent de croître après la naissance, comme je l'ai déjà dit de la queue des têtards de grenouille, et probablement même encore, à des époques plus éloignées, dans des organes qui augmentent périodiquement de masse et d'activité, comme la base du bois de cerf, la matrice durant la gestation, etc. Cette formation de vaisseaux a quelque analogie, sous le rapport des symptômes, avec la congestion, c'est-à-dire avec l'ampliation accidentelle de vaisseaux déjà existants, et pour avoir confondu ensemble les deux phénomènes, on s'est trouvé conduit à regarder la congestion et l'inflammation comme les signes d'une exaltation de l'action vitale des organes. Dans toute espèce d'exsudation plastique, dans les bourgeons charnus, dans les fausses membranes, de nouveaux vaisseaux capillaires se forment en même temps que de nouvelles fibres du tissu cellulaire et autres (1), et leur production semble avoir lieu là de la même manière que dans la membrane proligère, c'est-à-dire que les anciens vaisseaux ne s'allongent pas dans la substance de formation nouvelle, mais que de points centraux divers il se développe des réseaux qui finis-

____

(1) A. Thomson, dans Froriep, *Notizen*, n° 783.

sent par se mettre en communication avec les réseaux capillaires déjà subsistants (1). De même, on ne peut aujourd'hui mettre en doute la formation de vaisseaux nouveaux dans les tumeurs de différentes espèces, puisque la plupart de ces dernières contiennent des vaisseaux, qui même parfois y sont en plus grand nombre à une époque avancée qu'au début de leur développement. Dans ce cas, ce ne sont pas seulement des capillaires qui se produisent, mais même des troncs d'un certain volume, affectant déjà la marche et ayant vraisemblablement aussi la structure des artères et des veines.

Les artères d'un certain calibre se cicatrisent, sans diminution du diamètre de leur cavité, lorsque les plaies dont elles ont été atteintes sont peu considérables (2) ; mais on n'a point recherché si la cicatrice est constituée par leur tissu particulier ou seulement par du tissu cellulaire. Dans les lésions plus graves, par exemple quand les tuniques internes ont été déchirées par le moyen d'une ligature, elles se closent par exsudation, et se convertissent en cordons solides, jusqu'à la hauteur de la collatérale la plus prochaine, par suite de l'organisation de la lymphe coagulée et des caillots sanguins. La même chose arrive en cas de section complète. Les plaies des veines guérissent aisément, comme celles du tissu cellulaire, et sans que le vaisseau s'oblitère (3).

Le même travail par lequel, dans le développement normal, certains vaisseaux d'un réseau uniforme croissent et deviennent des troncs distincts, peut s'accomplir chez l'adulte lorsque, par l'effet de la ligature, ou en général de l'oblitération d'un tronc, le sang est forcé de se détourner de sa route directe. Il se produit alors ce qu'on nomme une circulation collatérale, c'est-à-dire que les petites branches déjà existantes acquièrent plus d'ampleur, ou qu'au milieu de la substance plastique épanchée autour de l'artère, il se forme de nouveaux vaisseaux, qui entrent en communication avec les deux bouts du tube coupé. Les artères augmentent non seulement de calibre, mais encore de longueur, et par conséquent deviennent flexueuses, dans les organes qui sont sujets à des ampliations pé-

---

1) *Voyez* mon traité *Ueber Schleim-und Eiterbildung*, p. 58. — Bruns, *Allgemeine Anatomie*, p. 110.

(2) Pauli, *De vulneribus sanandis*, p. 66.

(3) Richter, *Diss. de vulneratarum venarum sanatione*, Tubingue, 1812, p. 8.

riodiques, comme la matrice pendant la grossesse , et aussi dans les cas où le mouvement du sang à travers les vaisseaux capillaires rencontre des obstacles considérables. Les veines s'épaississent également (1) , comme dans l'anévrisme variqueux, et restent béantes après avoir été ouvertes. Parmi les changements à proprement parler pathologiques des artères , je citerai seulement, comme propres surtout à les caractériser , leur tendance à l'ossification. Des sels calcaires, qui se déposent, sous forme de granules microscopiques arrondis , entre la tunique à fibres annulaires et la tunique striée , ou celle à fibres longitudinales, quand cette dernière existe, rendent la paroi de ces vaisseaux rigide , les couvrent, en dedans, de taches blanches , d'apparence osseuse, les privent de leur extensibilité , et font qu'ils se déchirent aisément.

Oblitération des vaisseaux.

L'atrophie physiologique de certains organes , par exemple de la membrane pupillaire , commence par l'oblitération de leurs vaisseaux capillaires, qui elle-même débute, à ce qu'il paraît , par la coagulation du sang dans ces tubes. Le microscope fait encore apercevoir les vaisseaux dans la membrane pupillaire, alors qu'il n'est déjà plus possible ni de distinguer des globules sanguins dans leur intérieur, ni d'y faire pénétrer les injections. Si une compression accidentelle vient à agir sur les vaisseaux d'une partie et à les obstruer , on voit survenir l'atrophie pathologique, quand cette partie n'est pas totalement soustraite à l'influence du plasma du sang ; dans le cas contraire , par conséquent lorsque les gros troncs vasculaires sont oblitérés , c'est la gangrène ou le sphacèle qu'on observe.

Réseaux admirables.

La forme particulière de distribution des vaisseaux, que nous avons appris à connaître dans ceux de la choroïde , et qui porte le nom de réseau admirable, se représente, diversement modifiée, et dans beaucoup d'organes, chez les autres animaux vertébrés. J. Muller divise les réseaux admirables en unipolaires ou diffus, et bipolaires ou amphicentriques. Dans ceux de la seconde espèce, les vaisseaux , immédiatement après être sortis d'un tronc, se réunis-

(1) VELPEAU, *Anat. chirurg.*, t. I, p. 368. — WEDEMEYER, dans MECKEL, *Archiv*, 1828, p. 338.

sent sur-le-champ en un tronc nouveau, d'où les branches naissent ensuite à la manière ordinaire. Les réseaux admirables, tant diffus qu'amphicentriques, peuvent être simples, c'est-à-dire composés uniquement ou d'artères ou de veines ; ils peuvent aussi être doubles, c'est-à-dire à la fois artériels et veineux, auquel cas les vaisseaux de chaque ordre sont entrelacés ensemble, sans communication entre les deux systèmes. Il n'est pas rare que les réseaux admirables bipolaires soient agglomérés en organes compactes et glanduliformes ; ces formations ont même été décrites comme des glandes privées de conduits excréteurs, par exemple la glande carotidienne des grenouilles et la glande choroïdienne des poissons. Les organes appelés branchies accessoires chez ces derniers animaux, sont également des réseaux admirables, suivant les recherches de Muller : ils se font remarquer par leur structure penniforme, branchiforme, par la ténuité des canalicules, et par un squelette, qui, dans chaque plumule, est constitué par une petite languette cartilagineuse ; mais, parfois, ils ont une texture plus glandulaire, et se composent de plusieurs lobes. Cette formation se présente, en outre, à la carotide des ruminants, du cochon et des grenouilles, à l'artère ophthalmique des ruminants et des chats, aux vaisseaux de la choroïde chez tous les animaux vertébrés, à ceux de la vessie natatoire chez les poissons, à l'artère cœliaque chez les *Thynnus*, *Alopias* et *Lamna*, à la veine porte et aux veines hépatiques chez les *Thynnus, Auxis, Alopias* et *Lamna*, à l'artère brachiale et à l'artère iliaque externe chez les paresseux et les makis, aux artères axillaire et crurale chez les phoques, à l'artère tibiale de quelques gallinacés. Les réseaux admirables des mêmes vaisseaux sont tantôt unipolaires, tantôt bipolaires, chez des animaux divers, d'où l'on peut conclure que le rôle physiologique des deux espèces est le même, et qu'elles servent principalement à diminuer la vélocité du sang, en augmentant le frottement. Sous ce rapport, les réseaux admirables se rapprochent des glomérules des reins, où le même but est atteint par l'allongement et l'entortillement d'un seul petit tronc vasculaire. Dans les réseaux admirables doubles, où des courants artériels et veineux passent auprès les uns des autres, séparés seulement par de minces parois vasculaires, il peut aussi s'opérer un échange des matériaux contenus dans les deux sortes de sang, comme il s'en effectue un entre les vaisseaux du placenta utérin et ceux du placenta fœtal. Les réseaux admirables diffus de l'estomac et de l'intestin de l'*Alopias*, les bipolaires situés sur le foie des *Lemna* et sous le foie des *Thynnus*, la glande choroïdienne, et les corps glanduleux de plusieurs vessies natatoires, appartiennent à cette dernière catégorie. Dans les réseaux admirables glanduleux un changement de sang peut s'opérer par le moyen du parenchyme qui unit les vaisseaux, et de cette manière les réseaux en question se rapprocheraient des glandes vasculaires sanguines, dont il sera parlé plus loin (1).

Histoire des vaisseaux.

Lorsqu'à la suite de la grande découverte de Harvey, les faits physiologiques, les injections, et l'étude de la circulation dans les parties transparentes, eurent établi, en général, le passage du sang des artères dans les veines, à travers les vaisseaux capillaires, des doutes se conservèrent, jusqu'à nos jours, par rapport à quelques points de l'anatomie des capillaires qu'il était plus difficile de bien éclaircir, et ces doutes règnent encore en partie aujourd'hui. Ils roulent sur les trois sujets suivants :

1° Y a-t-il des vaisseaux séreux, c'est-à-dire des vaisseaux trop fins pour admettre des corpuscules du sang, et qui ne puissent laisser

(1) CARLISLE, *Philos. Trans.*, 1800, p. 98, t. I, II (*Lemur, Bradypus*). — VROLIK, *De peculiari arter. extremitatum in nonnullis animalibus dispositione*, Amsterdam, 1826 (*Bradypus, Myrmecophaga, Lemur, Meleagris gallopavo*). — RAPP, dans MECKEL, *Archiv*, 1827, p. 1 (carotide des mammifères). — BARKOW, dans MECKEL, *Archiv*, 1839, p. 305 (oiseaux). — HUSCHKE, dans *Zeitschrift fuer Physiologie*, t. IV, cah. I, p. 113 (glande carotidienne des grenouilles). — HAHN, *De arter. anatis*, tab. I, fig. 3 (réseau admirable de l'artère temporale). — ESCHRICHT et MULLER, *Ueber die arteriœsen und venœsen Wundernetzen an der Leber des Thunfisches*, Berlin, 1836. — BARTH, *De retibus mirabilibus*, Berlin, 1837 (*Alopias*). — RATHKE, dans MULLER, *Archiv*, 1838, p. 413 (vessie natatoire). — W. JONES, *Lond. med. Gazette*, 1838, janvier (glande choroïdienne). — J. MULLER, *Archiv*, 1840, p. 119; 1841, p. 263. — Les plexus des grosses artères et veines atteignent un développement remarquable chez les animaux. Tels sont ceux des artères intercostales et des veines iliaques chez les cétacés et les phoques (BRESCHET, *Histoire anatomique et physiologie d'un organe de nature vasculaire découvert dans les cétacés*, Paris, 1836. — BAER, dans *N. A. N. C.*, t. XVII, P. I, p. 395. — BUROW, dans MULLER, *Archiv*, 1838, p. 230.

Les vaisseaux à parois réellement musculeuses sont plus communs chez les animaux vertébrés inférieurs. Le commencement de l'aorte est musculeux chez les salamandres et les poissons ; les veines du bas-ventre le sont chez les grenouilles, de sorte que, même après leur excision, elles continuent encore d'exécuter des contractions rhythmiques (WEDEMEYER, dans MECKEL, *Archiv*, 1828, p. 347).

passer que la partie liquide de ce dernier? Je suis déjà entré à cet
égard dans les développements nécessaires. Les parties auxquelles on
attribuait des vaisseaux séreux, parce qu'elles croissent et subissent
des changements organiques, bien qu'elles ne soient pas rouges dans
l'état de santé, et qu'on ne puisse pas les injecter, ont de vrais vaisseaux sanguins, qui admettent encore des globules, ou bien elles sont
privées de vaisseaux, et se nourrissent par imbibition, aux dépens
du plasma qui les baigne. Telles sont, avant toutes, les parties transparentes de l'œil, la cornée, le cristallin, sa capsule, la zone ciliaire
et le corps vitré.

2° Les anciens physiologistes admettaient que toutes les sécrétions
ont lieu par les orifices béants des vaisseaux, par des ouvertures
qu'ils appelaient sécrétoires ou exhalantes. Il est facile de prouver
que rien de semblable n'existe dans les membranes, notamment
dans les séreuses. Mais on a continué pendant très long-temps de
croire à ces orifices dans les glandes, où la structure compliquée
des organes sécrétoires, chez les animaux supérieurs, rend les recherches difficiles. Haller et la plupart des physiologistes adoptèrent
les vues de Ruysch (1), qui, se fondant sur ses injections, regardait la transformation des vaisseaux sanguins en glandes comme un
fait indubitable. Malpighi (2) avait déjà dit avec justesse que les
granules des glandes sont les commencements en cul-de-sac de leurs
conduits excréteurs, et il les comparait aux follicules simples de la
peau ; mais lui-même nuisit à la propagation de sa doctrine, en
décrivant les glomérules des reins comme des granules, car le passage d'un ordre de vaisseaux à un autre pouvait être aisément démontré dans ces glomérules, qu'Hewson (3) reconnut effectivement
n'être que des artères enroulées sur elles-mêmes. A quoi on doit
encore ajouter que les granules de Malpighi ne sont pas les dernières
parties élémentaires dans d'autres glandes, le foie, par exemple,
qu'il y a toujours, en outre, des entortillements de canaux glandulaires et de vaisseaux, et qu'en conséquence, lorsqu'on n'injec-
tait pas d'une manière spéciale ces entortillements, ils semblaient
n'être formés que de vaisseaux. Des idées nettes sur les extrémités
des conduits sécrétoires et sur la manière de se comporter des vaisseaux capillaires ne pouvaient être acquises, à part les arguments

(1) *De fabrica glandularum*, 1722.
(2) *Opera posthuma*, 1689.
(3) *Exp. inq.*, t. II, p. 178.

tirés de l'anatomie comparée et de l'histoire du développement des glandes, que d'un examen sérieux des canaux eux-mêmes, et surtout d'injections pratiquées par les conduits excréteurs. C'est en suivant cette voie que Huschke (1) a démontré les extrémités en cul-de-sac des conduits rénaux, que E.-H. Weber a reconnu les dernières ramifications du conduit excréteur des glandes salivaires et du pancréas (2), et qu'enfin J. Muller, dans ses recherches embrassant presque toutes les glandes (3), a prouvé que partout les conduits sécrétoires commencent par des culs-de-sac, et que, dans les glandes comme dans tous les autres tissus, les vaisseaux sanguins forment, sur les parois, des réseaux clos, dont les tubes sont toujours plus déliés que les canaux et vésicules chargés de sécréter. Cette opinion a été confirmée par toutes les observations qu'on a faites depuis, et le microscope en démontre aussi l'exactitude, comme on le verra bientôt. Cependant il ne faut pas s'en rapporter d'une manière absolue au résultat des injections; car, comme la liqueur injetée peut couler de l'aorte dans les canalicules des reins, et de là finalement dans l'urètre, ce dont tous les anatomistes ont eu l'occasion de s'assurer, de même aussi le réseau capillaire des reins peut se remplir, par extravasation de la liqueur contenue dans les uretères, après la déchirure de l'un ou de l'autre système de tubes.

3° Quand on observe la circulation capillaire sur des animaux vivants, les parois des vaisseaux ne sont pas visibles. La question se présentait donc de savoir si ces parois existent réellement, ou si les petits vaisseaux ne sont pas de simples gouttières creusées dans la substance. Il paraissait bien plus facile, en admettant la seconde hypothèse, de comprendre comment le sang abandonne ses parties nutritives à la substance solide; on croyait même avoir vu quelques uns de ses globules se fixer immédiatement aux parois, et devenir parenchyme. Il semblait possible, en outre, d'expliquer comment, dans l'inflammation, le sang se fraie ou se creuse de nouvelles voies. Dœllinger (4) a été le plus chaud partisan de cette hypothèse; beaucoup de physiologistes, notamment Kaltenbrunner (5), OEsterrei-

---

(1) *Isis*, 1828, cah. 5 et 6.
(2) MECKEL., *Archiv*, 1827, p. 274.
(3) *Gland. secern.*, 1830.
(4) *Was ist Absonderung?* 1819, p. 25; *Denkschriften der Akad. zu Muenchen*, t. VII, 1821, p. 179.
(5) *Exp. de inflammatione*, 1826, p. 106.

cher (1), Meyen (2), Wedemeyer (3), Baumgærtner (4), marchèrent
sur ses traces, et Krause (5) révoquait encore en doute l'existence
de parois spéciales. Sans parler des arguments en faveur de ces
parois, qui ressortent de l'observation de la circulation elle-même,
de la fixité des courants, des cas où l'on en voit plusieurs passer les
uns au-dessus des autres, etc., l'indépendance des vaisseaux capillaires, tant injectés que non injectés, a été démontrée dans beaucoup d'organes, dont le parenchyme lâche se laisse aisément détruire par la macération, laissant ainsi le réseau capillaire à nu ; elle
l'a été par Windischmann (6), dans l'organe aplati du limaçon des
oiseaux ; par J. Muller (7), dans les canalicules corticaux des reins
de l'écureuil ; par Valentin (8), dans les villosités de l'intestin grêle ;
par Schultz (9), dans les plexus choroïdes du cerveau. Reichel (10),
Spallanzani (11), Wedemeyer (12), Muller (13), E.-H. Weber (14)
ont vu les parois des capillaires représentant des lignes terminales
ou des stries obscures. Cependant on pouvait encore être indécis
de savoir si ces parois sont une formation à part ou seulement
du parenchyme condensé, et Muller regardait la seconde opinion
comme plus vraisemblable que l'autre. Treviranus (15) a, le premier,
isolé les vaisseaux de la substance cérébrale ; il en disait la tunique
homogène, regardant les noyaux comme des corpuscules du sang.
Schwann (16) a observé la tunique à fibres annulaires dans les vaisseaux mésentériques de la grenouille, et prouvé par là l'indépendance des vaisseaux capillaires. Des détails dans lesquels je suis
entré précédemment, il résulte bien que les fibres circulaires n'ap-

(1) *Kreislauf*, 1826, p. 103.
(2) *De primis vitæ phenomenis*, 1826.
(3) *Kreislauf*, 1828, p. 262.
(4) *Nerven und Blut*, 1830, p. 97.
(5) *Anatomie*, t. I, 1833, p. 23.
(6) *Auris in amphibiis structura*, 1831, p. 33.
(7) *Physiologie*, t. I, p. 217.
(8) *Entwickelungsgeschichte*, p. 299.
(9) *Circulation*, 1836, p. 174.
(10) *De sanguine*, 1767, p. 17.
(11) *Circulation*, 1799, p. 169.
(12) *Kreislauf*, 1828, p. 200.
(13) MECKEL, *Archiv*, 1829, p. 186.
(14) HILDEBRANDT, *Anatomie*, t. III, 1831, p. 35.
(15) *Beitræge*, t. II, 1835, p. 99, fig. 76.
(16) *Berlin. Encycl.*, article *Gefæsse*, 1836, p. 223.

partiennent point à tous les capillaires, mais il s'ensuit aussi que même les parois les plus simples sont indépendantes, et distinctes du parenchyme; c'est un point sur lequel on ne peut plus maintenant conserver de doutes.

Quelque jeune que soit l'histoire de la structure des vaisseaux, il y règne une grande confusion. Je ne parle pas de la diversité des opinions sur le nombre de leurs tuniques, dont on a admis depuis une jusqu'à sept, le tout arbitrairement, et sans avoir égard aux différences anatomiques de ces membranes; car tantôt on les isolait trop peu les unes des autres, tantôt on poussait beaucoup trop loin la division, et sous ce rapport, c'est surtout la tunique à fibres annulaires qu'on semble avoir pris plaisir à scinder en plusieurs couches dans les points où elle offre une certaine épaisseur. Je ne veux faire mention ici que des observations relatives à la structure intime des tuniques. La tunique à fibres annulaires des artères est celle qu'on a le plus étudiée; on en a décrit les éléments comme des fibres vasculaires spéciales, mais le plus ordinairement on l'a confondue avec les fibres de la tunique élastique. Hodgkin et Lister (1) ont vu de longues fibres droites, très déliées et uniformes; Schultz les définit (2) des fibres arrondies, courtes, très fines, élastiques et cassantes, qui, unies à angles aigus avec leurs voisines, forment des faisceaux plats, rubanés, entourant la tunique interne des vaisseaux, les uns en travers, les autres en long, et tous unis ensemble par une grande quantité de tissu cellulaire dense. Il représente les grosses artères comme pourvues de fibres, qui se rapprochent beaucoup des fibres tendineuses, mais qui toutefois en diffèrent essentiellement par leur opacité, leur brièveté, leur union rétiforme en faisceaux, et leurs propriétés chimiques. Lauth (3), Schwann (4) et Eulenberg (5) n'ont vu que les fibres de noyaux obscures des tuniques à fibres longitudinales et annulaires, et les ont déclarées élastiques, parce qu'elles sont ramifiées, comme les fibres élastiques, et parce que le tissu de la tunique des vaisseaux a la couleur et les propriétés chimiques de ces dernières; mais ce qui les a sans doute entraînés surtout à cette erreur, c'est qu'ils ont

(1) *Philos. Magaz.*, 1827. — FRORIEP, *Notizen*, t. XVIII, p. 248.
(2) *Allgemeine Anatomie*, 1828, p. 126.
(3) *L'Institut*, 1834, n° 57.
(4) *Berlin. Encyclop.*, article *Gefæsse*.
(5) *De tela elastica*, 1836. — L. MANDL, *Anatomie microscopique*, Paris, 1832. XII᷎ livraison, in-fol.

dû souvent voir des fibres élastiques proprement dites de la tunique élastique des vaisseaux en même temps que celles de la tunique moyenne, et qu'ils n'ont pas séparé avec soin les diverses couches les unes des autres. Schwann donne au tissu de la tunique artérielle le nom de tissu élastique contractile, à cause de ses propriétés physiologiques. Suivant Lauth, les fibres longitudinales des artères se croisent sous des angles aigus : elles sont parfois dichotomes. Les fibres transversales se croisent sous des angles moins aigus; les unes sont droites, les autres un peu arquées; celles-ci sont cylindriques et lisses, celles-là ressemblent aux fibres longitudinales, certaines enfin paraissent composées d'une série de globules. Tous ces détails conviennent parfaitement aux fibres de noyaux des tuniques à fibres longitudinales et annulaires. Schwann décrit (1) exactement les fibres de la tunique élastique des artères et des veines, mais il les regarde comme des éléments de la tunique adventice. Celles de la tunique moyenne doivent aussi, suivant lui, ressembler à celles-ci, mais s'en distinguer parce qu'elles contractent plus fréquemment des anastomoses ensemble, et qu'elles ont moins de tendance à se courber en arcade (c'est, en effet, là ce qui établit la différence entre les fibres de noyaux de la tunique à fibres annulaires et les fibres élastiques proprement dites). Il assure qu'outre ces fibres, on aperçoit quelques rares faisceaux de tissu cellulaire, pour lesquels peut-être a-t-il pris les fibres granulées proprement dites. Schwann fait aussi remarquer, au sujet des fibres annulaires de tissu cellulaire des veines, qui forment, chez l'homme, une couche très mince, qu'elles diffèrent du tissu cellulaire ordinaire par leurs contours mieux arrêtés, leurs extrémités plus nettement délimitées, et leur minceur plus grande. Eulenberg a donné une figure (2) des fibres de la tunique élastique proprement dite des veines, dont l'assemblage produit une membrane rétiforme, qui, au microscope, paraît souvent plissée, une autre figure (3) de ces mêmes fibres élastiques sous le nom de fibres de la tunique moyenne des artères, enfin une figure (4) des fibres de noyaux de la tunique à fibres longitudinales des veines, dont le tissu propre lui a échappé. Cependant les fibres granulées se trouvent comprises dans la mesure qu'il donne des fibres artérielles.

(1) *Loc. cit.*, p. 216.
(2) *Loc. cit.*, fig. 5.
(3) *Loc. cit.*, fig. 6.
(4) *Loc. cit.*, fig. 8.

Ræuschel (1) a décrit beaucoup plus exactement, sous la direction de Purkinje, les fibres propres de la tunique à fibres annulaires : mais il les identifie avec les fibres élastiques de Schwann ; de là vient qu'il nie les anastomoses des fibres, vues par ce dernier anatomiste, et qu'à ses yeux les fibres de noyaux et les noyaux sur les fibres proprement dites, par conséquent les fibres élastiques de la tunique moyenne selon Schwann, sont un canal de fibres élastiques des artères, canal parfois incomplet et formé seulement d'une série de petits points ; de là vient aussi qu'il évalue beaucoup plus haut que Schwann le diamètre des fibres élastiques, puisqu'il le porte à 0,00625 ligne, ce qui est toujours trop de moitié pour la fibre artérielle proprement dite. La cause de cette erreur tient à ce qu'il n'avait pas isolé les fibres dont il prenait la mesure. Du reste, Ræuschel croit la fibre artérielle proprement dite analogue aux fibres élémentaires des ligaments jaunes. Outre cette fibre propre, il admet, dans les artères et les veines, une fibre celluleuse molle, qui unit les fibres spéciales, et dans les veines un tissu tendineux. Il rapporte également au tissu cellulaire les fragments de tunique striée qui se rencontrent, dans l'aorte, entre les diverses couches de la tunique à fibres annulaires (2), et, dans les petites artères, la tunique à fibres longitudinales qui, sur les coupes transversales, apparaît, comme une bandelette plus claire, entre la tunique striée et celle à fibres annulaires (3). Ræuschel, d'accord en cela avec Treviranus (4), dit qu'on peut distinguer, dans les plus petites artérioles, tant les fibres longitudinales de la tunique externe que les fibres transversales de la tunique moyenne : il a vu la série de globules le long du bord, mais il pense, ce qui n'est pas parfaitement exact, qu'ils doivent naissance aux flexions des fibres transversales, quand celles-ci passent du bord antérieur au postérieur, tandis qu'ils sont produits par la courbure du noyau de ces mêmes fibres transversales. Il prétend qu'on peut encore les apercevoir sur des artères du diamètre d'un globule du sang (?), et que ce caractère distingue les artères, même les plus petites, des veines qui, suivant lui, sont dépourvues de ces stries transversales. C'est pourquoi il regarde tous les vaisseaux des plexus les plus déliés comme des veines. Les artères

(1) *De arteriarum et venarum structura*, 1836.
(2) *Loc. cit.*, p. 12.
(3) *Loc. cit.*, p. 13.
(4) *Beitræge*, t, II, fig. 75.

de la pie-mère lui ont offert les renflements dans les fibres propres de la tunique moyenne (1). D'après C.-H. Schultz (2) , la fibre artérielle est réticulaire, forme des mailles allongées, et a plus d'épaisseur que le tissu cellulaire (!). La figure que Gurlt donne (3) de la tunique moyenne des artères, semble devoir être rapportée à la tunique élastique. Les faisceaux de fibres des veines (4) sont des faisceaux de tissu cellulaire. Skey (5) nie l'analogie de la tunique à fibres annulaires des artères avec le tissu élastique, et la rapproche des muscles de la vie organique ; mais il n'a point aperçu les fibres propres de ces derniers, non plus que celles des artères, et n'en a vu que les fibres de noyaux. Dans une dissertation plus récente (6) , Purkinje se rapproche des opinions de Schwann ; ce ne sont plus les fibres granulées, mais les fibres de noyaux unies en manière de réseau , qu'il considère comme la fibre vasculaire proprement dite, celle dont est formée la tunique moyenne. Il a trouvé des corpuscules ovales, amincis aux deux extrémités , qui dégénéraient en filaments, et formaient des plexus. J'ai déjà dit qu'outre les fibres de noyaux de la tunique à fibres annulaires, Valentin (7) a observé les fibres granulées, sous la forme de parois desséchées de cellules. Ce que Gerber (8) figure comme tissu élastique de la tunique moyenne des artères , se compose de fibres de la véritable tunique élastique. E.-H. Weber (9) dit que les fibres primitives de la tunique moyenne des artères sont rameuses, réunies en réseau , et d'un diamètre inférieur à celui des corpuscules de sang , qu'elles sont disposées transversalement à l'extérieur, et que ce n'est qu'au voisinage de la tunique interne qu'elles affectent une direction longitudinale. Cette description se rapporte donc aux fibres de noyaux.

On ne s'est pas mieux entendu pour la description de la tunique interne des vaisseaux. J'ai déjà dit précédemment que les anatomistes comprennent sous ce nom la couche entière de fibres et de membranes qu'on peut déchirer en long, par conséquent l'épithé-

(1) *Loc. cit.*, fig. XVII, D.
(2) *Circulation*, 1836, p. 220.
(3) *Physiologie*, 1837, tab. I, fig. 10.
(4) *Loc. cit.*, tab. I, fig. 11.
(5) *Phil. Trans.*, 1837, p. 362.
(6) ROSENTHAL, *Form. granulosa*, 1839, p. 12.
(7) R. WAGNER, *Physiologie*, 1839, p. 137.
(8) *Allgemeine Anatomie*, 1840, fig. 55.
(9) ROSENMULLER, *Anatomie*, 1810, p. 50.

lium, la tunique striée et celle à fibres longitudinales; que, dans les vaisseaux de l'homme en santé, ces trois couches ne sont point assez fortes pour être démontrées à l'aide du mode ordinaire de préparation, mais que, dans l'état de maladie des artères et des veines, la tunique striée se multiplie et devient plus forte. C'est pourquoi Schwann n'a pu détacher la tunique interne chez les animaux, et n'y est parvenu que chez l'homme. C'est pourquoi aussi cette membrane a été considérée tantôt comme la tunique interne, et tantôt, lorsqu'elle avait acquis plus de force, comme une couche dirigée en long de la tunique moyenne (1).

Les fibres de la tunique striée des vaisseaux ont été déjà très bien caractérisées par Muys (2), comme des filaments dont le volume n'excède pas celui des plus petites fibres musculaires, qui suivent une direction longitudinale, mais qui ne marchent pas en droite ligne, décrivent au contraire de fréquentes ondulations, sont anguleux, parfois fendus, et affectent rarement un parallélisme qui leur permette de se toucher. Hodgkin et Lister les peignent comme des fibres très délicates, lisses et homogènes, qui se croisent en décrivant de nombreux contours, et s'entrelacent pour ainsi dire ensemble. Schwann a vu, sur les artères, les fibres de la tunique à fibres longitudinales et de la tunique striée. En enlevant la tunique moyenne, il arriva à des couches dont les fibres ressemblent à celles de la tunique moyenne, mais suivent une direction longitudinale (tunique à fibres en long); les couches situées en dedans de celles-ci ont des fibres présentant les mêmes caractères, qui seulement sont plus grêles et plus pâles, et qui deviennent d'autant plus déliées qu'on se rapproche davantage de la surface interne du vaisseau; elles finissent par l'être à tel point qu'il faut recourir à de forts grossissements pour reconnaître que ce sont des fibres. Immédiatement sur la surface interne, se trouve une couche dans laquelle on ne peut point distinguer de fibres, même à l'aide des plus forts grossissements. Cette description convient à la tunique striée. On ne peut pas non plus méconnaître les fibres de cette dernière dans la figure d'Eulenberg (3) : seulement elles sont confuses, parce qu'il y a plusieurs couches superposées les unes aux autres. Dans les veines, Schwann ne décrit comme tunique interne que les fibres de

(1) RÆUSCHEL, *loc. cit.*, p. 13.
(2) *Musc. fabric.*, 1751, p. 284.
(3) *Loc. cit.*, fig. 9.

noyaux de la tunique à fibres longitudinales. D'après cela il ne considère pas cette tunique comme une membrane à part, mais seulement comme une tunique moyenne amincie, hypothèse contre laquelle Valentin (1) allègue l'aspect du bord libre des valvules des veines. Tandis que les fibres onduleuses des veines (fibres de tissu cellulaire des valvules) cessent à quelque distance du bord, celui-ci est constitué uniquement par la membrane interne, transparente, sur laquelle on aperçoit seulement des stries fibreuses, granulées, claires et en ligne droite. Ræuschel (2) a observé la structure fibreuse de la tunique interne (striée), structure qui la distingue de la membrane de Demours et de la capsule du cristallin. Suivant E.-H. Weber (3) et Gurlt, elle se compose également de fibrilles très déliées, qui, d'après Gurlt, forment des réseaux à mailles étroites (4). Mais on reconnaît dans la figure (5) qu'au lieu de voir la même membrane que ses prédécesseurs, Gurlt a eu sous les yeux l'épithélium, dont il a pris les noyaux pour les interstices des mailles. J'ai été le premier à remarquer qu'un véritable épithélium pavimenteux revêt la face interne des vaisseaux (6), ce que Schwann (7), Valentin (8) et Rosenthal (9) ont confirmé. Schwann et Valentin ont publié des remarques sur les métamorphoses de cet épithélium. Schwann présume qu'à une certaine époque les cellules se réunissent en une couche presque dépourvue de structure, et que quelques noyaux restants produisent l'apparence de taches, qu'il avait déjà vues sur la membrane interne des vaisseaux, mais qu'il avait regardées, avec plus de justesse, comme des ouvertures (les trous de la tunique striée). Valentin pense également que, chez l'embryon, les cellules de l'épithélium des vaisseaux, après avoir pris la forme rhomboïdale, se convertissent peu à peu en une membrane, d'abord striée encore, puis parfaitement homogène.

J'avais vu des noyaux de cellules sur les plus petits vaisseaux de la pie-mère et du cerveau, mais j'hésitais à les regarder comme un

(1) MULLER, *Archiv*, 1838, p. 195.
(2) RÆUSCHEL, *loc. cit.*, p. 15.
(3) ROSENMULLER, *Anatomie*, p. 49.
(4) *Physiologie*, p. 21.
(5) *Loc. cit.*, tab. I, fig. 4.
(6) MULLER, *Archiv*, 1838, p. 127.
(7) *Mikroskopische Untersuchungen*, p. 84.
(8) MULLER, *Archiv*, 1840, p. 215.
(9) *Form. granul.*, p. 12.

prolongement de l'épithélium interne, parce que je voyais les vaisseaux de ces organes recouverts aussi à l'extérieur de cellules épithéliques auxquelles les noyaux en question pouvaient appartenir. Schwann (1), qui les a retrouvés dans les vaisseaux capillaires des têtards des grenouilles, a prouvé qu'ils ne sauraient appartenir à l'épithélium interne; il les déclare noyaux des cellules primitives des vaisseaux capillaires. J'ai déjà exposé plus haut, à l'occasion de l'histoire du développement des vaisseaux, les objections de Valentin et les miennes propres contre cette manière de voir. Le premier qui ait observé ces noyaux, et aussi dans les vaisseaux de la substance nerveuse, est Treviranus, ainsi que je l'ai dit; il les croyait des corpuscules du sang. Ehrenberg (2) les a même regardés comme des noyaux de globules du sang, malgré leur forme ovale et leur volume, et il a fondé là-dessus sa théorie que les globules du sang perdent leur enveloppe dans le système capillaire et deviennent des globules nerveux.

Enfin je dois encore mentionner les diverses interprétations qu'on a données des noyaux de la tunique adventice et même des tuniques à fibres annulaires et à fibres longitudinales des vaisseaux capillaires. Je les avais pris, comme je l'ai dit, dans les vaisseaux du cerveau, pour des noyaux de cellules d'un épithélium qui, continuation de celui de la pie-mère, accompagne les vaisseaux dans l'intérieur du cerveau. Valentin les compte parmi les épithélium disposés en filaments (3). Remak (4) les croit des noyaux de fibres nerveuses organiques qui courent le long des vaisseaux. Purkinje a vu tant les noyaux de la membrane primaire des vaisseaux, que les noyaux transversaux de la tunique à fibres annulaires et les noyaux longitudinaux de la tunique adventice (5), mais il rapporte tous ces noyaux, comme formation granuleuse, à la tunique celluleuse externe.

ARTICLE IV.

Du système des vaisseaux chylifères et lymphatiques.

La plus importante partie de ce système est, comme dans celui

(1) *Mikroskopische Untersuchungen*, p. 184.
(2) *Ueberk. Structur*, tab. II, fig. 2, *f*; 3, *b*; 5, *c*; tab. III, fig. 1, *c*; 4, *a*; 6, *c* et *a*.
(3) MULLER, *Archiv*, 1840, p. 218.
(4) *De syst. nerv. structura*, p. 25.
(5) ROSENTHAL, *Formatio granulosa*, p. 12.

des vaisseaux sanguins, un réseau capillaire étalé, en façon de membrane, sur les surfaces du corps et de ses cavités, et qui, dans les organes parenchymateux, enveloppe vraisemblablement les lobules et les faisceaux, comme font les réseaux capillaires des vaisseaux sanguins. Mais le contenu des vaisseaux constituant ce réseau capillaire ne leur vient point de troncs plus gros qu'eux ; ils paraissent s'imbiber immédiatement du liquide qui les entoure ; ils se réunissent, d'un côté seulement, en troncs de plus en plus gros, et finissent par s'aboucher avec les troncs vasculaires sanguins. Le système lymphatique n'a donc de commun avec le système des vaisseaux sanguins que les réseaux capillaires et les branches veineuses ; il lui manque les branches artérielles.

Mais nous ne connaissons point encore le système capillaire des vaisseaux lymphatiques d'une manière aussi complète et aussi sûre que celui des vaisseaux sanguins. Toutes les méthodes dont on s'est servi pour étudier ce dernier, échouent lorsqu'il s'agit de l'autre. Les valvules empêchent, comme dans les veines, les injections de passer des troncs dans les branches, et le contenu des vaisseaux lymphatiques se soustrait à l'observation par son défaut de couleur.

Le canal intestinal est le seul organe où nous trouvions occasion d'apprendre à connaître les origines des vaisseaux lymphatiques, lorsque ceux-ci sont remplis, pendant la digestion, du chyle dont les granules et les gouttelettes leur communiquent une couleur blanche et brillante. Là ils se comportent de la manière suivante.

Commencement des lymphatiques dans les villosités intestinales.

La face interne de l'intestin grêle est, chez l'homme et beaucoup de mammifères, garnie de villosités, c'est-à-dire de très petits appendices, serrés les uns contre les autres, qui se redressent dans l'eau, et donnent à la surface entière un aspect velouté. Dans l'état de vacuité, ces villosités sont plates, les unes filiformes, longues, étroites et même amincies à la base, les autres, en forme de valvules, à base large, à bord libre arqué. Lorsque leurs vaisseaux lymphatiques sont pleins, les villosités étroites deviennent cylindriques. La longueur de ces appendices est de 0,25 à 0,33 ligne ; le diamètre de ceux qui sont cylindriques, de 0,07 à 0,08. Tous sont formés par la membrane muqueuse du canal intestinal, qui, couverte de son épithélium à cylindres, fait saillie dans l'intérieur de l'intestin, sous la forme d'un doigt de gant ou d'un petit pli. Les villosités étroites ont une cavité centrale simple, qui commence à leur sommet par un cul-de-sac, quelquefois dilaté un peu en ampoule, et qui suit l'axe jusqu'à la base. Les villosités larges ont également un canal simple, qui commence en cul-de-sac à l'un des côtés, marche le long du bord arqué, et descend de l'autre côté, pour aller se perdre dans la profondeur; ou bien elles ont deux canaux qui naissent, à côté l'un de l'autre, au sommet du pli, par des extrémités en cul-de-sac, souvent contournées sur elles-mêmes, et qui partent de ce point, en divergeant, pour suivre chacune l'un des bords latéraux de la lamelle (1). Lorsqu'on examine au microscope les villosités dépouillées de l'épiderme, on voit ces canaux limités par deux bords obscurs; sur les coupes transversales ils apparaissent comme des ouvertures rondes; dans les villosités pleines de chyle, ils sont le siége de la couleur blanche argentine. Si l'on suit les vaisseaux lymphatiques qui accompagnent les vaisseaux sanguins du canal intestinal, et qu'on découvre aisément, entre les lamelles du mésentère, lorsqu'ils contiennent du chyle; si, dis-je, on les suit vers la cavité de l'intestin, on les voit former, entre les tuniques de ce dernier, dans les couches interstitielles du tissu cellulaire, des réseaux qui pénètrent jusqu'à la face externe de la membrane muqueuse (2). On peut distinguer deux couches, une interne, entre les tuniques muqueuse et musculeuse, l'autre externe, entre les tuniques musculeuse et séreuse. L'interne consiste en réseaux à mailles allongées, dont le plus grand diamètre est transversal à l'axe de l'intestin. Cette couche reçoit de petites branches qui viennent de la membrane interne, et que l'on coupe en séparant celle-ci de la tunique musculeuse. Elle donne, de l'autre côté, une multitude de ramuscules, qui percent la tunique musculeuse, et se réunissent ensuite à la couche externe. Cette dernière est formée de vaisseaux dirigés en long, également anastomosés ensemble, qui sont beaucoup plus gros, leur calibre allant jusqu'à celui d'un tuyau de plume à écrire, chez le lion (Fohmann). Des deux réseaux partent de petits troncs, qui affectent une direction oblique, et vont se rendre aux glandes lymphatiques occupant le bord concave de l'intestin. De plus petites ramifications de réseau interne, dont le dia-

<hr>

(1) HENLE, *Symbolæ ad anatomiam villorum*, fig. 12, A.

(2) CRUIKSHANK, *Einsaugende Gefässe*, tab. II, fig. 1. — SHELDON, *Abs. System*, pl. II. — LAUTH, *Essai*, p. 21. — FOHMANN. *Anatomische Untersuchungen*, p. 28.

mètre est d'environ 0,02 ligne, partent, sans devenir notablement
plus grêles, des prolongements qui se détachent sous un angle droit,
et qui vont gagner la cavité de l'intestin et les villosités ; ce sont ces
prolongements qui représentent le canal central des villosités dont
j'ai donné la description tout-à-l'heure. Quand on considère l'intestin par sa face interne, on aperçoit un petit tronc qui, couvert
par la couche interne de la membrane muqueuse, et en conséquence moins brillant, marche horizontalement, donne à droite et
à gauche des branches qui montent dans les villosités, et se termine enfin lui-même dans une de celles-ci. Les vaisseaux sanguins
de la membrane muqueuse forment, tant sur la surface de cette
membrane que dans les villosités, des réseaux beaucoup plus déliés,
qui se comportent, à l'égard du vaisseau chylifère, comme ils le font,
dans les glandes à structure tubuleuse, par rapport aux canaux glandulaires.

C'est ainsi que j'ai vu, il y a quelques années, les commencements des vaisseaux lymphatiques dans les villosités, chez un homme
mort pendant le travail de la digestion, et où ils étaient fortement
remplis de chyle. Schwann a, sur la même pièce, injecté le canal
médian avec du mercure poussé par les vaisseaux lymphatiques de
la membrane muqueuse, qui étaient bien visibles (1). Vogel, et
d'après son dire R. Wagner, ont fait les mêmes observations dans
des cas analogues (2). Lorsque la turgescence est moins grande, il
arrive souvent que le canal central soit indiqué par une série interrompue de gros globules de graisse. Très fréquemment, chez
l'homme et les animaux, son sommet seul contient une gouttelette
de graisse, qu'on peut diviser par la pression, et faire cheminer le
long du canal, vers la base de la villosité (3).

Depuis j'ai souvent eu occasion de voir ce canal, même dans l'état
de non-réplétion, en suivant une méthode que je vais indiquer
tout-à-l'heure. Une observation de Krause (4) rend incertain qu'il
soit en réalité le commencement des vaisseaux lymphatiques. Suivant cet anatomiste, le petit tronc lymphatique naît, dans le milieu
de la villosité, dont le diamètre ne dépasse point 0,0139 ligne, de
plusieurs petits vaisseaux, qui en partie commencent par des extré-

---

(1) J. Muller, *Physiologie*, t. I, p. 265.
(2) Schmidt, *Jahrbuecher*, t. XXVI, p. 162.
(3) Boehm, *Kranke Darmschleimhaut*, tab. II.
(4) Muller, *Archiv*, 1837, p. 5.

mités libres, et en partie communiquent ensemble par des réseaux. Les plus gros de ces vaisseaux, qui passaient immédiatement dans le petit tronc, avaient un diamètre de 0,0123 ligne ; celui des plus petits était de 0,0061.

Krause a trouvé les choses plus ou moins clairement disposées ainsi sur quatorze villosités, dans quelques unes desquelles il n'y avait que le vaisseau médian, le plus gros de tous, qui fût rempli. Des lymphatiques d'un diamètre de 0,02 à 0,03 ligne partaient aussi de quelques unes des glandes de Lieberkuhn.

Réseaux des vaisseaux lymphatiques.

Dans d'autres parties, les commencements des vaisseaux lymphatiques sont plus douteux encore, par les motifs que j'ai indiqués précédemment. Les moyens ordinaires qu'on emploie pour les mettre en évidence ne permettent pas de les emplir de mercure sans avoir recours à la violence, ou sans léser les parties. Il y a deux méthodes.

1° On chasse l'injection d'un gros vaisseau dans les branches, car les valvules finissent par céder à une pression un peu forte. C'est ainsi que Haase (1) et Lauth (2) ont démontré les vaisseaux lymphatiques de la peau. Mais, dans cette méthode, on reste incertain de savoir si l'on a pénétré jusqu'au commencement ; d'ailleurs, elle peut entraîner des déchirures, et, en effet, Haase a souvent vu le mercure suinter par les pores de la peau.

2° On introduit la canule au hasard dans la peau, le tissu cellulaire, etc. Il s'opère d'abord une extravasation, puis les troncs des lymphatiques se remplissent, comme il arrive fréquemment, et par l'effet d'un accident, à la suite d'une extravasation de sang. La plupart des anatomistes, Fohmann, Arnold, Panizza, ont procédé ainsi. La méthode est très bonne pour démontrer les troncs des vaisseaux lymphatiques, mais elle ne permet de tirer aucune conclusion relativement à leurs racines. Tandis qu'en se servant de la première on n'est pas certain de pénétrer jusqu'au commencement, il semble qu'ici on se trouve en avant même de ce commencement. L'organe injecté de cette manière ne montre d'ordinaire que des cellules pressées les unes contre les autres, et pleines de mercure, qui se comportent de même dans toutes les parties, et qui partout sont beau-

(1) *De vasis cutis et intestinorum*, p. 5, 14.
(2) *Essai sur les vaisseaux lymphatiques*, p. 13.

coup plus serrées que les réseaux vasculaires sanguins les plus fins. Comme, dans la membrane muqueuse de l'intestin, où l'absorption est certainement le plus active, les commencements des lymphatiques sont plus larges et moins nombreux que les vaisseaux sanguins, et qu'ils sont même encore entourés de vaisseaux de cet ordre, il n'est pas vraisemblable qu'en aucun autre tissu, ou sur aucun autre point, la masse des lymphatiques l'emporte de beaucoup sur celle des vaisseaux sanguins. Les cellules serrées les unes contre les autres, qui s'injectent en pareil cas, ne sont autre chose que les espaces aréolaires du tissu cellulaire. C'est pourquoi Fohmann et Arnold regardent les cellules du tissu cellulaire lui-même comme les commencements des vaisseaux lymphatiques, parce qu'elles peuvent servir de point de départ pour remplir ces derniers ; mais fréquemment, quoique la chose ne soit cependant pas très facile, le mercure pénètre aussi dans les vaisseaux sanguins, ce qui prouve indubitablement qu'il y a eu déchirure. Les expériences de Muller (1) montrent jusqu'à quel point ces déchirures surviennent aisément, puisqu'il lui a suffi d'emplir une anse d'intestin de lait, et de la presser ensuite entre les doigts, pour voir le lait pénétrer dans les vaisseaux chylifères, où les globules de graisse de ce liquide ne pouvaient arriver sans une déchirure de la membrane muqueuse.

Le moyen le plus convenable serait celui qu'employait Mascagni. Il consiste à injecter un liquide coloré dans des cavités, et à en abandonner l'absorption à l'activité propre des vaisseaux lymphatiques. L'injection ne doit pas être faite trop long-temps après la mort : chez les adultes, il ne faut pas dépasser six à huit heures; mais on assure que, chez les enfants, elle réussit encore au bout de quarante-huit (2). Mascagni employait pour cela un mélange d'eau tiède et d'encre, à l'aide duquel il rendait visibles des réseaux très fins dans la plèvre, le péritoine, etc. Lauth (3) a également employé ce moyen avec succès. Il n'a point réussi à Cruikshank, non plus qu'à moi, et l'on doit concevoir des doutes à l'égard de l'assertion de Mascagni, puisque, comme on sait, la matière colorante de l'encre n'est point dissoute, mais seulement suspendue à l'état de particules solides, extrêmement fines, qui ne peuvent, pas plus que des granules de cinabre, pénétrer dans des vaisseaux clos. Peut-être

(1) *Physiologie*, t. I, p. 266.
(2) *Vas. lymphat. hist.*, p.
(3) *Essai*, p. 60.

aussi a-t-il fallu employer, pour ces injections, une pression qui déchirait les vaisseaux. Celui qui voudrait entreprendre d'injecter les lymphatiques d'après la méthode de Mascagni, devrait, dans tous les cas, se servir d'une matière colorante dissoute. Cependant il n'est pas encore bien certain que ce moyen conduisît au but, parce qu'il y a beaucoup de substances dont les vaisseaux lymphatiques ne peuvent point s'emparer, et surtout, comme je l'ai éprouvé à mon grand regret, parce que la surface entière d'une membrane séreuse s'imbibe de la matière colorante, en sorte qu'on ne peut plus distinguer les vaisseaux. J'ai cru pouvoir rendre visibles les vaisseaux lymphatiques dans le péritoine, en injectant une dissolution aqueuse tiède de cyanure ferroso-potassique dans la cavité abdominale d'un animal vivant, la laissant séjourner pendant quelques minutes, puis lavant bien les parois, et injectant de nouveau une dissolution de sulfate de fer, que je retenais également en place pendant quelques minutes ; la cavité péritonéale entière se colorait uniformément en bleu, par un précipité que le lavage ne pouvait enlever.

Jusqu'à présent donc nous en sommes réduits à conjecturer que les commencements des vaisseaux lymphatiques forment des réseaux sur toutes les membranes, comme ils feraient sur la membrane muqueuse de l'intestin si les villosités n'existaient pas, et comme ils font effectivement sur la membrane muqueuse de l'intestin des animaux vertébrés inférieurs, qui est dépourvue de ces villosités. Chez les reptiles et les poissons, on peut les injecter par les troncs, attendu qu'il n'y a point là de valvules qui s'opposent à la pénétration du mercure. Alors les tubes, dont le mercure accroît le calibre aux dépens des interstices, apparaissent sous la forme de cellules allongées, qui s'anastomosent ensemble et sont très serrées les unes contre les autres (1). Dans d'autres parties, les réseaux qu'on peut, avec quelque certitude, regarder comme des réseaux de lymphatiques capillaires, d'après leur aspect et la méthode employée pour les mettre en évidence, sont formés de tubes encore perceptibles à l'œil nu. Les interstices du réseau sont plus ou moins larges, ce qui dépend en partie du degré de réplétion. Lauth (2) a vu, chez l'homme,

---

(1) FOHMANN, *Saugadersystem der Wirbelthiere*, t. I, p. 827. — PANIZZA, *Osservazioni antropo-zootomico-fisiologiche*, Pavie, 1830 ; — *Sopra il sistema linfatico dei rettili*, Pavie, 1833, in-fol.

2) *Loc. cit.*, p. 13.

le mercure refluant d'une glande inguinale couvrir la peau de
l'aine, par places, d'un réseau vasculaire si serré, qu'on ne pouvait
placer une pointe d'épingle dans les intervalles. Dans d'autres cas,
les mailles sont assez larges proportionnellement au diamètre des
tubes. Ce qui caractérise les réseaux des vaisseaux lymphatiques,
c'est que le diamètre des tubes reste à peu près le même partout;
ces réseaux se distinguent en outre par la forme allongée et les contours à angles droits des mailles, dont les plus grands diamètres se
croisent dans les réseaux de couches différentes. Dans toutes les
membranes, les réseaux les plus fins sont les plus rapprochés de la
surface, tandis que ceux qui sont plus forts se trouvent au dessous,
à une plus grande profondeur (1).

Il est encore plus difficile de démontrer les vaisseaux lymphatiques dans le parenchyme des organes que sur les membranes. Ce
qui en est cause surtout, c'est que la matière qu'on emploie pour
les injections ne prend point une forme solide, ce qui fait qu'à la
moindre tentative de préparation elle s'écoule. Nous devons donc,
pour le moment, nous contenter de savoir que des lymphatiques
naissent du tissu cellulaire amorphe, des glandes, des muscles et
même des os. Dans les glandes, les lymphatiques profonds communiquent avec les superficiels, et au hile leurs troncs se réunissent
à ceux de ces derniers, comme Pannizza l'a parfaitement décrit
pour le testicule (2). Les lymphatiques du corps caverneux de la
verge communiquent avec ceux de la peau, à l'extrémité du gland (3).
Cruikshank (4) a vu des lymphatiques pénétrer dans le corps d'une

(1) Parmi les figures des vaisseaux lymphatiques du corps humain, hors
de l'intestin, je citerai : WERNER et FELLER, *Vasorum lacteorum descriptio*,
tab. III, IV (foie).—HAASE, *De vasis cutis et intestinorum*, tab. I, fig. 2 (derme).
—MASCAGNI, *Prodromo*, tab. VI, fig. 4 (poumon); tab. I, fig. 6 (face séreuse
du foie). — BRESCHET et ROUSSEL DE VAUZÈME, *Annales des sc. natur.*,
2ᵉ série, t. II, pl. XII, fig. 39-41 (derme). — BRESCHET, *Système lymphat.*,
pl. I, fig. 7-13 (membrane muqueuse); pl. II, fig. 1 (membrane séreuse du
cœur, d'après un dessin de Lauth); fig. 2 (endocarde). — PANIZZA, *Osservazioni*, tab. VI-VIII (tunique vaginale). — ARNOLD, *Tab. anat.*, fasc. I,
tab. I, fig. 1, 2; tab. II, fig. 1, 7 (méninges); fasc. II, tab. II, fig. 7 (conjonctive); tab. XI, fig. 15 (derme). — FOHMANN, *Mém. sur les vaisseaux
lymphatiques*, pl. I-II (derme); pl. III, VI, VII (membrane muqueuse);
pl. VIII (surface du cœur); pl. X (arachnoïde).

(2) *Osservazioni*, p. 23.

(3) *Ibid.*, p. 17.

(4) *Einsaugende Gefässe*, p. 172.

vertèbre, et leurs branches se répandre dans la substance de l'os'; observation confirmée depuis par celles de Sœmmerring (1) et de Bonamy (2). Il va sans dire qu'ici les lymphatiques ne peuvent être situés que dans les canaux médullaires. Les lymphatiques se distribuent, comme les vaisseaux sanguins, dans les interstices des organes, sans cependant, à ce qu'il paraît, pénétrer aussi loin que les vaisseaux sanguins : ils appartiennent donc immédiatement au tissu cellulaire amorphe. Mais le tissu cellulaire n'est pas l'unique support de ces vaisseaux , ainsi qu'on l'a prétendu , car il n'en existe pas dans les villosités, où les lymphatiques prennent leurs racines.

Suivant Mascagni (3), les vaisseaux lymphatiques profonds des glandes sont entourés de réseaux de vaisseaux lymphatiques qui communiquent avec les vaisseaux capillaires particuliers de la glande.

Cependant on n'a point encore découvert de vaisseaux lymphatiques dans toutes les parties où l'on a lieu d'en présumer l'existence. Comme ils ont originairement pour destination de s'emparer du plasma qui a transsudé des vaisseaux sanguins, on doit s'attendre, et l'observation le confirme, à ce qu'ils manquent dans les parties dépourvues de ces derniers, par conséquent dans les tissus dits cornés, les dents, certains cartilages, le cristallin, etc. On n'en a point encore trouvé dans la substance du cerveau et de la moelle épinière, dans l'œil, dans l'oreille interne, dans le placenta. Leur absence réelle dans ces parties est tout aussi douteuse, et par les mêmes motifs, que leur existence partout où l'on a cru les rendre visibles à l'aide des moyens dont j'ai donné l'indication. Arnold (4), en injectant les réseaux lymphatiques des ventricules, a vu se remplir des branches qui allaient jusqu'à la paroi de ces cavités, mais là se déchiraient à cause de leur ténuité, en sorte que le mercure s'épanchait toujours dans les ventricules : ces vaisseaux paraissent avoir leurs racines dans la substance cérébrale.

Troncs des vaisseaux lymphatiques.

Les tubes des réseaux capillaires des vaisseaux lymphatiques se réunissent en troncs qui, à peu près parallèles les uns aux autres,

(1) *Anatomie.* t. IV, p. 591.
(2) BRESCHET, *Système lymphatique*, p. 40.
(3) *Historia. Explic.*, tab. II , fig. 8.
(4) *Bemerkungen ueber den Bau des Hirnes und Rueckenmarks*, p. 105.

suivent en grande partie la même marche que les veines, mais sont plus nombreux et plus grêles que les troncs veineux correspondants. Ces troncs diffèrent surtout des vaisseaux sanguins, non seulement parce qu'ils s'anastomosent très fréquemment ensemble, et forment presque toujours des plexus, mais encore parce que leur calibre ne s'accroît que d'une manière insensible à mesure qu'ils approchent du canal thorachique, et qu'ils parcourent de grands espaces sans changer presque de volume. La plupart du temps, ils se dirigent en ligne droite, et rarement décrivent-ils des flexuosités. Les uns sont placés immédiatement au-dessous de la surface, et d'autres à une grande profondeur, où ils accompagnent les troncs vasculaires et nerveux profonds. Leur nombre est fort considérable; on admet environ trente troncs superficiels à la cuisse, et quinze ou seize au bras. Plus les vaisseaux lymphatiques se rapprochent du cœur, plus les réseaux acquièrent d'expansion et les mailles d'étendue. Chez les animaux supérieurs, la formation radiculaire finit presque toujours par cesser complétement dans le canal thorachique; cependant il arrive quelquefois à ce canal d'être formé de larges et longues mailles.

Dans beaucoup d'endroits du corps, notamment au jarret et à l'aine, dans le creux de l'aisselle, à l'angle de la mâchoire inférieure, au cou, à la base des poumons, dans le mésentère et à sa racine, la marche des troncs lymphatiques est interrompue par les glandes lymphatiques, à la surface desquelles ils se résolvent subitement en une multitude de branches, qui deviennent de plus en plus fines, par division successive, tandis que, d'un autre côté, de petites branches se réunissent de nouveau en troncs émergents, qui continuent de se porter plus loin. Il arrive souvent aux troncs émergents de se résoudre et de se reconstituer ainsi une seconde et une troisième fois avant d'atteindre le canal thorachique. Rarement un vaisseau lymphatique parvient-il à ce dernier sans avoir traversé une glande (1).

Chez l'homme et les mammifères, les vaisseaux lymphatiques de toutes les parties du corps semblent se réunir enfin en quelques troncs principaux, dont le plus gros, le canal thorachique, verse dans la veine sous-clavière gauche la lymphe des parties inférieures du corps, de la cavité abdominale, de la cavité pectorale, et de la

____

(1) CRUIKSHANK, *loc. cit.*, p. 72.

moitié supérieure gauche du corps, tandis qu'un autre, parfois double, et toujours beaucoup plus petit, naît des lymphatiques du membre supérieur droit et de la moitié droite de la tête, et verse son contenu dans la veine jugulaire de son côté. Exceptionnellement, on a vu le canal thorachique s'ouvrir dans d'autres troncs veineux, par exemple dans la veine cave inférieure ou l'azygos, et s'anastomoser avec ces veines, ou même avec les veines lombaires (1).

Structure des vaisseaux lymphatiques.

On distingue très bien la structure des vaisseaux lymphatiques les plus déliés dans les villosités, en dépouillant celles-ci de leur épithélium à cylindres, et les rendant transparentes par le moyen de l'acide acétique (2). Le long de l'axe, et autour du canal central, on découvre alors une couche de corpuscules obscurs, ou noyaux de cellules (3), étroits, allongés, terminés en pointe aux deux bouts, qui ressemblent aux noyaux de cellules prolongés des tuniques vasculaires : ces corpuscules ont tous leur plus grand diamètre parallèle à l'axe longitudinal de la villosité : ils sont situés à des distances assez régulières, à la suite et à côté les uns des autres, comme le sont aussi les noyaux primitivement séparés des fibres de noyaux dans la tunique à fibres longitudinales des vaisseaux sanguins les plus petits. Je n'ai pu apercevoir ni épithélium dans l'intérieur de ces couches, ni noyaux transversalement ovales à leur extérieur et autour d'elles. Immédiatement après les corpuscules dont je viens de parler, et en dehors d'eux, viennent de très petites granulations obscures (4), formant une couche irrégulière ; puis, au milieu d'un tissu faiblement granulé, des noyaux de cellules et des granules de volume divers (5), qui appartiennent à la membrane muqueuse et à ses vaisseaux capillaires. Les commencements des vaisseaux lymphatiques, dans les villosités, se composent donc uniquement d'une seule membrane, et cette membrane correspond, pour la structure,

(1) Otto, *Pathologische Anatomie*, t. I, p. 365. — Wetzer, dans Muller, *Archiv*, 1834, p. 311. (Dans ce cas, l'extrémité supérieure du canal thorachique était oblitérée, ou au moins fort rétrécie.) — Breschet, *Système lymphatique*, Paris, 1836, p. 111.

(2) Pl. V, fig. 26.
(3) Pl. V, fig. 26, *d, d.*
(4) Pl. V, fig. 26, *c.*
(5) Pl. V, fig. 26, *a, a, f.*

à la tunique à fibres longitudinales des veines, car l'analogie ne permet pas de douter que les noyaux ovales en long soient contenus dans une membrane spéciale.

L'aspect que les villosités intestinales prennent après avoir été traitées par l'acide acétique, est une nouvelle preuve de l'exactitude de la description que j'ai donnée précédemment de l'origine des vaisseaux lymphatiques. Les noyaux ovales en long ne s'étendent pas jusqu'au sommet de la villosité ; ils se rapprochent les uns des autres un peu en avant de cette extrémité, où nous avons admis que se trouve le commencement en cul-de-sac du vaisseau chylifère. S'il y avait des réseaux de vaisseaux chylifères, quelques uns des noyaux devraient être placés obliquement et en travers ; c'est ce qui n'a pas lieu.

Mais j'ai quelquefois observé une disposition des noyaux ovales en long, dont je ne saurais donner une explication satisfaisante. A quelque distance du sommet de la villosité, sur l'un des côtés, ou des deux côtés du canal médian, on voit des noyaux également situés en long, séparés du canal par une assez grande distance, assez rapprochés du bord de la villosité, parfois isolés, quelquefois aussi disposés en séries, soit à la suite, soit à côté les uns des autres (1). On pourrait présumer qu'il s'est produit là des tubes plus petits, parallèles au canal médian, et plus rapprochés de la périphérie ; mais il serait possible aussi d'admettre que, peu après son origine, le vaisseau central s'est dilaté rapidement, jusqu'au bord de la villosité, et que la distance est plus considérable entre les noyaux ovales en long.

Je n'ai pas suivi le développement ultérieur des tuniques dans les vaisseaux lymphatiques comme dans les vaisseaux sanguins. Cependant on est en droit de penser qu'il s'opère d'après les mêmes lois.

Tuniques des vaisseaux lymphatiques.

Les troncs lymphatiques d'un certain calibre et le canal thorachique sont composés de la manière suivante :

La *première* couche, ou la plus interne, forme une épithélium pavimenteux, qui se comporte comme celui des vaisseaux sanguins, et qui peut être remplacé par une membrane homogène avec des noyaux de cellules.

____

(1) Pl. V, fig. 26, *b*, *c*.

La *seconde* couche peut être détachée, avec l'épithélium, en très petits filaments, dans le sens de la longueur du vaisseau. C'est donc une tunique à fibres longitudinales. Ses éléments ressemblent en grande partie aux faisceaux du tissu cellulaire ; on y remarque aussi des fibres de noyaux très déliées, non ramifiées, mais fortement onduleuses et contournées ; ils ont en grande partie, surtout dans la couche la plus interne, l'apparence des fibres granulées de la tunique moyenne des artères, et sont également pourvus de noyaux ou de stries longitudinales obscures, qui se confondent bientôt en fibres simples de noyaux, mais ne fournissent pas de branches, ne forment pas non plus ensemble de réseaux, et ne deviennent pas aussi larges que les fibres de noyaux de la tunique à fibres longitudinales et de la tunique à fibres annulaires des vaisseaux sanguins. Enfin on trouve toutes les espèces de formes transitoires entre les fibres granulées que je viens de nommer et les faisceaux de tissu cellulaire. Les faisceaux ne sont pas tout-à-fait parallèles, surtout du côté externe, mais forment un réseau à mailles rhomboïdales, très allongées, qu'on découvre déjà à l'œil nu.

Après la tunique à fibres longitudinales des vaisseaux lymphatiques vient, en dehors, une tunique à fibres annulaires, de force variable, qui paraît ne contenir autre chose que des faisceaux de tissu cellulaire, lesquels se réduisent très aisément en fibrilles. Les faisceaux sont parfois disposés de telle manière qu'ils représentent de larges rubans annulaires sans interruption et séparés par des intervalles de même largeur qu'eux ; ensuite on distingue, même à l'œil nu, dans la paroi du vaisseau, des stries transversales, que les anciens observateurs avaient regardées comme musculaires (1).

La couche de fibres transversales se continue insensiblement avec le tissu cellulaire amorphe qui entoure le vaisseau lymphatique. D'abord les faisceaux du tissu cellulaire forment des réseaux à larges mailles, dont le plus grand diamètre est situé en travers ; puis leur direction devient insensiblement oblique, de sorte qu'ils se croisent en tous sens. Plus la couche devient lâche, plus le caractère des fibres obscures de noyaux se rapproche de celui des fibres élastiques. Lorsqu'elles arrivent à toucher la tunique à fibres annulaires, elles sont larges, simplement contournées, et souvent rameuses, sans cependant former une membrane particulière,

---

(1) HENLE, *Symbolæ*, p. 2, fig. 1.

comme dans les artères. Le tissu cellulaire qui enveloppe les vaisseaux lymphatiques d'une manière immédiate, contient généralement beaucoup de graisse.

Considérées dans leur ensemble, les parois des vaisseaux lymphatiques sont transparentes, plus minces que celles des vaisseaux sanguins du même diamètre, mais beaucoup plus extensibles et plus solides, de sorte qu'elles supportent sans se déchirer le poids d'une colonne de mercure bien plus haute (1).

Valvules des vaisseaux lymphatiques.

Les valvules sont en général, dans les gros troncs lymphatiques, comme dans les veines, disposées par paires, vis-à-vis l'une de l'autre. Il est rare qu'on en trouve trois, ou qu'on n'en voie qu'une seule. Elles sont beaucoup plus nombreuses dans la plupart des lymphatiques que dans les veines, et ne commencent à diminuer un peu que dans le canal thorachique. A l'embouchure des branches, ce sont de simples plis, comme la valvule de Bauhin du gros intestin. Dans les lymphatiques de petit calibre, ceux du foie, par exemple, ce sont des brides incomplètes, annulaires, qui ne peuvent empêcher le contenu de refluer en arrière, pour peu que le vaisseau soit distendu (Lauth). Dans les vaisseaux du diamètre d'un tiers de ligne à trois quarts de ligne, on les aperçoit encore à l'œil nu ; dans ceux qui sont plus fins, on les découvre, selon Valentin (2), au moyen du microscope. On ne sait pas encore bien positivement si les lymphatiques les plus fins ont des valvules ; on ne voit rien, dans les villosités, qui puisse y faire supposer leur existence, contre laquelle s'élève l'observation précitée de Schwann, qui a rempli de mercure les vaisseaux des villosités en les injectant par les petits troncs de la membrane muqueuse. Suivant Fohmann (3), il n'y a point de valvules dans les lymphatiques déliés de la peau et des muscles. Les valvules des lymphatiques sont, comme celles des veines, des saillies formées uniquement de tissu cellulaire et revêtues d'épithélium ; à l'endroit où elles naissent de la paroi du vaisseau, on trouve, dans celle-ci, des fibres annulaires bien prononcées, ayant l'aspect du tissu fibreux. Ces fibres sont moins extensibles que les parois du

(1) WERNER et FELLER, *Descript.*, p. 15. — SHELDON, *Hist. of the absorb. system*, p. 27.
(2) *Repertorium*, 1837, p. 72.
(3) *Mémoire sur les vaisseaux lymphatiques*, p. 425.

vaisseau entre les valvules; de là les étranglements correspondants aux valvules qu'on observe sur les lymphatiques dilatés, et entre lesquels se voient des renflements noueux, tandis que quand ces vaisseaux sont affaissés sur eux-mêmes, les points sur lesquels se trouvent des valvules apparaissent comme autant de renflements (1).

Glandes lymphatiques.

La structure des *glandes lymphatiques* n'est point encore suffisamment connue. Ce sont de petits corps ovales, arrondis, la plupart du temps aplatis, dont le diamètre varie depuis une ligne jusqu'à plus d'un pouce, et dont la surface est lisse. Les plus grosses sont entourées d'une membrane fibreuse, qui fait corps avec le tissu cellulaire lâche contenu dans l'intérieur de la glande. La plupart de ces glandes sont rougeâtres; celles du mésentère sont blanches pendant la digestion, celles des poumons noires, celles du foie jaunes. On y aperçoit, à la surface, comme dans l'intérieur, de nombreuses ramifications lymphatiques, qui d'un côté partent de troncs simples, et l'autre côté se réunissent en nouveaux troncs moins nombreux, mais plus gros, de même qu'il arrive aux vaisseaux sanguins dans les réseaux admirables glandiformes. Les vaisseaux lymphatiques, avec les vaisseaux sanguins qui se répandent sur leurs parois, et, avec un tissu cellulaire amorphe, remplissant les intervalles et pouvant contenir de la graisse, paraissent, après qu'on a injecté les lymphatiques de mercure, être les seuls éléments constituants de la glande; peut-être même quelques glandes lymphatiques, surtout les plus petites, ne sont-elles autre chose que des paquets entortillés de lymphatiques (2). Dans celles d'un certain volume, et notamment dans le pancréas d'Aselli des animaux, la surface a une apparence plus ou moins celluleuse ou lobée; quand on déchire l'organe, on trouve, au milieu d'un liquide laiteux, des corpuscules ronds, et, à ce qu'il paraît, solides, qui ressemblent aux granulations (*acini*) de certaines glandes conglomérées, et qui se distinguent très bien à l'œil nu (3). Chacun de ces corpus-

---

(1) On en trouve des figures dans Breschet et Roussel de Vauzême, *Annales des sc. natur.*, 2ᵉ série, t. II, pl. XII, fig. 42-45. — Breschet, *Système lymphatique*, pl. I, fig. 1-3.

(2 Gerber (*Allgemeine Anatomie*, p. 166) désigne ces nœuds sous le nom de fausses glandes, ou de demi-glandes,

(3) Hewson, *Exp. inq.*, t. II, p. 51, pl. 11.

cules se compose d'un amas serré de grains arrondis et microscopiques, ayant un diamètre de 0,0015 à 0,002 ligne. Ils présentent, dans leur milieu, une tache obscure, punctiforme. Leur surface est un peu tuberculeuse. Ils sont parfois entourés d'une enveloppe pâle et serrée, et ne subissent aucun changement dans l'acide acétique. Beaucoup d'observateurs, après avoir épuisé par le lavage et bien fait sécher les glandes lymphatiques, ont trouvé, dans leur intérieur, des espaces vides, celluliformes, dont l'ampleur dépassait la largeur des petits vaisseaux lymphatiques, et qui communiquaient ensemble. Il est vraisemblable pour moi que ces espaces contiennent les corpuscules arrondis que j'ai comparés aux granulations (*acini*) des glandes conglomérées. Quant à la signification des vides et des corpuscules, on peut les interpréter de deux manières ; 1° les espaces sont des varicosités des lymphatiques eux-mêmes, le liquide qu'ils contiennent est de la lymphe, et les corpuscules aciniformes seraient par conséquent des caillots de lymphe. Dans cette hypothèse on se rendrait difficilement raison de la régularité des formes. En outre les granules ronds dont ces corpuscules se composent ressemblent bien à ceux de la lymphe et à leurs noyaux, mais ils en diffèrent parce que l'acide acétique ne les résout point en granules élémentaires, comme il fait à l'égard de la plupart des corpuscules dépourvus d'enveloppe, et même de ceux de la lymphe qui en possèdent une ; 2° les réseaux lymphatiques courent entre les granulations ; celles-ci, séparées par des parois du tissu cellulaire, constituent alors le parenchyme proprement dit de la glande ; c'est ce parenchyme qu'auraient enlevé par le lavage les observateurs qui ont vu les cellules. Dans la première hypothèse, la structure des glandes lymphatiques ne différerait pas essentiellement de celle des réseaux admirables ; dans la seconde, qui, pour le moment, est la plus probable, elle ressemblerait davantage à celle des glandes vasculaires sanguines, la rate, le thymus, etc., glandes sans conduits excréteurs, dont les cellules préparent une substance qui rentre dans le sang.

Vaisseaux et nerfs des vaisseaux lymphatiques.

Les lymphatiques ont des vaisseaux sanguins nourriciers, qui sont surtout nombreux dans leurs glandes. On n'est pas certain qu'ils possèdent également des nerfs. Fréquemment on a vu des branches nerveuses se rendre aux glandes lymphatiques (1) , dans l'intérieur desquelles (2) Schreger croit aussi qu'elles se distribuent; mais J.-C. Walter (3) prétend que les nerfs qui semblent aller à des glandes lymphatiques, ne font que les traverser, pour gagner d'autres parties.

Contractilité des vaisseaux lymphatiques.

Les tuniques des vaisseaux lymphatiques sont-elles contractiles ? Les expériences physiologiques semblent établir assez positivement l'affirmative. Lorsqu'on ouvre la cavité abdominale d'un animal pendant le travail de la digestion, on voit les vaisseaux chylifères gorgés ne pas tarder à se vider de leur contenu et à s'affaisser sur eux-mêmes. Ce ne peut pas être seulement un effet de l'élasticité après la perte du sang, car les vaisseaux deviennent plus étroits qu'ils ne le sont après la mort (4), et ils restent pleins lorsqu'on ouvre plus de vingt-quatre heures après la mort un animal dont les vaisseaux chylifères sont gorgés (5). A la vérité, le chyle est alors en partie coagulé. Mojon prétend même avoir observé un mouvement péristaltique de progression dans les vaisseaux lymphatiques, pleins de chyle , du mésentère (6). Si l'on pique un lymphatique, après y avoir pratiqué une ligature, le contenu s'échappe, sous la forme d'un jet, tant que les vaisseaux sont vivants, tandis qu'après la mort le chyle ne coule que goutte à goutte (7). Ce pourrait être là aussi une suite de la coagulation. Les vaisseaux lymphatiques mis à nu se rétrécissent jusqu'au point de s'oblitérer complétement (8). Les agents chimiques corrosifs ne sont pas les seuls qui provoquent en eux des contractions. Meckel en a vu à la suite de l'application de l'eau chaude,

---

(1) WERNER et FELLER, p. 22. — HEWSON, *Exp. inq.*, t. III, p. 52. — SOEMMERRING, *Anatomie*, t. IV, p. 516. — BRESCHET, *Système lymphatique*, p. 98.

(2) *Beiträge*, t. I, p. 249, tab. II, fig. 3, 4.

(3) *Tab. nerv. thorac. Praef.*

(4) MECKEL, *Man. d'anat.*, trad. par A.-J.-L. Jourdan, t. I.

(5) FOHMANN, *Verbindung der Saugadern mit den Venen*, p. 33. — BRUNS, *Allgemeine Anatomie*, p. 126.

(6) *Ann. des sc. natur.*, 2e série , t. II, p. 230.

(7) TIEDEMANN et GMELIN , *Versuch ueber die Wege*, p. 23, 67.

(8) SHELDON, *Absorb. syst.*, p. 27. — TIEDEMANN et GMELIN, *loc. cit.*, p. 33. — VALENTIN , *Repertorium* , 1837, p. 244.

et **Schreger** sous l'influence d'irritations mécaniques (1). D'un autre côté, Valentin n'en a pu observer aucune trace après des irritations faites avec l'instrument tranchant et l'eau froide. J. Muller (2) fit agir une forte pile galvanique sur le canal thorachique d'une chèvre, aucune contraction n'eut lieu ; mais, au bout de quelque temps, le conduit parut un peu plus étroit dans l'endroit galvanisé, et offrit plusieurs légers étranglements. Si cet effet était le résultat de l'irritation galvanique, il deviendrait d'autant plus remarquable que les tuniques des vaisseaux sanguins ne se montrent point sensibles à l'action du galvanisme.

D'après tout cela, l'irritabilité des lymphatiques n'est point encore un fait avéré ; cependant si, au nombre, assez grand déjà, des observations recueillies, on ajoute l'analogie de structure entre ces vaisseaux et les veines, on peut présumer que des recherches ultérieures décideront la question d'une manière affirmative, surtout si on les entreprend dans l'attente de voir, non pas une contraction brusque, semblable à celle qu'effectuent les muscles de la vie animale, mais un resserrement qui augmente avec lenteur et diminue ensuite peu à peu. Un argument de plus en faveur de cette irritabilité, c'est que, sans elle, le mouvement des liquides à travers les vaisseaux lymphatiques serait, pour le moment actuel, une énigme insoluble.

Absorption.

Les vaisseaux lymphatiques ont pour fonction d'absorber des liquides et les substances tenues par eux en dissolution, qui se trouvent dans les cavités du corps et dans les interstices des tissus (3). Ici se rapportent les aliments pris du dehors et fluidifiés au besoin

---

(1) *De irritabilitate vasorum lymphaticorum*, p. 40.

(2) *Physiologie*, t. I, p. 275.

(3) R. Wagner regarde comme une chose vraisemblable que des corpuscules très divisés, et à l'état de simple mélange, peuvent être absorbés (*Physiologie*, p. 276). Il allègue pour preuve que des globules métalliques de l'onguent mercuriel, d'un diamètre de 0,0005 ligne, et au-dessus, parviennent dans le sang, après les frictions, et qu'en disséquant le cadavre d'un soldat dont le bras était tatoué, on trouva du cinabre dans les glandes axillaires. On peut objecter, contre le premier de ces arguments, que l'onguent mercuriel contient toujours du mercure encore coulant, qui n'est que divisé en gouttelettes par la graisse. Quant au second, on sait que, dans l'opération du tatouage, la peau se trouve intéressée, et qu'en conséquence les vaisseaux lymphatiques superficiels sont lésés.

par l'acte de la digestion , certaines substances liquides avec lesquelles
la surface des membranes se trouve mise en contact, diverses autres
qui sont engendrées par la dissolution normale ou maladive de tissus
organiques , mais , par-dessus tout , le plasma du sang , qui a transsudé à travers les parois des vaisseaux , et qui , par échange de
matériaux avec les parties solides de l'économie , a servi à la nutrition de ces dernières. Le liquide contenu dans les vaisseaux lymphatiques et celui qui imbibe les interstices des organes et les cavités
séreuses sont identiques , quant aux points essentiels. Hewson dit (1)
que quand la sérosité ne se coagule point dans la cavité thorachique
et dans la cavité abdominale , la même chose arrive aussi à la lymphe des vaisseaux lymphatiques , et que ces deux liquides , quelque
variable que soit chacun d'eux en particulier , se comportent cependant toujours de la même manière , l'un par rapport à l'autre , dans
chaque cas donné. J. Muller (2) fait la même remarque à l'égard de
la lymphe et du plasma du sang. Chez des grenouilles qui avaient
jeûné , ni le sang ni la lymphe ne se coagulaient. Ceci , on le conçoit bien , ne doit s'entendre que des cas où l'exsudation se trouve
dans les conditions normales ; car les maladies de certains organes
peuvent donner lieu à l'accumulation d'une grande quantité de liquide séreux non coagulable , sans que le sang ni la lymphe paraissent avoir subi de changement essentiel.

En tant que les vaisseaux lymphatiques s'emparent du plasma du
sang , ils sont un anneau nécessaire dans la chaîne de la circulation.
Si nous laissons de côté les vaisseaux chylifères proprement dits, ils
paraissent être en raison directe des vaisseaux sanguins dans les divers tissus , et par conséquent plus multipliés sur les points où ,
d'après les lois précédemment développées , le plasma du sang est
le plus sujet à s'accumuler , à la surface des membranes séreuses et
dans le tissu cellulaire amorphe. S'il était vrai que le cerveau n'en
possède point , on pourrait dire qu'ils y sont moins nécessaires que
partout ailleurs , à cause de la ténuité des vaisseaux capillaires dans
l'intérieur de la substance cérébrale, à cause aussi de la paroi osseuse
et solide, qui met obstacle aux épanchements considérables. A cet
égard, il faut encore rappeler que les extravasations sanguines qui
ont lieu dans le cerveau y persistent bien plus fréquemment qu'ail-

____

(1) *Exper. inquir.*, t. I., p. 106.
(2) *Physiologie*, t. I. p. 271.

leurs, et qu'elles se transforment en kystes, dont la fibrine fournit
l'enveloppe extérieure entourant le sérum liquide. Pour maintenir
la turgescence normale, les lymphatiques doivent, dans l'état de
santé, enlever continuellement autant de plasma que les vaisseaux
sanguins en apportent, et la turgescence persiste à l'état normal
tant que l'activité des lymphatiques et l'exsudation à travers les
vaisseaux sanguins se font équilibre, croissent et décroissent ensemble. Si l'exsudation augmente assez pour que les lymphatiques ne
puissent plus suffire à enlever le plasma, on voit survenir l'hydropisie, avec ses différentes modifications, et tous les anatomistes
savent qu'alors les lymphatiques sont constamment gorgés de liquide, ce qui en rend la recherche facile. Même dans l'état normal
des vaisseaux sanguins, l'hydropisie peut se déclarer par l'occlusion
des vaisseaux lymphatiques, comme dans la maladie désignée sous
le nom de *phlegmatia alba*, et dans l'œdème des membres dont les
lymphatiques ont été enflammés et obstrués par l'absorption d'un
poison animal. Mascagni a remarqué que quand il tenait ses jambes
plongées pendant une heure dans de l'eau chaude, les glandes in-
guinales se tuméfiaient, qu'elles devenaient légèrement douloureuses,
et qu'un liquide suintait à la surface du gland. Il explique très bien
ce phénomène en disant que les lymphatiques du membre inférieur,
distendus par une grande quantité de liquide, refusaient d'admettre
le contenu de ceux du pénis; et comme les vaisseaux sanguins conti-
nuaient de déposer autant de liquide, une partie de celui-ci s'écoulait
par la surface de la membrane muqueuse. Plus tard, il survenait des
maux de tête, et un flux catarrhal par le nez : on aurait de la peine
à prouver que, comme le pense Mascagni, ces accidents tenaient à
la réplétion du canal thorachique (1).

Il est hors de doute que les vaisseaux lymphatiques absorbent.

______

(1) Lorsque, dans un cas d'occlusion des vaisseaux lymphatiques, le
plasma qui transsude des vaisseaux sanguins possède un haut degré de plasti-
cité, au lieu d'une hydropisie ou d'une anasarque, c'est une espèce d'hypertrophie qui survient. Du tissu adipeux et du tissu cellulaire, ceux de tous
qui se développent le plus facilement sur tous les points de l'économie, sont
alors produits en quantité anormale. Certaines congestions adipeuses locales,
et même l'éléphantiasis, ne devraient-elles pas leur origine à une cause de
ce genre? La liaison qui existe entre les vaisseaux lymphatiques des parties
génitales et ceux des extrémités inférieures expliquerait un phénomène fort
énigmatique, celui de la difformité dont ces parties deviennent simultanément le siège dans l'éléphantiasis.

Les faits qui viennent d'être cités, l'observation directe des vaisseaux chylifères, les expériences avec des substances colorées et faciles à reconnaître au moyen des réactifs, la coloration en jaune des lymphatiques du foie dans l'obstruction du conduit biliaire, la teinte rougeâtre de ceux qui proviennent d'un organe dans lequel s'est opérée une extravasation, le gonflement et l'inflammation des glandes lymphatiques qui reçoivent leurs troncs de parties enflammées, voilà autant de preuves irréfragables en faveur de l'absorption par les lymphatiques. Mais on ne sait pas encore comment, par quelle force ils absorbent. On a parlé d'une action capillaire; mais les lymphatiques ne seraient comparables à des tubes capillaires qu'autant qu'ils auraient des ouvertures béantes. D'autres ont admis que, par l'ascension de la lymphe, il se produit des vides dans lesquels le nouveau liquide doit pénétrer; mais cela ne serait possible que si les commencements des vaisseaux chylifères avaient des parois solides; flexibles comme ils le sont, s'ils se trouvaient jamais vides, ils seraient tout aussi facilement déprimés par la pression de l'air extérieur, que remplis par des liquides ascendants. Comme les commencements des vaisseaux chylifères et lymphatiques sont formés par des membranes animales closes et perméables, et qu'on doit cependant les concevoir pénétrés toujours d'un minimum de liquide, la pénétration des liquides dans leur intérieur ne peut reposer que sur les lois de l'endosmose : malheureusement cette dernière a été trop peu étudiée encore, au point de vue physique, pour permettre d'en faire l'application aux détails des opérations organiques. Les modifications qui surviennent quand une pression agit sur l'un des liquides séparés par la membrane animale, n'ont point été examinées, et l'influence qu'exerce la nature des membranes elles-mêmes ne saurait non plus être calculée. Mais si les lois de la physique, en tant qu'elles sont connues, ne suffisent pas pour expliquer la résorption à l'aide des lymphatiques, ce n'est point une raison qui nous autorise à supposer des forces particulières en vertu desquelles ces vaisseaux posséderaient une sorte de liberté, c'est-à-dire la faculté de faire un choix raisonné selon les circonstances, et d'attirer à eux certaines substances, tandis qu'ils en dédaigneraient d'autres.

Il est vraisemblable que la lymphe, quand une fois elle se trouve dans les racines du système lymphatique, est chassée plus loin par la contraction des branches et des troncs, par une sorte de mouvement péristaltique. D'après la direction des valvules, chaque contraction doit servir à la faire marcher vers le cœur. La première admission de lymphe ou de chyle, par exemple, dans la racine des lymphatiques aux villosités, est un acte purement physique ; mais la propulsion qui y succède est le résultat d'une action vitale. On peut donc concevoir le phénomène énoncé ci-dessus, en disant qu'il est arrivé souvent qu'on n'a trouvé que le sommet du canal central de la villosité plein d'une goutte de graisse, comme le décrit notamment Bœhm (1), d'après ce qu'il a vu dans des cadavres de cholériques.

Résorption par les veines.

Si nous comparons les lymphatiques avec les veines, auxquelles on attribue aussi une faculté absorbante (nous verrons bientôt à quel droit), on reconnaît que ces deux ordres de vaisseaux diffèrent principalement en ce que le liquide contenu dans les veines presse de dedans en dehors avec la force communiquée au sang par le cœur, tandis que le plasma qui baigne les lymphatiques passe avec la même force de dehors en dedans, ce qui semble devoir favoriser l'exsudation dans le premier cas et l'absorption dans le second. Ils diffèrent encore parce que les veines sont constamment pleines de liquide, au lieu que les lymphatiques sont, de temps en temps, vides ou à peu près. Enfin, ils diffèrent parce que le mouvement du liquide est déterminé dans les veines par une force *à tergo*, et dans les lymphatiques probablement par l'action des tubes eux-mêmes. Ces trois particularités semblent suffisantes pour expliquer les différences de l'absorption par les veines et par les lymphatiques.

On peut prouver que le sang ne reçoit pas de liquide dans le système capillaire, et qu'au contraire il y en abandonne ; car, comme des humeurs affluent sans cesse vers le cœur, la masse du sang devrait s'accroître à l'infini, si une partie du contenu ne s'échappait pas dans les endroits où les parois vasculaires sont perméables. Les veines n'absorbent donc pas de la même manière que les lymphatiques, c'est-à-dire qu'aucun liquide, spécialement l'eau, ne pénètre du dehors dans leur cavité. Mais les substances qui sont tenues en dissolution par des liquides, au-dedans et au-dehors des commencements des veines, s'échangent mutuellement d'après les lois de l'endosmose, de sorte que, quoique du plasma transsude au-de

(1) *Die kranke Darmschleimhaut*, p. 43.

hors, et d'autant plus aqueux que le liquide contenu dans le parenchyme est plus concentré, cependant il y a toujours en même temps
des substances dissoutes qui sont absorbées du dehors. Si l'on n'a
égard qu'à la quantité du liquide, c'est toujours une exsudation,
et non une résorption, qui a lieu par les veines ; mais des gaz ou des
matières solides, sels, poisons, à l'état de dissolution, qui sont contenus dans les interstices du parenchyme, passent simultanément
dans le torrent de la circulation, et manifestent leur action par l'intermédiaire du sang. Il n'y a pas jusqu'à de la graisse qui passe du
chyme dans les vaisseaux sanguins de l'intestin (1). Cette résorption
doit naturellement continuer quand le canal thorachique a été lié (2),
ou quand on a pratiqué, soit la ligature, soit la section des lymphatiques d'une partie, qui ne tient plus au reste de l'organisme que
par des vaisseaux sanguins, comme dans les expériences de Magendie
et Delille (3). La résorption par les veines doit aussi manifester
beaucoup plus tôt ses effets que celle par les lymphatiques, parce
qu'à partir du point où l'absorption s'opère le sang arrive plus
promptement de la lymphe au cœur et de là aux organes. Du cyanure de potassium, que Mayer avait injecté dans les poumons, se
retrouva, au bout de deux à cinq minutes déjà, dans le sang, et bien
plus tôt dans le sang et le cœur gauche que dans le chyle et le cœur
droit (4). Donc, malgré l'exsudation qui a lieu par les vaisseaux
sanguins, cette substance arrivait par échange dans le sang, tandis
qu'elle ne parvenait que par absorption dans les lymphatiques, avec
son véhicule aqueux. Mais il y a des substances qui ne sont absorbées
que par les vaisseaux sanguins, auxquelles les lymphatiques ne touchent pas, et cette circonstance a donné lieu d'attribuer à ces derniers une certaine intelligence, une notion du bien et du mal. Tiedemann et Gmelin (5), comme aussi Westrumb (6), n'ont jamais
trouvé, dans le chyle, les matières odorantes et colorantes qu'ils
avaient introduites dans l'estomac d'animaux ; ils en ont parfois re-

(1) MECKEL, *De vasis lymphat.*, p. 13. — TIEDEMANN et GMELIN, *Versuche
neber die Wege*, p. 8, 18. — WESTRUMB, *Einsaugungskraft der Venen*,
p. 22.

(2) BRODIE, dans REIL, *Archiv*, t. XII, p. 162.

(3) Ces expériences ont été confirmées par Emmert et Rapp (MECKEL,
Archiv, 1818, p. 192.

(4) MECKEL, *Archiv*, 1817, p. 185.

(5) *Loc. cit.*, p. 16, 29, 44.

(6) *Loc. cit.*, p. 23.

connu les traces dans le sang et l'urine : les sels se sont rencontrés souvent dans le sang, et rarement dans le chyle. D'autres expérimentateurs ont obtenu des résultats opposés (1). Cependant Emmert (2), Schnell (3), Schnabel (4), Ségalas (5) et Westrumb (6), ont tous constaté que les poisons narcotiques ne causent point la mort après la ligature des vaisseaux sanguins. Emmert, ayant pratiqué la ligature de l'aorte abdominale, introduisit, dans une plaie faite à une cuisse, du cyanure de potassium, et, dans une plaie faite à l'autre cuisse, une infusion d'angusture. L'urine donna les réactions du bleu de Prusse, mais il ne survint aucun phénomène d'empoisonnement. De l'acide cyanhydrique, introduit dans une plaie, n'agit également point tant que l'aorte demeura liée ; mais, lorsqu'on enleva la ligature, au bout de soixante-dix heures, les accidents de l'intoxication se dessinèrent. Il avait donc fallu, ou que les poisons eussent subi un changement dans les lymphatiques, ou qu'ils n'eussent pas pénétré dans ces vaisseaux, ou qu'ils n'eussent point été transportés par eux. Nous sommes d'autant moins en droit d'admettre la première de ces hypothèses que, dans l'expérience citée, l'acide cyanhydrique, et dans celle de Schnell la strychnine, prouvèrent, le premier après soixante-dix, la seconde après huit heures de digestion avec les liquides animaux, dans la blessure, qu'ils n'avaient subi aucune altération. La seconde hypothèse est invraisemblable, puisque les tuniques des vaisseaux lymphatiques ne paraissent pas différer de celles des vaisseaux sanguins, et qu'en conséquence elles doivent être perméables aux mêmes substances. Reste donc la troisième. Si le mouvement de la lymphe tient à la contraction des tuniques vasculaires, il s'arrête dès que les influences paralysantes cessent d'agir sur les parois des vaisseaux. Or on sait, par les expériences de Muller et de Henry (7), que les poisons narcotiques paralysent les mouvements du cœur, surtout quand ils agissent sur la face interne de cet or-

<hr>

(1) HALLER, *Elem. phys.*, t. VII, p. 62, 207. — HUNTER, *Med. comment.*, t. I, p. 42. — BLUMENBACH, *Instit. physiol.*, éd. I, § 426. — LISTER et MUS-GRAVE, *Philos. Trans.*, t. XIII, p. 6.

(2) MECKEL, *Archiv*, 1815, p. 178.

(3) *Historia veneni upas antiarum*, Tubingue, 1815, p. 31.

(4) *De effectibus veneni radicum veratri albi et hellebori nigri*, Tubingue, 1817, p. 17.

(5) MAGENDIE, *Journal de physiologie*, t. II. p. 117.

(6) *Loc. cit.*, p. 52.

(7) MULLER, *Physiologie*, t. I, p. 192.

gane. De cette manière, non seulement on expliquerait la suspension des phénomènes de l'empoisonnement dans les expériences que j'ai rapportées, mais encore on aurait un argument en faveur de la nature musculeuse des vaisseaux lymphatiques. Il n'y aurait qu'à répéter l'expérience d'Emmert, avec la modification d'introduire le sel de fer et le poison dans la même blessure. Pour les veines, il est indifférent que leur tunique musculeuse soit ou non paralysée par le poison dont on se sert. Le mouvement s'opère alors plus lentement, à cause de l'ampliation des canaux; mais il n'en a pas moins lieu sous l'influence des chocs du cœur. Quant aux lymphatiques, peut-être les poisons métalliques, lorsqu'on les emploie concentrés, troublent-ils l'activité de ces vaisseaux par le fait d'une décomposition chimique. Il y aurait donc à tenir compte de la quantité qu'on emploierait dans l'expérience. De là les différents résultats auxquels sont arrivés les expérimentateurs.

De cette définition de l'absorption par les veines, il résulte en même temps que, quoiqu'il soit bien prouvé que des sels et des poisons passent immédiatement dans le sang, nous sommes cependant obligés de refuser aux vaisseaux sanguins la faculté d'absorber les extravasations, les liquides des hydropisies, le pus, etc., à l'exception des cas, certainement rares, dans lesquels ces liquides auraient une densité inférieure à celle du sang. L'utilité de la saignée pour favoriser la résorption, qu'on a coutume d'alléguer comme preuve d'une absorption par les veines, s'explique tout aussi bien d'une autre manière. Quand on enlève du sang, et qu'on diminue ainsi la masse de ce liquide, les membranes vasculaires se resserrent et le calibre des vaisseaux diminue; ces membranes deviennent par là plus denses, l'exsudation n'a plus lieu avec autant de facilité, et quand bien même les lymphatiques ne posséderaient que leur degré ordinaire d'activité, la quantité des liquides précédemment exsudés doit diminuer.

Forces qui aident au mouvement de la lymphe.

La circulation du sang, bien qu'elle ne dépende essentiellement que de l'impulsion donnée par le cœur, est cependant favorisée par certaines circonstances qu'on a coutume de désigner sous le nom de forces qui aident à la circulation. Des circonstances analogues ont lieu aussi par rapport au mouvement de la lymphe et du chyle. Telles sont surtout les contractions de l'intestin et la compression

exercée par son contenu, qui accélèrent l'entrée du chyle dans les
villosités et sa progression dans l'intérieur des parois intestinales.
Poiseuille (1) a vu les granules, dans les vaisseaux chylifères d'une
souris, se mouvoir très lentement et le mouvement s'accélérer par
saccades. Chaque accélération coïncidait avec une contraction de la
portion d'intestin d'où le vaisseau partait. Cependant, lors même
que le mouvement était aussi rapide que possible, les granulations
du chyle marchaient toujours avec plus de lenteur que les corpuscules du sang dans les vaisseaux sanguins du voisinage, et quelquefois elles s'arrêtaient tout-à-fait pendant les rémissions.

Fonctions des glandes lymphatiques.

Nous connaissons trop peu la structure des glandes lymphatiques
pour pouvoir arriver à des notions précises sur leurs fonctions. Si
elles ne constituent que de simples entortillements de vaisseaux,
leur utilité consiste principalement à ralentir le cours de la lymphe ;
et comme la lymphe est le cytoblastème dans lequel se forment les
corpuscules du sang, elles sont en quelque sorte l'atelier prépara-
toire dans lequel les jeunes corpuscules restent pour y mûrir, avant
d'aller participer à la vie du sang ; cependant il s'y opérerait toujours, secondairement, et par endosmose, un échange entre la
lymphe et le sang des vaisseaux répandus dans les parois des lymphatiques, échange au moyen duquel le sang deviendrait plus ténu
et la lymphe plus concentrée. Mais s'il y a, dans les glandes lymphatiques, une substance glandulaire spéciale, on aurait à rechercher
tant leur produit que la manière dont celui-ci se convertit en lymphe
ou en sang. On se sent disposé à accorder encore un rôle particulier aux glandes lymphatiques, parce que, dans les inflammations,
et après l'introduction de certains poisons, ceux surtout qui proviennent du règne animal, elles manifestent une tendance spéciale
à participer aux phénomènes morbides, et que, dans les scrofules,
elles paraissent même être affectées d'une manière primaire et indépendante. Cependant rien de tout cela n'a le caractère d'une
preuve. Dans toutes les inflammations, non seulement le plasma devient plus consistant, et, suivant toutes probabilités, fort enclin à
produire des cellules, mais encore il s'épanche en plus grande quantité dans le parenchyme, et par conséquent aussi dans les commen-

1) Breschet, *Système lymphatique.* Paris, 1836, p. 212.

cements des lymphatiques : les branches et les troncs de ces vaisseaux ne reçoivent de là aucune influence fâcheuse; mais, dès que
les troncs se réduisent de nouveau en réseaux capillaires, comme
il arrive dans les glandes, on voit apparaître les inconvénients qui
dépendent d'un défaut de proportion entre le calibre des tubes et
la consistance du liquide, ainsi que sa richesse en corpuscules solides. C'est pourquoi aussi les glandes lymphatiques ne souffrent
que dans les véritables inflammations, où la quantité d'exsudation
est accrue par l'atonie des vaisseaux, et où la tendance à la formation de nouvelles cellules est grande dans le plasma; ils ne souffrent
pas dans les exsudations de nature hydropique, à cause de la diminution de la densité du sang. Leur manière de se comporter dans
les inflammations et les états morbides qui s'en rapprochent, est
donc un phénomène diagnostique fort important, et dont on n'a point
encore suffisamment apprécié la valeur. Dans le cas d'ingestion de
poisons animaux, par exemple après les blessures faites en disséquant des cadavres, les glandes lymphatiques ne sont pas seules
intéressées; elles le sont seulement en premier lieu, parce que
c'est dans leur intérieur que la substance nuisible séjourne le plus
long-temps; mais c'est uniquement à la quantité de cette substance
qu'il tient que les troncs lymphatiques, et enfin même les veines,
s'enflamment aussi. D'après une hypothèse favorite, on regarde la
prédominance du système lymphatique comme cause des scrofules. Je n'examinerai pas si quelque idée bien déterminée se rattache à ces expressions; mais il me paraît très digne d'être pris en
considération que, suivant les recherches de Velpeau (1), sur neuf
cents enfants scrofuleux, chez lesquels les glandes lymphatiques
étaient enflammées, huit cent trente se trouvaient atteints de divers
états morbides de la peau, des membranes muqueuses, des articulations et du tissu cellulaire, qui avaient précédé l'affection glandulaire. Si, dans les autres cas, bien moins nombreux, on n'a point
constaté de symptômes inflammatoires locaux à la suite desquels les
glandes lymphatiques avaient pu tomber malades secondairement, il
ne faut pas perdre de vue que le plasma exsudé même dans les conditions les plus normales peut avoir un excès anormal de tendance
à la production de cellules, dont les conséquences, pour le système
lymphatique, seraient analogues à celles d'un plasma exsudé dans

---

(1) *Archives générales*, 1836, janvier.

des conditions anormales, mais avec tendance normale à la formation de corpuscules de la lymphe.

Développement des vaisseaux lymphatiques.

On sait peu de chose à l'égard de la formation première des vaisseaux lymphatiques. Valentin dit (1) que, chez les embryons dont la longueur est de trois à quatre pouces, les glandes consistent en des paquets de lymphatiques. Les troncs du cou étaient déjà visibles chez des embryons longs de cinq pouces. Les glandes augmentent, dit-on, de volume avec l'âge (2), et, suivant les anciens anatomistes, Ruysch, par exemple, leur nombre aussi devient plus grand ; mais Cruikshank s'élève contre cette dernière assertion. Les vaisseaux lymphatiques sont susceptibles d'ampliation, comme les vaisseaux sanguins ; c'est ce que prouve l'accroissement du volume de ceux de la matrice et des mamelles, au temps de la grossesse et de la lactation (3). Ils reprennent dans la réunion des plaies par première intention, et, comme les vaisseaux, se produisent dans les parties accidentelles et les pseudo-membranes.

Vaisseaux lymphatiques des animaux.

Le système lymphatique s'éloigne à beaucoup d'égards, dans le règne animal, de ce qu'il est chez l'homme. On ne connaît point de lymphatiques chez les animaux sans vertèbres ; on ignore également quels sont les organes qui les remplacent ou les rendent inutiles. Les poissons n'ont pas de villosités, et leurs lymphatiques commencent, à l'intestin aussi, par des réseaux simples ; ils ne possèdent ni valvules ni glandes. Les glandes manquent également aux reptiles. Les oiseaux n'en ont qu'au cou, et en petit nombre ; dans les autres parties du corps, elles paraissent être remplacées par des plexus de très petites branches. Chez beaucoup de mammifères, toutes les glandes du mésentère se réunissent en une seule masse, le pancréas d'Aselli, indépendamment de laquelle j'ai cependant trouvé une petite glande chez le chat et la taupe ; de cette masse partent un ou deux conduits qui mènent le chyle au canal thorachique.

Les vaisseaux lymphatiques des reptiles sont remarquables par

(1) Muller, *Archiv*, 1836, p. 178.
(2) Haller, *Elem. phys.*, t. VII, p. 214. — Cruikshank, *loc. cit.*, p. 67.
(3) Wrisberg, *Comment.*, t. I, p. 46.

leur ampleur; ils ne forment quelquefois que de simples sacs et tubes, dans l'axe desquels marchent les vaisseaux sanguins. Chez ces animaux, on trouve des organes moteurs particuliers de la lymphe, dont la découverte a été faite par Panizza et Muller, des cœurs lymphatiques musculeux, dont l'existence est démontrée aujourd'hui dans tous les ordres de la classe.

Chez certains mammifères, il y a, entre le canal thorachique et des troncs veineux de la poitrine, des anastomoses régulières qui paraissent ne se rencontrer qu'exceptionnellement chez l'homme. Les autres animaux vertébrés offrent aussi des abouchements de branches lymphatiques dans des troncs veineux. Ainsi, chez les oiseaux, les lymphatiques de la cuisse se jettent en partie dans les veines de la cuisse et du bassin (Fohmann) ; chez les reptiles, les cœurs lymphatiques de la cuisse poussent la lymphe dans la veine sciatique (Muller) (1).

Histoire des vaisseaux lymphatiques.

Le 22 juillet 1622, Aselli découvrit les vaisseaux chylifères sur un chien qu'il avait ouvert vivant. En 1649, Pecquet reconnut que le canal thorachique était le tronc commun de ces vaisseaux. En 1651, Rudbeck trouva les vaisseaux lymphatiques, et depuis lors ces organes demeurèrent en possession incontestée de la faculté d'absorber, qu'on avait attribuée jusque là aux veines, conformément à la doctrine de Galien. Les observateurs s'occupèrent ensuite principalement de scruter le cours anatomique des lymphatiques; on connaît les travaux en ce genre d'Albinus, Meckel, Hewson, Cruikshank, et Mascagni. Mais il ne tarda pas à s'élever, tant sur les commencements et les terminaisons de ces vaisseaux, que sur la structure et la fonction de leurs glandes, des contestations qui ne sont pas encore vidées aujourd'hui.

Comme les injections délicates, poussées dans les artères, passent

---

(1) *Voyez* les ouvrages de Hewson, Schwann et Panizza. — Magendie, *Journal de physiologie*, t. I, p. 47. — Lauth, *Ann. des sc. natur.*, t. III, p. 381 (oiseaux). — Sur le pancréas d'Aselli ; Aselli, dans Manget, *Bibl. anat.*, t. II, p. 99, fig. 7 (chien). — Rudbeck, *ibid.*, t. II, p. 100, fig. 2, 3 (chien). — Rosenthal, *N. A. N. C.*, t. XV, P. II, p. 335 (phoque). — Sur les cœurs lymphatiques, Panizza, *loc. cit.* — Muller, *Philos. Trans.*, 1833, P. I; *Archiv*, 1834, p. 206; 1840, p. 1 ; *Die Lymphherzen der Schildkrœten*, Berlin, 1840. — E. Weber, dans Muller, *Archiv*, 1835, p. 535, tab. XIII, fig. 5-10 ; Valentin, dans Muller, *Archiv*, 1839, p. 176.

fréquemment dans les vaisseaux lymphatiques, on pensa pendant quelque temps que les artères ont des bouches béantes par lesquelles elles s'ouvrent en partie dans ces derniers. Haller parle encore de transformations d'artères en lymphatiques. Cette hypothèse n'a plus besoin de réfutation, d'après les connaissances que nous possédons aujourd'hui sur le système vasculaire sanguin. Il est difficile de décider si des lymphatiques naissent des parois des artères, comme Hamberger le prétendit le premier (1); mais, dans aucun cas, ce fait n'expliquerait l'absorption du plasma par les lymphatiques, puisque le plasma ne sort qu'à travers les vaisseaux capillaires, qui n'ont point de lymphatiques, et qui, du moins dans les villosités, sont plus fins que les commencements des lymphatiques.

Les villosités ont été, de tout temps, considérées comme les parties dans lesquelles l'origine des lymphatiques est plus accessible que partout ailleurs à l'observation. Les anciens anatomistes, à l'exemple d'Aselli, admettaient des pores absorbants, parce que, sans de pareilles ouvertures béantes, ils ne pouvaient concevoir l'absorption de liquides; mais ils ne descendaient pas aux détails de la description des vaisseaux chylifères dans les villosités elles-mêmes. Brunn (2) fut le premier qui examina les villosités, tant dans l'état de réplétion que dans celui de vacuité; dans le premier de ces deux états, il les décrivit comme racines des vaisseaux lactés, qui faisaient saillie au-dessus de la surface de la membrane muqueuse; dans l'état de vacuité, il les représenta comme de petits tubes. Il lui échappa que ces racines et ces tubes étaient une seule et même chose. Peyer (3) distingue les villosités pleines de chyle des vaisseaux lactés; il dit que ces derniers sont plus fins, et qu'il n'en naît qu'un seul du concours de plusieurs villosités. Leeuwenhoek (4) fut le premier qui entrevit le canal central des villosités; il aperçut, dans ces dernières, les globules de graisse (provenant des aliments), qui formaient une série longitudinale à la suite les uns des autres, tantôt serrés, et tantôt laissant entre eux des distances : ils lui parurent ovales, ce qu'il explique en disant que le vaisseau est trop étroit pour leur permettre de s'étendre en tous sens.

(1) *Physiolog. med.*, § 169.
(2) *Gland. duodeni*, 1687, ed. alt.; 1714, p. 56.
(3) *Misc. phys. med.*, Dec. II, 1688, p. 275.
(4) *Opera*, t. III, p. 63.

Les descriptions de Lieberkuhn (1) sont plus exactes. A chaque villosité se rend un seul vaisseau lacté, pourvu de valvules (?), qui se dilate en une vésicule ovale (ampoule). En poussant de l'air ou injectant de la cire dans les artères de la villosité, il rendait visible, par déchirure, une cavité qu'il croyait identique avec l'ampoule, et de laquelle il disait qu'elle est remplie d'une substance celluleuse, spongieuse, et que les artères et les veines ont des orifices béants qui font saillie dans l'ampoule. Il aperçut une ouverture au sommet de cette dernière, en retournant l'anse d'intestin, sans enlever le mucus par le lavage, de manière à placer la membrane muqueuse en dehors, la tendant sur un anneau, et la laissant flotter dans l'eau, par conséquent à l'aide d'un grossissement médiocre. Ce qu'il prit là pour des ouvertures étaient des vides dans l'épithélium, dont les cylindres se détachent aisément, ou bien des cylindres plus gros que les autres. Hewson (2) s'éleva contre les ampoules de Lieberkuhn ; il trouva les commencements des vaisseaux lactés rétiformes, non seulement chez l'homme, mais encore chez les animaux. Cruikshank (3) admit d'abord un renflement des commencements des lymphatiques dans les villosités, mais renonça à cette idée dans son grand ouvrage : là il dit avoir vu les villosités remplies de chyle, tantôt dilatées en petites vésicules, tantôt pourvues d'un canal médian, résultant de branches disposées en rayons, qui s'ouvraient au-dehors sur toute la surface des villosités (4). On peut juger combien il était facile de mal interpréter Lieberkuhn, d'après l'extrait de Heuermann (5), qui donne pour résultat que les vaisseaux lactés naissent, par de minces prolongements, de la cavité des intestins, *à côté* des villosités, s'épanouissent ensuite en petites vésicules, et pénètrent dans la tunique dite nerveuse de l'intestin. Hedwig (6) entendait par ampoule la villosité tout entière. Prochaska (7) ne donnait ce nom qu'à l'ouverture présumée de cette dernière. A Rudolphi appartient le mérite d'avoir banni pour toujours ces ouvertures de la physiologie (8). Il vit, chez une souris,

1) *De fabrica et actione villorum*, 1745.
(2) *Exp. inq.*, t. II, 1774, p. 182.
(3) CLARK, *Vermischte Abhandlungen*, 1782, p. 270.
(4) *Anatomy of the absorbent vessels*, 1790.
(5) *Physiologie*, 1753, t. III, § 1206.
(6) *Disquis. ampull.*, 1797, § 18.
(7) *Institutiones*, 1805, § 742, note.
(8) REIL, *Archiv*, t. IV, 1800, p. 66, 75, 345, 393.

le canal des villosités pénétrer quelquefois jusqu'au sommet, et s'y terminer par une dilatation (1). Chez un embryon de cochon, les villosités lui parurent creuses et vides sur leur coupe transversale (2). Cette observation fut confirmée par A. Meckel (3) et J. Muller (4). Celui-ci trouva, dans les villosités larges et plates des animaux, plusieurs canaux, terminés en cul-de-sac, dirigés de la base au sommet, et serrés les uns contre les autres, comme un réseau irrégulier. Les observations récentes de Krause et les miennes ont été rapportées précédemment. Valentin s'est déclaré pour l'opinion suivant laquelle les lymphatiques commencent par des réseaux dans les villosités (5); il regarde même les petits troncs multiples et en cul-de-sac dont Krause a donné la description dans chacune de ces dernières, non comme des commencements réellement distincts, mais seulement comme des parties d'un réseau incomplétement rempli, dans lequel seraient restés des vides. En supposant que cela soit vrai, ce que d'ultérieures observations pourront seules décider, la preuve qu'il tire de la manière dont les vaisseaux lymphatiques se comportent dans le foie n'est pas concluante. Personne n'a prétendu que les lymphatiques commençassent ailleurs que dans les villosités par des extrémités distinctes et closes; bien loin de là je n'ai moi-même considéré les conduits centraux des villosités que comme des espèces d'excroissances du réseau capillaire qui couvre la membrane muqueuse de l'intestin. L'apparence d'un canal central ne peut pas non plus, comme le pense Valentin, provenir d'une réplétion et d'une distension extrème du réseau aux dépens des interstices, puisqu'on l'aperçoit également dans des villosités qui n'ont point été injectées.

Treviranus s'est laissé de nouveau entraîner, dans ces derniers temps (6), à admettre des ouvertures. On peut démontrer aujourd'hui que la principale source de toutes ces erreurs est l'aspect microscopique de l'épithélium et de la membrane muqueuse. On prenait pour autant d'ouvertures des vaisseaux lymphatiques, tantôt, comme Lieberkuhn, des trous de l'épiderme ; tantôt, comme Cruik-

(1) *Ibid.*, p. 51.
(2) *Anatomisch-physiologische Abhandlungen*, p. 47.
(3) Meckel, *Archiv*, 1819, p. 316.
(4) *Physiologie*, t. I, p. 252.
(5) *Repertorium*, 1838, p. 100. — Muller, *Archiv*, 1839, p. 179.
(6) *Beitræge*, t. II, 1835, p. 104.

shank (1) et Treviranus, les noyaux des cellules de l'épithélium :
Treviranus a regardé les contours des cellules cylindriques comme
les limites de lymphatiques tirant leur origine de ces trous. Lorsque
l'épithélium a été enlevé par le lavage, les noyaux et poncticulations
de la membrane muqueuse, et même des vésicules adipeuses, peuvent
apparaître comme de petites fossettes, comme des ouvertures (2).
Enfin les trous que Bohl (3) et Sheldon (4) ont indiqués sont les
ouvertures de glandes intestinales, que Sheldon décrit comme des
villosités.

Les ampoules de Lieberkuhn ont trouvé un nouveau champion
dans Bœhm (5). Cet écrivain a vu très souvent, chez les cholériques,
ce qu'on rencontre aussi de temps en temps dans d'autres cadavres,
que les villosités contenaient une gouttelette de graisse à leur sommet. Cette gouttelette pouvait quelquefois être chassée de la cavité
qu'elle occupait dans le canal central, vers la base de la villosité;
mais plus souvent elle s'échappait à l'extrémité de celle-ci, par la
pression ou le traitement avec la potasse caustique. Bœhm a laissé
indécise la question de savoir si l'effet a lieu par une ouverture normale ; dans mon opinion, on peut l'expliquer d'une manière satisfaisante sans admettre l'existence d'une ouverture. La cavité dans
laquelle se trouve la gouttelette de graisse est évidemment le commencement du vaisseau chylifère, et si l'on veut donner le nom
d'ampoule à ce commencement, en raison de la forme renflée qu'il
offre quelquefois, il n'y a rien à objecter contre ; mais Lieberkuhn
regardait l'ampoule comme une cavité spéciale, dans laquelle s'ouvrent des vaisseaux, et que des cloisons celluleuses divisent en compartiments. Or rien de semblable n'existe, et l'on ne saurait citer
en preuve que la goutte de graisse se divise en gouttelettes plus
petites par l'effet de la pression. Gerber (6) émet une idée tout-à-
fait originale, mais inexacte, je l'espère, sur l'origine des vaisseaux
chylifères; les noyaux des cellules de l'épithélium qui couvre les
villosités seraient, suivant lui, des vésicules creuses et pédiculées,

---

1) *Loc. cit.*, tab II, fig. 3.

2) Hewson, Prochaska (?), Muller (*Physiologie*, t. I, p. 265).

3) *Viæ lacteæ corporis humani*, 1741, dans HALLER, *Disp. anat.*, t. I,
p. 619.

4) *Hist. of the absorbent system*, 1784, p. 37.

5) *Die kranke Darmschleimhaut*, 1838, p. 43, tab. II.

6) *Allgemeine Anatomie*, 1840, p. 164.

dont l'intérieur communiquerait, par le pédicule, avec une grosse ampoule lymphatique, représentant aussi un réseau, d'où partiraient les origines des vaisseaux lymphatiques. J'ai déjà mentionné les observations de Fohmann et de Panizza, qui ont si bien réfuté l'hypothèse d'ouvertures béantes par lesquelles les vaisseaux lymphatiques débuteraient dans l'intestin et autres parties.

Je dois encore parler ici d'une assertion de Breschet et Roussel de Vauzème touchant les commencements du système lymphatique dans la peau (1). Ils considèrent comme vaisseaux inhalants de petits ramuscules qui commencent immédiatement au-dessous de la surface de l'épithélium, encore dans la substance de ce dernier, s'anastomosent en réseau, se réunissent en petits troncs, et pénètrent dans la peau. Plus tard, Breschet (2) a ajouté que les extrémités des vaisseaux n'étaient point libres et isolées dans l'épiderme, mais qu'elles s'unissaient ensemble en manière d'anse. A cela il a une rectification à faire, c'est que les ramuscules ne sont pas situés dans la substance de l'épiderme, mais dans les papilles de la peau, qui pénètrent jusqu'auprès de la face inférieure de la membrane épidermique, et que les vaisseaux décrits n'appartiennent pas au système lymphatique, mais au système vasculaire sanguin, puisqu'au dire de l'auteur lui-même, l'injection passe de leur intérieur dans les vaisseaux sanguins de la peau.

J'arrive à un second point de controverse, la terminaison des vaisseaux lymphatiques. Il s'agit de savoir si certains troncs lymphatiques se transforment en troncs veineux, cas ordinaire chez les animaux inférieurs, mais qu'on a admis aussi chez l'homme et les mammifères. Conclure d'une classe à une autre convient d'autant moins, qu'on observe des différences correspondantes dans le sang. L'absence du noyau dans les corpuscules du sang est de règle chez les mammifères, tandis qu'elle ne constitue qu'une exception chez les autres animaux vertébrés; cette circonstance annonce que les corpuscules passent plus mûrs dans le sang chez les premiers que chez les seconds, résultat auquel peuvent contribuer tant les nombreuses glandes que le long trajet qu'a la lymphe à parcourir depuis les parties les plus éloignées. On voit fréquemment les injections passer des lympathiques dans les commencements des veines,

(1) *Ann. des sc. natur.*, zoologie. 2ᵉ série, t. II, 1834, p. 204.
(2) *Système lymphatique*, 1836, p. 28.

comme aussi, en sens inverse, des artères dans les lymphatiques ;
mais Panizza assure que, quand ce phénomène a lieu, les réseaux
vasculaires sanguins qui couvrent les parois des lymphatiques sont
pleins, d'où il suit par conséquent que le passage semble être la
suite de la porosité ou d'une déchirure des parois (1). Fohmann,
qui soutenait la communication des deux systèmes l'un avec l'autre,
n'a jamais vu aucun vaisseau incontestablement lymphatique s'ouvrir dans une veine, ce qui serait la seule preuve péremptoire ;
Lauth et Panizza n'y ont pas réussi davantage chez les mammifères,
et parmi les modernes, il n'y a que Valentin (2) qui se soit prononcé
en faveur de cette hypothèse. A la vérité, Hodgkin accorde que la
communication peut avoir lieu, mais il n'en regarde les cas que
comme de simples variétés (3). Quant aux glandes lymphatiques,
rien n'est plus ordinaire que d'y voir les injections passer des lymphatiques dans les veines ; Meckel (4), Fohmann (5), Lauth (6),
Rossi (7) et Luchtmans (8) prétendent que le passage s'effectue sans
déchirure, c'est-à-dire par une connexion naturelle entre les deux
systèmes ; mais ils n'ont pas démontré le fait anatomiquement. Pour
appuyer leur opinion, ils disent que les lymphatiques afférents d'une
glande surpassent souvent de beaucoup en nombre les lymphatiques
efférents, et que les veines qui partent d'une glande sont fréquemment remplies du même liquide que les vaisseaux lymphatiques.
Avec l'ampliation dont ces derniers sont susceptibles, le premier
argument me semble peu probant, et le second ne vaut guère mieux,
quand on pense que même les commencements des veines intesti-
tinales peuvent recevoir des stries de liquide lactescent, c'est-à-dire
de graisse. Le passage dans les veines, quelque commun qu'il soit,
n'est cependant pas constant non plus ; Fohmann et Lauth eux-
mêmes disent que de la même glande il sortait tantôt des lymphatiques et des veines injectés, tantôt seulement ou des lymphatiques
ou des veines. Antonmarchi (9) a même vu des artères s'emplir

(1) *Osservazioni*, p. 38.
(2) *Repertorium*, 1838, p. 100.
(3) *Report of the British association*, 1837, p. 289.
(4) LINDNER, *De lymphat. system.*, 1787, p. 78.
(5) *Verbindungen der Saugadern mit den Venen*, 1821, p. 23.
(6) *Essai*, p. 35.
(7) *Archives générales*, t. X, 1826, p. 439.
(8) FRORIEP, *Notizen*, t. XLI, 1834, p. 183.
(9) FÉRUSSAC, *Bulletin des sc. médicales*, t. XVIII, p. 161.

par les glandes lymphatiques. Pour démontrer cette communication des lymphatiques avec les vaisseaux sanguins, il fallait ordinairement employer une pression considérable, et pousser le mercure avec le doigt, artifice au moyen duquel on le voyait apparaître subitement dans les veines (1). Quelquefois il survient une extravasation, lorsque la masse ne s'écoule pas aisément par les veines, ce qui peut être la cause précisément de cet accident. Il semblerait donc arriver aux glandes, seulement avec plus de facilité, la même chose qui se passe dans l'injection des lymphatiques par des artères ou des conduits glandulaires, et, comme le dit Muller (2), dans celle des vaisseaux sanguins par des conduits glandulaires, et réciproquement ; une coagulation de la lymphe au-dedans de la glande, une oblitération morbide des vaisseaux efférents pouvant favoriser le déchirement. S'il y avait, comme Fohmann le prétend (3) du pancréas d'Aselli chez le phoque, des glandes lymphatiques sans vaisseaux lymphatiques efférents, il ne resterait effectivement d'autre ressource que d'admettre un passage de la lymphe dans les veines ; mais ses assertions à cet égard ont été réfutées par Rosenthal et par Knox (4).

On pensa d'abord que les glandes lymphatiques avaient des cellules dans lesquelles les vaisseaux afférents épanchaient la lymphe, que les vaisseaux efférents reprenaient ensuite, à travers les parois de ces cellules. Werner et Feller (5) ne virent, dans chaque glande, qu'une seule cavité ; Malpighi (6) et Cruikshank (7) aperçurent ces organes entièrement formés d'espaces celluleux vides, qui communiquaient tous ensemble, et pouvaient être remplis par les troncs. Cette opinion de la structure celluleuse des glandes lymphatiques ne diffère pas essentiellement de l'hypothèse opposée, qui les fait considérer comme de simples paquets de vaisseaux (8) ; les partisans de celle-ci regardent les cellules comme des dilatations des vaisseaux, normales ou produites soit par l'art, soit par la maladie, explication

(1) Mascagni, *loc. cit.*, p. 47.
(2) *Physiologie*, t. I, p. 269.
(3) *Loc. cit.*, p. 14.
(4) Froriep, *Notizen*, t. VIII, p. 49.
(5) *Vasor. lacteor. descriptio*, 1784, p. 22.
(6) *De gland. conglob.*, p. 1.
(7) *Loc. cit.*, p. 77.
(8) E.-F. Meckel, *Vas. lymph.*, 1757, p. 87. — Mascagni, *loc. cit.*, p. 45. — Lauth, *Essai*, p. 25.

qu'en donnent encore Lauth (1), E.-H. Weber (2), Burdach (3) et
Meckel (4). Sœmmerring (5), quand il admet que les glandes sont
formées en partie de vaisseaux entortillés, et en partie de cellules,
n'entend également par là que les cellules susceptibles d'être injectées. Les anatomistes qui viennent d'être cités font remarquer
avec raison que tout organe tubuleux, le testicule par exemple,
qu'on dessécherait, après l'avoir soufflé ou injecté, paraîtrait celluleux à sa surface et sur sa tranche. Mais les granulations précédemment décrites, qui restent remplies après qu'on a injecté les
glandes, sont tout autre chose. Il faut peut-être y rapporter les glomérules de Ruysch (6), que cet anatomiste disait n'être pas creux et
ne pas contenir de liquide; mais, dans tous les cas, on doit regarder comme telles les granulations mentionnées et figurées par
Hewson (7), que Mascagni dit à tort être des vésicules adipeuses (8),
et l'enchyme de Purkinje (9), qu'il compare aux granulations des
glandes.

Le tissu des membranes des vaisseaux lymphatiques n'a été un
sujet de recherches microscopiques que dans ces derniers temps.
Les anciens anatomistes distinguaient deux membranes, l'une interne, lisse, qui se déchire la première par l'effet de l'extension
(les fibres longitudinales, avec l'épithélium), l'autre externe, avec
des fibres annulaires, que quelques personnes crurent musculeuses
uniquement parce qu'elles n'en avaient examiné le trajet que d'une
manière superficielle. J'ai publié en 1837 (10) mes observations sur
les deux couches de tissu cellulaire des troncs lymphatiques. Valentin (11) nie l'existence de fibres transversales particulières; la
plupart des fibres sont, dit-il, longitudinales, et forment des mailles
remplies de faisceaux de tissu cellulaire, qui s'y insinuent dans toutes
les directions. Il décrit des fibres spéciales, différentes du tissu cellu-

<hr>

(1) *Loc. cit.*, p. 28.
(2) HILDEBRANDT, *Anatomie*, t. I, p. 111.
(3) *Traité de physiologie*, trad. par A.-J.-L. Jourdan, Paris, 1838, t. II.
(4) *Manuel d'anatomie*, trad. par A.-J.-L. Jourdan, t. I.
(5) *Anatomie*, t. IV, p. 518.
(6) *De fabrica gland.*, p. 65.
(7) *Exp. inq.*, t. III, p. 63.
(8) *Loc. cit.*, p. 45.
(9) *Naturforscher in Prag*, p. 175.
(10) *Symbolæ*, p. 1.
(11) *Repertorium*, 1837, p. 242, 243.

laire, qui sont onduleuses dans l'état de liberté, et qui ont 0,0018 ligne de diamètre. Chez le poulain, elles contenaient des filaments primitifs plus déliés et non anastomosés ensemble. Krause (1) présume que ce sont là des fibres élastiques, rapprochement contre lequel s'élèvent leur largeur et la possibilité de les réduire en fibrilles. Ce sont probablement les mêmes faisceaux du tissu cellulaire, à fibres longitudinales encore peu marquées, et à contours bien dessinés, que j'ai décrits dans la couche interne des lymphatiques et des veines. La surface interne de la couche moyenne est couverte, d'après Valentin, d'une membrane mince, dépourvue de structure et fort adhérente, qui paraît identique avec l'épithélium décrit par moi (2). Suivant Krause, la tunique interne se compose presque entièrement de fibrilles longitudinales, légèrement onduleuses, et qui se croisent obliquement (fibres des noyaux de la membrane à fibres longitudinales?). Bruns (3) se rallie à la description que j'ai donnée; mais il signale aussi quelques fibres élastiques, nom sous lequel il désigne, sans nul doute, les fibres des noyaux.

CHAPITRE XI.

Du tissu musculaire.

Par *muscles*, on entend des organes formés de fibres qui, sous l'influence de certaines irritations, se raccourcissent dans la direction de ces fibres. L'aptitude à se contracter après avoir été irrité, porte le nom d'irritabilité ou de contractilité. L'irritabilité repose sur l'action réciproque des parties vivantes, et s'éteint à la mort. Ce caractère la distingue essentiellement de l'élasticité, ou contractilité physique, c'est-à-dire de la tendance qu'ont les parties distendues à reprendre leur état normal, tendance que conservent les organes, même après avoir été isolés du corps, et après leur mort.

Nous avons déjà étudié, dans les chapitres précédents, deux sortes de fibres qui, d'après la définition qu'on vient de lire, devraient être rapportées au tissu musculaire, savoir la fibre contractile du tissu cellulaire et la fibre granulée de la paroi des vaisseaux. La première ressemblant beaucoup au tissu fibreux, quant à ses

(1) *Anatomie*, 2ᵉ édit., 1841, p. 45.
(2) MULLER, *Archiv*, 1838, p. 128.
(3) *Allgemeine Anatomie*, 1841, p. 123.

propriétés microscopiques et chimiques, et la seconde ne pouvant être suivie dans son développement graduel qu'autant qu'on l'examine de concert avec le tissu des autres tuniques vasculaires, il m'a paru plus convenable de leur donner, malgré les exigences de l'ordre systématique, la place qui leur a été assignée. Cependant il y a encore des particularités physiologiques et chimiques qui justifient jusqu'à un certain point cette séparation. Quoique le tissu cellulaire contractile et la tunique à fibres annulaires des artères partagent avec les tissus dont nous allons nous occuper l'aptitude à se raccourcir sous l'influence des stimulants, cependant les excitations qui déterminent la contraction ne sont pas les mêmes pour les uns et les autres. Les fibres irritables que j'ai décrites précédemment réagissent contre le froid, ce que ne font pas celles dont je vais traiter; le galvanisme n'a aucune action sur les premières, tandis qu'il est un des plus puissants excitants des dernières. Sous le point de vue chimique, les fibres musculaires proprement dites se distinguent des précédentes en ce que l'ébullition convertit la totalité ou au moins une partie de celles-ci en colle, au lieu que les muscles ne donnent presque pas de colle. Nous pourrions donc limiter la dénomination de tissu cellulaire à celles des fibres contractiles qui sont excitables par le galvanisme, et qui ne se transforment point en colle lorsqu'on les fait bouillir avec de l'eau. Cependant il serait toujours mieux, tant physiologiquement qu'anatomiquement parlant, de considérer toutes les fibres irritables comme formant une série continue, à la faveur de certaines transitions, vue que je développerai à la fin de cet article. D'ailleurs on doit attacher peu de valeur à la différence chimique, car la coction ne convertit en colle qu'une petite partie de la tunique artérielle, et la même chose arrive, seulement à un moindre degré encore, avec certaines fibres musculaires soumises à une ébullition prolongée, de sorte qu'il semble que la propriété de donner de la colle dépende d'une substance mêlée en quantité moins considérable aux muscles qu'à la tunique à fibres annulaires des artères. Peut-être sont-ce les fibres de noyaux qui donnent la colle. S'il y a du tissu cellulaire donnant de la colle qui se contracte sous l'influence du galvanisme, ce caractère chimique devrait être totalement effacé.

Sous le rapport de leurs caractères morphologiques, les vraies fibres musculaires, celles qui sont sensibles au galvanisme, ressemblent en partie, à ce qu'il paraît, au tissu cellulaire contractile, et en partie aux fibres granulées des tuniques vasculaires ; mais elles offrent aussi en partie des formes particulières différentes de celles de ces deux tissus. Nous pouvons donc en admettre de trois sortes.

1° *Fibres musculaires ayant le caractère du tissu cellulaire.*

Iris.

Ici se range peut-être le tissu contractile de l'iris. Je dis peut-être, d'un côté parce que les recherches faites jusqu'à ce jour sur la structure de l'iris n'offrent point encore une concordance suffisante pour qu'on puisse les considérer comme définitivement arrêtées ; d'un autre côté, parce que les réactions physiologiques de cette membrane sont encore trop peu connues. Ce n'est que sous le point de vue chimique qu'on est certain de sa ressemblance avec le tissu musculaire. Je ne trouve dans l'iris de l'homme et des mammifères communs, outre des vaisseaux, des nerfs et des cellules pigmentaires éparses, que des faisceaux de petites fibrilles lisses et onduleuses, absolument semblables à des faisceaux de tissu cellulaire. Les fibrilles sont faciles à séparer les unes des autres, surtout chez les animaux, et chez l'homme elles sont couvertes de nombreux noyaux de cellules étendus en long. Krause (1) dit qu'il n'existe dans l'iris que des fibres de tissu cellulaire et des fibres nerveuses. Les fibres que Schwann a reconnues dans l'iris du cochon ne paraissent pas être constituées autrement (2). Les assertions des anciens observateurs, qui ignoraient les propriétés microscopiques du tissu cellulaire, sont sans valeur. Suivant Valentin (3), au contraire, les fibres propres de l'iris, qui sont entremêlées de tissu cellulaire, ressemblent parfaitement aux fibres musculaires non striées d'autres parties du corps. Les faisceaux décrivent des segments d'arc dont la partie la plus convexe s'applique à la partie convexe analogue d'un autre arc : la plupart des faisceaux de fibres courbés en arc se rendent vers la pupille, dans la direction des ligaments ciliaires, et représentent par conséquent des fibres longitudinales ; une autre portion est disposée circulairement, et forme des cercles concentriques au bord de la pupille. Lauth indique aussi, dans l'iris, des fibres longitudinales extérieures et des fibres circulaires internes.

(1) *Anatomie*, t. I, p. 413.
(2) J. MULLER, *Physiologie*, Paris, 1840, t. I, p. 485.
(3) *Repertorium*, 1837, p. 247.

Les mouvements que l'iris exécute parlent également en faveur de cette disposition ; car il est certain que la dilatation et le rétrécissement de la pupille dépendent d'une contraction active de la membrane ; et Arnold (1) a même rendu vraisemblable que les deux états se rattachent à l'excitation de deux groupes différents de nerfs. Mais, en admettant une disposition si précise des fibres, il resterait encore à expliquer comment les pupilles artificielles qu'on établit au bord de l'iris sont susceptibles d'expansion et de contraction, tout aussi bien que la pupille naturelle (2).

Avec l'iris, il faudrait rapporter à cette classe de muscles les tuniques des vaisseaux lymphatiques, si l'observation précédemment indiquée de J. Muller venait à se confirmer, et si ces tuniques étaient réellement sensibles à l'action du galvanisme. En outre, les lymphatiques diffèrent des autres vaisseaux, parce que leurs contractions ne sont pas seulement toniques, mais péristaltiques.

2° *Fibres musculaires ayant le caractère des fibres de la tunique moyenne des artères.*

Fibres musculaires lisses.

Si l'on réduit autant que possible en fibres la tunique musculeuse de l'estomac, de l'intestin, ou d'un conduit excréteur, par exemple du canal déférent, on trouve de petites plaques, souvent très longues, analogues à celles qu'on obtient de la tunique à fibres annulaires des artères et de la tunique à fibres longitudinales des veines, avec les mêmes noyaux et la même transformation des noyaux en stries obscures (3). Sur le milieu de la plaque, et dans le sens de sa longueur, on aperçoit tantôt seulement une tache grenue, jaunâtre, plus ou moins longue, proportionnellement assez large, et terminée en pointe aux deux bouts (4) ; tantôt un trait obscur, long et étroit (5), ou bien une série interrompue de petits points (6). Il en est très peu dans lesquelles le noyau ait disparu au point de ne laisser aucune trace (7) ; quelquefois son ancien emplacement se

---

(1) *Auge des Menschen*, p. 74.
(2) E.-H. WEBER, *Tractatus de motu iridis*, Léipzick, 821, p. 39.
(3) Pl. IV, fig. 2.
(4) Pl. IV, fig. 2, A, *a*.
(5) Pl. IV, fig. 2, *D*, b.
(6) Pl. IV, fig. 2, E, *d*.
(7) Pl. IV, fig. 2, BB.

décèle par une sorte de renflement (1). Outre ces plaques, qui se rencontrent plus fréquemment que partout ailleurs au voisinage de la surface séreuse, on obtient des fragments de fibres larges, très plates et roides. Celles-ci sont situées dans la membrane musculaire, parallèles les unes aux autres pour la plupart, et réunies en plus ou moins grand nombre en faisceaux : rarement communiquent-elles ensemble par des anastomoses obliques. Entre elles et au-dessus d'elles marchent les fibres de noyaux, qui forment souvent un réseau semblable à celui que produisent les fibres de noyaux de la tunique moyenne des artères, et qui, dans d'autres cas, sans fournir de branches, serpentent, à l'instar des fibres de noyaux du tissu cellulaire, entre les fibres plates et les fibres granulées. Toujours elles sont beaucoup plus claires, beaucoup plus délicates et moins nombreuses que dans la tunique des vaisseaux. L'acide acétique dissout les fibres granulées, et laisse les fibres de noyaux (2) ; mais, pour reconnaître ces dernières, il faut, tant elles sont fines, les avoir vues déjà et les chercher. Les fibres granulées de l'estomac et de l'intestin montrent déjà fréquemment des indices de division en fibrilles roides et parallèles (3) ; celles des uretères, au contraire, se rapprochent, surtout au voisinage des reins, des faisceaux de tissu cellulaire, attendu que, de la direction droite, elles passent à la direction onduleuse (4), et se divisent également en fibrilles longitudinales. La largeur des fibres musculaires granulées est de 0,0024 à 0,0036 ligne ; celle des fibrilles est d'environ 0,0008.

Ces fibres musculaires, qu'on a désignées sous les noms de lisses, inarticulées, organiques, ou non soumises à l'empire de la volonté, appartiennent principalement aux viscères. On les trouve dans le canal intestinal, depuis la moitié inférieure de l'œsophage jusqu'à l'anus, dans les conduits excréteurs dont l'orifice communique avec le canal alimentaire, notamment les conduits biliaire et pancréatique, dans les canaux excréteurs des glandes salivaires et de la vésicule biliaire, dans la vessie et les uretères, dans les canaux déférents et les vésicules séminales. Dans la trachée-artère, à la membrane muqueuse succède immédiatement la couche de fibres élastiques, qui sont réparties en faisceaux longitudinaux, et qui

(1) Pl. IV, fig. 2, C.
(2) Pl. IV, fig. 3.
(3) Pl. IV, fig. 2, A.
(4) Pl. IV, fig. 2, D.

marchent tant sur le cartilage que sur la portion membraneuse postérieure. Vient ensuite une couche de fibres musculaires lisses, transversales, entre les vides postérieurs des cartilages : celles-là ne vont pas directement d'un bord du cartilage à l'autre ; elles naissent de sa surface antérieure, à quelques lignes de distance du bord. Elles se font remarquer par leur teinte claire et leur apparence mucilagineuse, qui paraissent tenir à ce qu'il n'y a là presque point de fibres de noyaux, les noyaux s'étant conservés, quoique tirés fort en long. En dehors, sur les fibres musculaires, se trouve du tissu cellulaire contenant beaucoup de fibres de noyaux, fortes et irrégulièrement éparses. Plus bas, dans les bronches et dans les poumons, les ramifications de la trachée-artère conservent la même structure, aussi loin que s'étendent les lames de cartilage. Lorsqu'une fois leurs dernières extrémités deviennent purement membraneuses, les fibres élastiques longitudinales de la couche interne se convertissent également en fibres musculaires lisses : les fibres deviennent toutà-fait semblables aux conduits excréteurs des glandes. Ils se composent d'une membrane muqueuse (vibratile), d'une couche de fibres musculaires longitudinales lisses, dont les faisceaux laissent encore des vides entre eux, et de fibres transversales, incomplétement annulaires et également lisses, auxquelles succède enfin une couche de faisceaux de tissu cellulaire disposés longitudinalement. Sur les ramifications bronchiques les plus déliées, on observe aussi des transformations de noyaux en fibres, comme dans d'autres muscles lisses. J'ai vu cette structure encore sur des branches de 0,02 ligne de diamètre, quand je parvenais à les fendre, et même lorsque, sans les diviser, je les mettais sous le microscope, et les rendais transparentes par le moyen de l'acide acétique. Je n'ai point examiné les voies lacrymales, les conduits excréteurs des glandes mammaires et des glandes de Cowper chez les deux sexes : cependant ces derniers organes ont vraisemblablement aussi des parois contractiles, puisque le lait s'échappe souvent du mamelon sous la forme de jet, et que le suc des glandes de Cowper peut également être dardé quelquefois chez la femme (1). Schwann a vu (2), dans la matrice d'une femme qui contenait un fœtus à terme, des fibres très plates, ayant la largeur des faisceaux primitifs des fibres mus-

---

(1) TIEDEMANN, *Von den Cowper'schen Druesen des Weibes*, p 16.
(2) *Mikroskopische Untersuchungen*, p. 167.

culaires variqueuses, et dépourvues de stries transversales : Lauth,
au contraire , y a aperçu des faisceaux semblables à ceux du cœur,
avec des stries longitudinales bien prononcées, et des stries transversales rares et onduleuses (1).

3° *Fibres musculaires à stries transversales.*

Fibres musculaires striées.

On les appelle aussi fibres articulées , variqueuses, ou de la vie
animale. Les muscles rouges et manifestement fibreux du tronc et
du cœur sont formés de ces éléments. On sait que les muscles se
réduisent aisément, surtout par la coction dans l'eau , en grosses
fibres plates ou prismatiques, dont chacune, après avoir été soumise quelque temps à la macération, et même à l'état frais, se divise
en une multitude de filaments plus fins, qu'on aperçoit encore à
l'œil nu chez l'homme, et qui, chez la grenouille, atteignent le calibre d'un cheveu, quoiqu'il y en ait aussi de beaucoup plus fins
chez cet animal. Ces filaments sont les faisceaux primitifs des muscles : les fibres dont j'ai parlé d'abord , qui sont composées d'un
certain nombre de faisceaux primitifs, et séparées les unes des autres par des gaînes de tissu cellulaire , peuvent recevoir le nom de
faisceaux secondaires. Il y a un moyen très commode de réduire les
muscles à leurs faisceaux primitifs : les petits morceaux de viande
qui sont restés engagés entre les dents, et qui ont passé une nuit
entière en digestion dans les liquides de la bouche, se divisent de
suite, quand on les humecte avec de l'eau, et, au besoin, par l'effet
d'une légère pression , en filaments déliés , blancs , droits , et assez
roides, qu'on reconnaît être des faisceaux primitifs lorsqu'on les examine au microscope. Les faisceaux primitifs isolés, vus à l'aide de
cet instrument , sont droits ou frisés , plus rarement contournés en
spirale. Les inflexions de ceux qui sont frisés se coupent, la plupart
du temps , sous des angles bien nets, de manière à représenter un
zigzag (2) ; mais les angles eux-mêmes sont plus ou moins ouverts.
La longueur d'une ligne tirée entre les deux côtés de l'angle (3) est
de 0,009 à 0,016 ligne ; celle d'un des côtés (4) est, terme moyen,
de 0,0047.

(1) *L'Institut*, 1834, nᵒ 70.
(2) Pl. IV, fig. 4, E , F.
(3) Pl. IV, fig. 4, F, *a*.
(4) Pl. IV, fig. 4, F, *b*.

La largeur des faisceaux primitifs varie beaucoup chez l'homme et les mammifères. La plupart ont 0,005 à 0,006 ligne; cependant on en trouve dans lesquels elle va jusqu'à 0,176, et d'autres, très communs aussi, où elle n'est que de 0,002 à 0,003. Les plus petits seuls se rapprochent de la forme cylindrique ; les plus gros sont plats, comme on peut s'en convaincre sur la section transversale de faisceaux secondaires, ou en faisant rouler les faisceaux primitifs sous le microscope : cependant ils ne sont jamais aussi plats que les fibres musculaires non articulées. Les plus gros faisceaux primitifs sont incomplétement divisés en d'autres plus petits, par des stries longitudinales obscures, mais fréquemment interrompues (1).

Beaucoup de faisceaux primitifs, notamment les plus petits, ont une enveloppe membraneuse, dépourvue de structure, et faiblement granulée, qu'il faut bien distinguer du contenu fibreux. On remarque cette enveloppe dans les points où le contenu, déchiré par pression ou par tiraillement, s'est retiré des deux côtés, auquel cas la gaîne affaissée se continue sur la solution de continuité. On la reconnaît aussi à la manière dont les faisceaux se comportent dans l'acide acétique. A la vérité, l'acide acétique concentré dissout la gaîne, aussi bien que le contenu ; mais, lorsqu'il est étendu d'eau, la gaîne résiste quelque temps, tandis que le contenu devient clair et se renfle. Alors le faisceau primitif se montre bordé des deux côtés par des lignes obscures, et à l'extrémité, où ces lignes cessent, la substance contenue forme une masse globuleuse saillante au-dessus de la tranche : il arrive parfois aussi qu'un point de la gaîne se dissout sur la longueur d'un faisceau ; alors le contenu forme, en cet endroit, un renflement sphérique ou seulement ventru, le long duquel on n'aperçoit pas les contours obscurs. Cependant, comme je l'ai dit, la gaîne n'est nullement propre à tous les faisceaux primitifs, et parmi ceux qui occupent un même lieu, les uns peuvent en être pourvus, et les autres en manquer, le tout sans aucune règle.

Souvent la surface d'un faisceau primitif est couverte de noyaux de cellules plus ou moins nombreux, qui deviennent sensibles par le traitement au moyen de l'acide acétique. Ces noyaux sont, ou larges, ou ovales en long et pourvus de nucléoles (2), ou étirés en

____

(1) Pl. IV, fig. 4, D.
(2) Pl. IV, fig. 4, A , a, D, a, a, a.

stries plus ou moins longues, étroites, pointues aux deux extrémités, et courbées en demi-cercle ou flexueuses, comme les corpuscules qu'on voit dans la racine du poil ; ou bien enfin ils sont convertis en séries de trois, quatre à six granules obscurs. Tantôt ils sont isolés, tantôt ils sont placés sur les bords, alternes ou opposés à l'égard les uns des autres ; quelquefois on les remarque en

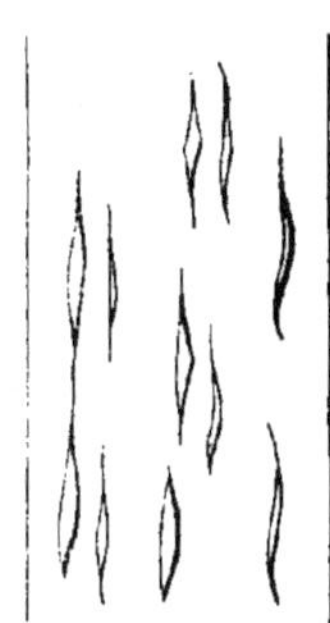

grand nombre sur la surface des faisceaux, comme dans la figure ci-contre. La plupart du temps, ils sont droits et parallèles à l'axe longitudinal ; mais parfois aussi ils sont obliques et transverses. Lorsqu'il y en a plusieurs en face les uns des autres, ils communiquent parfois ensemble au moyen de filets minces, et représentent de longues stries extrêmement déliées. Je n'ai pu me convaincre, ni chez l'homme, ni chez les mammifères, qu'ils se convertissent en filaments plus longs, onduleux, branchus, ou même roulés en spirale, quoique les noyaux allongés donnent souvent lieu à des espèces d'échancrures sur le bord, en se réfléchissant autour de lui pour passer obliquement d'une face à une autre. (Chez la grenouille, on remarque des faisceaux qui sont, comme ceux de tissu cellulaire, entourés de fibres spirales.)

On se demande si les noyaux que je viens de décrire appartiennent à l'enveloppe ou aux fibres primitives dont je vais parler. On peut se figurer les fibres primitives d'un faisceau divisées en fascicules, entre lesquels et les noyaux existe le même rapport qu'entre les noyaux des muscles lisses et leurs fibres. Ce qu'il y a de plus vraisemblable, c'est que les noyaux sont logés dans l'enveloppe des faisceaux musculaires : car on ne les voit jamais dans la profondeur de ces faisceaux, tandis qu'ils font saillie très souvent au bord, et fréquemment ils affectent une direction oblique et transversale, au lieu que les fibres primitives sont toujours parallèles les unes aux autres et longitudinales.

Ce qui distingue les muscles de la vie animale des deux espèces de fibres musculaires précédemment décrites, et de tous les autres tissus, c'est la striation des faisceaux, tant en travers qu'en long, qui prédomine tantôt dans un sens, tantôt dans l'autre. Il n'y a qu'au cœur, surtout dans le voisinage immédiat des enveloppes de tissu cellulaire interne et externe, qu'on rencontre des faisceaux qui sont faiblement grenus, comme les fibres musculaires lisses, mais qui, en même temps, décrivent des flexuosités, comme les faisceaux de tissu cellulaire, et de cette manière tiennent pour ainsi dire le milieu entre les uns et les autres. On en trouve, dans le cœur, et parfois aussi dans les muscles du tronc, d'autres qui semblent avoir un contenu à grains plus fins, mais dont les grains ou ponticules ne sont point rangés en lignes régulières. Ces grains, qui, dans des muscles manifestement fibreux, sont fréquemment situés entre les fibres et autour d'elles, ne doivent pas naissance à une illusion d'optique. Les fibres peuvent être dissoutes par l'acide acétique; les ponticules, plus petits que ceux d'aucune autre région du corps, se dispersent, et restent indissous. Mais, dans les muscles complétement développés, comme la majeure partie de ceux du tronc, les stries dont j'ai parlé ne manquent jamais, et l'on ne voit varier que le rapport de la striation longitudinale à la striation transversale, qui sont, sous le rapport de l'évidence, en raison inverse l'une de l'autre.

Il y a des faisceaux, surtout parmi ceux qu'on a mis en évidence par la macération, qui sont séparés par des traits simples et droits, parallèles les uns aux autres, et dirigés en long (1). La distance entre ces traits est d'environ 0,0006 ligne (2), comme on peut s'en convaincre par des mesures directes, mais plus sûrement encore en mesurant la largeur d'un faisceau entier, et le divisant ensuite par le nombre des traits : pour simplifier autant que possible le calcul, on peut compter dix traits, et diviser par dix l'étendue en largeur qu'ils occupent. Les traits longitudinaux ne sont autre chose que les limites de fibres plus déliées, de ce qu'on appelle les fibres primitives des muscles de la vie animale. Quand les faisceaux primitifs ont été déchirés ou coupés obliquement, la tranche laisse apercevoir ces fibres qui, dans une très petite étendue, sont isolées ou réunies, soit deux à deux, soit trois à trois, de manière qu'elles font saillie les unes au-dessus des autres en manière d'escalier (3). Il n'est pas toujours facile de distinguer ces faisceaux musculaires simplement striés en long des faisceaux du tissu cellulaire; on les

(1) Pl. IV, fig. 4, F.
(2) 0,0006, Lauth *l'Institut*, 1834, n° 70). — 0,0009-0,0012, Krause. — 0,001 à 0,0012, R. Wagner *Mens. microm*). — 0,0004-0,0008, Treviranus (*Beitræge*, t. II, p. 69). — 0,007-0,0012, Ficinus. — 0,0007, Skey. — 0,0024, Muller (*Physiologie du système nerveux*, t. I, p. 480). — 0,0005-0,0006, Harting. — 0,0005-0,0006, Bruns.
(3) Pl. IV, fig. 4, D.

reconnaît à la netteté et à l'obscurité des stries longitudinales, à la coloration en jaune rougeâtre, à l'inflexion en zigzag ; mais tous les doutes sont dissipés lorsque, comme il arrive d'ordinaire, on voit apparaître la striation transversale caractéristique sur d'autres points du même faisceau.

A cette forme s'en rattache une autre, dans laquelle la striation longitudinale prédomine encore ; mais les stries, au lieu d'être de simples lignes, sont composées de petits points obscurs, disposés en séries, et serrés les uns contre les autres (1). Ensuite les points augmentent de largeur, et la striation transversale acquiert le dessus (2). Lorsqu'ils sont disposés régulièrement en séries à côté les uns des autres, les stries transversales passent sur le faisceau entier ; souvent elles n'en occupent qu'une portion ; fréquemment elles sont interrompues à plusieurs reprises dans leur trajet ; elles peuvent avoir une direction oblique ou onduleuse ; enfin elles peuvent devenir tout-à-fait insensibles, lorsque les petits points, quoiqu'encore rangés en séries régulières, ne se touchent plus dans le sens de la largeur. Parfois l'arrangement des points est tel qu'on est libre de suivre à volonté ou la direction longitudinale ou la direction transversale, comme dans la figure ci-contre. La distance entre les stries transversales, mesurée d'après la méthode indiquée précédemment, s'élève également, dans ces faisceaux, à 0,0006 ligne, terme moyen. Les stries transversales s'étendent généralement ici, comme les stries longitudinales dans l'autre cas, à l'épaisseur entière du faisceau, et lorsqu'on change peu à peu le foyer en regardant un faisceau un peu fort, on voit paraître continuellement de nouvelles stries transversales jusqu'à la face inférieure du faisceau, ce qui prouve qu'elles n'appartiennent pas à la gaîne. Je les ai souvent reconnues, sur des faisceaux que j'avais traités par l'acide acétique, dans le contenu que son gonflement faisait sortir de la gaîne. La macération et une douce pression (4) réduisent réellement les faisceaux, dans le sens

----

(1) Pl. IV, fig. 4, A. La moitié supérieure.
(2) Même figure : la moitié inférieure.
(3) Pl. IV, fig. 4, D, E.
(4) Pour ramollir les faisceaux dans l'eau, en été, et dissoudre la substance unissante, sans exposer les muscles à la putréfaction et à la destruction par des infusoires, Schwann conseille d'ajouter de la strychnine au liquide.

de la longueur, en fibres primitives de la largeur indiquée. Ces fibres ont, du côté ombré, des contours épais et obscurs, qui sont onduleux ou alternativement plus larges et plus étroits (1). Lorsqu'il n'y a que peu de fibres ensemble, on reconnaît que les petits points obscurs dont se composent les traits transversaux sont formés, sur la limite entre deux de ces fibres, par les parties les plus larges et obscures des bords (2). Suivant les changements qu'on imprime au foyer, les ombres des contours s'étendent sur les fibres entières, et celles-ci paraissent tantôt munies de stries claires et obscures (3), tantôt formées de globules brillants, disposés à la suite les uns des autres (4), quelquefois enfin constituées par de petits points isolés et tout-à-fait obscurs, qui sont attachés les uns aux autres par des lignes plus étroites et plus claires (5). Nous nous trouvons presqu'à la limite de la certitude de nos moyens d'optique, et l'observation immédiate peut à peine décider laquelle des diverses images produites par les différents foyers est exacte, si par conséquent la fibre musculaire est simple et finement frisée, ou striée, ou composée de globules, ou variqueuse et renflée de distance en distance. Mais d'autres motifs se réunissent pour faire regarder comme une chose vraisemblable que l'apparition de globules, de quelque espèce qu'ils soient, repose sur une illusion d'optique, et tient uniquement à la frisure des fibres primitives, qui fait qu'on n'aperçoit jamais qu'une certaine étendue de ces fibres au foyer, le reste se voyant d'une manière diffuse. Les circonstances qui viennent à l'appui de cette manière de voir sont, d'abord l'inconstance des stries transversales et la transition immédiate de fibres droites à des fibres variqueuses, ensuite l'apparition de stries transversales dans le tissu cellulaire lorsqu'après avoir été traité par l'acide acétique, il commence à se renfler et à se rider.

Enfin, il y a des fibres primitives dans lesquelles les stries longitudinales sont tout-à-fait insensibles, indiquées au plus par des lignes plus obscures, simulant des sillons, et séparées par de plus grandes distances, tandis que les fibres transversales sont au contraire bien et nettement tranchées (6). La distance entre les fibres

(1) Pl. IV, fig. 4, A, d.
(2) Pl. IV, fig. A, f.
(3) Pl. IV, fig. 4, A, e.
(4) Pl. IV, fig. 4, A, c.
(5) Pl. IV, fig. 4, A, b.
(6) Pl. IV, fig. 4, C, G.

transversales est généralement considérable ici, double, et même plus, de celle qui sépare les stries transversales précédentes, et double aussi au moins de l'épaisseur des fibres primitives. Suivant le mode d'éclairage, les stries transversales paraissent comme de larges lignes obscures sur un fond clair, ou comme des traits clairs sur une surface obscure; mais elles ne représentent jamais des séries de globules, si ce n'est dans les points où les stries de la surface supérieure et celles de la surface inférieure, qui marchent en se croisant, se coupent réciproquement (1). Ces espèces de stries semblent être bornées à la superficie du faisceau ; une coupe transversale se montre nettement limitée sur les bords, et seulement pâle, faiblement grenue, vers l'axe. Sur le bord des faisceaux, aux stries obscures correspondent des étranglements plus ou moins profonds (2). Souvent aussi on croirait voir de larges rubans, bornés par les stries obscures qui, marchant en spirale le long du bord, se rendraient à la face inférieure ; fréquemment les espaces obscurs entre les rubans paraissent devenir plus considérables d'un côté que de l'autre, ou vers le milieu de la surface d'un faisceau. Par la macération et la pression, ces rubans se séparent en segments, souvent très courts, qui s'écartent réellement les uns des autres le long des stries transversales. Quand un faisceau est déchiré d'une manière inégale, on ne voit pas saillir de petites fibres longitudinales, mais on dirait que quelques lambeaux des rubans transverses ont été arrachés, le reste étant demeuré en place (3). En réunissant toutes ces observations, ce qui semble le plus vraisemblable, c'est que les fibres primitives, quoique formées peut-être aussi de fibres longitudinales dans l'intérieur, sont cependant entourées extérieurement de larges rubans annulaires ou en spirale, dont la disposition est telle qu'en général les tours du ruban se touchent exactement et ne laissent aucun intervalle entre eux. Cependant je crois qu'il faut s'attendre qu'un jour on démontre que cette manière d'envisager les choses est aussi le résultat d'une illusion d'optique, et que peut-être les fibres primitives sont seulement frisées à un point extrême dans ces faisceaux. Une preuve décisive me manque à l'égard de l'hypothèse : du moins n'ai-je point encore réussi à détacher et isoler le ruban présumé, comme on y parvient dans les filaments en spirale des faisceaux du tissu

(1) Pl. IV, fig. 4, C.
(2) Pl. IV, fig. 4, G.
(3) Pl. IV, fig. 4, G.

cellulaire , dans les trachées en spirale des insectes. D'un autre côté, il se rencontre , rarement à la vérité , mais incontestablement , des formes intermédiaires, tenant le milieu entre les faisceaux primitifs à stries transversales de la première classe et ceux de la seconde , des faisceaux avec des stries linéaires obscures, séparées par des intervalles étroits, et d'autres avec des stries grenues, interrompues, et de larges intervalles. On ne doit pas oublier non plus que souvent les fragments de faisceaux primitifs de la première classe sont déchirés en travers d'une manière bien nette, et sans qu'on voie de fibres primitives faire saillie au bord.

Substance médullaire des faisceaux striés.

Suivant Jacquemin (1) , Skey (2) et Valentin (3) , l'axe de tous les faisceaux musculaires primitifs est occupé par un espace creux ou un canal plein d'un substance gélatiniforme. Valentin laisse dans le doute de savoir si ce canal est ou non tapissé par une membrane. Skey parle d'un enduit gélatiniforme des fibres longitudinales , à leur face interne , celle qui regarde la cavité intérieure ; cet enduit devrait par conséquent se trouver entre les fibres et le canal. Il prétend que quand on change peu à peu le foyer , en contemplant des faisceaux entiers , on voit apparaître d'abord des fibres transversales, puis des fibres longitudinales , ensuite une couche dépourvue de structure , après laquelle viennent encore des fibres longitudinales , et enfin des fibres transversales : il dit avoir vu quelquefois le canal central affecter la forme d'une ouverture sur des coupes obliques ; cependant il avoue que cette structure n'est pas toujours parfaitement évidente. Valentin cite en preuve de l'existence d'une cavité intérieure, que des faisceaux musculaires frais, coupés en travers , se renversent souvent en dehors à leur circonférence entière , de manière qu'il résulte de là des espèces d'orifices plus ou moins infundibuliformes. J'ai souvent vu aussi ce phénomène ; mais j'avoue qu'il m'a été impossible , soit par lui, soit par aucune autre des méthodes indiquées , d'acquérir la conviction pleine et entière de l'existence d'un canal central. En examinant des faisceaux à larges

(1) *Isis*, 1835, p. 437.
(2) *Philos. Trans,,* 1837, p. 377.
(3) MULLER , *Archiv*, 1840 , p. 207. — Comp. *Berlin. Encyclop.*, article *Muskeln*, p. 209.

stries transversales, on n'aperçoit, dans leur intérieur, qu'une simple substance homogène ; les faisceaux étroits ou sans stries transversales m'ont offert des traces de fibres, en quelque situation que se trouvât le foyer, et, dans tous les cas, il est faux que, comme le prétend Skey, les fibres longitudinales soient toujours placées plus en dedans que les fibres transversales. Je me suis procuré des tranches très minces de faisceaux primitifs, en raclant transversalement des lambeaux de substance musculaire desséchée ; en ramollissant dans l'eau les raclures, je voyais les faces de la section uniformément garnies de très petits points, et ces points, indices de la coupe des fibres primitives, ne manquaient pas non plus au centre. D'un autre côté, les faisceaux musculaires, ceux du cœur surtout, que j'avais rendus transparents par l'action de l'acide acétique, m'ont fréquemment offert un phénomène qui semblait témoigner de l'existence d'une substance particulière, axe ou moelle, comme on voudra la nommer : des granulations obscures, de volume varié (1) formaient d'étroites et irrégulières séries longitudinales dans le milieu du faisceau, et d'un amas de ces granules à l'autre s'étendaient deux lignes obscures, semblables aux parois d'un canal renfermant les corpuscules. On peut aisément confondre ces granules avec ceux qui restent après la résorption partielle des noyaux logés dans l'enveloppe ; mais ils sont situés plus profondément, et se distinguent aussi par les larges stries qui en partent. Si l'on ajoute que, dans les faisceaux musculaires, non à maturité, de l'embryon, avant le développement complet des fibres primitives, l'existence d'un cylindre solide ou creux dans l'axe est très manifeste, et qu'elle y a été constatée par presque tous les observateurs, on ne peut pas douter de l'exactitude des descriptions données par les physiciens précités ; la seule chose que je serais tenté de mettre en question, c'est de savoir si la substance médullaire demeure constamment distincte dans tous les faisceaux musculaires, si elle ne peut pas être refoulée peu à peu par la substance corticale fibreuse.

Muscles à faisceaux variqueux.

Tous les muscles qui partent du squelette ont des faisceaux articulés. C'est aussi le cas des muscles de l'œil, de l'oreille interne (2), de l'os hyoïde, de la langue, du voile du palais et du larynx, des

(1) Pl. IV, fig. 4, B, *a*, *a*.
(2) J. MULLER, *Physiologie*, t. II, p. 380.

constricteurs du pharynx, du peaucier chez l'homme, des sphincters externes et des muscles du périnée (1). Les faisceaux variqueux partent des ouvertures du corps, s'étendent plus ou moins
loin en dedans, le long des canaux, et se perdent peu à peu. A
l'œsophage, ils couvrent, suivant Schwann (2) et Skey (3), le
premier tiers de ce conduit, jusqu'à son entrée dans la cavité thorachique ; selon Ficinus (4) et Valentin (5), ils se prolongent jusqu'au cardia, où ils s'épanouissent en rayonnant, tandis que les
faisceaux lisses de l'estomac s'engrènent, comme des dents, dans
les interstices des rayons. C'est ce que j'ai observé aussi chez
la brebis. La partie inférieure du rectum contient des faisceaux
variqueux (6). Des muscles du périnée il en part qui s'étendent
sur la partie membraneuse de l'urètre, où ils font l'office de con-
stricteur ; les muscles lisses tirent leur origine du col de la vessie (7).
Si l'on a égard à la structure des faisceaux, le cœur, le commencement des gros troncs veineux tout près du cœur, et les cœurs
lymphatiques des reptiles (8), appartiennent aux muscles de la vie
animale. Il est encore douteux que les fibres de la matrice doivent
y être rapportées.

Analyse chimique des muscles.

Les propriétés chimiques des muscles ont été fort peu étudiées
encore, avec le soin de tenir compte des divers éléments qui entrent
dans la composition de ces organes. Les faisceaux et les fibres paraissent ne changer que fort peu dans l'eau et l'alcool. Quand on
les laisse macérer pendant long-temps, ils se réduisent plus aisément
en fibres primitives, et se divisent en fragments dans le sens de la
longueur. Plongés dans l'eau bouillante, ils se resserrent d'abord,

(1) Je dois signaler, comme une exception remarquable, un muscle pâle,
situé au côté inférieur de la verge du cheval (GURLT, *Vergleichende Anatomie*, t. I, p. 285 ; t. II, p. 106), qui possède des faisceaux non striés (VALEN-
TIN, *Repertorium*, 1838, p. 106).
(2) J. MULLER, *Physiologie*, t. I, p. 481.
(3) *Loc. cit.*, p. 381.
(4) *De fibra musc.*, p. 13.
(5) *Repertorium*, 1837, p. 86.
(6) FICINUS, *loc. cit.*, p. 16.
(7) J. MULLER, *Organische Nerven der Geschlechtsorgane*, p. 19.
(8) TREVIRANUS, *Beitræge*, t. II, p. 72. — VALENTIN, dans MULLER, *Archiv*, 1839, p. 177.

et deviennent plus fermes ; mais au bout d'un certain laps de temps ils se ramollissent. L'acide acétique concentré dissout, comme je l'ai déjà dit, tant les gaînes que les fibres primitives : quand cet acide est étendu d'eau, les faisceaux deviennent cassants et transparents, et tantôt les stries transversales, tantôt les longitudinales, deviennent plus apparentes ; les noyaux de la gaîne ne subissent aucun changement. Le carbonate potassique raffermit les fibres, et rend plus sensible la forme onduleuse, mais d'ailleurs cylindrique, des fibres primitives (Ficinus). Les muscles sont du nombre des organes dont la putréfaction s'empare le plus aisément. Schultz a décrit (1) les changements qu'ils éprouvent dans le suc gastrique : ils se divisent, suivant le sens de la longueur, en fragments qui deviennent de plus en plus petits, et finissent par se réduire en petits globules arrondis. Valentin décrit un mouvement oscillatoire que les faisceaux musculaires frais exécutent lorsqu'ils se trouvent en contact avec l'eau (2) ; ce mouvement peut durer une demi-heure au plus.

Les organes composés de fibres musculaires se font remarquer par leur couleur rouge, qui, en général, est beaucoup plus vive dans les muscles de la vie animale que dans ceux de la vie organique, quoiqu'il y ait aussi des muscles de la vie animale qui sont pâles, et des muscles de la vie organique qui ont une teinte rouge très prononcée. Ainsi, par exemple, la substance musculaire de l'estomac des oiseaux est brune, quoique formée de faisceaux non articulés, tandis que la substance des muscles de la vie animale est presque partout pâle chez les poissons. Chez certains oiseaux aussi on voit des couches obscures et claires alterner dans le système des muscles de la vie animale. Cette circonstance suffit déjà pour prouver que la couleur rouge ne tient pas au sang contenu dans les vaisseaux capillaires des muscles, puisque ces vaisseaux se comportent à peu près de même partout. On l'aperçoit aussi, bien que faible, et comme teinte jaunàtre, dans les faisceaux primitifs isolés qu'on examine au microscope. Elle doit donc dépendre d'une matière colorante combinée avec la substance du muscle. Cette matière colorante ressemble à l'hématosine, en ce sens que, quand on l'a extraite, au moyen de l'eau, elle devient plus claire au contact de l'air, et

____

(1) *De alimentorum concoctione*, p. 34.
(2) Comp. *Berlin. Encyclop.*, article *Muskelbewegung*, p. 187.

plus obscure à celui du sulfide hydrique. Mais Schwann a vu (1) une fois les muscles pâles de la carpe devenir très rouges après quelque temps de macération à froid pendant l'hiver. Ce phénomène n'est point explicable par les réactions de l'hématosine ; probablement même il ne se rattache pas non plus à la matière colorante des muscles, puisque Gruithuisen a remarqué (2) que la fibrine du sang, rendue parfaitement blanche par le lavage, rougissait au bout d'un certain laps de temps.

Lorsqu'on fait en grand l'analyse chimique des muscles, on obtient leurs substances particulières mêlées avec les produits que fournissent le tissu cellulaire, les vaisseaux sanguins et le sang, les vaisseaux lymphatiques et la lymphe, les nerfs et la graisse.

On a trouvé dans 100 parties de chair fraîche de bœuf :

	Berzelius.	Braconnot.	Schlossberger (3)
Matières solubles dans l'eau froide.	17,70	18,18	17,5
Albumine soluble et matière colorante.	2,20	2,70	2,2
Extrait alcoolique, avec sels . . .	1,80	1,94	1,5
Extrait aqueux, avec sels.	1,05	1,15	1,3
Phosphate calcique contenant de l'albumine.	0,08	. . .	traces.
Eau (et perte)	77,17	77,03	77,5
	100,00	100,00	100,00

La substance qui reste sèche après l'extraction par l'eau froide et l'évaporation de l'eau, peut être débarrassée par l'ébullition de la colle provenant du tissu cellulaire, et par l'éther de la graisse. Le reste, qui s'élève à 15,8 pour cent, se comporte comme de la fibrine, et se renfle, dans l'acide acétique, en une gelée que l'eau avec laquelle on la fait digérer dissout. Une petite quantité de tissu membraneux se précipite sous la forme d'un dépôt gris. Cette portion de fibrine appartient tant au sang qu'au tissu musculaire. Le liquide obtenu par expression, qui contient les matériaux du sang et de la chair musculaire solubles dans l'eau, n'est pas alcalin, comme le sang, mais rougit le papier bleu du tournesol. La réaction acide est due à de l'acide lactique, en partie libre, en partie combiné avec de l'alcali, qu'on peut extraire par l'alcool.

(1) J. MULLER, *Physiologie*, t. I, p. 486.
(2) *Beitræge zur Physiognosie*, p. 184.
(3) *Untersuchungen ueber das Fleisch verschiedener Thieren*, p. 46.

Des trois analyses que j'ai rapportées plus haut, deux ont été faites avec de la chair musculaire ordinaire, l'autre, celle de Braconnot, avec la substance du cœur. L'iris (1), la tunique musculeuse de l'intestin (2), la substance de la matrice (3), la couche musculeuse du conduit biliaire et de la vésicule biliaire du bœuf, ainsi que celle des uretères du cheval (4), enfin la tunique musculeuse hypertrophiée des uretères de l'homme (5), se comportent de même sous le point de vue chimique. L'ébullition rend les fibres de ces conduits excréteurs plus prononcées, plus fermes, plus obscures, et fait qu'elles se resserrent un peu; après une coction prolongée pendant plus de vingt-quatre heures, l'eau n'avait enlevé que peu de colle, et les fibres étaient devenues plus molles.

Propriétés physiques des muscles.

Les muscles ont moins de solidité que les tendons. Ceux de la vie animale supportent, sans se déchirer, une distension plus considérable que celle à laquelle les muscles de la vie organique sont en état de résister, et ces derniers sont plus extensibles que les fibres des artères. Ils ne possèdent que peu d'élasticité. Cependant ils peuvent, par le développement lent de tumeurs, par l'effet de la grossesse, etc., subir un allongement considérable, qui ne les empêche pas, quand la cause cesse d'agir, de revenir bientôt à leur état antérieur. Les muscles qui sont distendus par des tumeurs, deviennent souvent très plats, minces, et se séparent en plusieurs faisceaux. Prevost et Dumas ont trouvé que le muscle ventral distendu d'une grenouille pleine se raccourcissait d'un tiers de sa longueur, et qu'après avoir été coupé en travers, il devenait encore d'un quart plus court.

Faisceaux secondaires.

Les faisceaux primitifs des muscles articulés, et fréquemment aussi les fibres primitives des muscles non articulés, car ce qu'on considère comme fibre élémentaire dans ceux-ci correspond à un

(1) BERZELIUS, *Traité de chimie*, t. I, p. 459, 460.
(2) *Ibid.*, p. 146.
(3) J. MULLER, *Physiologie du système nerveux*, Paris, 1840, t. I, p. 478.
(4) MEYER, *De musculis in ductibus efferent.*, p. 30.
(5) TORTUAL, dans MULLER, *Archiv*, 1840, p. 163.
(6) MAGENDIE, *Journal de physiologie*, t. III, p. 314.

faisceau primitif des premiers, produisent, en s'appliquant longitudinalement à côté les uns des autres, des faisceaux scondaires, dont chacun possède une petite gaîne formée de tissu cellulaire, et qui se résout en colle par la coction. Des vaisseaux et des nerfs nombreux se répandent dans cette gaîne, et de là pénètrent, en ramifications capillaires, dans les intervalles des faisceaux primitifs, mais jamais dans leur intérieur. Les faisceaux secondaires sont en général prismatiques, quoique assez aplatis. Ils ont, pour la plupart, une largeur d'un quart de ligne à une demi-ligne. Dans les gros muscles du tronc, ils sont également disposés en long à côté les uns des autres, de manière que, sur une coupe longitudinale, on les voit séparés par d'étroites lignes blanches. Des gaînes plus solides de tissu cellulaire réunissent de même un certain nombre de ces faisceaux en d'autres plus gros, ayant en général la forme de prismes à trois pans, d'une largeur de deux lignes et plus. Toutes ces gaînes font corps ensemble, et finalement avec une couche plus ou moins fibreuse qui enveloppe chaque muscle. Les feuillets qui se rendent de cette couche entre les faisceaux tertiaires, se voient très bien dans les muscles à faisceaux peu serrés, comme le deltoïde et le grand fessier.

Muscles.

Enfin les faisceaux musculaires forment, par leur réunion, tantôt des masses solides, cylindriques ou à peu près, les muscles proprement dits, tantôt des expansions membraneuses, dont les unes représentent des couches plates, limitant des cavités, tandis que les autres, roulées en tubes, entourent des canaux. Les muscles et les expansions musculaires plates, comme les muscles du bas-ventre, le mylo-hyoïdien, le releveur de l'anus, le diaphragme, ne renferment, chez l'homme, que des faisceaux parallèles de fibres variqueuses; dans la langue et le cœur, des faisceaux secondaires de fibres variqueuses sont diversement entrelacés ensemble, et le cœur offre même des faisceaux secondaires qui s'unissent par des anastomoses. Dans la tunique musculeuse de l'estomac et de la vessie, les faisceaux lisses se réunissent en fascicules, et s'entrelacent ensemble, isolés et réunis à la fois par des couches considérables de tissu cellulaire. Les autres tuniques musculeuses contiennent peu de tissu cellulaire, et celui-ci manque entièrement dans les conduits excréteurs; alors les fibres musculaires sont placées à côté les unes des autres, et disposées par couches au-dessus les unes des autres, affectant souvent des directions différentes dans les diverses couches. A l'intestin, il y a extérieurement une mince couche longitudinale, et intérieurement une couche de fibres circulaires, plus mince encore, qui repose immédiatement sur la membrane muqueuse. L'inverse a lieu dans les conduits excréteurs ; à la membrane muqueuse succède une couche de fibres longitudinales, qui, dans le canal déférent, forme l'épaisseur presque entière de la tunique musculeuse, et qu'on peut déchirer en long ; à l'extérieur, autour d'elle, se trouve une couche plus faible de fibres transversales (1). Cette disposition fait donc que les conduits excréteurs se rapprochent davantage des vaisseaux, et surtout des veines, que de l'intestin. Aux vésicules séminales (2) et à la vésicule biliaire, les fibres musculaires passent sur les duplicatures de la membrane muqueuse, d'où il résulte que celle-ci forme des plis et des saillies à l'intérieur.

J'ai précédemment parlé de la forme particulière des réseaux capillaires dans les muscles en général. D'après la description de Prochaska (3), les vaisseaux pénètrent dans le muscle par plusieurs points ; ils marchent obliquement entre les faisceaux, et ne suivent la direction de ces derniers que quand ils sont devenus plus grêles. Les ramifications les plus déliées accompagnent et entourent les faisceaux, unies ensemble par des anastomoses transverses. On dit qu'elles se terminent par des culs-de-sac, ou en décrivant des arcades, lorsqu'elles parviennent aux tendons, dans l'intérieur desquels il ne s'en introduit aucune provenant de la substance muscu-

---

(1) Tortual a trouvé une couche de fibres longitudinales à l'extérieur dans la tunique musculeuse hypertrophiée d'un uretère (MULLER , *Archiv*, 1840, p. 162). Meyer (*De duct. efferent*, p. 31) décrit, dans l'uretère du cheval, trois couches, une interne, longitudinale, un peu écartée ; une moyenne, serrée, annulaire, et une externe, longitudinale, qui monte de la vessie, et se perd vers le rein. Dans la vésicule biliaire du bœuf, la couche externe se composait de deux muscles qui, montant de l'intestin, s'étendaient longitudinalement jusqu'au fond, et donnaient de côté des branches affectant une direction transversale. La seconde couche était annulaire, et plus forte au col ; la troisième oblique, en deux directions croisées ; la quatrième longitudinale.

(2) E.-H. WEBER , dans KRETSCHMAR, *Lineam. physiol. morb.*, Léipzick . 1836.

(3) *Disquis. anat. physiolog.*, p. 99.

laire. La distribution des nerfs sera indiquée dans le chapitre suivant. Je ferai seulement remarquer ici, par anticipation, que les nerfs moteurs sont nombreux, et que les nerfs sensitifs sont **rares**, si l'on en juge d'après le peu de sensibilité des muscles.

Il paraît que, dans les muscles striés, chaque faisceau primitif s'étend sans interruption d'une extrémité à l'autre; car, dans les morceaux détachés, on n'aperçoit ni divisions, ni extrémités libres. Les sphincters sont encore à examiner sous ce rapport. Quelquefois, il y a un tendon d'un côté seulement, comme dans la portion externe de l'orbiculaire des paupières, et alors il est probable que les fibres s'étendent sans discontinuer d'un bord à l'autre du tendon. Ailleurs, par exemple, à la portion interne du même muscle, les fibres doivent revenir sur elles-mêmes, ou être entrelacées. **Dans** les muscles lisses, il est rare aussi qu'on trouve des fibres (faisceaux) isolées, se terminant en pointe, ou s'anastomosant avec d'autres, de sorte qu'on est en droit de présumer que, dans les tuniques musculeuses également, les fibres longitudinales sont en grande partie continues, et que les circulaires sont fermées en anneau ou roulées en spirale. Les muscles du tronc, à l'exception des sphincters, sont fixés, à leurs extrémités, par des tendons plus ou moins longs, ou par des membranes fibreuses; quelques uns d'entre eux présentent même dans leur intérieur des membranes fibreuses qui les interrompent longitudinalement. L'union des muscles et de leurs tendons paraît avoir lieu par une intrication intime, dans laquelle, suivant Valentin (1), Gurlt (2) et Gerber (3), les faisceaux musculaires se terminent par des extrémités rétrécies ou arrondies. A l'extrémité du faisceau musculaire, les fibres tendineuses s'insèrent sur tout le pourtour, de même que quand un doigt d'une main est embrassé circulairement par les cinq doigts de l'autre main (Valentin). Ehrenberg a prétendu que chaque fibre musculaire dégénérait en une fibre tendineuse (4); cette assertion est dépourvue de vraisemblance, et réfutée par les recherches dont j'ai donné plus haut le résultat. L'ébullition fait resserrer la substance musculaire et la substance tendineuse; peut-être aussi dissout-elle, à l'état de colle,

(1) *Verlauf und Enden der Nerven*, p. 68.
(2) *Vergleichende Physiologie*, p. 26, tab. I, fig. 14.
(3) *Allgemeine Anatomie*, p. 131, fig. 51, a.
(4) *Unerkannte Struktur*, p. 42.

un tissu cellulaire lâche aidant à l'union de ces deux substances ; après l'avoir subie, les muscles se détachent de leurs tendons d'une manière nette et sans déchirure. Dans les muscles cylindriques, les tendons sont toujours plus minces que la partie charnue ; aussi les fibres musculaires aboutissent-elles à leur pourtour, comme à un axe commun, et finissent-elles par s'y insérer sous un angle très aigu. En général, alors, le tendon est totalement entouré par les fibres musculaires, et il monte, dans l'axe du muscle, plus haut qu'à l'extérieur, en s'élargissant et s'amincissant peu à peu ; fréquemment les tendons s'étendent fort loin sur la surface des muscles. Lorsque, dans des muscles plats, les faisceaux musculaires s'appliquent au tendon d'un côté seulement, ou de deux côtés, il résulte de là les muscles qu'on appelle penniformes on semi-pennés. Si les faisceaux aboutissent, vers une extrémité ou vers l'autre, autour de plusieurs tendons distincts, ou a un muscle à plusieurs têtes. Dans le cœur, les tendons sont en quelque sorte remplacés par les anneaux fibreux placés tant aux orifices artériels et veineux des ventricules qu'à l'origine des valvules ; mais les colonnes charnues ont des tendons proprement dits (1).

Irritabilité musculaire.

Dans leur conflit vivant avec les nerfs, les muscles possèdent l'aptitude à se raccourcir suivant la direction de leurs fibres, phénomène qui s'accompagne d'une augmentation correspondante d'épaisseur. Tant que la connexion avec les nerfs subsiste, les muscles, à l'état sain, sont, comme le tissu cellulaire contractile et les tuniques vasculaires, dans un état modéré de raccourcissement. C'est sur cette connexion que repose la tonicité, la tension des parties contractiles vivantes pendant le repos, tension qui, parce qu'elle est constante, a été regardée comme un phénomène physique. Mais elle s'éteint à la mort, tandis que l'élasticité physique persiste ; elle s'éteint également lorsque les nerfs des muscles cessent d'être en rapport de continuité avec les organes centraux. Tout ce qui a le pouvoir de changer l'état des nerfs, change aussi la tension dans les muscles. Le degré de ton de ces derniers est donc, comme la contraction des vaisseaux et du tissu cellulaire, une mesure de l'énergie

(1) PALICKI, *De musculosa cordis structura*, Breslau, 1839, in-8.

du système nerveux en général, et l'altération locale de certains nerfs entraîne une contraction ou une expansion locale dans le système des muscles.

On appelle communément stimulants des muscles les agents qui produisent des contractions dans ces organes : ce sont donc des stimulants de nerfs. Humboldt (1) a prouvé que les muscles auxquels on avait enlevé aussi complétement que possible leurs plus petites ramifications nerveuses, n'étaient plus affectés par le galvanisme. J. Muller a remarqué qu'après la destruction d'un nerf par l'effet d'un violent tiraillement, les muscles avaient perdu leur irritabilité (2). Quand les nerfs viennent à être séparés du cerveau et de la moelle épinière, l'irritabilité ne tarde pas à s'éteindre dans les muscles (3). Suivant Gunther et Schœn (4), cette propriété diminue, chez les lapins, à partir de la douzième heure après la section du nerf, et d'ordinairement elle est complétement abolie au bout de huit jours. On peut encore alléguer comme preuve de la dépendance dans laquelle l'irritabilité musculaire est du système nerveux, que les mêmes substances qui portent atteinte, par l'intermédiaire du sang, à l'activité des organes centraux, comme les narcotiques, font cesser aussi l'irritabilité des muscles avec lesquels on les met en contact (5), que tout ce qui est excitant pour les muscles l'est aussi pour les nerfs, et que tout ce qui diminue l'excitabilité de ces derniers exerce également une influence paralysante sur les muscles. Mais Valentin nous a fourni l'argument le plus décisif (6), en démontrant que les petits lambeaux de substance musculaire de grenouille qu'on examine au microscope ne se montrent sensibles à l'action du galvanisme que quand ils contiennent encore quelques fibres nerveuses. Si les suites varient selon qu'une irri-

<hr>

(1) *Gereizte Muskel-und Nervenfaser*, t. I, p. 104, 105, 236.

(2) *Archiv*, 1834, p. 216.

(3) FOWLER, *Experiments and observations relative to the influence lately discovered by M. Galvani*, p. 118. — KRIMER, *Physiologische Untersuchungen*, p. 140. — STICKER, dans MULLER, *Archiv*, 1833, p. 202. — H. NASSE, dans F. et H. NASSE, *Untersuchungen*, t. I, p. 94. — STEINBUCK, *De nervorum regeneratione*, p. 66. — VALENTIN, *De functionibus nervorum*, p. 125. — P. Flourens, *Recherches expérimentales sur les propriétés et les fonctions du système nerveux*, 2e édition, Paris, 1842, in-8, p. 229.

(4) MULLER, *Archiv*, 1840, p. 274.

(5) J. MULLER, *Physiologie du système nerveux*, t. I, p. 509.

(6) *Loc. cit.*, p. 124.

tation agit sur le tronc nerveux ou sur le nerf lui-même, on explique aisément cette différence par des circonstances accidentelles. Ainsi des irritants chimiques déterminent plus facilement des convulsions, quand on les met en rapport avec le muscle dénudé, que quand on les fait agir sur le tronc nerveux (1), parce qu'ils ont moins de peine à pénétrer la chair musculaire que le névrilème. Après la section des nerfs, les irritations portées sur les muscles déterminent pendant plus long-temps des convulsions que celles qu'on exerce sur les nerfs (Gunther et Schœn), probablement parce que les extrémités périphériques des nerfs se maintiennent plus long-temps inaltérées que les troncs, qui sont plus rapprochés du lieu de la lésion.

Si les plissements décrits plus haut, qu'on remarque long-temps aussi après la mort, souvent même après la cuisson des faisceaux musculaires, enfin dans les muscles paralysés, ressemblaient à ceux qui ont lieu pendant la vie, sous l'influence du stimulus nerveux, il faudrait admettre que, quoique les excitants ordinaires agissent, durant la vie, et par le moyen des muscles, sur les nerfs, cependant la contraction de ces organes peut avoir lieu par une autre voie encore, ou du moins que la contractilité peut se conserver en eux après qu'ils ont été séparés des nerfs. On ignore encore si la roideur cadavérique, qui, d'après les nombreuses observations de Sommer (2), ne s'établit jamais ni plus tôt que dix minutes, ni plus tard que sept heures après la mort, dépend d'un plissement des muscles analogue à la contraction vivante, ou si elle reconnaît pour cause une simple coagulation ou condensation de leur substance. Mais ce qui doit porter à la considérer comme un phénomène propre au tissu musculaire, et non uniquement provoqué par la coagulation du sang contenu dans les vaisseaux de ce tissu, c'est que d'autres parties non moins riches en sang, par exemple les glandes, ne présentent rien de semblable après la mort.

Comme les réactions des muscles dépendent du conflit entre les fibres nerveuses et musculaires, il doit y avoir des états de ces dernières qui, en changeant leurs relations avec les nerfs, exercent de l'influence sur leur irritabilité, ou les rendent plus ou moins impressionnables à l'action des nerfs. Mais on ne connaît point ces états, à

---

(1) J. MULLER, *Physiologie*, t. I, p. 510.

(2) *De signis mortem hominis absolutam indicantibus*, P. II, Copenhague, 1833.

part certaines maladies organiques graves des muscles, qui généralement s'étendent aussi aux nerfs, et entraînent à leur suite la paralysie.

Différences de l'énergie musculaire.

Les différences entre les muscles, sous le rapport de leur énergie physiologique, suivant qu'ils obéissent ou non aux ordres de la volonté, qu'ils se contractent d'une manière rhythmique ou continue, etc., doivent donc dépendre plus des nerfs moteurs que des fibres musculaires elles-mêmes (1). C'est pourquoi je renvoie au chapitre du tissu nerveux ce que j'ai à dire sur ce sujet. Cependant, avec les particularités de fonction des muscles coïncident, jusqu'à un certain point, des particularités de structure : je n'examinerai ici que jusqu'à quel point on parvient à démontrer une relation entre ces deux ordres de phénomènes, par rapport auxquels je ferai entrer en ligne de compte les autres tissus contractiles. La table suivante nous éclaire de suite à cet égard.

(1) On pourrait alléguer, comme preuve d'une différence matérielle entre les muscles contractiles par l'effet de la volonté et ceux qui ne le sont pas, que la *Trichina spiralis*, ver intestinal ayant son siége dans la substance des muscles, a été trouvée dans tous les muscles du tronc, dans l'œsophage, jusqu'à deux pouces au-dessous du larynx, mais ne l'a point été dans le cœur, dont cependant les fibres sont également variqueuses (BISCHOFF, dans *Heidelberger Annalen*, ann. VI, cah. 2).

	INVOLONTAIRES.			VOLONTAIRES.
	Sensibles au froid, mais non aux irritations mécaniques et galvaniques.	Sensibles au froid et aux irritations mécaniques, mais non au galvanisme.	Insensibles au froid, mais sensibles aux irritations mécaniques et galvaniques.	Insensibles au froid, mais sensibles aux irritations mécaniques et galvaniques.
Tissu cellulaire.	Peau, dartos, corps caverneux.	Tuniques des veines.	Iris? vaisseaux lymphatiques?	
Muscles lisses.	(1)	Tuniques des artéres.	Tunique musculeuse des viscéres et des conduits excréteurs (2).	
Muscles striés.			Cœur et tuniques des vaisseaux à mouvements rhythmiques.	Muscles du tronc et des commencements des canaux intér. (3).
	I.	II.	III.	IV.

On aperçoit réellement ici une gradation dans le développement de la fonction physiologique. Elle est indiquée par les trois groupes de fibres contractiles que nous avons admises anatomiquement, sans l'être cependant de telle sorte qu'un groupe succède à l'autre en série continue, puisque au contraire ils empiètent l'un sur l'autre.

(1) Ici se rapporte peut-être le tissu des corps caverneux du cheval.

(2) Aux preuves que J. Muller (*Physiologie*, t. I, p. 472) cite en faveur de la contractibilité des conduits excréteurs et du rhythme péristaltique de leurs mouvements, d'autres ont été ajoutées depuis par Meyer (*De musculis in ductibus efferent.*) et Hausmann (*Zeugung des weiblichen Eies*, p. 18). La première observation qui se rapporte ici a été faite par Verschuir (*De irritabilita e arteriarum*, p. 85), sur l'uretère du chien. Valentin (*De functionib. nervor.*, p. 64) a vu des contractions des uretères et des vésicules séminales succéder à l'irritation de leurs nerfs. Wedemeyer (*Kreislauf*, p. 71) a remarqué, dans les bronches, sur des branches ayant trois quarts de ligne à une ligne de diamètre, que la lumière se rétrécissait peu à peu par l'effet du galvanisme.

(3) Du moins l'œsophage se comporte-t-il, à l'égard des excitants, de la même manière que les muscles du tronc (VOLKMANN, dans MULLER, *Archiv*, 1840, p. 493).

Ainsi, en désignant les colonnes verticales du tableau par I, II, III et IV, nous avons en I et II des tissus contractiles qui se contractent lentement après avoir été irrités, persistent pendant quelque temps à l'état de contraction, et se relâchent ensuite avec lenteur; en III, à l'exception de l'iris, des muscles à contraction péristaltique, qui succède lentement à l'irritation dans l'intestin, et rapidement dans le cœur; enfin, en IV, des muscles à contraction qui s'exécute et cesse avec rapidité. La promptitude de la réaction est donc le seul caractère qui appartienne exclusivement aux muscles striés, comparés avec les autres, et qui puisse être en rapport quelconque avec la structure des fibres. Au reste, la table précédente n'est applicable qu'à l'homme et aux animaux qui se rapprochent le plus de lui ; d'autres classes offrent des variétés dans l'extension des diverses espèces de muscles, et l'on ignore s'il s'y rattache des modifications correspondantes de la fonction.

Plissement des fibres.

Prévost et Dumas ont examiné, chez la grenouille et chez des animaux à sang chaud, la manière dont les fibres musculaires, tant lisses qu'articulées, se comportent pendant la contraction (1). Ils ont trouvé que les faisceaux sont droits durant le repos, mais que, sous l'influence d'un courant galvanique, ils se courbent assez régulièrement en zigzag. Un faisceau musculaire de grenouille, long de 1,5 ligne, décrivait huit de ces inflexions : l'un des côtés de l'inflexion était donc de $1,5 : 16 = 0,09$ ligne : une ligne supposée tendue d'un angle externe à l'angle en face, et formant ainsi la base d'un triangle équilatéral, avait 0,136 ligne. D'après le calcul, ce muscle s'était raccourci, par la flexion, d'environ 0,23 de sa longueur, ce qui s'accorde assez bien avec les résultats de la mesure directe (0,27). Les sommets des angles d'inflexion étaient toujours au même point, et constamment là où d'un faisceau de fibres nerveuses, situé en long entre les faisceaux musculaires, il se détachait quelques fibres allant transversalement sur les faisceaux musculaires. Dans le mouvement musculaire spontané, par exemple dans la respiration, les plissements se suivent comme des ondes marchant de haut en bas sur le muscle (Ficinus, Valentin (2), Gerber). Outre

(1) MAGENDIE, *Journal de physiologie*, t. III, p. 306.
(2) *De functionib. nerv.*, p 132.

cette flexion, visible encore à l'œil nu, Lauth (1) admet un raccourcissement direct du faisceau, par l'effet duquel la gaîne se fronce et forme des stries transversales; ce mode de contraction a lieu sous l'influence d'une irritation moindre que celle qui détermine la flexion en zigzag, mais on peut cependant l'observer aussi sur les faisceaux mêmes qui ont subi cette dernière. Sans vouloir révoquer en doute l'exactitude de l'observation, je regarde comme erronée l'explication qu'on en donne. La gaîne des faisceaux musculaires est si mince, qu'aussi long-temps que les fibres y sont renfermées, il y a impossibilité que des rides appréciables s'y produisent. Lauth a dû prendre pour de telles rides, ou les stries transversales plus prononcées des faisceaux primitifs, ou des flexions en zigzag ayant moins d'amplitude, et qui, à un faible grossissement, peuvent aisément être confondues avec des rides transversales. Il est à regretter que cet anatomiste n'ait rien dit du rapport entre les rides admises par lui et les stries transversales. J'ai fréquemment vu, sur des muscles tout frais, de petites inflexions en zigzag semblables à celles que j'ai décrites plus haut sur les muscles morts. Elles sont près de vingt fois plus petites que celles dont parlent Prévost et Dumas. Il serait intéressant de savoir si elles ont lieu aussi, dans l'intérieur des grandes inflexions, pendant la contraction vivante, comme me le fait présumer l'observation faite par Lauth. Valentin (2) admet qu'il se forme d'abord des inflexions à de grandes distances, qu'il n'y en a point d'autres que celles-là quand le raccourcissement est peu considérable, et que, quand elles deviennent plus grandes, il se produit, à chaque distance, de nouvelles inflexions, au nombre de six à huit et plus. Si ce dernier cas a lieu, le raccourcissement devrait être plus considérable : cependant Valentin ne l'évalue, comme Prévost et Dumas, qu'à 0,023 — 0,029. Au reste, il est fort possible que cette forme de plissement, quelque régularité qu'elle affecte, n'ait aucun rapport à la contraction vivante des muscles, et qu'elle soit seulement la conséquence d'un raccourcissement physique. Les nerfs offrent une flexion en zigzag analogue et non moins brusque.

Enfin on pourrait concevoir un raccourcissement des muscles de la vie animale par un plissement encore plus fin des fibres primitives. Si nous avons bien suivi et interprété la formation des stries trans-

(1) *L'Institut*, 1834, n° 70.
(2) *De function. nerv.*, p. 131. — Comp. *Berlin. Encyclop.*, article *Maskelbewegung*, p. 184.

versales, la fibre primitive droite peut s'infléchir onduleusement à un plus ou moins grand degré, elle peut même se rouler en spirale; les stries transversales seraient alors la suite de la moindre contraction, à laquelle succéderaient d'abord la formation de très petits zigzags, puis celle de plus grands. E.-H. Weber (1) a vu une striation transversale fort légère dans la queue des têtards de grenouille vivants, pendant que cette queue était en repos. Valentin dit que les stries transversales, qu'il regarde d'ailleurs comme des renflements variqueux, s'élèvent rapidement pendant la contraction (2). Si, après la section des nerfs, l'irritabilité des muscles disparaît peu à peu, les stries transversales deviennent également insensibles par degrés, et, à quelques rares exceptions près, elles sont totalement effacées dans les muscles frappés de paralysie complète; les fibres primitives ne paraissent plus que comme des cylindres lisses ou faiblement noueux (3). A la vérité, il resterait encore à expliquer comment ce plissement peut persister si long-temps après la mort.

On s'est demandé si, indépendamment de ces flexions, il ne s'opérait pas aussi une condensation pendant la contraction du muscle, si celui-ci augmentait toujours d'épaisseur en proportion de sa diminution de longueur, ou s'il avait moins de volume qu'à l'état de repos. Cette dernière supposition, déjà invraisemblable en elle-même, puisque le muscle ne renferme pas de fluides compressibles, est réfutée par les expériences concordantes de Carlisle, Blanc, Barzellotti, Prevost et Dumas (4). Erman (5) a trouvé que l'eau contenue dans un tube gradué baissait pendant la contraction du muscle, mais si peu que l'abaissement ne pouvait pas être pris en considération.

Schwann a prouvé (6) que la force du muscle diminue en raison directe de la contraction, comme dans les corps élastiques. Elle est au plus haut point dans le muscle en repos, dans les corps élastiques à l'état de distension, et $= 0$ dans le muscle aussi contracté que possible, dans les corps élastiques à l'état de repos. Ce fait ren-

---

(1) Rosenmuller, *Anatomie*, p. 92.
(2) *Berlin. Encyclop.*, article *Muskelbewegung*, p. 188.
(3) Skey, *loc. cit.*, p. 378. — Valentin, *De functionib. nervorum*, p. 126.
(4) Magendie, *Journal de physiologie*, t. III, p. 308.
(5) Gilbert, *Annalen*, t. XL, p. 1.
(6) J. Muller, *Physiologie*, t. II, p. 59.

verse les théories qui expliquent la contraction par une attraction mutuelle des atomes, puisque les forces attractives que nous connaissons croissent à proportion que les parties qui s'attirent réciproquement se rapprochent.

Développement du tissu musculaire.

Les fibres musculaires se développent, chez l'embryon, de cellules qui naissent dans un cytoblastème gélatiniforme. On voit d'abord des noyaux ronds, pourvus d'un à deux nucléoles, qui sont rangés à la suite les uns des autres, et qui s'entourent de parois délicates, transparentes, crevant facilement dans l'eau. Pendant que ces parois grandissent un peu, et surtout s'étendent en long, il naît dans leur intérieur, autour du noyau, de petites granulations isolées, arrondies. Par la résorption des parois intermédiaires, les cavités des cellules se confondent ensemble, et les cellules ainsi réunies représentent des tubes, qui sont souvent un peu coudés à leur point de jonction. A la paroi du tube se développent des filaments longitudinaux, grêles et hyalins, qui deviendront plus tard les fibres primitives. Jusque là les observations de Valentin (1) et de Schwann (2) s'accordent ensemble. Mais ensuite les assertions de ces deux micrographes diffèrent.

Schwann pense que les noyaux de cellules, qui sont d'abord situés dans l'intérieur du tube, assez serrés à la suite les uns des autres, et ayant pour la plupart leur plus grand diamètre dans l'axe transversal (3), s'éloignent les uns des autres, dans le sens de la longueur, à mesure que le tube se développe et s'allonge, et qu'en même temps ils doivent être refoulés vers l'extérieur; car il a vu, dans des faisceaux musculaires plus mûrs, des noyaux ovales en long sur la paroi extérieure, et même en partie détachés de cette paroi (4). La cavité intérieure était encore perceptible à cette période du développement; les petites granulations de son intérieur semblaient avoir été résorbées. En conséquence, les fibres primitives devraient naissance à un dépôt secondaire dans l'intérieur de la cellule primordiale, dépôt qui s'opérerait d'abord sur les parois, et qui peu à peu remplirait entièrement le vide. La paroi de la cellule deviendrait la gaîne

(1) *Entwickelungsgeschichte*, p. 267. — MULLER, *Archiv*, 1840, p. 198.
(2) *Mikroskopische Untersuchungen*, p. 156.
(3) *Ibid.*, tab. IV, fig. 1, 2.
(4) *Ibid.*, fig. 3.

dépourvue de structure que Schwann a vue sur les faisceaux primitifs des insectes et des poissons. Les noyaux ovales en long sur la gaîne, qui, comme on le sait aujourd'hui, sont assez fréquemment visibles, même chez l'adulte, seraient les noyaux primitifs de cellules métamorphosés. Les points où les faisceaux musculaires se divisent en fragments par l'effet de certaines préparations et sous l'action du suc gastrique, comme aussi les angles d'inflexion qui ont lieu pendant le plissement, indiqueraient, suivant la conjecture de Schwann, la longueur jusqu'à laquelle se serait étendu le segment d'une fibre musculaire provenant d'une cellule. Là s'arrête cet auteur, aux opinions duquel se sont ralliés Pappenheim (1) et Reichert (2).

Suivant Valentin, la cavité centrale persiste durant toute la vie. Les noyaux originaires de cellules persistent pendant quelque temps dans son intérieur, probablement dans un liquide albumineux, et sont ensuite résorbés, avec les petites granulations. Les filaments longitudinaux hyalins se développent autour des noyaux de cellules, ou peut-être autour de la cavité centrale (ce que Valentin laisse indécis), sur la paroi primitive de la cellule. Cependant le nombre de ces filaments va en augmentant aux dépens de la cavité centrale ; ils prennent un aspect granulé, puis on voit apparaître assez brusquement la striation transversale. Les flexions géniculiformes, qui sont déjà perceptibles chez les embryons, se trouvent en partie à l'endroit des parois intermédiaires, par conséquent sur la limite de deux cellules primaires, en partie aussi sur d'autres points. En conséquence, il est douteux que la gaîne du faisceau musculaire à maturité corresponde à la paroi de la cellule primitive. Valentin regarde comme possible qu'elle soit une formation nouvelle autour des fibres primitives, et que la paroi de la cellule primaire, sur laquelle ces fibres se déposent, reste comme membrane délimitante de la cavité centrale, ou soit résorbée. Les noyaux ovales en long de la gaîne se forment dans le cytoblastème qui reste entre les faisceaux primitifs. Il se produirait là des noyaux, et ensuite des cellules avec un contenu limpide, qui s'ajusteraient en long à la suite les uns des autres, puis s'aplatiraient, diminueraient de largeur, augmenteraient de longueur, et représenteraient une membrane formée de cellules rhomboïdales, engrenées les unes dans les autres (comme l'épithélium des

---

1 *Verdauung*, p. 111.
2 *Entwickelungsleben*, p. 211.

vaisseaux). Le rétrécissement va en augmentant, et par la fusion des cellules dans le sens de la longueur, il se forme des filaments variqueux (épithélium filamenteux de Valentin), dont une partie se perd, et l'autre se métamorphose en tissu cellulaire ; autour de chaque faisceau musculaire il reste une couche permanente, et très probablement il a dans leurs interstices une membrane dépourvue de structure, la gaîne dont j'ai parlé précédemment. Valentin a aussi distingué, dans les fibres musculaires plates, malgré leur aplatissement, la cavité centrale avec ses noyaux.

Je dois élever des doutes sur l'exactitude de cette dernière assertion, et je présume que Valentin a pris les fibres de noyaux pour des conduits centraux, comme Ræuschel l'a fait pour les fibres artérielles. Quant à ce qui concerne les fibres variqueuses, son exposé me paraît avoir plus de vraisemblance que celui de Schwann. Une circonstance déjà rend peu probable que les noyaux qu'on voit sur les gaînes des faisceaux soient identiques avec les noyaux primitifs de cellules ; c'est qu'on ne conçoit pas comment les noyaux, d'abord ovales en travers, croîtraient en long, ni comment les noyaux, d'abord renfermés dans la cavité, arriveraient au-dehors, sur la paroi du tube ; d'ailleurs il s'en trouve plusieurs à côté les uns des autres à une même hauteur, et par conséquent les cellules devraient se confondre ensemble non seulement dans le sens de la longueur, mais encore dans le sens transversal. Cette assertion est réfutée aussi par les observations de Valentin, qui, après la formation des fibres longitudinales, a encore aperçu les noyaux dans la cavité centrale. En conséquence, si la gaîne est un produit secondaire, comme il semble ressortir de la description de Valentin, si elle résulte de cellules aplaties et confondues en membranes, les fibres primitives doivent être considérées comme des dépôts secondaires sur un cylindre composé de cellules disposées à la suite les unes des autres. Ceci devient plus plausible encore lorsque nous comparons ensemble le développement du tissu des poils et celui du tissu des muscles. Les faisceaux musculaires lisses sont, de même que les fibres longitudinales du poil, formés d'un cytoblastème qui se fend en fibres suivant la direction des noyaux, lesquelles fibres se divisent quelquefois plus tard en fibrilles. On ne peut démontrer une séparation en gaîne et contenu ; les noyaux se comportent d'abord de la même manière de part et d'autre ; mais, plus tard, ils se perdent, pour la plupart, dans le poil, tandis que, dans le muscle, ils deviennent des fibres de noyaux. Les muscles lisses de la vessie d'un chat nouveau-né ne m'ont offert encore aucune trace de fibres de noyaux, mais seulement des noyaux ronds de cellules. Si les fibres lisses correspondent, pour la force et la structure, aux fibres élémentaires du poil, il faut comparer les faisceaux variqueux au poil entier. Dans tous deux, il y a un axe central marqué par des noyaux de cellules placés en travers, dont les noyaux disparaissent plus tard; dans tous deux, il y a des fibres longitudinales, qui se développent autour de cet axe; dans tous deux, enfin, une gaîne se produit autour des fibres longitudinales. Il n'y a que le type d'après lequel naissent les fibres longitudinales qui soit peut-être différent dans les muscles, attendu que les fibres primitives de ceux-ci paraissent non provenir d'une division de fibres de cellules, mais tirer immédiatement leur origine d'une substance homogène. Il est possible que, pour leur formation, les corpuscules punctiformes que j'ai quelquefois vus dans les muscles variqueux, au lieu de fibres et à côté d'elles, se rapprochent et se confondent ensemble. On les rencontre en plus grande abondance que partout ailleurs dans les plus petits faisceaux, et les plus gros n'en offrent jamais.

On peut comparer les gaînes des muscles à un épithélium, et de préférence à celui des vaisseaux. Je ne déciderai pas s'il existe une époque quelconque où cet épithélium consiste en cellules réellement distinctes; mais le développement des noyaux ressemble à celui des noyaux que nous avons observés dans la membrane interne des vaisseaux. La plupart sont résorbés, d'autres se transforment en fibres obcures, mais n'atteignent jamais le même degré de force et de développement que dans les tuniques des vaisseaux. Le nombre des noyaux est, tant dans les muscles lisses que dans les muscles variqueux, plus considérable chez les jeunes animaux que chez ceux qui sont avancés en âge.

Suivant Leeuwenhoek, Muys et Prochaska, les faisceaux primitifs des jeunes animaux sont plus grêles que ceux des adultes.

Nutrition des muscles.

L'abondance des vaisseaux dans le muscle parvenu à l'âge adulte atteste combien l'échange de substance entre lui et le sang doit être actif. Quand l'afflux du sang artériel se trouve arrêté, il s'ensuit la paralysie (1), à laquelle, il est vrai, le défaut de nutrition des nerfs peut fort bien avoir part aussi. La lassitude se fait déjà sentir plus promptement lorsque des vêtements trop serrés gênent le retour du sang veineux, et alors elle tient en partie à la stase du sang par l'effet de la pression. Après la ligature de l'aorte abdominale la paralysie s'établit au bout de huit à dix minutes; mais seize à vingt minutes s'écoulent avant qu'elle survienne quand la ligature embrasse à la fois l'aorte ventrale et la veine cave, de sorte que le sang ne puisse plus revenir au cœur. La ligature des veines iliaques détermina la faiblesse et l'hydropisie, mais sans donner lieu à une paralysie complète (2). Il est vraisemblable que, dans ce dernier cas, la circulation se maintint par le moyen des anastomoses des veines crurales et hypogastriques avec les veines hémorrhoïdales et celles des téguments du bas-ventre. Fowler (3) a trouvé que la réceptivité pour l'irritation galvanique se perdait plus tôt, dans un membre, après la ligature de son artère qu'après la section de ses nerfs. Cependant on sait que l'irritabilité des muscles persiste encore longtemps après la cessation des battements du cœur, et dans la chair séparée du corps.

Nous n'avons aucun motif d'admettre que, chez l'adulte, les muscles soient soumis à un renouvellement continuel, comme l'est, par exemple, l'épiderme; mais il y a des circonstances particulières dans lesquelles se produisent de nouvelles fibres musculaires, et d'autres dans lesquelles celles qui sont déjà formées s'atrophient, se dissolvent, et sont résorbées. Lorsque la matrice grossit, dans l'état de gestation, il se forme une nouvelle substance musculaire, ce qui, d'après Pappenheim (4), arrive aussi dans la portion du péritoine couvrant la face antérieure du viscère. Tout mouvement continu détermine dans les muscles une congestion de sang et un épanchement de plasma, et quand la quantité de substance épanchée n'est pas considérable, elle se métamorphose en tissu musculaire. C'est là-dessus que se fonde l'hypertrophie des muscles par l'exercice, l'épaississement des parois du cœur et des tuniques mus-

---

(1) ARNEMANN, *Reproduktion der Nerven*, p. 26. — BICHAT, *Anatomie générale*, t. III, p. 366. — EMMERT, dans HUFELAND, *Journal*, 1815, mars, p. 59.

(2) SÉGALAS, dans MAGENDIE, *Journal de physiologie*, t. IV, p 287.

(3) *Loc. cit.*, p. 122.

(4) MULLER, *Archiv*, 1840, p. 348.

culeuses des organes , lorsqu'il existe un obstacle à la progression du contenu des canaux. Si l'exsudation est considérable , par exemple dans l'inflammation du cœur, elle ne se transforme pas en tissu musculaire, mais en tissu cellulaire. C'est aussi de ce dernier tissu que sont formées les cicatrices des muscles (1). On n'a point observé de formation accidentelle de fibres musculaires.

Muscles des animaux.

Les muscles des animaux vertébrés ressemblent en général à ceux de l'homme. On rencontre seulement, dans le degré d'étendue des diverses formes, des variations qui rendent les transitions plus multipliées encore. Ainsi, chez les oiseaux et les reptiles , l'iris est pourvu de fibres musculaires variqueuses (2). Reichert a trouvé, chez quelques poissons, la tunique musculeuse de l'intestin formée de faisceaux striés (3). J'ai déjà parlé du muscle à fibres lisses qui existe au pénis du cheval.

Parmi les animaux sans vertèbres , les insectes, les crustacés , les cirripèdes et les arachnides ont des faisceaux musculaires articulés , suivant Valentin (4) et R. Wagner (5). Cependant Wagner représente (6) les fibres primitives de l'*Eristalis tenax* lisses, seulement avec le bord un peu plissé ; il en évalue l'épaisseur à 0,004 ligne. Rosenthal (7) trouve les stries transversales très marquées chez les insectes, plus que les stries longitudinales. Harting a mesuré la distance des stries transversales chez beaucoup d'insectes (8). Valentin attribue des faisceaux variqueux à la tunique musculeuse de l'intestin de certains insectes (courtilière) et crustacés (9). Ficinus, au contraire, dit que les insectes ont des faisceaux lisses (10), qui ne se rident qu'au moment de la contraction (par inflexion ?). En examinant les faisceaux

(1) PAULI, *Vuln. sanat.*, p. 43.

(2) KROHN, dans MULLER, *Archiv*, 1837, p. 360. — VALENTIN, *Repertorium*, 1837, p. 248.

(3) *Medicinische Vereinszeitung*, 1841, n° 10.

(4) *Histor. evolut. syst. musc.*, p. 2.

(5) MULLER, *Archiv*, 1835, p. 318.

(6) Pl. IV, fig. 19, *d*.

(7) *Form. granul.*, p. 10.

(8) VON DEN HOEVEN en de *Vriese*, *Tijdschr*, t. VII, p. 186.

(9) *De funct. nerv.*, p. 124.

(10) *Fibra muscul.*, p. 16.

musculaires, à l'état frais, chez la mouche domestique, je les ai vus, tantôt striés en travers, tantôt lisses. Les fibres primitives des faisceaux lisses sont également lisses, non branchues, assez roides, épaisses de 0,001 à 0,0012 ligne ; elles sont entourées d'une substance obscure et à grains fins, qui se détache aisément ; tant que les fibres sont unies ensemble, cette substance leur donne une apparence granulée, et fait paraître les faisceaux vaguement striés en travers. Les fibres s'écartent les unes des autres à la moindre pression. Une division en faisceaux est déjà indiquée par les trachées, qui se dirigent en long, à des distances presque égales, et envoient sur les faisceaux des branches transversales qui les entourent. Dans beaucoup de cas, après le traitement par l'acide acétique, on aperçoit des séries longitudinales de noyaux ovales en long, séries qui sont séparées par des intervalles fort réguliers. J. Muller (1) et Schwann (2) ont trouvé, chez les insectes (larves?), une gaîne solide et dépourvue de structure. Rosenthal a reconnu, dans les faisceaux musculaires de la mouche domestique, un canal central partagé par des cloisons transversales.

Wagner attribue des faisceaux musculaires non articulés aux céphalopodes, aux gastéropodes, aux acéphales testacés, aux ascidies et aux échinodermes, ainsi qu'à beaucoup d'anthelminthes. Ces faisceaux avaient 0,008 ligne dans la queue du *Distoma duplicatum*. Wagner les a vus contractés en zigzags réguliers. Ficinus (3) donne la figure des muscles lisses de l'*Helix*. Mais les biphores possèdent, d'après les observations d'Eschricht (4), des fibres musculaires variqueuses, dont les faisceaux sont couverts par des noyaux régulièrement disposés, que la figure représente ovales en long. Wagner n'a trouvé qu'un tissu grenu homogène dans le *Tænia* et l'*Hydra*. Il croit avoir aperçu aussi des stries transversales chez le *Tubifex*, parmi les annélides; mais il n'en a point découvert chez les sangsues, non plus que chez les lombrics. Suivant Treviranus (5), ces stries n'existent pas chez le ver de terre, et l'arénicole en est également dépourvu d'après Stannius (6). D'un autre côté, Valentin

<hr>

(1) *Physiologie du système nerveux*, Paris, 1840, t. I, p. 495.
(2) *Mikroskopische Untersuchungen*, p. 165, tab. IV. fig. 4.
(3) *Loc. cit.*, fig. 24, 25.
(4) *Anatomisk-physiologiske Undersœgelser over Salperne*, Copenhague, 1840, p. 64, fig. 16, 17.
(5) *Beitræge*, t. IV, fig. 55, 56.
(6) MULLER, *Archiv*, 1840, p. 355.

attribue des muscles variqueux, tant aux sangsues et aux vers de terre, qu'aux céphalopodes (1).

Histoire du tissu musculaire.

Les recherches histologiques proprement dites commencent, pour le tissu musculaire, à Hook (1678), dont les observations, présentées à la Société royale de Londres, ont été publiées par Muys, avec l'histoire des opinions jusqu'alors accréditées. Hook réduisit les muscles de l'écrevisse en filaments semblables à des chapelets et n'ayant pas plus d'un centième de cheveu. Des faisceaux de ces filaments, de l'épaisseur d'un cheveu, lui parurent comme un collier formé d'un grand nombre de rangs de perles. Ce que Leeuwenhoek savait sur les muscles se trouve disséminé en beaucoup d'endroits de ses ouvrages (2), et n'est pas toujours exposé d'une manière intelligible. On peut en réduire les points essentiels aux suivants. Les muscles se composent de petits muscles prismatiques, fins comme des cheveux (faisceaux secondaires), dont l'épaisseur varie; ces petits muscles sont séparés par des membranules, qu'on peut, après la dessiccation, rendre visibles par des coupes transversales, et qui renferment souvent des vésicules adipeuses. Ils consistent eux-mêmes en fibrilles, ou stries charnues (*striæ carnosæ*, faisceaux primitifs), dont le volume varie depuis le seizième jusqu'au neuvième de celui d'un cheveu (3), et qu'entourent encore des membranes très délicates, qu'on aperçoit quelquefois en écartant les fibrilles les unes des autres. Chez les insectes, les fibrilles offrent des rides annulaires, qu'on ne remarque qu'autant que le muscle est en repos, et qu'on ne voit plus dès qu'il s'allonge. Ces rides, comme on en peut juger d'après la figure (4), ne sont pas des stries transversales, mais des inflexions. Dans un autre endroit, Leeuwenhoek parle de lignes circulaires serrées les unes contre les autres sur les fibrilles desséchées de mammifères ; on pourrait croire, dit-il, que les stries charnues sont composées de globules, et il se plaint d'avoir lui-même pris pendant long-temps les rides pour des

(1) *Repertorium*, t. I, p. 791.
(2) *Opera*, t. I, *a*, 58 ; *b*, 43 ; t. II, 1. 14, 56, 96, 100, 121, 125; t. III, 408.
(3) Leeuwenhoek estime le diamètre d'un cheveu à environ un six centième de pouce = 0,02 ligne ; celui des faisceaux primitifs serait donc, terme moyen, de 0,002 ligne, ce qui est trop peu.
(4) P. II, fig. 6 et 7, p. 114.

globules. Chaque strie charnue renferme un grand nombre de filaments très déliés (*fibræ intimæ*).

Il est difficile d'interpréter les assertions de Heyde , Méry, Bidloo, Cowper et autres , parce qu'ils ont désigné sous le nom de fibres charnues tantôt les faisceaux , ou secondaires ou primaires, tantôt les fibres primitives.

Heyde (1) dit que les fibres , deux fois aussi grosses qu'un cheveu , sont hyalines, et marquées de stries tant longitudinales que transversales. Les stries longitudinales paraissent provenir de fibrilles dont la réunion constitue les fibres ; celles-ci seraient tantôt parallèles , tantôt disposées irrégulièrement , parfois aussi resserrées de distance en distance, et comme composées de petits sacs oblongs , apparence qui peut d'ailleurs changer suivant la situation du microscope. Les stries transversales sont aussi écartées les unes des autres que les longitudinales , et quelquefois onduleuses ; elles proviennent de traits marqués sur chacune des fibrilles. Si , dans cette description, on entend par fibres les faisceaux primitifs, et par fibrilles les fibres primitives , elle est d'une exactitude surprenante. Mais il est probable que les fibres de Heyde sont des faisceaux secondaires , ses fibrilles des faisceaux primaires , et ses stries transversales des inflexions en zigzag des vaisseaux. Cet écrivain dit qu'il n'y a pas de fibres dans le cœur , et qu'on n'y trouve que des fibrilles.

Il vaut la peine de chercher à bien saisir le sens des explications prolixes de Muys (2). Cet auteur divise les muscles en *fibræ, fibrillæ* et *fila;* il admet trois ordres de fibres et de fibrilles , et deux de filaments. Chaque fibre du premier ordre comprend un certain nombre de fibres du second ordre, chacune de celles-ci plusieurs fibres du troisième ordre , etc. Une fibre de premier ordre devrait donc être divisée sept fois en faisceaux plus petits , avant qu'on arrivât aux derniers filaments. Cependant Muys convient déjà que quelques uns des degrés intermédiaires manquent dans beaucoup de muscles, et que les filaments de premier ordre ne sont souvent formés que de deux filets adossés l'un à l'autre. Ses fibres et fibrilles de premier et de second ordre ne sont, la plupart du temps, que des faisceaux tertiaires et secondaires ; mais les fibrilles les plus déliées sont déjà des faisceaux primitifs , ce qui résulte de ce que ,

---

(1) *Experimenta circa sanguinis missionem*, éd. 2, 1686, p. 31.

(2) *Musc. fabric.*, 1751.

dans les muscles soumis à la coction, les fibres se réduisent en fibrilles du troisième ordre (1). Les filaments les plus grossiers sont des fibres primitives collées ensemble dans l'intérieur des faisceaux primitifs; suivant Muys, ils sont plus rares et plus difficiles à voir que les filaments les plus grêles, et, en général, la fibrille la plus ténue se divise en filaments du plus petit calibre. Ces dernières ont le tiers du diamètre d'un corpuscule du sang humain (2). Les fibrilles d'un neuvième du diamètre d'un cheveu ont paru à Muys, la plupart du temps, cylindriques ou prismatiques, parfois aussi noueuses, comme si elles étaient resserrées, à des distances égales, par des sillons transversaux et renflées entre les sillons. Il pense que le faisceau prend cette forme pendant la contraction (3). Il attribue aussi une gaîne aux fibrilles, c'est-à-dire aux plus petits faisceaux. Les filaments les plus grêles sont ou droits ou onduleux, et, qu'on les considère isolés ou en faisceaux, tantôt cylindriques, tantôt noueux, la même fibre peut, suivant Muys, offrir l'un ou l'autre forme. Les fibres musculaires lisses de l'estomac et celles du cœur constituent pour lui une classe particulière, à cause de leurs nombreuses ramifications (4). Mais il s'est aperçu qu'à l'estomac les filaments les plus déliés ne peuvent être isolés, et qu'ils sont si étroitement unis en filets d'un plus grand volume, qu'il n'y a aucun moyen de distinguer leurs limites respectives.

Prochaska (5) a traité le sujet d'une manière plus simple. Il soutient que les cloisons membraneuses, continuation de la gaîne celluleuse, divisent les muscles en *fasciculi* et *lacerti*, ceux-ci en faisceaux plus petits, jusqu'aux derniers faisceaux, qui également ont chacun encore une gaîne celluleuse (faisceaux primitifs). Les fibres sont plates, et d'épaisseur un peu inégale; elles parcourent la longueur entière des muscles; elles se composent de filaments qui, eux-mêmes, ne sont pas complétement ronds, mais prismatiques, et dont le diamètre égale le septième ou le huitième de celui d'un corpuscule du sang. Prochaska a décrit des rides de faisceaux, qui sont visibles, à l'œil nu, des rides de fibres, ayant toutes les formes possibles, courant en travers sur les fibres, et leur don-

(1) *Loc. cit.*, p. 31.
(2) *Loc. cit.*, p. 47, 278.
(3) *Loc. cit.*, p. 23.
(4) *Loc. cit.*, p. 151.
(5) *De carne musculari*, 1778.

naht une apparence onduleuse, quand on les regarde de côté (inflexions en zigzag), enfin des stries de filaments, qui font que ces derniers, vus de côté, semblent onduleux, tandis que, vus de haut en bas, ils paraissent comme formés d'une série de vésicules. Toutes ces rides sont dues, dans son opinion, à la pression de filaments de tissu cellulaire, de vaisseaux et de nerfs qui marchent en travers sur la gaîne du faisceau : il pense que les filets primitifs sont encore entourés de vaisseaux. Dans la description des muscles du cœur et des viscères, Prochaska ne s'écarte pas de Muys ; il n'attribue la différence qu'à l'intrication, et à ce que, dans ces dernières parties, les filaments sont plus forts et non réunis en fibres.

Fontana (1) fut le premier qui attacha une grande importance aux stries transversales des faisceaux musculaires primitifs, comme il fut aussi le premier qui introduisit ce dernier nom et celui de fibres primitives ; mais il contribua à plonger dans l'oubli les rides transversales (par inflexion). Il présuma seulement que les stries transversales des faisceaux primitifs sont dues à la coïncidence des segments des fibres primitives ; celles-ci, dit-il, sont interrompues, à des distances égales, par des lignes qui, observées sous un certain point de vue, auraient pu être regardées comme de petits globules ; quelquefois on serait tenté de croire que ces apparents globules sont tout autant de rides.

Merrem (2) disait les fibres musculaires cylindriques et creuses. Metzger (3) les croyait des filaments solides, à bords onduleux, et non noueux.

Treviranus (4) regardait aussi les stries transversales des faisceaux comme des rides, parce que la pression les fait disparaître : les cylindres élémentaires lui semblaient identiques avec ceux du tissu cellulaire. Il fut le premier à distinguer des muscles ayant la structure de tissu cellulaire, comme ceux des mollusques, qui consistent en une substance gélatiniforme, sans fibres sensibles, ou du moins sans plis transversaux aux fibres. Il ne vit déjà plus ces plis dans les muscles de la cuisse d'un veau, le cœur de la grenouille, l'estomac des pleuronectes.

(1) *Traité du venin de la vipère*, t. II, p. 227.
(2) *Berlin. naturf. Freunde*, 1783, t. IV, p. 411.
(3) *Ibid.*, t. V, p. 377.
(4) *Vermischte Schriften*, 1816, t. I, p. 134.

Home et Bauer (1) ont, comme on sait, émis l'opinion que les fibres musculaires sont formées de noyaux des corpuscules du sang. J'ai dit précédemment qu'ils donnaient le nom de noyaux à des corps qui n'étaient autre chose que des globules du sang décolorés, et que leurs fibres musculaires primitives sont des faisceaux dont les inflexions en zigzag ont l'apparence d'étranglements.

Le mémoire de Prévost et Dumas (2) ne mérite d'être cité, sous le rapport anatomique, que parce que les auteurs donnent aux faisceaux primitifs le nom de fibres secondaires, et aux faisceaux secondaires celui de fibres tertiaires. Ils attribuent les stries transversales à la gaîne, parce qu'on ne les remarque pas sur les faisceaux déchirés, et regardent, avec Home et Milne Edwards, la fibre primitive comme formée de globules.

Hodgkin et Lister (3) ont vu les stries longitudinales et transversales des faisceaux, mais ils n'émettent pas d'opinion sur la signification des transversales.

Toutes les opinions que Muys, Prochaska et Fontana avaient déclarées possibles, trouvèrent des partisans parmi les observateurs modernes.

Suivant Krause (4), les fibres primitives sont composées chacune d'une série de globules sphériques, serrés les uns contre les autres, d'un diamètre de 0,0006 à 0,0009 ligne ; un liquide clair et visqueux les retient unis ensemble. Lauth partage la même manière de voir (5), ainsi que Jordan (6), qui croit avoir fait sortir les globules de la gaîne celluleuse en comprimant des muscles soumis à la macération ; Jacquemin (7), qui présume que les vésicules ovales sont renfermées dans un tube ; et enfin Gerber (8). Ce dernier a vu les grains des fibres primitives elliptiques dans les muscles relâchés, tandis que, dans ceux en action, ils lui ont paru en forme d'orange et aplatis. Mais il ajoute que l'apparence grenue semble quelquefois provenir de flexions onduleuses courtes. Suivant Jordan, les globules sont clairs, et les stries qui les séparent obscures ; les stries, tant

<hr>

(1) *Philos. Trans.*, 1818, p. 176, fig. 4-6 ; P. II, p. 64.
(2) MAGENDIE, *Journal de physiologie*, t. III, 1823, p. 303.
(3) *Philosoph. Magazin*, 1837.
(4) *Anatomie*, 1833, p. 57.
(5) *L'Institut*, 1834, n° 70.
(6) MULLER, *Archiv*, 1834, p. 428.
(7) *Isis*, 1835, p. 473.
(8) *Allgemeine Anatomie*, 1840, p. 139.

longitudinales que transversales, des faisceaux, viennent des ombres projetées entre les globules. Schwann (1) croit les globules obscurs, et leurs intervalles plus clairs, en même temps qu'un peu plus petits. Telle est aussi l'opinion de Bruns (2). Mayer (3) pense que les globules rougeâtres sont unis, tant en long qu'en travers, par des filaments.

Valentin (4), au contraire, soutient que les fibres primitives sont droites et homogènes. Treviranus est du même avis (5) : les granules qui semblent parfois y être contenus ne sont qu'adhérents à l'extérieur, hypothèse qui paraît reposer sur l'observation des muscles chez les insectes. D'après Ficinus (6), la fibre musculaire fraîche est droite (elle fut observée sur un animal tué par l'acide cyanhydrique) ; mais, après la mort, elle se résout en une série de globules distincts. Ses inflexions onduleuses peuvent aussi lui donner l'apparence d'être formée de globules, et l'on parvient même, en regardant une fibre de haut en bas, à la voir composée de globules, tandis que, vue de côté, elle paraît onduleusement fléchie. Skey (7) soutint que les fibres primitives (qu'il appelle filaments) sont droites, mais que cependant on observe fréquemment des impressions régulières, dues aux stries transversales de la gaîne. Valentin a changé de manière de voir, d'après d'ultérieures observations (8) ; les filaments primitifs, lisses pendant le repos, deviennent variqueux pendant la contraction ; «des soulèvements et des enfoncements alternatifs sur tout leur pourtour, y produisent une apparence de renflements en chapelet, soit que la partie qui se soulève appartienne à une formation vaginiforme spéciale, soit qu'elle ne constitue que la couche la plus extérieure du filament primitif. La portion centrale de ce dernier semble être uniformément cylindrique ; du moins n'est-il pas rare, quand on contemple d'anciennes fibres musculaires humaines, à un très fort grossissement et à la lumière de la lampe, de voir s'étendre une partie cylindrique blanchâtre tout le long du filament en chapelet, alors même que le foyer est bien juste. » Telles sont les propres paroles de Valentin : Je regarde comme impossible

(1) MULLER, *Physiologie*, 1837, p. 33.
(2) *Allgemeine Anatomie*, 1841, p. 306.
(3) *Seelenorgan*, 1838, p. 78.
(4) HECKER, *Annalen*, t. II, 1835, p. 69.
(5) *Beiträge*, t. II, 1835, p. 69.
(6) *Fibr. musc.*, 1836, p. 19.
(7) *Philos. Trans.*, 1837, p. 376.
(8) *Berlin. Encycl.*, t. XXIV, 1850, p. 212.

de faire des observations certaines sur la structure intime d'un filament d'une pareille ténuité. Dans la nouvelle édition de son Manuel, publié en 1841, Krause se prononce également pour la forme droite et lisse des fibres primitives, disant que l'apparence noueuse tient à un commencement de putréfaction, et qu'il est rare de l'observer, sur des fibres fraîches, au moment du desséchement. Bowman (1) a donné tout récemment une explication particulière de la structure des muscles striés : les faisceaux primitifs se divisent en filaments dans le sens de la longueur, et en disques dans celui de la largeur; ils se composent de particules primitives qui, lorsqu'on conserve leurs unions longitudinales, représentent des filaments, et figurent des disques quand on a égard à leurs unions latérales. Des filaments et des disques existent toujours simultanément dans les faisceaux intacts. Les stries longitudinales sont des ombres entre les filaments, et les stries transversales des ombres entre les disques. Bowman prétend, contre Skey, que le faisceau musculaire n'est point du tout formé de ces éléments, et qu'il ne renferme pas de cavité centrale.

L'opinion relative aux stries transversales des faisceaux musculaires devait aussi changer, suivant la manière dont on concevait la structure des fibres. Lauth, Jordan, Schwann, Gerber et Valentin, ont admis dans ces faisceaux les mêmes globules, ou les mêmes varicosités, que dans les fibres primitives, et ces varicosités rangées à côté les unes des autres. Ficinus se rapproche, jusqu'à un certain point, de leur manière de voir : il regarde aussi les points obscurs, disposés transversalement, des faisceaux, comme identiques avec les points obscurs des fibres primitives; mais, ainsi que je l'ai dit, les uns et les autres sont pour lui des rides des fibres, et non des varicosités. Cependant Lauth parle déjà de rides transversales de la gaîne pendant la contraction; et Krause, quoique auparavant il eût admis la structure variqueuse des fibres primitives, considère également les stries transversales comme des plis de la gaîne celluleuse. Les partisans de la forme lisse des fibres primitives ont naturellement cherché, dans la seule gaîne, la cause des stries transversales : tels sont R. Wagner, Valentin, Treviranus (2), Berres (3), Prévost (4) et Turpin (5).

(1) *Edinb. phil. Journal*, 1841.
(2) *Beitraege*, t. II, 1835, p. 71.
(3) *Mikroskopische Anatomie*, 1836, tab. VI, fig. 27.
(4) *Annal. des sc. naturelles*, 2e série, t. VIII, 1837, p. 318.
(5) MANDL., *Anatomie microscopique*, Paris, 1838, p. 9.

Raspail, Skey et Mandl, ont émis de nouvelles opinions sur les stries transversales. Raspail (1) n'a vu que ces stries, et non les longitudinales; il les regarde comme des épaississements en spirale de la paroi de la cellule, semblables aux fibres spirales des cellules végétales allongées. Skey considère le faisceau primitif (*fibra*) comme un tube, autour duquel les fibres longitudinales (*filaments*) sont disposées en faisceaux (*fibrilles*) de huit à dix filaments : les fibres longitudinales sont ensuite maintenues par des filaments annulaires, intimement unis avec les parties antérieures des filaments. Ce sont d'étroites languettes claires et proéminentes, qui font saillie sur les bords externes. Mandl (2) dit qu'on voit un faisceau encore en partie muni de stries transversales, mais dont l'autre moitié s'est dissoute en fibres élémentaires, à côté desquelles on découvre un filament (la figure en représente plusieurs) différemment plié et tortillé (fibres de tissu cellulaire interstitiel). De quelle manière, demande-t-il, ce filament, qui est étranger aux fibres élémentaires, pourrait-il contribuer à la présence des stries transversales? Mandl pense qu'il est tordu en spirale autour du faisceau élémentaire. Gerber semble aussi en quelque sorte adopter cette opinion. Dans des faisceaux striés en travers, dit-il, les fibres primitives inférieures paraissent souvent cylindriques, lorsqu'on les a débarrassées, par le raclage, des fibres les plus extérieures, striées en travers, et l'on croit voir les vides d'une enveloppe ridée transversalement qui aurait été déchirée de distance en distance. (Cette apparence a lieu quand les stries transversales ne passent pas sur le faisceau entier, mais n'occupent que des taches isolées.) Gerber assure avoir vu, chez les chiens, des filets en spirale, à tours très serrés, autour des faisceaux primitifs frais, et il en donne même la figure (3). Peut-être, conclut-il, les grains dont se composent les fibres primitives sont-ils séparables en deux directions, suivant que leur union est plus intime ou dans le sens de la longueur, ou dans le sens transversal. Sans doute on pourrait expliquer ainsi la grande différence qui existe sous ce rapport entre des faisceaux primitifs voisins; mais, très probablement, les grains ne sont qu'une illusion d'optique.

De nos jours, on a souvent décrit comme stries transversales les petites inflexions géniculées des faisceaux primitifs, que les premiers

(1) *Nouveau système de chimie organique*, Paris, 1838, § 1569.
2) *Anatomie microscopique*, p. 14.
3) *Loc. cit.*, pl. IV, fig. 79.

observateurs avaient déjà parfaitement reconnues. Schultz (1) a vu, en dehors du foyer, des intervalles clairs, qu'il nomme internœuds. Ficinus les confond, en plusieurs endroits, avec les stries transversales proprement dites, quoique, ailleurs (2), il distingue les petites flexions onduleuses par lesquelles s'effectue la contraction, tant des stries transversales que des grossières inflexions en zigzag de Prévost et Dumas. Ici paraissent aussi se rapporter les grosses stries transversales que Valentin (3) et Muller (4) ont observées chez les insectes, et les larges stries que Skey (5) et Mandl (6) regardent comme les stries transversales de ces animaux. Quant aux fibres spirales que Mandl représente comme fibres de la gaîne musculaire des insectes (7), ce sont évidemment des fibres de trachées, et je ne puis pas regarder comme autre chose celles que Skey (8) a figurées.

Il est assez remarquable que, tandis qu'on faisait, dans toutes ces interprétations, jouer, depuis le commencement, un si grand rôle à la gaîne celluleuse des faisceaux musculaires, personne ne songeait à démontrer cette gaîne. A proprement parler, on n'était pas allé plus loin que Leeuwenhoek, qui savait que, quand on examine une coupe transversale, on voit les faisceaux primitifs séparés les uns des autres par d'étroites cloisons. Ficinus (9), le premier, parla de véritables fibres de tissu cellulaire, qui marchent transversalement ou obliquement sur les faisceaux ; mais ces fibres ne sont rien moins que constantes. La gaîne proprement dite a été vue pour la première fois par Valentin (10). Cet anatomiste prouva, sinon sa contractilité vivante, du moins son existence ; car, après avoir coupé un muscle en travers pendant la contraction, il vit les extrémités des fibres primitives se renverser en dehors. Muller a distingué la gaîne, dans des muscles d'insectes, sous la forme d'une bandelette claire(11). Schwann en démontra la structure, ou plutôt le défaut de struc-

(1) *De alimentorum concoctione*, p. 34.

(2) *Loc. cit.*, p. 35.

(3) *System. musc. evol.*, p. 3.

(4) *Physiologie*, t. I, p. 491.

(5) *Loc. cit.*, p. 373, fig. 2, *a*.

(6) *Loc. cit.*, fig. 9.

(7) *Loc. cit.*, fig. 14.

(8) *Loc. cit.*, fig. 2, *b*

(9) *Loc. cit.*, p. 24.

(10) HECKER, *Annalen*, 1835, p. 71.

(11) *Physiologie*, t. I, p. 495.

ture (1). Il découvrit aussi les noyaux des muscles striés et non
striés, qui furent retrouvés ensuite, chez l'adulte, par Pappenheim (2), Valentin (3) et Rosenthal (4), dont les deux premiers les
regardèrent comme de l'épithélium, tandis que Rosenthal les rap-
porta à la formation granuleuse. Les parties auxquelles ce dernier
donne le nom de noyaux sont des nucléoles ou des granules irréguliers.

Les fibres musculaires lisses ont eu le même sort que les fibres
artérielles : on en a vu tantôt les véritables éléments (fibres primitives granulées ou faisceaux), tantôt les fibres de noyaux, tantôt
enfin les fibrilles, auxquelles les fibres primitives se réduisent quelquefois, bien que rarement. De là vient que tant d'opinions diverses
ont été émises au sujet de leur force et de leur forme. Pendant long-
temps, le cœur continua d'être compté parmi les fibres organiques :
on l'y laissa jusqu'à ce que Krause, Lauth et Gerber eussent découvert les stries transversales de ses faisceaux. Tous les modernes, à
l'exception de Valentin, admettent l'entrelacement rétiforme et la
fréquence des anastomoses dans les fibres musculaires de la vie
organique ; ce qui, néanmoins, comme je l'ai fait voir, n'est vrai
qu'à l'égard des faisceaux secondaires ou des fibres de noyaux. Ce
qu'on a le plus étudié, c'est la tunique musculaire du canal intestinal et de la vessie. Krause dit (5) que ses fibres sont plus pâles,
plus molles et plus fortes que celles des muscles pleins. Lauth assure
que les fibres longitudinales du gros intestin sont réunies en faisceaux très grêles, et que les fibres circulaires de cet organe ne le
sont point, non plus que celles de l'estomac et de la matrice hors
l'état de grossesse. Suivant R. Wagner, les muscles, tant soumis
que non soumis à la volonté, se comportent de la même manière ;
les filaments primitifs de l'intestin ont 0,0025 ligne de diamètre.
Ficinus a donné quelques bonnes figures, par exemple une des fibres
musculaires de l'estomac de l'oie (6), dans laquelle je reconnais les
fibres granulées et les fibres de noyaux ; mais, à cela près du défaut
de fibres transversales et de la multiplicité des anastomoses, il croit

(1) *Mikroskopiche Untersuchungen*, p. 166.
(2) *Verdauung*, p. 111, 147, 182.
(3) MULLER, *Archiv*, 1840, p. 211.
(4) *De format. granulora*, p. 5.
(5) *Anatomie*, t. I, 1833, p. 65.
(6) *Loc. cit.*, fig. 32.

à l'identité des fibres des muscles soumis à la volonté et de celles des muscles qui n'obéissent pas à ses ordres. Skey (1) a représenté les fibres élastiques, et non pas même encore celles très déliées qui sont situées entre les faisceaux, mais les fortes fibres de la tunique élastique de l'œsophage. Schwann évalue le diamètre des fibres de l'intestin à 0,0007 — 0,0013 ligne (2), ce qui doit se rapporter aux faisceaux primitifs et aux fibres de noyaux. En concluant plus tard de la présence des noyaux sur les fibres dites organiques, qu'elles doivent correspondre aux faisceaux d'autres tissus (3), il fut le premier qui répandit de la lumière sur cette matière embrouillée, quoique la comparaison qu'il établit entre les fibres musculaires lisses et les faisceaux musculaires variqueux soit erronée, et que les muscles lisses ne puissent pas être regardés seulement comme des muscles variqueux arrêtés à l'un des degrés de leur développement. Valentin porte à 0,0018 ligne le diamètre des muscles lisses (4). Il a remarqué les stries longitudinales des fibres, d'où il conclut qu'elles renferment des filaments primitifs; il leur attribue aussi un canal central, qui, comme je l'ai déjà dit, n'est sans doute autre chose que la fibre de noyau. D'après les dernières assertions de Krause (5), les fibres musculaires lisses auraient, la plupart du temps, 0,0015 ligne de largeur, sur 0,0011 d'épaisseur : la première me paraît évaluée trop bas, et la seconde beaucoup trop haut.

CHAPITRE XII.

Du tissu nerveux.

Le système nerveux est l'organe de la vie morale, celui du sentiment, et, dans son conflit avec le tissu musculaire, celui du mouvement. De toutes les parties de ce système, le cerveau est la seule dans laquelle s'accomplissent les actes organiques qui sont la condition des fonctions intellectuelles ; le cerveau est le siége des sensations spécifiques, car celles-ci peuvent encore avoir lieu alors que l'appareil sensoriel se trouve détruit jusqu'à son extrémité centrale. C'est du cerveau et de la moelle épinière que part l'impulsion

(1) *Loc. cit.*, 379, 380, tab. XVIII, fig. 2, 3.
(2) MULLER, *Physiologie du système nerveux*, Paris, 1840, t. I, p. 495.
(3) *Mikroskopische Untersuchungen*, p. 167.
(4) *Berlin. Encyclop.*, 1840.
(5) *Anatomie*, 2e édit., t. I, p. 97.

au mouvement. Mais il y a aussi sensation lorsque des stimulants rencontrent le corps à sa surface, et l'impulsion au mouvement, qui est une action des organes centraux, se manifeste comme contraction dans les muscles périphériques. Les parties qui mettent la surface du corps et les muscles en rapport avec les organes centraux, sont les nerfs. C'est dans les nerfs que la substance qui agit, du moins comme intermédiaire, dans les phénomènes vitaux précités, est le plus isolée et le plus accessible. Nous allons donc commencer par l'étudier dans les troncs nerveux, après quoi nous rechercherons jusqu'à quel point on peut la suivre d'un côté dans les tissus sensibles et contractiles, de l'autre dans les parties centrales, et quels sont les éléments avec lesquels elle entre en rapport tant d'un côté que de l'autre.

Structure des nerfs.

Les nerfs sont composés de fibres particulières. Aussitôt après qu'elles sont nées des organes centraux, ces fibres se réunissent en certain nombre pour produire un faisceau. C'est là ce qu'on appelle les racines du nerf. Les racines s'unissent ensemble pour donner lieu à un tronc. Vers la périphérie, celui-ci se divise en branches, qui deviennent de plus en plus déliées, et finissent par se perdre dans la substance des organes.

Parmi les branches nerveuses, il y en a de deux sortes, qui, bien que fréquemment mêlées ensemble, offrent cependant, dans leurs extrêmes, des caractères différentiels suffisants pour permettre de les distinguer, sans qu'on ait besoin pour cela de connaître leur structure intime. Les unes sont fermes, d'un blanc brillant, et marquées de stries transversales; elles se répandent principalement dans les muscles du tronc et la peau. Les autres, molles, d'un gris rougeâtre, plates, et unies ensemble par de nombreuses anastomoses, appartiennent surtout aux viscères, et accompagnent les vaisseaux sanguins. Les premières n'offrent de renflements noueux qu'à leur origine et aux endroits où celles de la seconde espèce viennent se joindre à elles; celles-ci en sont pourvues sur tous les points. On donne aux premières le nom de nerfs blancs, de la vie animale, ou cérébro-rachidiens; aux secondes, celui de nerfs gris, mous, sympathiques, vasculaires, ganglionnaires, ou de la vie organique.

Nerfs blancs.

Les nerfs blancs possèdent une gaîne de tissu cellulaire compacte, qu'on nomme *névrilème*, et dont la force augmente ou diminue avec leur calibre. Cette gaîne se confond peu à peu, à l'extérieur, avec le tissu cellulaire amorphe qui entoure les nerfs ; en dedans, elle envoie des prolongements qui enveloppent des quantités de plus en plus petites de fibres nerveuses, et réduisent celles-ci en fascicules successivement décroissants, comme ceux des fibres musculaires. Mais il faut remarquer que les fibres primitives des nerfs, si l'on compare leur développement à celui des muscles, correspondent à un faisceau primitif des muscles striés, et que, par conséquent, quand on veut maintenir l'analogie avec ces derniers, il faut donner l'épithète de secondaires aux faisceaux les plus grêles de fibres nerveuses. Au reste, les faisceaux de fibres nerveuses ont une forme et une grosseur bien moins constantes que celles des faisceaux musculaires ; tantôt il n'y a que des faisceaux secondaires coordonnés ensemble dans une enveloppe commune, tantôt les faisceaux secondaires sont réunis en faisceaux tertiaires, etc. Il est très ordinaire, dans les nerfs, de voir les faisceaux de tous les ordres s'anastomoser et s'entrelacer ensemble, ainsi que le font les branches et les troncs eux-mêmes, et il n'y a que très peu de ces organes où, comme par exemple dans le nerf optique, les faisceaux secondaires soient rangés parallèlement les uns à côté des autres.

Névrilème.

J'ai déjà dit précédemment que le tissu cellulaire du névrilème a tous les caractères du tissu fibreux. Mais les cloisons tendues entre les faisceaux se composent de fibres ou de membranes ayant plus d'analogie avec les formes que le tissu cellulaire parcourt pendant son développement, ou représentant des transitions entre lui et les épithélium. On rencontre encore assez fréquemment de véritables fibrilles de tissu cellulaire ; mais elles ne sont plus aussi manifestement parallèles les unes aux autres et rangées en faisceaux ; elles sont plus isolées et entrelacées ensemble. Entre elles passent des fibres, qui se distinguent par des renflements oblongs, obscurs, des résidus des cytoblastes aux dépens desquels ces fibres se sont produites, et des tubes membraneux, dépourvus de structure, hyalins ou faiblement granulés, à la surface desquels se voient des noyaux

de cellules étirés. en long. J'ai vu de ces tubes qui ne renfermaient que deux fibres primitives. Il se développe dans leur paroi
des fibres insolubles dans l'acide acétique, pareilles à celles qu'on rencontre dans la tunique striée des vaisseaux ; tel est le cas, par exemple,
du nerf optique, où ces fibres contractent tant d'anastomoses ensemble, qu'elles ne représentent que des membranes fines, molles,
et percées de trous, qui leur donnent l'apparence de réseaux. Enfin,
l'enveloppe de tous les faisceaux nerveux secondaires renferme l'espèce de fibres que nous avons appris à connaître sur la face interne
de la sclérotique et la zone ciliaire (1), fibres plus larges, plus étroites,
très pâles, souvent bifurquées, et renflées en petites nodules aux endroits où elles se divisent. J'ai fréquemment vu, chez les grenouilles,
les faisceaux secondaires en forme d'anneaux, et entourés, à des
distances régulières, par des fibres claires, qui étaient parsemées
de noyaux obscurs étirés en long. Rien de semblable ne s'est offert
à moi chez les mammifères, quoiqu'ici également les fibres soient
quelquefois disposées en travers et à angle droit par rapport à l'axe
longitudinal du nerf. Pappenheim a vu la même chose, car il dit (2)
qu'un faisceau nerveux était entouré à l'extérieur d'un filament
roulé en spirale, qui le faisait paraître étranglé de distance en distance ; ce filament lui sembla être tendineux, quoiqu'il l'eût réduit
aussi en fibres élastiques ; il ne se souvient pas du point où ce phénomène s'est présenté à son observation.

Vaisseaux capillaires des nerfs.

Entre les éléments du tissu cellulaire marchent les vaisseaux capillaires, qui forment des mailles fort allongées, et qui en conséquence
parcourent de grandes distances sans cesser d'être parallèles aux
fibres nerveuses. Les vaisseaux capillaires des nerfs sont au nombre
des plus fins que l'on connaisse ; à l'état de vacuité, ils n'ont pas
plus de 0,002 ligne de diamètre, et se composent uniquement de la
membrane primaire des vaisseaux, avec des noyaux de cellules ovales
en long, qui souvent alternent ensemble d'une manière fort régulière. Les faisceaux secondaires sont souvent accompagnés, de
chaque côté, d'un vaisseau plus fort, qui suit une direction longitudinale. Les branches capillaires qui unissent ensemble les deux

(1) Pl. II, fig. 4 et 9.
(2) *Verdauung*, erratum à la page 150.

vaisseaux longitudinaux, passent transversalement et obliquement sur la face supérieure et la face inférieure du faisceau.

Tubes primitifs.

Il faut bien connaître et savoir séparer ces divers éléments, avant de procéder à l'étude des fibres nerveuses elles-mêmes. Celles-ci se font remarquer, au premier coup d'œil, par leurs bords obscurs, et les contours nets de leurs contenu, qui, d'après ses propriétés réfringentes, ressemble beaucoup à la graisse (1). A la lumière incidente, les fibres nerveuses, vues isolément, paraissent brillantes et transparentes, comme des stries d'huile ; en grandes masses, elles sont blanches. Les plus fortes sont droites, onduleuses ou aussi ployées en zigzag, sous des angles aigus, comme les fibres musculaires. Ce sont même les inflexions régulières et parallèles les unes aux autres qui donnent aux nerfs les plus déliés cette apparence striée en travers que l'on connaît et qui a tant d'élégance. Les fibres onduleuses deviennent droites par la macération dans l'eau ; lorsqu'on les étend par la pression ou traction, elles ne reprennent pas la forme qu'elles avaient auparavant (E. Burdach).

Le volume des fibres primitives varie beaucoup. Leur diamètre est de 0,0008 à 0,0074 ligne (2) ; il paraît rester le même dans toute l'étendue de chaque fibre isolée. La plupart des nerfs renferment des fibres de tout calibre ; il s'en trouve pourtant dans lesquels les plus grêles ou les plus grosses prédominent. Les nerfs des trois sens supérieurs sont ceux qui ont les fibres primitives les plus fines ; un diamètre de 0,0018 ligne est déjà chose rare dans le nerf optique ; les nerfs purement cutanés, par exemple les branches qui sortent entre les muscles du dos et se rendent aux téguments de la partie postérieure du corps, ne contiennent guère non plus, pour la plupart, que des fibres grêles, de 0,0045 ligne et au-dessous, tandis qu'on n'en aperçoit presque que de fortes dans les nerfs des muscles oculaires. On pourrait conclure de là que les fibres les plus grossières appartiennent aux nerfs du mouvement, et les plus déliés à ceux du sentiment, ce que confirmerait l'examen des racines ;

(1) Pl. IV, fig. 5, A.

(2) 0,008, Raspail. — 0,003-0,006 (nerfs ciliaires), R. Wagner. — 0,004-0,008, Ehremberg. — 0,001-0,003, Krause. — 0,006-0,010, Remak. — 0,0012-0,0060, Bruns. — Treviranus *Beitraege*, t. II, p. 36 rapporte un grand nombre de mesures.

cependant la ligne de démarcation ne saurait être bien rigoureusement tranchée, puisqu'au milieu des plus fines et des plus grosses fibres d'un nerf on en trouve aussi de calibre moyen. On n'observe jamais, dans les nerfs, ni terminaisons naturelles, ni divisions, ni anastomoses des fibres. Il sera parlé plus loin du passage complet d'une fibre à une autre, qu'on a observé quelquefois.

A l'état frais, et examinées sans eau, les fibres sont hyalines et incolores, avec des bords simples et obscurs, comme des cristaux. Isolées, elles se dessèchent très rapidement, ce qui fait qu'on ne peut les observer qu'un instant dans leur état naturel. Mais, recouvertes par la peau, elles se conservent assez long-temps sans subir aucune altération, et l'on peut les étudier à son aise dans des parties où elles parcourent une certaine distance, tantôt réunies en faisceaux, tantôt aussi isolées. La membrane nictitante de la grenouille est la partie qui m'a paru la plus appropriée à ce genre d'examen ; on l'excise, sur l'animal vivant, avec une portion de la peau voisine, afin de la mettre plus long-temps à l'abri de l'action de l'eau, et on l'étale, sans pression, sur une petite plaque de verre. L'épithélium, les vaisseaux sanguins et les fibres propres de cette membrane ont assez de transparence pour permettre de suivre les nerfs, au moins jusqu'au bord libre, qui est obscur et couvert de pigment. Ils paraissent comme de petits filets de verre cylindriques, très légèrement onduleux, en général parallèles aux bords, sans cependant être tout-à-fait droits, et offrent, de distance en distance, de petites inflexions, d'où résultent des rétrécissements légers et irréguliers (1).

Peu après la mort, et surtout avec une grande promptitude sous l'influence de l'eau, il se forme, dans les nerfs d'un certain calibre, le long de chaque bord, une seconde ligne obscure, parallèle, d'abord très rapprochée de l'externe, mais qui s'en écarte peu à peu, pour se porter en dedans. Chaque fibre est alors limitée de chaque côté par deux contours obscurs (2) ; en même temps on aperçoit, à sa surface, des stries transversales et des rides, qui lui donnent l'aspect d'un ruban de satin. Les deux lignes obscures qui limitent chaque bord ne sont pas parfaitement continues : elles se réunissent souvent en une seule pointe, à côté de laquelle, en dedans ou en dehors, se produit une nouvelle pointe, qui se divise bientôt en deux lignes parallèles ; ou bien elles s'écartent l'une de l'autre, et

(1) Pl. IV, fig. 5, A.
(2) Pl. IV, fig. 5, D, L.

renferment des corpuscules de figure ronde ou ovale (1). Il est digne de remarque que ces doubles contours ne se voient que sur des nerfs d'un certain calibre ; les fibres nerveuses déliées, mais renflées de distance en distance, n'en offrent que sur leurs renflements.

Dans les fibres nerveuses isolées, les lignes obscures, avec quelque ménagement qu'on procède, sont interrompues de distance en distance au milieu de leur cours, et toujours elles le sont toutes deux sur les deux bords, vis-à-vis l'une de l'autre ; on aperçoit alors, comme continuation de l'externe, et de chaque côté, une ligne mince, pâle, infléchie en dedans (2), et l'intervalle entre les deux lignes est également plein d'une substance très pâle, à grains fins. Cette apparence nous apprend que la fibre est composée de deux parties distinctes, une enveloppe pâle, qui s'affaisse quand le contenu s'est retiré, et une matière renfermée dans cette enveloppe, à laquelle est dû l'aspect que la fibre intacte présente. Mais il ne faut pas se figurer que, des deux lignes obscures situées de chaque côté, l'une soit produite par l'enveloppe et l'autre par la limite extérieure du contenu. Tant que ce dernier se maintient intact, l'enveloppe est absolument invisible, et les doubles contours se voient également sur le contenu des fibres nerveuses sorties des tuyaux, pourvu que les fragments aient assez de largeur (3).

Lorsqu'on comprime les fibres nerveuses, la gaîne se vide jusqu'à de grandes distances. Les points comprimés des faisceaux nerveux

(1) Pl. IV, fig. 5, L, *c*, *c*.

(2) Pl. IV, fig. 5, B, C, F.

(3) *A priori* on devrait s'attendre à ce que, dans les points où le contenu est interrompu et où se terminent les contours latéraux, il apparût une ligne transversale unissant ensemble ces deux contours, et servant de limite au contenu en devant. Mais ce phénomène n'a lieu que fort rarement, et il n'en aurait pas fallu davantage pour me rendre l'interprétation suspecte, si je n'avais pas fait la même remarque dans des cas où il ne pouvait y avoir le moindre doute sur le véritable état des choses. En effet, qu'on plonge une partie quelconque d'un insecte dans de l'eau, le contenu des trachées, l'air, se partage en portions détachées de colonnes, probablement à cause de la pénétration partielle du liquide dans les tubes. Ceux-ci ont des contours latéraux obscurs dans toutes les parties qui contiennent de l'air, et les intervalles sont pâles ; on peut faire aller et venir les bulles d'air, et avec elles les bords obscurs ; mais jamais on ne voit ces bulles limitées ni en avant ni en arrière. Il n'apparaît de limite qu'au moment où l'air sort du vaisseau coupé, et prend la forme globuleuse.

grêles paraissent, à l'œil nu, déjà clairs et transparents, parce que
la substance blanche s'est retirée des deux côtés. On aperçoit aussi
des points plus clairs sur les nerfs tiraillés, et si on les examine au
microscope, on reconnaît que le contenu blanc, ou noir, si l'on
emploie la lumière transmise, est irrégulièrement déchiré dans
chaque faisceau, qu'il se termine souvent en pointe, et que la substance intermédiaire est jaunâtre, grenue, finement striée en long.
En opérant sur des tubes isolés, on voit fréquemment partir des
extrémités des fibres, dont ils semblent être autant de prolongements, des filaments plats, plus ou moins larges, pâles et faiblement
granulés, dont les contours extérieurs se continuent avec les bords
externes du tube primitif entier (1). Les fibres offrent aussi, dans
une plus ou moins grande étendue de leur trajet, des filaments analogues, qui se dilatent de nouveau, à leurs deux extrémités, en
tubes dans l'intérieur desquels se trouve encore renfermée la substance nerveuse proprement dite (2).

Enveloppe des tubes primitifs.

Il est rare qu'on parvienne, par une compression exercée sur le
microscope, à éloigner le contenu de manière qu'il ne reste plus
que l'enveloppe vide : car, pendant qu'une partie de ce contenu
s'échappe par l'extrémité, ou par une crevasse faite à l'enveloppe
sur le côté, le reste n'en est retenu qu'avec plus de force par la
compression. Mais l'acide acétique concentré est un excellent moyen
pour vider l'enveloppe, et suivre des yeux l'opération entière. On
fait choix pour cela d'un grossissement qui permette une distance
focale suffisante. On met sur l'objectif, dans un peu d'eau, un faisceau nerveux réduit au plus grand degré possible de ténuité, et
lorsqu'on a trouvé une fibre isolée dans une certaine étendue, on
ajoute une goutte d'acide acétique. Instantanément le contenu devient pâle, en grande partie grenu et liquide, et, chassé par la contraction de la gaîne, il s'échappe par la tranche, sous la forme de
grumeaux ou de portions de cylindre ; l'enveloppe restante est molle,
un peu plissée, et si pâle qu'on ne s'aperçoit de sa présence
qu'en la faisant aller et venir dans le liquide ; encore même alors y
parvient-on à peine si l'on n'a point remarqué la place qu'elle occu-

(1) Pl. IV, fig. 5, F, a.
(2) Pl. IV, fig. V, B.

pait. Si l'on ajoute de l'eau , elle devient plus apparente ; elle semble alors finement grenue et cylindrique , mais la moindre pression l'aplatit. Peu à peu elle se resserre sur elle-même , et finalement elle se réduit à un filament obscur , un peu inégal , en apparence solide. Schwann (1) et Rosenthal (2) ont vu des noyaux de cellules ovales en long dans la gaîne des tubes nerveux. Je n'y suis pas parvenu, et quand je croyais découvrir quelque chose de ce genre, un examen plus attentif me prouvait toujours que le noyau appartenait à un vaisseau capillaire ou à une fibre de noyau du tissu cellulaire, appliquée immédiatement sur le tube nerveux , dont elle s'éloignait à une distance tantôt plus et tantôt moins grande. Ce n'est que chez la grenouille qu'il m'est arrivé de trouver des enveloppes privées de structure et pourvues de noyaux de cellules , autour d'un tube nerveux simple ; mais alors il y avait, entre la surface interne de l'enveloppe et la face externe de la fibre nerveuse (3) , une distance telle que je pouvais croire cette dernière encore renfermée dans sa gaîne propre , et considérer l'enveloppe contenant des noyaux comme une gaîne secondaire , de sorte que j'aurais eu en quelque sorte sous les yeux un faisceau secondaire dans lequel un seul faisceau primaire serait arrivé à se développer. En conséquence, je dois regarder l'existence de noyaux dans la gaîne des tubes nerveux primitifs comme une chose fort rare ; mais je ne puis pas la nier tout-à-fait, puisque très probablement elle a lieu à une époque peu avancée du développement. Il semblerait que des fibres pussent se former aussi dans la gaîne des fibres primitives. Une striation en long peu marquée a été observée par beaucoup de micrographes ; Rosenthal parle de stries longitudinales et transversales; j'ai vu moi-même, sur des tubes nerveux que j'avais traités par l'acide acétique étendu, des étranglements analogues à ceux qu'on remarque souvent sur les faisceaux du tissu cellulaire , seulement beaucoup plus serrés , et des fibres extrêmement déliées , marchant obliquement ou en se croisant sur la surface ; mais je n'ai point encore pu acquérir la certitude que des fibres de noyaux réellement cohérentes entourent le tube nerveux. Il est difficile de voir si les tubes les plus déliés ont encore une enveloppe, et on l'a souvent mis en doute. L'analogie autorise à y admettre

<hr>

(1 *Mikroskopische Untersuchungen*, tab. IV, fig. 9, c, d.

(2) *Form. granul.*, p. 18.

(3) Pl. IV, fig. 5, H.

cette enveloppe, et je crois l'avoir quelquefois aperçue, sous la forme d'un bord finement grenu, le long des parties amincies de fibres devenues variqueuses (1), comme aussi entre les globules de la substance nerveuse (2), quand celle-ci s'était séparée en globules. Mais il est très possible que ce qu'on prend pour une enveloppe ne soit que des taches, des traces laissées sur le verre par la substance nerveuse qui se rétracte.

Moelle nerveuse.

La moelle nerveuse contenue dans l'enveloppe des fibres, ou la partie essentielle de ces dernières, est une substance molle et visqueuse, qu'on peut exprimer, et à laquelle on doit, d'après cela, donner, jusqu'à un certain point, l'épithète de liquide. Dans les nerfs frais, elle est, comme je l'ai dit, parfaitement homogène; en certaines circonstances, elle acquiert des formes très particulières. Comme celles-ci dépendent probablement de la composition chimique, je vais commencer par faire connaître les résultats des analyses. Les chimistes ont bien opéré principalement sur la substance cérébrale; mais les nerfs ressemblent tellement à cette dernière, par leur manière de se comporter, qu'on est en droit de croire à l'identité des principes qui les constituent tous deux.

L'eau forme les quatre cinquièmes de la substance cérébrale. La matière solide qui reste après son évaporation est extraite par l'éther et l'alcool chaud, et se sépare ainsi en deux portions. Les dissolutions éthérée et alcoolique contiennent les graisses; ce qui reste sans se dissoudre consiste en un mélange d'albumine coagulée, de sels, de vaisseaux, de gaînes nerveuses et de fibres de tissu cellulaire, dont la quantité, pour le dire en passant, est très peu considérable. L'eau enlève une matière animale et du sel marin à ce résidu, l'acide acétique, l'albumine et les phosphates. Les proportions de ces divers principes constituants ressortent à peu près des analyses suivantes.

John (3) a trouvé dans la cervelle de veau :

Eau.	75—80
Albumine.	10
Graisse, extrait alcoolique, phosphore, soufre et sels	15—10
	100

1) Pl. IV, fig. 5, M, *a*.

(2) Pl. IV, fig. 5, M, *b*.

3) *Chemische Untersuchungen mineralischer, vegetabilischer und animalischer Substanzen*, Berlin, 1813, p. 246.

Suivant Vauquelin, le cerveau de l'homme contient :

Eau.	80,00
Albumine.	7,00
Graisse.	5,23
Phosphore.	1,50
Extrait de viande.	4,19
Acides, sels, soufre.	5,15
	100,00

Denis (1) a trouvé dans le cerveau :

	D'un homme de 20 ans.	D'un homme de 78 ans
Eau.	78,00	76,00
Albumine.	7,30	7,80
Graisse (phosphorée)	12,40	13,30
Osmazome et sels	1,40	2,50
Perte	0,90	0,40
	100,00	100,00

L'albumine du cerveau ne paraît pas différer essentiellement de celle du sang. Quant à la graisse, la cholestérine en forme la plus grande partie : le reste a été partagé par Gouerbe (2) en quatre substances différentes, qui sont :

1° *Cérébrote.* En se refroidissant, la dissolution alcoolique laisse précipiter cette substance, combinée avec de la cholestérine, sous la forme d'une poudre blanche. On traite le précipité par l'éther, qui enlève la cholestérine, et laisse la cérébrote. Celle ci est infusible, non saponifiable, et ne tache pas le papier. Comme les trois graisses suivantes, outre du carbone, de l'hydrogène et de l'oxygène, elle contient encore du nitrogène, du soufre et du phosphore. Couerbe assure que le phosphore y est plus abondant chez les maniaques que chez les personnes en santé, et en moindre quantité, au contraire, chez les idiots. A l'état normal, le cerveau contient, dit-on, deux à deux et demi pour cent de phosphore. La cérébrote de Couerbe est identique avec la graisse cérébrale solide de Vauquelin, la cire cérébrale de Gmelin, la graisse cérébrale pulvérulente, ou myélocone, de Kuhn.

2° *Eléencéphole.* Cette substance, qui est de la *cérébrote*, selon Berzelius, reste dans la dissolution alcoolique de laquelle s'est pré-

<hr>

(1) *Recherches sur le sang*, p. 30.

(2) *Du cerveau, considéré sous le point de vue chimique et physiologique*, Paris, 1834, in-8. — F.-V. Raspail, *Nouveau système de chimie organique*, 2e édition, Paris, 1835, t. II, p. 358.

cipitée, par le refroidissement, une combinaison de cholestérine et de cérébrote. C'est une huile d'un jaune rougeâtre et d'une saveur désagréable. Elle dissout aisément les autres graisses solides du cerveau.

3° et 4° *Céphalote* et *stéaroconote*. Ces graisses existent dans le résidu de la dissolution éthérée d'où l'alcool a extrait les substances précédentes. La céphalote se dissout dans l'éther, tandis que la stéaroconote reste, car elle n'est soluble dans ce menstrue qu'avec le concours de l'éléencéphole. La céphalote est grasse au toucher, et d'un jaune foncé; elle se ramollit à la chaleur, et les alcalis la saponifient. La stéaroconote est une matière grasse, jaune, pulvérulente, infusible, et saponifiable par les alcalis.

Toutes les graisses sulfurées et phosphorées sont, d'après Frémy (1), des mélanges de matières grasses du cerveau avec de l'albumine, à laquelle appartiennent le soufre, le phosphore et le nitrogène. Frémy a obtenu, outre la cholestérine, deux acides gras, dont l'un, l'acide oléinique, existe aussi dans les autres graisses animales, tandis que l'autre, l'acide cérébrique, est particulier au cerveau. Ces acides sont contenus dans le cerveau, en partie à l'état de liberté, en partie à l'état de combinaison avec de la soude, et par conséquent saponifiés. On attend encore de Frémy des détails plus circonstanciés.

Harting (2) a calciné les fibres nerveuses sur le porte-objet; il resta des stries parallèles et des globules, que le lavage ne pouvait enlever, mais qui étaient fondus, et qui, à ce que pense Harting, consistaient principalement en phosphate calcique.

La moelle épinière contient, suivant Vauquelin, plus de graisse et moins d'albumine que le cerveau, tandis qu'il y a davantage d'albumine dans les nerfs. Lassaigne a comparé la composition de la substance corticale et de la substance médullaire du cerveau (chez un sujet atteint d'affection mentale). Le résultat a été :

	Substance corticale.	Substance médullaire.
Albumine.	7,5	9,9
Graisse incolore.	1,0	13,9
Graisse rouge.	3,7	0,9
Extrait de viande, acide lactique, sels.	1,4	1,0
Phosphates	1,2	1,3
Eau	85,0	73,0

(1) *Comptes-rendus de l'Académie des sciences*, 1840, 2ᵉ semestre, n° 19.
(2) VAN DER HOEVEN en de Vriese, *Tijdschr*, VII, p. 231.

La prédominance de la graisse dans la substance médullaire, de l'eau et de l'albumine dans la substance corticale, est un phénomène assez frappant; sans nul doute, l'abondance du sang dans la substance corticale est la cause de cette différence.

Le résultat essentiel de toutes ces analyses est qu'un savon et une substance grasse, à l'état de liberté, se trouvent dissous, conjointement avec de l'albumine, dans l'eau de la moelle nerveuse. Pendant la vie, et à la chaleur du corps, c'est une véritable dissolution, et non une émulsion; car, dans une émulsion, la graisse n'est que très divisée et réduite en globules microscopiques. Mais la moelle nerveuse ne se sépare qu'après la mort en globules, qui, bien que n'étant pas des globules purs de graisse, leur ressemblent cependant beaucoup, et proviennent peut-être aussi d'une séparation opérée entre les matériaux gras et albumineux.

Coagulation de la moelle.

Lorsque les deux lignes qui marchent parallèlement aux bords se sont formées dans la moelle des tubes nerveux, le changement continue de faire des progrès en dedans, avec d'autant plus de rapidité que l'eau dont ces tubes sont imbibés est moins chargée d'albumine et plus froide. Voilà pourquoi E. Burdach recommande l'eau tiède pour l'étude microscopique des nerfs. D'abord, comme on peut s'en convaincre sur les tubes d'un certain calibre, il se forme des globules, gros et petits, à limites bien marquées et obscures (1), libres ou se continuant par un pédicule avec la substance, qui sont renfermés entre les lignes parallèles du bord; ces globules se produisent au pourtour entier du tube nerveux, de manière qu'au microscope ils apparaissent le long des bords, ou aussi dans le milieu, sur la surface de ce tube. Ils se réunissent en figures irrégulières (2); le bord obscur devient par là plus large, s'avance de toutes parts vers l'axe, et finit par remplir le tube entier (3). Ce bord est parcouru par des granules et des lignes irrégulières, dont le nombre va peu à peu en augmentant, ce qui fait que la moelle nerveuse prend un aspect granulé (4). Les mêmes changements arrivent, seulement avec beaucoup plus de rapidité, à la moelle nerveuse lors-

1) Pl. IV, fig. 5, H, d, d, e.
2) Pl. IV, fig. 5, B.
3) Pl. IV, fig. 5, D, c.
4) Pl. IV, fig. 5, E.

qu'elle s'épanche par la surface de la section ou par une déchirure de la gaîne (1) ; elle prend alors la forme de masses grenues irrégulières, ou conserve celle de cylindre, qu'elle avait dans la gaîne. On observe aussi les mêmes phénomènes dans les nerfs de petit calibre ; mais ils y sont moins prononcés : ici, en général, la moelle ne reste pas renfermée dans la gaîne, et s'échappe au-dehors, sous la forme de petits globules (2). J'ai déjà dit comment la moelle nerveuse se comporte dans l'acide acétique. Dans l'alcool, elle devient promptement une masse grenue, floconneuse, d'un brun clair ; les gaînes se contractent bientôt, et chassent leur contenu. Le carbonate potassique fait couler, sous la forme d'un liquide visqueux, et par un courant lent, la moelle nerveuse, qui conserve long-temps sa limpidité. La dissolution concentrée de chlorure mercurique la réduit presque instantanément en masses grenues et obscures. Celle de chlorure sodique agit comme l'eau froide, seulement avec plus de rapidité (3).

Lorsque les tubes nerveux subissent une compression ou une traction avant la coagulation (car c'est ainsi qu'on a coutume de désigner le changement de la moelle nerveuse qui vient d'être décrit), des renflements ovales, séparés par des espèces d'étranglements, se produisent, souvent avec une grande régularité. Si l'on continue de tirer, les renflements ovales deviennent des globules, qui sont unis ensemble par des portions cylindriques plus minces (4). C'est de cette manière que naissent les varicosités des fibres nerveuses, devenues si célèbres dans les temps modernes. Toute matière visqueuse, le mucus, la salive, l'albumine, peut donner lieu à de pareilles fibres variqueuses, quand on la fait filer entre les doigts ; un moment arrive où le fil se convertit en une série de globules, forme qu'il conserve jusqu'à sa rupture. Des raisons physiques que je n'ai point à déduire ici, font que ce phénomène n'a lieu que sur des fils très fins, et de là vient qu'il se manifeste d'autant plus facilement que les tubes nerveux sont plus grêles. Parfois cependant on observe aussi des varicosités sur des fibres d'un calibre plus considérable. La gaîne n'y prend aucune part, et ne suit

(1) Pl. IV, fig. 5, I, *a*, E, *b*.
(2) Pl. IV, fig. 5, K, *c*.
(3) E. BURDACH, *Beitræge zur mikroskopischen Anatomie*, p. 34.
(4) Pl. IV, fig. 5, M, *a*.

pas les étranglements de la substance médullaire (1). Dans les circonstances que je viens d'indiquer, la moelle nerveuse des tubes fins se réduit aisément en séries de gouttelettes distinctes, rondes ou irrégulières (2).

Cylindre formant l'axe.

Très fréquemment, on pourrait même dire toujours, la coagulation, qui commence par les bords, n'atteint point l'axe du tube nerveux, et il reste, dans le milieu de celui-ci, une strie claire, qui se comporte comme un cylindre parcourant la longueur du tube. Cette strie est tantôt droite, tantôt onduleuse, et ne suit pas exactement les contours du bord extérieur ; souvent elle est plus voisine d'un bord que de l'autre, ou s'en rapproche dans quelque point de son trajet. On la distingue dans les tubes d'un certain calibre, comme dans les fins, mais elle est plus marquée dans les premiers : elle devient surtout bien manifeste lorsque la moelle nerveuse extérieure est coagulée en une masse homogène et à grains fins (3). Son diamètre varie ; cependant il lui arrive assez fréquemment d'être le même dans des fibres nerveuses d'égale grosseur, c'est-à-dire d'environ le quart de celui du tube entier. Lorsqu'une fibre nerveuse tourne vers l'œil ou sa tranche ou un coude, on a occasion d'observer la strie claire sur la coupe transversale ; celle-là se montre la plupart du temps ronde, souvent aussi ovale, ou irrégulière, trigone, quadrilatère, etc. Dans beaucoup de cas, la strie claire, recourbée en crochet ou en crosse, se redresse par l'effet de la pression ; fréquemment, lorsqu'on exerce une compression, on voit, en même temps que la portion coagulée extérieure de la moelle, la substance centrale claire s'écouler aussi par l'extrémité coupée ; parfois même les parties coagulées se séparent, et la substance claire reste isolée, sous la forme d'un filet mou et pâle, à contours grêles et obscurs. J'ai vu une fois, dans la continuité d'un nerf dont la substance coagulée offrait une légère interruption, la strie centrale grise parcourir, au milieu de la gaîne un peu affaissée sur elle-même, tout l'espace où manquait la moelle coagulée.

Il semblerait que, comme les poils et les faisceaux musculaires striés, ceux du moins qui sont en train de se développer, la fibre

(1) Pl. IV, fig. 5, M, *b*.
(2) Pl. IV, fig. 5, M, *c, c*.
(3) Pl. IV, fig. 5, G, *b*.

nerveuse se compose d'une substance corticale et d'une substance médullaire, ayant des propriétés chimiques différentes. L'histoire du développement vient à l'appui de cette conjecture, et l'on est tenté de croire que, de ces deux substances, la première fournit la graisse, l'autre l'albumine, qui existent presque à parties égales dans la matière nerveuse décomposée.

Mais cette dernière hypothèse ne tarde pas à s'écrouler. Si la substance extérieure était de la graisse et l'intérieure de l'albumine, ou la première de l'albumine et la seconde de la graisse, l'une devrait être dissoute par l'éther, et l'autre par l'acide acétique. Mais ces deux menstrues agissent à peu près de la même manière. Quand on opère avec de l'éther, il sort de tous côtés une matière dont une partie se précipite sur-le-champ sous forme de petits points, tandis qu'une autre cristallise, par l'évaporation de l'éther, en lames minces et en aiguilles; la fibre nerveuse se resserre par là sur elle-même ; elle devient raboteuse, jaunâtre et grenue ; le bord obscur et l'axe clair demeurent perceptibles, comme auparavant. L'acide acétique crispe la fibre nerveuse ; le contenu de celle-ci devient plus foncé et plus ferme dans l'acide affaibli, sans subir d'ailleurs aucun changement ; dans l'acide concentré, il devient liquide, et est chassé en partie par la contraction de la gaîne ; ce qui reste paraît seulement plus clair, et très finement grenu ; la séparation en écorce et en moelle est plus sensible qu'auparavant.

Mais il paraît encore douteux que la strie centrale, appelée *cylinder axis* par Purkinje, existe partout, et que partout où on la remarque, il faille la considérer comme une formation indépendante et solide ; du moins, y a-t-il des formations qui ont la plus grande ressemblance avec elle, et qui reconnaissent une tout autre origine. Le cylindre de l'axe n'est pas toujours aussi régulier qu'il le paraît dans des échantillons choisis ; on le voit tantôt renflé de distance en distance, tantôt fort aminci, souvent tout-à-fait interrompu, et formé seulement d'une série de gouttelettes oblongues, qui, après leur écoulement, prennent une figure sphérique (1) ; fréquemment la substance coagulée s'étend au-delà du milieu du tube nerveux ; alors la strie centrale est fort irrégulière, et tailladée en zigzag, pour s'accommoder aux contours de la substance coagulée. Dans les nerfs tiraillés et non encore coagulés, la moelle se prend sou-

(1) Pl. IV, fig. 5, G, c.

vent en globules distincts, ovales, rapprochés les uns des autres comme les grains d'un chapelet, et qui tiennent ensemble par des traits extrêmement minces. Cela ne serait pas possible si la moelle renfermait un cylindre solide. Lorsqu'une portion de la moelle s'échappe par une déchirure sur le côté, on voit souvent aussi un diverticule de la strie centrale s'étendre dans la substance extravasée (1), s'allonger peu à peu, et même se diviser en globules à son extrémité, ce qui prouve indubitablement qu'en pareil cas le cylindre de l'axe est liquide. A la vérité, on pourrait admettre qu'il se compose lui-même d'une enveloppe et d'un contenu liquide, et que, dans le cas dont je viens de parler, son enveloppe se déchire en même temps que celle de la fibre nerveuse; mais quand le cylindre de l'axe sort seul du tube nerveux, il est limité, à son extrémité, par les mêmes contours obscurs que sur les côtés, et jamais on ne voit rien sortir par la tranche qui le termine. Le principal argument, au reste, est que quand la substance nerveuse vient à être complétement détruite et broyée, de manière que les substances contenues dans différents tubes soient mêlées ensemble, il se produit aussi de ce mélange des masses rondes, arrondies et cylindriques, dans lesquelles une substance extérieure grenue, limitée par un double contour obscur, et ayant l'apparence de moelle nerveuse coagulée, enferme un liquide visqueux et limpide, qui présente les caractères de la strie centrale, et qui la plupart du temps répète exactement la forme de la pièce entière. Quand on a écrasé le nerf optique, on y voit de ces lambeaux cylindriques, qui sont trois ou quatre fois plus gros que les plus forts tubes du nerf, et qui affectent tout-à-fait la forme des tubes nerveux ordinaires, à cela près qu'ils manquent de gaîne.

Si donc la substance médullaire et la substance corticale diffèrent l'une de l'autre, elles ne sont cependant toutes deux que des liquides, à la vérité visqueux, et il faudrait admettre que, quand les tubes nerveux viennent à être détruits, les gouttes de la substance médullaire se réunissent toujours de nouveau ensemble, et sont enfermées par des couches de substance corticale. Cela est fort peu vraisemblable, et l'on doit songer à la possibilité que la séparation du contenu des nerfs ne s'effectue qu'après la mort, qu'en conséquence le contenu du tube possède la propriété de se séparer, au

____

(1) Pl. IV, fig. 5, G.

contact de l'eau ou d'autres liquides, en une écorce grenue et une matière intérieure claire, ou peut-être aussi de se coaguler à la surface, en restant liquide et clair à l'intérieur. Peut-être la promptitude de la coagulation à la surface est-elle la cause qui fait que l'intérieur se trouve soustrait à l'action des substances coagulantes, de même que le cerveau entier, lorsqu'on le plonge dans de l'alcool trop fort, reste liquide et se putréfie dans l'intérieur, ou comme le cristallin coagulé par l'art à sa surface demeure clair au centre. Si cette explication est juste, le noyau clair ou le cylindre de l'axe doit se coaguler aussi après l'enlèvement de l'écorce grenue. C'est ce qui arrive quelquefois lorsqu'il entre en contact avec le liquide ambiant : je l'ai vu se dissoudre dans l'acide acétique, et disparaître; mais, le plus souvent, il persiste sans subir aucun changement. Je ne saurais dire à quoi tiennent ces différences. Cependant la moelle nerveuse épanchée et amorphe se comporte d'une manière non moins inconstante : on peut tirer tant la substance grenue que la substance claire en fils fins, qui paraissent plats ou cylindriques, lisses ou faiblement grenus, et qui, quand la traction cesse, reprennent la forme d'un grumeau grenu, ou ne font que se friser, ou même restent droits et étendus, comme de petites fibres de tissu cellulaire, errant çà et là dans le liquide, quand on imprime des mouvements à ce dernier, et ne changeant pas de forme, ne s'attachant non plus nulle part. Des filaments qui se sont produits de cette manière par l'extension de la moelle nerveuse, prennent parfois aussi tout-à-fait l'apparence d'un cylindre d'axe. J'ai représenté (1) un morceau cylindrique de substance nerveuse échappée du tube; le filament clair paraît (2) se prolonger dans l'intérieur de la fibre obscure et variqueusement renflée, et avoir été mis à nu par le détachement de l'écorce; mais ce n'est autre chose que la moelle nerveuse amincie et en même temps devenue plus claire par l'effet de la traction.

Enfin une autre disposition encore peut faire que les fibres nerveuses semblent formées d'un filament clair entouré d'une substance grenue; en effet, il arrive souvent qu'en s'échappant par l'effet de la pression, et se coagulant, la moelle s'applique, soit autour de la gaîne nerveuse vide, soit autour d'un vaisseau capillaire ou d'un filament de tissu cellulaire. Ces corps paraissent alors revêtus exté-

(1) Pl. IV, fig. 5, K.
(2) Pl. IV, fig. 5, B en *b* surtout.

rieurement de moelle nerveuse, et l'enduit est d'autant plus régulier, d'autant plus lisse, que les fibres nerveuses étaient moins écartées les unes des autres et moins isolées, avant de subir la compression.

Avec tant de causes d'illusion, il est difficile d'arriver à un résultat certain, en ce qui concerne le cylindre de l'axe. Il faut faire un grand nombre de recherches avant de trouver une préparation bien probante, et à la fin celle qui semble le plus devoir entraîner la conviction, excite à son tour de la défiance. Peut-être la solution définitive est-elle que, chez l'adulte, les fibres nerveuses existent à des degrés divers de développement, que la substance corticale peut refouler le cylindre de l'axe peu à peu, et remplir ainsi entièrement le tube, puisque, dans certains cas, le cylindre central persiste, soit à l'état solide, soit converti en une substance liquide.

Nerfs gris ou mous.

Les *nerfs gris* ou *mous* déploient surtout leur caractère particulier dans ce qu'on appelle les racines du grand sympathique, c'est-à-dire dans les branches qui, accompagnant l'artère carotide, se rendent du ganglion cervical supérieur à la cinquième et à la sixième paire cérébrale, et à celles qui descendent de ce même ganglion le long de la carotide. Ces nerfs sont d'un gris rougeâtre, d'une translucidité comparable à celle de la gelée, mais cependant assez fermes ; les stries transversales n'y manquent pas, mais elles sont plus difficiles à apercevoir, plus serrées, et proviennent uniquement des plissements onduleux du névrilème. Celui-ci offre, comme dans les nerfs blancs, une couche extérieure de faisceaux longitudinaux de tissu cellulaire, couche à laquelle en succède une autre très dense de faisceaux de fibres annulaires, qui ressemblent aux fibres de tissu cellulaire de l'embryon, lorsque ces fibres sont en train de se développer. Ce sont des fibres plates, très claires, d'apparence homogène, d'une largeur de 0,002 à 0,003 ligne, avec de nombreux noyaux de cellules, ronds et ovales, posés la plupart à plat, et rangés à des distances presque égales, dont beaucoup présentent des nucléoles réguliers, et dont beaucoup aussi s'allongent en courtes pointes à leurs deux pôles. Les noyaux ovales ont 0,003 ligne dans leur plus grand diamètre (1). Lorsque les noyaux sont ovales ou

_____
(1) Pl. IV, fig. 6.

allongés en corpuscules fusiformes, leur plus grand diamètre est parallèle à l'axe longitudinal de la fibre, et par conséquent coupe à angle droit l'axe longitudinal du faisceau nerveux. Plus les noyaux s'allongent et se rétrécissent, plus ils se détachent facilement des faisceaux, surtout après l'emploi de l'acide acétique; en même temps ils se roulent volontiers un peu sur eux-mêmes, en décrivant des ondulations. On les voit très bien sur les ramifications les plus déliées des nerfs mous, qu'on peut mettre intactes sur le porte-objet et observer avec de fortes lentilles : si quelques unes de ces ramifications ont été tranchées, les fibres longitudinales du faisceau nerveux s'écartent les unes des autres, et les faisceaux transversaux qui restent produisent alors des espèces d'étranglements semblables à ceux qu'on observe aussi, chez la grenouille, dans les nerfs blancs. Il est rare qu'une de ces fibres se divise en fibrilles plus déliées, analogues aux fibres primitives du tissu cellulaire (1). L'acide acétique les dissout, et laisse les noyaux.

La solidité de l'enveloppe névrilématique est en partie cause qu'on éprouve plus de peine, pour les nerfs gris que pour les nerfs blancs de même calibre, à les fendre en long et à les diviser en faisceaux. Lorsqu'on cherche à les diviser dans le sens de la longueur, avec deux aiguilles ou deux scalpels, ils se rompent beaucoup plus aisément en travers, et les extrémités déchirées ne se réduisent qu'en de très courtes fibres. Mais la cause principale de ce phénomène tient à ce que les nerfs gris ne sont pas autant que les blancs partagés en petits faisceaux par des couches de tissu cellulaire lâche; les fibres longitudinales d'un cordon nerveux entier sont presque toutes serrées les unes contre les autres, et quand elles forment des faisceaux secondaires et tertiaires, les gaînes celluleuses de ces faisceaux sont plus minces et plus fortes. Du reste, on y observe les mêmes formes de tissu cellulaire interstitiel que dans les nerfs blancs et tous les tissus fibreux; ce sont tantôt de véritables fibres de tissu cellulaire, tantôt des fibres obscures de noyaux, ou des fibres rameuses constituant des plexus, comme dans la zone ciliaire, et au milieu de toutes ces fibres on voit des vaisseaux capillaires d'une finesse extrême, qui ne possèdent que la tunique vasculaire primaire.

On remarque, dans les nerfs gris, deux sortes de fibres longitu-

____
(1) Pl. IV, fig. 6, A, d.

dinales. Les unes ne diffèrent en rien des tubes primitifs des nerfs blancs; cependant elles appartiennent, pour la plupart, à la catégorie des plus déliées, et en conséquence deviennent aisément variqueuses. Les autres ressemblent aux fibres de la couche annulaire du névrilème dont je viens de donner la description; on voit parfois aussi celles-là se diviser en fibrilles. Quelquefois il semblerait que, le long du bord des fibres, en courent d'autres plus fines et un peu plus onduleuses, semblables aux fibres de noyaux du tissu cellulaire (1). Lorsqu'on procure de la transparence à une ramification déliée d'un nerf mou, en faisant agir l'acide acétique sur elle, et que les fibres n'ont point été mises en désordre par la préparation précédente, les nombreux noyaux de cellules disposés à côté et à la suite les uns des autres, à des distances régulières, forment un coup d'œil fort agréable. L'acide acétique peut aussi servir à faire découvrir les tubes nerveux proprement dits au milieu de ces fibres couvertes de noyaux; cependant il ne faut pas alors l'employer trop étendu, autrement il enlève à la moelle nerveuse son brillant caractéristique et aux tubes leurs contours obscurs.

C'est sur la quantité relative de ces deux sortes de fibres que repose l'apparence extérieure des nerfs. Plus le nombre des tubes nerveux proprement dits est considérable, plus ils ressemblent aux nerfs de la vie animale. Les tubes nerveux sont, proportion gardée, en très petit nombre dans les racines du grand sympathique. Ils s'y trouvent isolés, à des distances de 0,013 à 0,018 ligne, de sorte qu'il y a quatre à six fibres couvertes de noyaux pour un tube nerveux. De cette manière, chaque fibre nerveuse paraît entourée de fibres de la seconde espèce, car le nerf offre à peu près la même image sur toutes les coupes longitudinales. Mais je n'ai pu me faire une idée nette du rapport existant entre les faces des fibres couvertes de noyaux et le tube nerveux. Valentin considère (2) les fibres comme les éléments d'une gaîne fibreuse des fibres nerveuses primitives; d'après cela, le nerf gris se composerait d'un certain nombre de faisceaux, autour desquels régnerait une couche plus ou moins épaisse de fibres de la seconde espèce. Mais les fibres sont trop larges pour cela; en outre, les nerfs gris ne se divisent pas en de tels faisceaux, mais se partagent bien plus aisément, de telle sorte que le tube nerveux vienne à se trouver au bord du faisceau.

(1) Pl. IV, fig. 6, C, c.
(2) MULLER, *Archiv*, 1839, p. 148.

Il me paraît donc plus naturel de regarder les nerfs gris comme un cordon solide de fibres de la seconde espèce, entre lesquelles les tubes nerveux courent, à peu près comme entre les faisceaux musculaires.

Nerfs organiques.

Les tubes nerveux sont plus nombreux que dans les racines du grand sympathique, dans la plupart des nerfs viscéraux, dans les branches qui émanent du plexus cœliaque, du plexus hypogastrique, etc. Là on voit déjà les tubes primitifs former, au-dedans des branches grises, plusieurs faisceaux secondaires à côté les uns des autres. Leur nombre devient plus considérable encore dans le cordon limitrophe du grand sympathique, dans les nerfs splanchniques; les nerfs cardiaques en sont presque uniquement formés. Ces tubes nerveux, comme tous ceux qu'on rencontre dans le grand sympathique, ne diffèrent que par leur ténuité de ceux qui appartiennent aux muscles soumis à l'empire de la volonté.

Quelque désir que j'aie d'écarter les digressions physiologiques de la description des faits anatomiques, je ne puis cependant me dispenser d'aborder dès à présent la question de savoir si les fibres de la seconde espèce, qu'on trouve dans les nerfs gris, sont également des fibres nerveuses. Autrefois, le grand nerf intercostal était assez généralement décrit comme une continuation de la cinquième et de la sixième paire cérébrale, à laquelle les nerfs rachidiens envoyaient des fibres de renforcement. Bichat (1), le premier, divisa le système nerveux en deux portions distinctes; le système nerveux de la vie animale, qui préside au sentiment et au mouvement volontaire, et celui de la vie organique, qui n'a qu'un sentiment obscur et règle les mouvements involontaires des viscères ; les ganglions furent érigés en organes centraux de ce dernier. D'après cette manière de voir, les anastomoses entre le système cérébro-spinal et le système ganglionnaire furent regardées non plus uniquement comme des racines du grand sympathique, mais en partie comme des branches des nerfs ganglionnaires qui conduisaient des fibres sympathiques aux nerfs cérébraux. Cette théorie des rapports entre les nerfs sympathiques et ceux de la vie animale s'est consolidée de plus en plus; mais on est arrivé à une autre manière d'envisager les fonctions des premiers de ces nerfs. Comme la sécrétion et la nutrition dépen-

____

(1) *Comparez* A. Bazin , *Du système nerveux de la vie animale et de la vie végétative*, Paris, 1841, p. 5.

dent aussi des états des organes centraux, et sont liées à l'intégrité des nerfs ; comme des nerfs nombreux se rendent aux glandes et aux membranes sécrétoires, dont la sensibilité est faible, et auxquelles on avait refusé des fibres motrices, on s'imagina que les opérations chimiques qui ont lieu dans l'organisme sont dirigées et favorisées par le principe nerveux, à peu près comme la lumière et la chaleur font, dans la nature morte, à l'égard des combinaisons chimiques. Le grand sympathique devint donc un système de nerfs présidant à la nutrition. Cette théorie a été développée d'une manière très conséquente par J. Muller (1). S'appuyant sur ses propres observations et sur celles de Retzius, van Deen, etc., qui établissent que des nerfs gris se portent des ganglions à beaucoup de nerfs cérébro-rachidiens, se confondent peu à peu avec ces derniers, et se répandent avec eux à la périphérie, tandis que, d'un autre côté, il n'y a pas de doute qu'on trouve des fibres blanches mêlées avec les nerfs ganglionnaires, Muller enseigne que tous les nerfs sont mixtes, c'est-à-dire contiennent des fibres animales (sensitives et motrices) et des fibres organiques, que le système ganglionnaire est la source des fibres organiques, et que celles-ci prédominent d'autant plus, dans les nerfs auxquels il donne naissance, que les nerfs ganglionnaires appartiennent davantage aux organes sécrétoires.

On savait déjà que les fibres motrices et les fibres sensitives ne diffèrent point essentiellement par leurs caractères microscopiques ; mais on devait espérer de découvrir des différences entre les fibres animales et les fibres organiques, et déjà l'apparence extérieure toute particulière des nerfs organiques faisait pressentir qu'il en existait réellement une. Or, lorsqu'on découvrit, dans les nerfs gris, au milieu d'un nombre proportionnellement peu considérable de vraies fibres cérébro-rachidiennes, des fibres appartenant à la seconde classe de celles dont j'ai parlé plus haut, ne devait-on pas être tenté d'attribuer à ces dernières de présider aux opérations dites organiques ? Ne devait-on pas trouver en même temps en elles la confirmation de l'exactitude des conclusions théoriques ? Remak, qui, le premier, les a décrites, bien que d'une manière inexacte, puisqu'il confondit le tissu cellulaire interstitiel avec les fibres particulières, les déclara fibres nerveuses du système organique, disant qu'elles tirent leur origine des ganglions, qu'elles naissent des cel-

---

1) *Physiologie du Syst. nerv.*, trad. par A.-J.-L. Jourdan, t. I, p. 126.

lules particulières de ces ganglions dont je donnerai plus loin la description, et qu'elles sont aussi mêlées en petite quantité aux nerfs de la vie animale (1). Ses assertions furent confirmées par J. Muller (2). Purkinje (3) distingua les fibres couvertes de noyaux des éléments du tissu cellulaire libre, et considéra les premiers comme des tubes primitifs, contenant seulement le cylindre de l'axe, sans moelle nerveuse, dans une gaîne granulée et pourvue de noyaux ; le cylindre de l'axe est reconnaissable dans certains cas rares ; on n'observe jamais de division en fibrilles. Le résultat des recherches de Pappenheim (4) est que le grand sympathique possède des fibres nerveuses construites d'une manière spéciale, qui se rencontrent également dans les nerfs cérébro-rachidiens, lorsque ceux-ci sont pourvus de ganglions. L'opinion de Remak acquit encore davantage de vraisemblance quand Schwann eut découvert la forme embryonnaire des fibres cérébro-rachidiennes ; les fibres organiques parurent n'être que des degrés inférieurs de développement des fibres animales, qui, durant les premières périodes, sont tout aussi pâles qu'elles, granulées, et également parsemées de cytoblastes. Gerber semble adopter cette manière de voir (5).

Cependant Valentin s'était élevé contre l'interprétation de Remak, et même aussi en partie contre les faits avancés par ce micrographe (6). Il nia, et sous ce rapport adopta l'opinion de Purkinje, il nia que des connexions existassent entre les fibres dites organiques et les cellules des ganglions, et soutint que les fibres sont tout simplement des enveloppes de tubes nerveux qui, dans les nerfs ganglionnaires, tout comme dans les nerfs cérébro-spinaux, se rendent de la moelle épinière aux parties extérieures. Des recherches physiologiques suivies conduisirent aussi à cette manière d'envisager le cours des nerfs sympathiques. Comme Remak n'avait pas trouvé de ganglions dans les nerfs cardiaques, dans la substance du cœur lui-même, Muller se montra de nouveau enclin à admettre que les nerfs sympathiques président aux mouvements involontaires. Après qu'une connaissance plus approfondie de la struc-

---

(1) *Observ. anat. de syst. nerv. structura*, 1838, p. 4.
(2) *Loc. cit.*, p. 132.
(3) Rosenthal, *Form. granul*, 1839, p. 15.
(4) *Gewebelehre des Gehœrorgans*, 1840, p. 73.
(5) *Allgemeine Anatomie*, p. 158.
(6) *Repertorium*, 1838, p. 72. — Muller, *Archiv*, 1839, p. 139.

ture et de l'accroissement des parties dépourvues de vaisseaux et
de nerfs, et des idées plus justes sur les lois générales du développement des corps organiques, eurent ébranlé l'hypothèse long-temps
accréditée de l'influence des nerfs sur la nutrition normale, on put
se hasarder à expliquer par une influence de nerfs *moteurs* sur les
vaisseaux sanguins les altérations de la nutrition et de la sécrétion
qui succèdent à l'irritation ou à la paralysie. Mais, du moment que
les fibres du grand sympathique rentraient dans la catégorie des
nerfs ordinaires du mouvement, leur provenance du cerveau et de
la moelle épinière devenait plus vraisemblable.

Cependant il était difficile de croire qu'un nerf qui s'annonçait
comme tel, par ses connexions tant avec d'autres nerfs qu'avec les
organes centraux, et par son expansion à la périphérie, fût composé en grande partie d'un tissu jouant seulement le rôle d'enveloppe. Et si l'on considère combien les parties d'organes les plus
différentes sous le point de vue physiologique peuvent se ressembler sous celui de la forme et de la matière, combien, par exemple,
il y a d'analogie entre une cellule d'épiderme et une cellule glandu-
leuse, une fibre de poil et une fibre musculaire lisse, malgré la
différence essentielle des fonctions, on ne peut s'empêcher d'accueillir avec défiance des conclusions qui ne ressortent que des seules
observations microscopiques. C'est pourquoi j'ai moi-même (1)
combattu l'opinion de Valentin, et quoique je me sois élevé, comme
lui, contre toute connexion entre les fibres dites organiques et les
cellules ganglionnaires, quoique j'aie déclaré le cerveau et la moelle
épinière la source commune de toutes les fibres nerveuses, cependant je crus devoir attribuer le caractère de nerfs à la seconde
espèce de fibres du grand sympathique, et les regarder comme des
nerfs qui, naissant des organes centraux, et mis en communication les uns avec les autres dans les ganglions, se distribuent au
tissu cellulaire contractile et aux vaisseaux. Le peu de développement des nerfs de ces tissus semblait correspondre à l'imperfection
de leur puissance contractile. Je n'étais point encore alors en état
de découvrir la totalité des tubes primitifs, notamment les plus déliés, au milieu des fibres couvertes de noyaux, et je ne savais pas
combien peut être grand le nombre de fibres musculaires que do-
mine une seule fibre motrice. Après de plus amples recherches, il

____

(1) *Pathologische Untersuchungen*, p. 87.

est devenu de plus en plus improbable pour moi que les fibres organiques de Remak soient des fibres nerveuses destinées à se répandre à la périphérie, surtout parce qu'on ne les voit nulle part passer des faisceaux nerveux dans les tissus, même ceux qui devraient être plus particulièrement fournis de nerfs ganglionnaires (1). Les branches nerveuses qui marchent entre les deux feuillets du mésentère, pour se rendre à l'intestin grêle, ne diffèrent sous aucun rapport des autres nerfs du corps, comme le dit Valentin. Les nerfs des glandes mammaires et des glandes lacrymales sont des branches de nerfs rachidiens, et conformés tout-à-fait comme ces derniers; les nerfs ciliaires, dans l'intérieur de l'œil, ont des fibres tubuleuses et seulement du tissu cellulaire lâche entre elles; les nerfs mêmes qui se répandent sur les vaisseaux, ou plutôt qui courent sur eux, sont de véritables tubes nerveux contenant de la moelle. C'est ce qu'on voit déjà souvent chez les mammifères, et ce qu'on observe surtout avec une grande facilité sur les vaisseaux abdominaux de la grenouille. En général, chez la grenouille, les nerfs ganglionnaires ne diffèrent point des nerfs cérébro-rachidiens; leurs fibres primitives sont seulement beaucoup plus grêles. Qu'on étende un de ces animaux sur le dos, qu'on lui enlève la colonne vertébrale, en coupant les nerfs immédiatement à leur sortie du rachis, et l'on a sous les yeux l'aorte intacte, avec toutes ses branches; de chaque côté de cette artère se trouve un ganglion rougeâtre, long et étroit; chaque ganglion tient au plexus nerveux des extrémités inférieures par plusieurs branches minces; ces branches sont composées, en grande partie, de tubes primitifs d'une ténuité extrême, qu'on peut suivre, en rétrogradant, dans les nerfs lombaires; elles traversent le ganglion, et ressortent de son bord interne, celui qui regarde l'aorte, réunies en plus ou moins grand nombre, pour produire des faisceaux, qui sont autant de nerfs vasculaires. A partir de là elles ne marchent plus qu'avec les vaisseaux. Chaque petit tronc du plexus vasculaire entier qui se rend aux

(1) Les assertions de Remak, qui prétend qu'on en voit sur les vaisseaux dans la conjonctive, dans le péritoine, etc., étaient déjà réfutées d'avance par mes recherches sur l'épiderme. Il ne concluait leur existence que des noyaux de cellules; or jai fait voir que ces noyaux appartiennent à l'épithélium. Maintenant, Purkinje (ROSENTHAL, *loc. cit.*, p. 18) a bien décrit une expansion de nerfs organiques sur les vaisseaux cérébraux; mais comme il ne connaissait pas parfaitement la structure des tuniques vasculaires, son autorité a peu de poids en pareil cas.

viscères, aux extrémités inférieures, est accompagné de nerfs. Tantôt
le vaisseau et le nerf sont presque de même calibre dans une gaîne
celluleuse commune ; tantôt on voit un vaisseau sur lequel il n'y a
qu'une ou deux fibres nerveuses qui parcourent un certain trajet ;
tantôt ce sont des faisceaux nerveux qu'accompagnent un ou deux
petits vaisseaux. On est souvent dans le doute de savoir si l'on a sous
les yeux un tronc nerveux, avec ses vaisseaux nourriciers, ou une
ramification vasculaire, avec ses nerfs moteurs.

Mais quand on sait que tous les animaux vertébrés sont construits d'une manière parfaitement uniforme, en ce qui concerne
les parties élémentaires du système nerveux, peut-on considérer
comme essentielle une organisation qui est bornée à quelques uns
d'entre eux seulement ?

A la vérité, il n'est point encore prouvé par là que les fibres organiques ne soient autre chose que du tissu cellulaire. J. Muller (1)
émet une hypothèse qui consiste à les regarder comme servant d'intermédiaire ou de moyen de communication entre les globules ganglionnaires, en quelque sorte comme un système de commissures
des ganglions. Sans entrer plus avant dans la question de leurs fonctions, je propose de les appeler *fibres nerveuses gélatineuses*, à cause
de leur analogie avec les fibres de la substance gélatineuse des
organes centraux dont je donnerai plus loin la description ; ce qui
n'empêche pas qu'on ne doive jamais perdre de vue qu'elles retournent à l'état de tissu cellulaire. Ce nom n'a d'autre but que de désigner leur présence dans certains nerfs, de même que nous conti-
nuons d'appeler fibres tendineuses les fibres de tissu cellulaire qui
se rencontrent dans les tendons.

Plexus nerveux.

Si l'on excepte les fibres gélatineuses, on peut affirmer que les
fibres nerveuses ne se ramifient jamais dans les troncs ni les branches, qu'elles ne se bifurquent pas, qu'elles ne se divisent point en
fibres plus déliées. Il semble que chaque tube se continue sans interruption depuis l'extrémité centrale jusqu'à l'extrémité périphérique (2). Les faisceaux secondaires contractent des entrelacements

(1) *Archiv*, 1839, p. ccv.
(2) Ehrenberg (*Unerkannte Struktur*, tab. I, o) ne rapporte qu'une seule
observation d'une courte branche anastomotique oblique entre deux tubes
nerveux.

dans l'intérieur des troncs, de même que les troncs forment, en beaucoup d'endroits, des anastomoses et des plexus, par un échange mutuel de leurs faisceaux. Si un tronc nerveux conduit à un de ces plexus des fibres qui appartiennent à une ou à plusieurs racines voisines, et qui par conséquent sont situées à côté les unes des autres à leur sortie des organes centraux, le tronc qui sort du plexus contient, au contraire, des fibres provenant de différentes racines et de diverses régions des organes centraux, fibres qui doivent se distribuer à des points de la périphérie rapprochés les uns des autres.

Les intrications des faisceaux secondaires et tertiaires, ou cordons nerveux (*funiculi nervorum*), dans l'intérieur des troncs, sont parfois si multipliées, qu'on ne peut suivre aucun cordon au-delà de quelques lignes : dans d'autres cas, elles sont moins nombreuses. Ainsi, par exemple, Kronenberg (1) a trouvé, dans le nerf cutané externe du bras, des cordons qui parcouraient une étendue de plus de six pouces sans s'anastomoser avec d'autres. Mais le mode et la fréquence des intrications plexiformes sont assez constants dans un même nerf. Il résulte de là que la plupart des faisceaux reçoivent peu à peu des fibres provenant de chacun des faisceaux primitivement distincts. Il en est de même des plexus, ou des entrelacements des troncs eux-mêmes, qu'on observe, par exemple, aux nerfs cervicaux inférieurs, aux nerfs lombaires et sacrés, aux branches du nerf facial, et dans beaucoup d'autres nerfs. En dernière analyse, chacun presque des nerfs qui sortent du plexus reçoit de chaque racine de celui-ci des faisceaux, et, quand ce cas n'est point, des anastomoses qui ont lieu plus loin amènent souvent des faisceaux à ceux qui n'en avaient pas encore reçu. On peut distinguer deux sortes de plexus : dans les uns, les troncs s'envoient réciproquement des branches ; dans les autres, ils ne font que s'appliquer les uns contre les autres, et demeurer quelque temps renfermés dans une gaîne commune, après quoi ils se divisent de nouveau en branches. Kronenberg donne aux premiers le nom de *plexus par anastomose*, et aux autres celui de *plexus par décussation :* il admet encore une troisième espèce, résultant des deux précédentes, les *plexus composés*. Mais, dans tous ces cas, les fibres primitives marchent isolées les unes sur les autres et à côté les unes des autres.

____

(1) *Plexuum nervorum structura et virtutes*, Berlin, 1836, p. 11.

Chiasma du nerf optique.

Des considérations physiologiques avaient autrefois conduit J. Muller (1) à admettre que les fibres du nerf optique font exception à cette loi. Avec deux yeux, on voit les objets simples lorsque les rayons lumineux qui émanent de ces objets tombent sur certains points identiques des deux rétines : dans le cas contraire, il y a diplopie. En général, la moitié externe de l'une des rétines et la moitié interne de l'autre sont identiques. Pour que deux points de la périphérie fussent sentis dans le cerveau comme un point unique, il faudrait, dit Muller, que chaque nerf optique se divisât, dans le chiasma, en deux bras identiques, et chaque fibre primitive également ment en deux branches identiques, l'une pour l'œil droit, l'autre pour l'œil gauche. En effet, il était déjà prouvé par les recherches anatomiques, et les travaux de Muller l'ont confirmé, que les cordons de chaque racine du chiasma passent en partie dans le nerf optique de leur côté, en partie au côté interne du nerf optique de l'autre côté. Personne ne soupçonnait qu'il fût possible de trouver une preuve plus forte en faveur de l'hypothèse précitée de Muller. Les recherches faites dans ces derniers temps ont cependant appris qu'elle manquait de base. Treviranus (2), Volkmann (3) et Muller lui-même (4), n'ont trouvé, dans le chiasma, que des fibres droites et indivises, comme dans les autres nerfs.

Anses nerveuses sans expansion périphérique.

Par contre, il semblerait, d'après les observations de Gerber, de Volkmann et de quelques autres, que les fibres peuvent se fondre ensemble deux à deux dans les troncs nerveux, c'est-à-dire s'unir par leurs extrémités, et former ainsi des anses. Ou ce sont deux fibres voisines d'un cordon nerveux qui s'infléchissent l'une vers l'autre, et alors l'anse est étroite, ses bras sont presque parallèles entre eux; ou bien une branche d'anastomose entre deux ramifications nerveuses, reçoit de l'une et de l'autre des fibres, qui forment une large anse. On peut aussi se figurer que quelques tubes primitifs se recourbent en décrivant des arcs plus ou moins larges,

(1) *Vergleichende Physiologie des Gesichtssinnes*, 1826, p. 94.
(2) *Beitræge*, t. II, p. 61.
(3) *Neue Beitræge*, t. II, p. 10.
(4) *Archiv*, 1837, p. XV.

et retournent vers les organes centraux, soit en restant dans le même nerf, soit après être passés dans un autre tronc. Gerber (1) figure trois de ces anses dans un petit tronc nerveux ; Volkmann (2) a porté son attention sur les larges anses dans lesquelles des faisceaux entiers de fibres, sans se répandre à la périphérie, arrivent des organes centraux et y retournent. Il croit avoir vu des anses de ce genre, chez le veau, entre le nerf trochléaire et la première branche du trijumeau ; chez beaucoup de mammifères, entre le nerf accessoire et le second ou le troisième cervical, entre la branche descendante de l'hypoglosse et différents nerfs du cou ; enfin, chez le chat, entre le second et le troisième nerf cervical. La description anatomique laisse quelques doutes dans tous les cas, le dernier excepté : je parlerai plus loin des expériences physiologiques que Volkmann allègue à titre de preuves. Bennett a remarqué un filet nerveux qui naissait du pédoncule du cervelet, et qui, après avoir parcouru un court trajet en arcade, retournait dans le cervelet (3). Peut-être faut-il ranger également ici les fibres les plus postérieures du chiasma du nerf optique, que plusieurs observateurs ont décrites comme se rendant en arcade d'un côté à l'autre. J. Muller (4) en figure de telles, sans les décrire d'une manière spéciale. Treviranus (5) parle de fibres dont la marche est la même que si, venant en arcade, de deux côtés, à la rencontre les unes des autres, elles s'anastomosaient ensemble. Arnold (6) les nomme *fibræ arcuatæ cerebrales*. Il appelle *fibræ arcuatæ orbitales* des fibres qui décrivent des arcades analogues entre les bords internes des deux nerfs optiques, au-devant du chiasma. Muller en a vu aussi au premier aspect desquelles on pouvait être tenté de croire qu'elles ne viennent point des racines, et qu'elles servent de moyen d'union entre les fibres de la partie interne des nerfs optiques, au-devant du chiasma.

Anses nerveuses ouvertes en dehors.

Nous avons donc ici des anses qui, ouvertes vers la périphérie, semblent y prendre leurs racines, et n'avoir pas de connexions avec

(1) *Allgemeine Anatomie*, p. 157, tab. VII, fig. 162.
(2) MULLER, *Archiv*, 1840, p. 510.
(3) *Medicin. Corresp.-Blatt des Wuertemberg. Vereins*, X, n° 40.
(4) *Vergleichende Physiologie des Gesichtssinnes*, tab. II, fig. 1, fig. 4, *g*.
(5) *Neue Beitræge*, t. II, p. 10 ; IV, fig. 38, 39.
(6) *Icon. anat.*, fasc. II, tab. IV, fig. II.

les organes centraux ; et les nerfs optiques ne sont pas les seuls qui offrent des exemples de ce genre. Volkmann a publié l'observation suivante : « Chez la taupe, les nerfs thorachiques partent des ganglions rachidiens sous la forme de troncs simples ; mais, immédiatement après leur sortie, ils se partagent en deux branches, l'une antérieure, l'autre postérieure. A l'angle de la division, j'ai trouvé des fibres disposées de telle sorte que leur inflexion se trouvait dans l'angle, tandis que leurs extrémités se dirigeaient vers la périphérie, d'un côté dans la branche antérieure, de l'autre dans la branche postérieure (1). » Ces fibres étaient donc aussi sans communication avec les organes centraux ; et comme elles devaient cependant tirer leur origine de quelque part, Volkmann les dérive du grand sympathique. Mais le grand sympathique n'a pas d'autres fibres que celles qui lui viennent du cerveau et de la moelle épinière. Le fait reste donc encore à expliquer ou à rectifier. Quelque extraordinaire qu'il soit pour le moment, je n'ai pas cru devoir le passer sous silence. La physiologie du système nerveux n'est point assez claire pour qu'on soit en droit de repousser des observations, par cela seul qu'elles contredisent les théories reçues.

Cordon limitrophe du grand sympathique.

Du reste, en général, la direction des fibres nerveuses est à peu près constamment de dedans en dehors et de haut en bas. Je laisse à l'anatomie spéciale le soin de décrire les exceptions. Je n'en mentionnerai ici qu'une seule, qui a une grande importance physiologique : c'est le cas des fibres nerveuses qui, après s'être appliquées à une branche, parcourent un trajet plus ou moins long dans son intérieur, et se répandent ensuite à la périphérie. Il y a des faisceaux qui, peu après que les nerfs sont sortis de la cavité rachidienne, se séparent de leur tronc, descendent en droite ligne le long de la colonne vertébrale, et ne continuent leur marche vers la périphérie que quand ils sont arrivés ainsi à une certaine distance en bas. Les fibres du grand sympathique se comportent de cette manière ; et comme chaque nerf rachidien envoie ainsi vers le bas un faisceau qui s'applique aux faisceaux descendants des branches supérieures, de là résulte le cordon limitrophe du grand sympathique (2). Dans

(1) MULLER, *Archiv*, 1838, p. 291, tab. VIII, fig. 2.
(2) J. MULLER, *Physiologie du système nerveux*, trad. par A.-J.-L. Jourdan, Paris, 1840, t. I, p. 125. — VALENTIN, *De function. nerv.* p. 66.

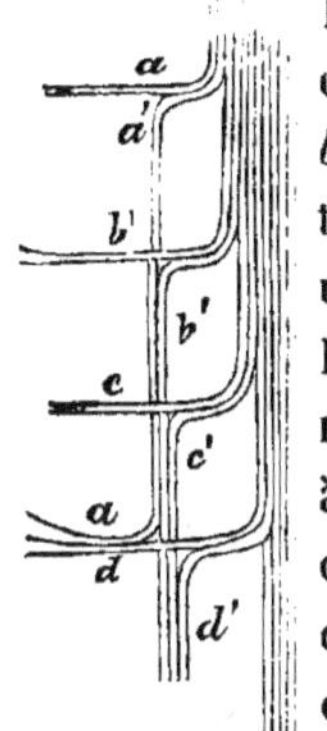

la figure ci-contre, le cordon est composé du faisceau *a'*, appartenant au nerf rachidien *a*; du faisceau *b'*, appartenant au nerf *b*; des faisceaux *c'* et *d'*, appartenant aux nerfs *c* et *d* : il fournit sa branche *a'* à la même hauteur que le nerf spinal *d* donne la sienne. Des faits physiologiques que je citerai plus tard donnent à penser que le cordon limitrophe, notamment à sa partie supérieure, contient aussi des fibres ascendantes, qui, par conséquent, naissent d'un nerf rachidien inférieur, et se répandent à la périphérie, conjointement avec un nerf rachidien supérieur. Les nerfs cervicaux ont également des fibres qui remontent ainsi le long de la branche descendante de l'hypoglosse, et qui deviennent ensuite centrifuges dans le tronc de ce dernier (1).

Expansion périphérique des nerfs des muscles.

Suivons maintenant les nerfs depuis leurs ramifications les plus déliées jusque dans la substance des organes, et d'abord les fibres motrices dans les tissus contractiles.

L'expansion des nerfs dans les muscles de la vie animale a été décrite par Prévost et Dumas (2), R. Wagner (3), Treviranus (4), Valentin (5), Emmert (6), Schwann (7), E. Burdach (8) et Gerber (9). Prévost et Dumas, Emmert, Schwann et Burdach, ont choisi les muscles plats et minces du bas-ventre de la grenouille pour sujet de leurs recherches. Burdach a aussi étudié les muscles de la langue de cet animal. Valentin a représenté les nerfs des muscles oculaires du serin, Gerber ceux du muscle transverse de l'abdomen du lapin. Il est nécessaire d'employer des couches plates et très

(1) Volkmann, dans Muller, *Archiv*, 1840, p. 502.

(2) Magendie, *Journal de physiologie*, t. V, p. 144.

(3) Burdach, *Traité de physiologie*, trad. par A.-J.-L. Jourdan, Paris, 1837, t. VII, p. 200

(4) *Beitræge*, t. II, p. 50.

(5) Hecker, *Neue Annalen*, t. II, p. 66 ; *Verlauf und Enden der Nerven*, p. 67.

(6) *Endigungsweise der Nerven in den Muskeln.*

(7) J. Muller, *Physiologie*, t. I, p. 480.

(8) *Beitræge zur mikroskopischen Anatomie der Nerven*, p. 53, 67, tab II, fig. 1, 2.

(9) *Allgemeine Anatomie*, p. 157, fig. 91.

minces ; mais il ne l'est pas moins non plus d'éviter autant que possible toute espèce de lésion. Les muscles abdominaux de la grenouille se composent de plusieurs couches, qu'on peut isoler en raclant avec un petit scalpel (Emmert). A l'aide d'une pression modérée, exercée par le compresseur, on les amincit, et on les étale encore davantage ; mais on s'expose par là à détruire la continuité de la moelle nerveuse ; cette moelle se sépare en gouttes isolées, laisse la gaîne vide pendant une certaine étendue, et peut ainsi donner à penser que les nerfs se terminent à l'endroit de l'interruption, attendu que la gaîne vide est extrêmement difficile à apercevoir. L'acide acétique étendu est un bon moyen pour aller à la recherche des nerfs, car il rend les muscles pâles et transparents, sans déterminer de changements considérables dans les fibres nerveuses. Il ne convient pas de se livrer à la recherche immédiatement après la mort de l'animal, parce que la contraction des muscles rend la préparation plus difficile : la coagulation de la moelle nerveuse, qui s'opère au bout de quelque temps, non seulement n'est point un obstacle, mais même facilite la recherche des nerfs.

Le résultat concordant des recherches dont je viens de parler, est celui-ci : Le nerf qui pénètre dans le muscle se divise d'abord assez régulièrement à la manière ordinaire ; toutefois la direction longitudinale, parallèle à celle des faisceaux musculaires, commence à devenir prédominante en lui. Les faisceaux les plus petits, encore visibles à l'œil nu cependant, s'insinuent, fréquemment accompagnés de vaisseaux, dans les interstices des faisceaux secondaires, et y parcourent de longs espaces. Les tubes nerveux ne sont plus alors que lâchement unis ensemble, et une pression légère suffit pour les éloigner les uns des autres : un, deux, ou plusieurs d'entre eux, abandonnent le faisceau longitudinal à des distances qui sont parfois assez irrégulières, et passent obliquement ou transversalement sur les muscles ; pendant ce temps, il se produit, comme entre les branches plus volumineuses, un échange fréquent de fibres, un véritable plexus. Les fibres s'écartent encore davantage dans les branches terminales transverses, et finissent par s'isoler complétement. Après qu'elles ont parcouru un trajet plus ou moins long en travers des muscles, elles se recourbent, chacune à part, et forment de larges anses ; puis elles s'appliquent de nouveau à d'autres, et, produisant des anses, retournent, avec ces dernières, dans les faisceaux d'où elles étaient parties, ou se jettent dans un autre qui est au moins une ramification de la même branche nerveuse, peut-être aussi dans un faisceau appartenant à une autre branche. Fréquemment, des fibres isolées, ou réunies deux à deux, se soustraient à la vue, parce qu'en traversant l'intervalle de deux faisceaux musculaires, elles arrivent à la face inférieure du muscle; là, elles continuent leur marche dans la même direction, et reparaissent de nouveau à la surface, entre deux faisceaux musculaires; ou bien, avant de quitter la face inférieure, elles atteignent un faisceau, auquel elles s'accolent (Emmert).

Ces anses et arcades des nerfs présentent tant d'irrégularité, qu'il est difficile de trouver une expression pour la largeur des réseaux formés par elles. La seule chose facile à voir, c'est que la grandeur des mailles comprises entre les anses nerveuses dépasse de beaucoup celle des mailles qu'interceptent les dernières ramifications des vaisseaux capillaires.

En conséquence, la solution du problème de la terminaison des nerfs dans les muscles consiste à dire qu'il n'y a point de terminaison proprement dite, que chaque fibre nerveuse venant du tronc, et par conséquent des organes centraux, parcourt sans interruption son trajet sur un groupe de faisceaux musculaires, et retourne ensuite directement aux organes centraux. Les fibres que Treviranus et Schwann ont vu se terminer subitement, et à l'égard desquelles Muller présume qu'elles pourraient bien se diviser plus tard en d'autres plus déliées, ne sont autre chose, sans nul doute, que celles qui, d'après l'observation d'Emmert, se glissent entre deux faisceaux musculaires, pour pénétrer plus profondément. Dans les cas cités par R. Wagner, où les nerfs semblaient quitter leur névrilème, et devenir moins distincts, moins limités, la moelle avait peut-être été déplacée ou exprimée par l'effet d'une compression.

La forme des fibres nerveuses ne change pas durant tout le trajet qu'elles parcourent dans les muscles. Celles qui sont isolées se comportent, à l'égard de la pression et des agents chimiques, de la même manière absolument que les tubes nerveux qu'on est parvenu à isoler des troncs qui les renfermaient. Elles paraissent seulement devenir un peu plus grêles; car, bien que les tubes nerveux des muscles, en général, soient au nombre des plus gros qu'on connaisse, et qu'ils surpassent surtout beaucoup les nerfs des membranes sous le rapport de la largeur, cependant j'ai trouvé que leur diamètre allait rarement au-delà de 0,0067, et qu'il restait le plus souvent entre 0,004 et 0,005. Mais, comme je l'ai dit, les plus forts tubes atteignent, dans les troncs, un diamètre de 0,008. Des fibres de 0,0025 ne sont point rares dans les muscles ; il ne paraît pas en exister de plus grêles (1).

On n'a point encore étudié la manière dont les nerfs se comportent dans les muscles lisses. J'ai déjà dit précédemment, en parlant des vaisseaux, que des tubes nerveux, soit isolés, soit réunis deux à deux ou trois à trois, accompagnent les vaisseaux dans tout leur cours, ou entourent les plus petits de larges spirales. On ne connaît, dans le tissu cellulaire, que des nerfs qui le traversent, et qui ne peuvent être distingués en sensitifs et moteurs. Valentin (2) a représenté les nerfs de l'iris chez les oiseaux. Les troncs principaux marchent parallèlement au bord de la pupille, et sont unis par des plexus délicats ; les anses d'inflexion des fibres primitives correspondent au rebord papillaire.

Expansion périphérique des nerfs sensitifs.

Pour apprendre à connaître les nerfs sensitifs, on a étudié les membranes, notamment la peau, et les organes des sens. Ce sujet étant tout neuf encore, et pouvant servir de base à d'importantes conclusions physiologiques, ils ne sera point hors-de propos de rapporter les observations en détail.

Expansion des nerfs cutanés.

La peau des animaux vertébrés supérieurs convient peu pour la démonstration des extrémités des nerfs, à cause de sa force, de sa solidité et de son opacité, à cause aussi de sa texture fibreuse et du grand nombre de vaisseaux qu'elle contient. C'est pourquoi les premières ont été faites sur la peau des grenouilles, dont on peut aussi accroître un peu la transparence en la soumettant à la compression, ou la traitant par l'acide acétique. Valentin (3) et E. Burdach (4) ont figuré des préparations qui la représentent.

Suivant Valentin, les fibres forment des plexus, comme dans les muscles, et si l'on en juge d'après les figures, elles reviennent éga-

---

(1) E.-H. Weber (ROSENMULLER, *Anatomie*, p. 56, a trouvé également que les filaments nerveux s'amincissent dans les muscles.

(2) *Loc. cit.*, p. 60, fig. 23.

(3) *Verlauf und Enden der Nerven*, p. 67, fig. 3

(4) *Loc. cit.*, p. 45, tab. II, fig. 3.

lement sur elles-mêmes, en décrivant des arcades fort étroites.
D'après Burdach, dont l'exposé est plus détaillé, chaque tronc
nerveux qui pénètre dans la peau se divise en trois ou quatre branches ; celles-ci se subdivisent plus loin, et elles fournissent des
faisceaux qui parfois s'accolent à quelque autre branche nerveuse,
mais souvent aussi conservent leur indépendance, et perdent continuellement de leur volume, en donnant des ramifications qui sont
composées d'un petit nombre de fibres, rarement d'une seule. Ces
ramifications sont d'autant moins onduleuses, qu'elles ont moins de
volume. Les plus fines produisent un plexus très compliqué, en se
réunissant les unes avec les autres et se séparant ensuite de nouveau.
Les mailles du plexus sont presque toujours trapézoïdales, parfois
aussi très régulièrement pentagones, ou rhomboïdales, et tantôt
plus, tantôt moins grandes. Les intervalles ont tout au plus un
quart de ligne de diamètre. Les ramifications d'un même plexus
occupent des hauteurs diverses, ce qui fait qu'elles ne sont pas
toutes visibles à la fois. Chaque branche, lorsqu'on la poursuit
seule, devient de plus en plus faible jusqu'à une certaine distance,
puis reprend peu à peu davantage de volume, en raison de fibres
qu'elle reçoit, et finit par se jeter dans un tout autre tronc nerveux.
Ainsi, chaque fibre rentre, en dernière analyse, dans un tronc
nerveux, qui la ramène aux organes centraux. Il résulte aussi de là
que chacune forme une anse, mais très grande. Les anses de Burdach seraient à celles dont Valentin donne le dessin, à peu près
comme l'expansion en surface d'un réseau capillaire à l'anse vasculaire qui monte dans une papille. Je trouve des plexus analogues
dans la membrane nictitante des grenouilles, où l'on peut aisément
suivre les fibres jusque près du bord, sans avoir besoin de recourir
à aucune préparation : les petits troncs immergents accompagnent
les vaisseaux, les ramifications plus déliées se séparent de ces mêmes
vaisseaux ; les fibres sont déjà grêles dès le commencement, et, dans
leur trajet ultérieur, à mesure qu'elles s'isolent, elles le deviennent
encore davantage, sans fournir de branches ; leur diamètre est de
0,0008 à 0,002 ligne ; souvent elles parcourent isolées de grandes
étendues sur des vaisseaux, en passant auprès des glandes, sans
qu'on voie de terminaison distincte. Quelquefois un tube nerveux
semble se terminer brusquement par une espèce de petit bouton
arrondi et obscur ; en y regardant de plus près, on reconnaît presque toujours que cette apparence est due à une flexion onduleuse

de la fibre, qui monte de la face inférieure à la face supérieure, de sorte qu'on en découvre pour ainsi dire la coupe transversale. De temps en temps, une fibre primitive paraît se perdre peu à peu, et cesser par un renflement : je présume qu'il faut en accuser une séparation de la moelle, cause qui, du moins dans beaucoup de cas, était absolument hors de doute. Gerber (1) indique une méthode pour rendre les nerfs visibles aussi dans la peau des mammifères et de l'homme : il faut faire bouillir cette peau, de manière qu'elle devienne translucide, puis on la fait sécher, et on la plonge dans de l'essence de térébenthine, qui rend les nerfs d'un blanc brillant. Gerber les a figurés tels qu'ils se voient tant sur la surface que sur la tranche de la peau (2). D'après ses planches, après s'être résous en leurs plus petits faisceaux, ils forment, dans les endroits les moins sensibles de la peau, un réseau ou un plexus à mailles assez larges et arrondies, qui ne paraît pas contenir une seule fibre isolée (3) ; dans les parties de la peau qui jouissent d'un tact plus délicat, et surtout qui possèdent des papilles, ils montent dans celles-ci sous la forme d'arcades ou d'anses très étroites; chaque anse se compose de deux tubes primitifs abouchés l'un avec l'autre, qui proviennent tantôt d'un seul et même faisceau, tantôt de deux faisceaux différents, voisins ou éloignés. La fibre qui forme l'anse peut décrire des flexuosités, ou même se contourner en une sorte de paquet, comme les vaisseaux sanguins font dans les glomérules des reins. Gerber décrit aussi des entortillements de cette espèce dans le trajet d'une fibre nerveuse étendue sous la peau, par exemple, de la lèvre du cheval. Les papilles cutanées sont donc de petites excroissances cylindriques de la peau, qui contiennent une anse vasculaire et une anse nerveuse (4).

(1) *Allgemeine Anatomie*, p. 157.

(2) *Loc. cit.*, fig. 92-101.

(5) *Loc. cit.*, fig. 95.

(4) Je ne me hasarderai pas à déterminer quelle est au juste l'opinion de Breschet et Roussel de Vauzème sur la manière dont les nerfs se comportent dans les papilles. Ces deux écrivains disent (*Nouvelles recherches sur la structure de la peau*, p. 17) que, dans la papille, chaque nerf se termine en pointe mousse; puis ils présument qu'il forme une anse (*loc. cit.*, p. 20) ; enfin (*ibid.*, p. 21) ils avouent que son mode de désinence n'est pas encore connu. L'une des figures (pl. IX, fig. 14) représente le nerf divisé, avant son entrée, en plusieurs filets, qui se terminent librement; dans les figures 9 et 10, la papille entière est couverte de stries longitudinales, qui, au som-

Les nerfs de la membrane muqueuse se comportent d'une manière analogue à celle des nerfs de la peau. On peut s'en convaincre, chez la grenouille, en examinant un point quelconque de la membrane muqueuse de la gorge, la portion la plus mince surtout, celle qui couvre l'hyoïde, après l'avoir préparée aussi délicatement que possible, et avoir enlevé l'épithélium en le raclant. Burdach croit avoir vu, dans la langue, des fibres primitives de nerfs d'un côté passer au côté opposé (1). Valentin figure, d'après la membrane muqueuse nasale du chien, des fibres primitives qui se recourbent sur elles-mêmes (2), sans cependant donner le fait pour absolument certain. Il s'est convaincu, en étudiant la conjonctive fraîche de la salamandre, que les fibres primitives se terminent en arcade (3). Dans la pulpe dentaire, qui est si riche en nerfs sensitifs, les petits troncs, qui occupent la face interne, marchent presque parallèlement les uns aux autres, en convergeant un peu vers l'extrémité ; quelques fibres obliques donnent lieu à des plexus oblongs. Suivant Purkinje (4), les fibres primitives se terminent, au sommet de la pulpe, par des espèces de pinceaux entourés de vaisseaux sanguins : Valentin dit (5) qu'elles se continuent deux à deux ensemble, en décrivant des arcs presque droits.

Expansion du nerf optique.

De tous les tissus, la rétine est celui qu'on a le plus fréquemment examiné, dans l'espoir d'y rencontrer les extrémités périphériques les plus déliées des nerfs ; mais, loin d'apercevoir les extrémités de ces organes, c'est à peine si on les a vus eux-mêmes quelquefois. Une couche de petits corpuscules, en forme de bâtonnets, qui couvre le côté externe de la rétine, et que Treviranus a le premier considérée comme un amas de papilles nerveuses, produites par les inflexions des fibres du nerf optique, a tellement attiré l'attention, que la plupart des anatomistes ont perdu de vue l'expansion proprement dite du nerf optique, ou l'ont prise pour une couche de tissu

met, se continuent deux à deux ensemble, et que le texte donne pour des fibres nerveuses réfléchies sur elles-mêmes. Gluge (*l'Institut*, 1838, n° 232 nie absolument l'existence de fibres nerveuses dans les papilles.

(1) *Loc. cit.*, p. 68.
(2) *Loc. cit.*, fig. 4.
(3) *Repertorium*, 1837, p. 54.
(4) RASCHKOW, *Meletemata*, p. 5.
(5) *Loc. cit.*, p. 73, fig. 31, 32.

cellulaire. Je décrirai plus tard les autres parties qui entrent dans la composition de la rétine, et serai même alors obligé de revenir sur la couche nerveuse; ici, je me contenterai de faire remarquer, eu égard à la question dont il s'agit en ce moment, qu'à partir de l'entrée du nerf optique, les tubes nerveux s'étalent en rayonnant de tous côtés; que, dès le principe, ils sont séparés en faisceaux formant, par des échanges fréquents de leurs fibres primitives, un plexus à mailles très allongées; et qu'en devant les mailles s'élargissent peu à peu, les petits troncs eux-mêmes devenant plus grêles (1). Ce rayonnement est déjà visible à l'œil nu, et très facile à suivre au microscope dans les yeux de lapin et de lièvre : il suffit d'enlever le segment postérieur de la sclérotique et de la choroïde sur un œil frais, et, après avoir mis le corps vitré, avec la rétine qui le couvre, sur une petite plaque de verre, d'enlever par places la couche cassante de bâtonnets, en la grattant légèrement avec le scalpel. Les faisceaux nerveux d'un certain calibre apparaissent alors jaunâtres, et finement striés en long; les fibres isolées sont très fines, puisque leur diamètre ne dépasse point 0,0006 ligne ; elles sont obscures et grenues, presque comme des fibres musculaires, mais elles deviennent semblables aux autres fibres nerveuses quand on les arrose avec quelques gouttes d'eau. Gottsche les a rendues visibles, chez d'autres mammifères, par l'instillation d'une dissolution d'une partie de chlorure mercurique dans trois parties d'éther sulfurique, ce qui fait fendiller la couche postérieure de bâtonnets, et la rend susceptible d'être enlevée au moyen d'un pinceau. Michaelis (2) les traite par l'esprit de créosote. Gottsche et Remak (3) ont suivi, le premier chez des poissons et beaucoup de mammifères, le second chez les lapins, des tubes nerveux isolés qui s'étendaient jusqu'au bord antérieur de la rétine, et Michaelis dit qu'en devant les fibres nerveuses sont isolées les unes des autres, sans se toucher. Prenant l'analogie pour guide, Valentin suppose que les fibres du nerf optique se terminent en anses : d'un autre côté, Hannover (4) assure positivement en avoir vu dont les extrémités étaient libres au sinus

<hr>

(1) Gottsche, dans Muller, *Archiv*, 1834, p. 457. — Pfaff, *Mittheilungen*, 1836, cah. 1 et 2, p. 40. — Ehrenberg, *Unerkannte Struktur*, p. 35.— Valentin, *Repertorium*, 1837, p. 252, fig. 8, 9.

(2) Muller, *Archiv*, 1837, p. XIII.

(3) *Ibid.*, 1889, p. 169.

(4) *Ibid.*, 1840, p. 340.

circulaire antérieur de la rétine. Il n'a point aperçu d'anses, et il nie aussi l'existence des plexus. Bidder (1) s'accorde avec lui pour soutenir que ces derniers ne se montrent qu'autant qu'on a écarté les fibres les unes des autres en les comprimant ou les tiraillant. Chez le lapin, ils ne sont certainement pas un produit de l'art. Bidder a observé deux fois, d'une manière bien distincte, le passage de deux fibres l'une à l'autre sous la forme d'arcade, et cette observation a été faite près du bord ciliaire de la rétine de la poule. En conséquence, les extrémités des fibres primitives du nerf optique sont encore douteuses; mais les observations précitées s'accordent à établir qu'elles n'occupent point le fond de l'œil, où la sensation de la lumière est le plus vive, et qu'à chaque point sentant ne correspond pas le sommet ou l'extrémité d'un tube nerveux. Suivant Michaelis, l'œil humain ferait exception : car, tandis que les fibres du nerf optique s'épanouissent en tous sens, et en ligne droite, à partir de leur entrée, elles se rendraient en arcades vers la tache jaune, et celles des deux côtés se réuniraient dans le trou central. Qu'on imagine une ligne droite tirée de l'entrée du nerf optique au milieu du trou central; les fibres primitives marcheraient, des deux côtés de cette ligne, de manière à tourner vers elle leur concavité, et elles décriraient ainsi des arcades d'autant plus faibles qu'elles se rapprocheraient davantage d'elle : les extrémités de tous les arcs coïncideraient au milieu de la tache jaune, c'est-à-dire dans le trou ovale, sans s'unir ensemble, et celles qui sont placées plus en dehors se rencontreraient aussi, sans non plus se confondre, en une ligne qui serait la continuation de la ligne tirée depuis l'entrée du nerf optique jusqu'à la tache jaune.

Expansion du nerf auditif.

Breschet recommande avec raison l'expansion du nerf auditif dans les ampoules et sur la lame spirale du limaçon comme la terminaison nerveuse la plus accessible à l'observation. Lui-même a décrit et figuré les entrecroisements plexiformes des fascicules du nerf ampullaire et des petits troncs qui passent de la columelle sur la lame spirale ; ces divers filaments nerveux finissent par former des anses en s'anastomosant deux à deux (2). La description d'Ar-

(1) *Ibid.*, 1841, p. 252.
(2) *Recherches anatomiques et physiologiques sur l'organe de l'ouïe dans l'homme et les animaux*, Paris, 1836, p. 106, tab. VIII, fig. 2, 4.

nold (1) s'accorde en tous points avec la sienne. Cependant le grossissement employé par ces deux anatomistes n'était point assez fort pour permettre d'apercevoir les fibres primitives elles-mêmes. Valentin (2) a examiné l'oreille des oiseaux. Dans le *lagena*, renflement arrondi qu'on remarque à l'extrémité inférieure de la cloison cartilagineuse du limaçon, les petits troncs nerveux s'écartent les uns des autres en rayonnant; mais il n'est pas rare non plus de les y voir déjà s'unir ensemble par une ou plusieurs ramifications obliques; à quelque distance de l'extrémité arrondie, les anastomoses deviennent plus nombreuses; il se produit des plexus à mailles rhomboïdales, et comme les petits troncs vont toujours en se subdivisant, il finit par ne plus rester que les anses terminales d'inflexion des fibres isolées. Dans les ampoules, les plexus terminaux se voient sur les cloisons transversales ou arciformes dont Steifensand a donné une description si exacte (3) : ils forment également des mailles rhomboïdales, dont le nombre va croissant avec l'amincissement des branches nerveuses, et se terminent par des anses d'inflexion que les fibres les plus simples décrivent en arrivant à la membrane tendue entre les bras de la cloison arciforme. Pappenheim (4) a représenté des plexus et des anses sur les ampoules de l'aigle royal, le saccule membraneux du bœuf et la lame spirale de l'embryon. Enfin R. Wagner (5) donne la figure des extrémités nerveuses dans le saccule du brochet et de la raie : on voit que la plupart des fibres retournent à leur petit tronc en décrivant des anses étroites, tandis que d'autres affectent la même disposition, mais en formant des arcades plus larges; toutes semblent ensuite marcher de nouveau vers le centre. D'après quelques recherches que j'ai faites sur la lame spirale de mammifères et les ampoules de la grenouille, je ne conserve plus aucun doute quant à l'existence de fibres qui passent d'un faisceau à l'autre, sans discontinuité et en décrivant une arcade; mais il me paraît plus difficile de décider si tous les tubes contenus, à côté les uns des autres, dans chaque faisceau, affectent la même disposition. On voit des anses, mais on aperçoit aussi des extrémités libres; cependant celles-ci pourraient

---

(1) *Icon. anat.*, fasc. II, tab. VII, fig. 12, 13.
(2) *Loc. cit.*, p. 63, fig. 6, 26, 27, 29, 30.
(3) MULLER, *Archiv*, 1835, p. 171.
(4) *Gewebelehre des Gehœrorganes*, p. 45, fig. 4, 8, 16.
(5) *Icon. physiol.*, tab. XXI, fig. 7, tab. XXIX, fig. 14.

bien être, plutôt que celles-là, le résultat d'une erreur d'observation : il serait possible que l'anse fût placée dans un plan perpendiculaire, d'où il résulterait que l'extrémité offrirait seulement l'apparence d'un renflement en bouton; ou bien il se pourrait que, par l'effet, soit de la coagulation, soit d'une déchirure, la moelle fût interrompue à l'endroit de l'inflexion. Treviranus avait certainement sous les yeux une préparation de ce dernier genre, puisqu'il dit (en parlant de la lame spirale de jeunes souris) que les cylindres nerveux situés sous la membrane forment des contours en spirale, et qu'ensuite ils sortent par de petites ouvertures, sous l'apparence de petits globules (1). Gottsche, au contraire, a peut-être vu des anses d'inflexion dont les jambages se couvraient mutuellement : il prétend que, chez l'esturgeon, la carpe et autres poissons, les filets du nerf acoustique semblent comme coupés net; mais que, chez les pleuronectes, comme aussi chez le lièvre, ils se terminent par un renflement, dont l'épaisseur est double de la largeur du filet, et dont l'intérieur renferme une cavité (2). Wharton Jones assure que le nerf auditif se termine, sans former d'anses, entre des granules de masse nerveuse (3). J. Muller (4) rejette les anses des fibres primitives du nerf acoustique que Valentin admet, et cite à ce sujet ses observations sur la lame spirale du limaçon des oiseaux (5), dont Valentin ne s'était pas occupé. La lame spirale est tendue sur un cadre cartilagineux, à l'un des bords duquel répond l'expansion du nerf limacien; aussi loin que s'étend cette expansion, il vient du bord opposé du cadre des fibres déliées qui, parallèles les unes aux autres et très rapprochées, marchent en travers sur la lame spirale, et se terminent d'une manière indistincte, sans s'infléchir pour se continuer deux à deux. Ces fibres sont, d'après Muller, beaucoup plus déliées que les fibres primitives des nerfs, et plus claires aussi. Muller lui-même ne donne que comme une probabilité qu'elles soient une continuation des fibres nerveuses qui percent le cartilage.

(1) *Beitræge*, t. II, p. 55.

(2) Pfaff, *Mittheilungen*, 1836, cah. 5 et 6, p. 33.

(3) Todd, *Cyclopædia of anatomy and phys.*, t. II, p. 529, article *Hearing*.

(4) *Archiv*, 1837, p. v.

(5) *Comp.* Windischmann, *De penitiori auris in amphibiis structura*, tab. II, fig. 5.

Expansion du nerf olfactif et du glosso-pharyngien.

Treviranus (1) dit que les tubes du nerf olfactif se terminent dans des papilles. Ces papilles ne sont autre chose que des cylindres de l'épithélium vibratile.

E. Burdach (2) décrit des anses terminales du nerf glosso-pharyngien à la pointe de la langue de la grenouille.

Telles sont les recherches connues jusqu'à ce jour sur les extrémités périphériques des nerfs sensitifs. Valentin a vu, dans des cas très rares, le ligament ciliaire offrir des anses d'inflexion de fibres isolées, dont le caractère physiologique n'est point connu (3). Je dois encore ajouter que Carus (4) confirme, d'après ses propres observations, la terminaison en anse tant des nerfs sensitifs que des nerfs moteurs. S'il est permis de tirer de tous ces faits une conclusion sur la légitimité de laquelle j'ai mis chacun en état de prononcer, il paraît que les nerfs, soit sensitifs, soit moteurs, n'ont pas d'extrémités libres, et que chaque fibre primitive, après s'être complétement isolée, se réfléchit sur elle-même, pour se continuer sans interruption avec une autre fibre primitive simple, ou que chaque fibre représente une longue arcade allant de l'organe central au lieu de son déploiement ou de son isolement périphérique, et revenant de là à l'organe central. Dans tout ce trajet, elle ne subit aucun changement ; partout elle se compose d'une enveloppe dépourvue de structure et d'un contenu médullaire : seulement l'enveloppe paraît se rétrécir un peu à la périphérie. Comme les contours des bords sont bien visibles dans tout le trajet périphérique, comme on connaît, dans beaucoup de tissus, des fibres bien plus déliées et bien plus claires, mais que ces fibres ne font corps nulle part avec les tubes nerveux, nous n'avons aucun sujet d'admettre qu'il y ait, dans les nerfs, des éléments d'une ténuité plus grande que celle des tubes contenant la substance médullaire qui nous sont connus.

Globules ganglionnaires.

Avant de suivre les nerfs vers les organes centraux, il est néces-

(1) *Beitræge*, t. II, p. 56.
(2) *Loc. cit.*, p. 70, tab. I, fig. 18.
(3) *Loc. cit.*, p, 59, fig. 5.
(4) MULLER, *Archiv*, 1839, p. 367.

saire de décrire quelques autres éléments morphologiques avec lesquels ils entrent en contact, soit pendant leur trajet, soit à leur expansion périphérique.

A toutes les racines postérieures des nerfs rachidiens, aux racines correspondantes des nerfs cérébraux, le long du cordon limitrophe du nerf grand sympathique, sur beaucoup de points du trajet de ce dernier, et enfin dans quelques endroits où des nerfs cérébro-rachidiens et des nerfs sympathiques se rencontrent, il existe des renflements arrondis, ovales, fusiformes, ou aplatis, qui portent le nom de *ganglions*. Lorsqu'on déchire un morceau d'un de ces ganglions avec une couple d'aiguilles, l'eau dont on a imbibé la préparation offre une multitude de corpuscules, d'une forme toute particulière, qu'on appelle *globules ganglionnaires*, quoique leur forme soit rarement globuleuse, et qu'ils soient bien plus fréquemment ovalaires, triangulaires ou quadrangulaires, prismatiques, réniformes, claviformes, ou même tout-à-fait irréguliers. Leur volume n'est pas moins variable. Les plus gros se trouvent dans les ganglions des nerfs cérébraux; j'en ai vu, dans le ganglion de Gasser du veau, qui avaient jusqu'à 0,033 ligne de diamètre, la plupart ayant 0,022 à 0,027. Dans le ganglion cervical supérieur du même animal, ils dépassent rarement 0,017 ligne, et il y en a beaucoup qui n'ont que 0,009, ou même moins (1). Ce qui les caractérise, c'est leur couleur jaune-rougeâtre, leur mollesse, comparable à celle de la cire, et qui leur permet de garder des empreintes, la pâleur des contours et l'apparence grenue de la surface, qui semble comme parsemée d'amas de très petits points (2). Dans tous, ou presque tous, on aperçoit sur-le-champ un petit corpuscule, exactement rond, qui brille comme une goutte de graisse, et qui, dans les gros aussi bien que dans les petits ganglions, a un diamètre assez constant de 0,001 à 0,0015 ligne (3). Concentriquement à ce corpuscule, on remarque une ligne fort étroite, bien prononcée, et exactement circulaire aussi (4). On a beau faire tourner le globule ganglionnaire sur lui-même, le petit corps brillant se maintient au centre du cercle clair, et tous deux conservent une

(1) 0,010 à 0,037, Purkinje. — 0,014 à 0,021, Volkmann (grand sympathique du rat). — 0,020 à 0,025, Krause. — 0,01 à 0,02, Bruns.
(2) Pl. IV, fig. 7, B.
(3) Pl. IV, fig. 7, B, c.
(4) Pl. IV, fig. 7, B, b.

forme complétement ronde, d'où il suit que ce sont deux vésicules ou globules inclus l'un dans l'autre. La vésicule extérieure a un diamètre de 0,006 — 0,008 ligne, et elle est limpide comme de l'eau. Son volume est, jusqu'à un certain point, proportionné à celui du globule ganglionnaire. La vésicule claire, avec son noyau, à la place duquel on en trouve aussi parfois deux ou trois plus petits, mais de même forme, est quelquefois située sur l'une des parois du globule ganglionnaire, de manière que, quand celui-ci roule sur lui-même, elle arrive à se placer sur le bord latéral, au-dessus duquel elle peut même se loger; mais, en général, la substance du globule ganglionnaire l'enveloppe de toutes parts, et elle est renfermée dans son intérieur, quoique n'occupant pas précisément le centre. Certains globules contiennent deux vésicules (1). Il résulte d'une observation de Volkmann (2) que, chez la grenouille au moins, les globules semblent consister en une enveloppe et un contenu liquide; cet anatomiste a vu effectivement une sphère présentant une fissure; la distribution des ombres et de la lumière ne permettait pas de douter qu'on eût sous les yeux une capsule dont le contenu s'était échappé. Fréquemment un point de la surface est notablement teint en jaune ou en rougeâtre par du pigment grenu; c'est ce que j'ai vu toujours chez la grenouille, et ce que Purkinje et Valentin ont observé aussi chez des mammifères.

Si nous comparons les globules ganglionnaires avec d'autres cellules, il semble que leur substance extérieure réponde à la cellule, la vésicule claire ou hyaline au cytoblaste, et le corpuscule brillant au nucléole; une circonstance pourtant s'élève contre cette interprétation, c'est que l'acide acétique dissout sur-le-champ d'une manière complète le globule tout entier, par conséquent non pas uniquement la cellule, mais encore le noyau et le nucléole.

Les globules ganglionnaires sont munis de prolongements larges, et terminés peu à peu en pointe, qui ressemblent à des épines (3). Ces prolongements, dont la substance est claire et molle comme la leur, en sont de véritables continuations. Ils rappellent les prolongements spiniformes des cellules de l'épithélium sur les plexus choroïdes, mais sont beaucoup moins communs; il est rare surtout qu'on en voie plus d'un sur un même globule. La pointe n'est pas

(1) MULLER, *Archiv*, 1838, p. 292.
(2) Pl. IV, fig. 7, C, a.

toujours parfaitement délimitée ; elle est souvent comme arrachée , mais jamais elle n'offre d'esquilles ou ne se prolonge en fibres plus déliées. Il ne faut pas les confondre avec les fragments des fibres à noyaux dont je parlerai tout-à-l'heure , et qui ne tiennent aux globules qu'extérieurement , bien qu'elles y soient adhérentes. Chez les jeunes animaux on voit souvent deux globules unis ensemble par une commissure (1) ; peut-être leurs prolongements ne sont-ils que des commissures déchirées en partie. En agissant avec circonspection , on trouve toujours des globules qui sont renfermés dans une enveloppe particulière , d'où ils s'échappent lorsqu'on comprime brutalement ou qu'on déchire le globule ; cette enveloppe (2) contient de petits noyaux de cellules, d'une forme arrondie (3), la plupart pourvus de nucléoles , et rangés d'une manière assez régulière ; l'acide acétique étendu les rend plus apparents ; quelques uns d'entre eux s'allongent souvent en corpuscules ovales et obscurs ou en fibres courtes.

Structure des ganglions.

C'est aux globules ganglionnaires accumulés que sont dues la couleur jaunâtre et l'intumescence des nerfs dans les ganglions. Ces globules forment des amas serrés : les plus réguliers, ceux de forme ronde , à la surface des ganglions, ceux de forme polyédrique dans leur intérieur. Un tissu cellulaire ferme, continuation du névrilème, les enveloppe tous, et forme des cloisons par lesquelles les globules sont séparés en masses qui ressemblent aux lobules des glandes. De là résulte que la surface du ganglion présente plus ou moins l'apparence d'une mûre. Les faisceaux nerveux se glissent entre les globules ou les lobules; les uns ne subissent aucun changement, et marchent en ligne droite, tandis que les autres se résolvent en leurs fibres primitives, qui décrivent des arcades et des anses autour des globules et de leurs amas. Mais les nerfs étendus en ligne droite se disgrègent aussi , et forment des plexus, dans les mailles desquels sont reçus des globules ganglionnaires. En général, c'est dans l'axe du ganglion que les fibres nerveuses conservent le plus leurs cou-

(1) REMAK, *Observ.*, p. 10. — VALENTIN, dans MÜLLER, *Archi.*, 1839, p. 142.
(2) Pl. IV, fig. 7, A.
(3) Pl. IV, fig. 7, *a, b*.

nexions primitives ; elles s'isolent et serpentent davantage près de la surface ; alors un faisceau nerveux central est entouré de tous côtés par des globules. Dans d'autres cas, les globules s'accumulent de préférence sur un côté, et forment un tubercule implanté sur le nerf; ou bien les fibres nerveuses se rendent pour la plupart à la surface, et le noyau du ganglion consiste principalement en globules, etc. (1). Il est vraisemblable que l'axe se trouve occupé par celles des fibres nerveuses qui ne font que traverser le ganglion, pour descendre plus loin encore dans le cordon limitrophe, et qu'au contraire, les fibres qui entourent extérieurement chaque ganglion sont destinées à fournir les filets émergents. L'examen anatomique de la portion thorachique du grand sympathique des lapins apprend, à ce qu'assure Valentin (2), que les fibres centrales des ganglions, en parcourant de haut en bas la chaîne ganglionnaire, se rapprochent peu à peu de la superficie dans les ganglions situés au-dessous, et deviennent enveloppantes.

Chez la grenouille, il y a des nerfs cylindriques, non renflés à l'extérieur, et remarquables seulement par leur couleur rougeàtre, qui sont couverts extérieurement d'une couche de globules ganglionnaires. Chez les animaux supérieurs, les globules me paraissent ne pas exister ailleurs que dans les renflements. Cependant Volkmann (3) a observé une fois, sur le glosso-pharyngien de l'homme, deux intumescences ganglionnaires, séparées l'une de l'autre par un intervalle d'une demi-ligne, dans lequel on apercevait aussi des globules, au milieu desquels passaient des fibres nerveuses. Au reste, les fibres nerveuses se comportent dans l'intérieur des ganglions comme dans celui des troncs nerveux; elles deviennent aisément variqueuses lorsqu'elles sont grêles, et comme les fibres du grand sympathique sont du nombre de celles qui ont un très petit calibre, on trouve aussi beaucoup de fibres variqueuses dans les ganglions.

Outre les fibres nerveuses proprement dites des nerfs mous, on rencontre encore, dans les ganglions du grand sympathique, des fibres gélatineuses, qui ont des rapports spéciaux avec les globules ganglionnaires. Effectivement les fibres d'un faisceau s'épanouissent en

(1) Valentin, *loc. cit.*, p. 75, fig. 34-50.
(2) *Funct. nerv.*, p. 66.
(3) Muller, *Archiv*, 1840, p. 488.

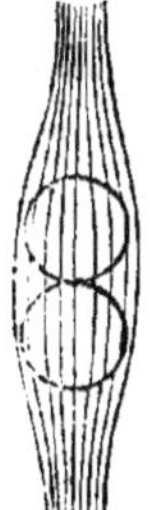 forme d'entonnoir, pour embrasser un globule ou une série de globules, et se réunissent ensuite de nouveau ensemble, pour se déployer bientôt une seconde fois. De cette manière on parvient souvent à tirer d'un ganglion des cordons entiers de fibres gélatineuses, qui sont renflées en façon de collier de perles, et renferment des globules dans leurs renflements. A la surface des globules, elles couvrent immédiatement l'enveloppe extérieure de ceux-ci, ou parfois aussi se continuent avec elle, de manière que certaines fibres gélatineuses peuvent sembler être des continuations immédiates de ces globules. Les fibres gélatineuses se divisent plus fréquemment en fibrilles dans les globules ganglionnaires que dans les nerfs gris, et il leur arrive quelquefois de se continuer insensiblement avec le tissu cellulaire qui, séparant les faisceaux de fibres et les amas de globules, sert de soutien aux vaisseaux. Wutzer (1) donne la description suivante des vaisseaux de ces derniers ; l'artère qui se rend au ganglion marche d'abord à travers le tissu cellulaire lâche extérieur, auquel elle distribue des ramifications ; puis elle perce la tunique celluleuse, et se partage sur-le-champ en un grand nombre de petites branches, dont les unes forment des réseaux à la face interne de cette tunique, tandis que les autres pénètrent profondément. Quelquefois un rameau accompagne le cordon nerveux qui traverse le ganglion.

On trouve, à l'expansion périphérique des nerfs sensoriels, des globules ou cellules d'une autre espèce, qu'on peut jusqu'à une certain point comparer, quant au volume, aux globules ganglionnaires, mais qui, lorsqu'on y regarde de plus près, ont peut-être une tout autre signification. Purkinje et Valentin ont vu dans le bulbe olfactif de l'homme et des mammifères, entre les deux substances grises différentes qui le constituent, de gros globules, dont ils ne donnent point la description (2), et que Valentin a retrouvés, chez les oiseaux, dans l'expansion du nerf optique. J'ai rencontré, entre les anses terminales du nerf acoutique, sur les ampoules de la grenouille, de gros globules tout-à-fait simples, limpides comme de l'eau, et à enveloppe fort mince. Ces globules pourraient bien s'être produits après la mort, par l'extravasation du contenu des tubes nerveux, comme je le dirai plus loin de la rétine. Les cellules de la face in-

(1) *Gangl. fabrica et usus*, p. 61.
(2) VALENTIN, *Verlauf und Enden der Nerven*, p. 63.

terne du labyrinthe membraneux, dont Pappenheim a donné la figure (1) et Lersch (2) la description, sont une chose tout-à-fait différente. Elles sont pourvues de noyaux et de nucléoles, ce qui les rapproche déjà davantage des globules ganglionnaires; l'expansion nerveuse entière est tapissée, ainsi que les cellules, d'une membrane hyaline, dépourvue de structure, dont la surface baignée par le liquide labyrinthique se trouve couverte de noyaux de cellules disséminés, ovales et aplatis.

Structure de la rétine.

Dans la rétine, il y a, outre les cellules, une couche de corps particuliers ayant la forme de bâtonnets ou de poutrelles. Ce n'est point ici le lieu d'entrer dans des détails d'une grande précision sur la structure de cette remarquable membrane, dont nous ne pouvons d'ailleurs donner la description que d'après des yeux d'animaux, parce qu'il ne nous est permis de nous procurer des yeux humains que long-temps après la mort, lorsque la texture naturelle des tissus délicats est déjà complétement détruite.

Membrane de Jacob.

Les corps en forme de bâtonnets constituent la couche externe de la rétine, celle qui regarde la choroïde. Ils restent adhérents à cette membrane lorsqu'on ouvre l'œil immédiatement après la mort, et qu'on enlève la choroïde avec son pigment. Au bout de quelque temps, ils se détachent sous la forme d'une membrane mince, qui suit tantôt la choroïde, et tantôt la rétine. C'est sous le nom de *membrane de Jacob* qu'on désigne le plus fréquemment cette couche. Plus tard encore, elle se convertit en une masse mucilagineuse, de couleur grise, qui se réduit aisément en un liquide épais, et qu'on a décrite comme feuillet externe ou médullaire de la rétine. Lorsqu'on contemple la rétine fraîche par sa face externe, en plaçant le segment postérieur de l'œil, avec le corps vitré, sur le porte-objet, de manière que la coupe du corps vitré repose sur le verre, et qu'ensuite on enlève la sclérotique et la choroïde, la couche des corps en forme de bâtonnets, ou la membrane de Jacob, apparaît sous l'aspect d'un pavé serré, très régulier, plan ou enfoncé par

(1) *Gewebelehre des Gehœrorganes.* fig. 11.
(2) *De retinæ structura,* p. 10.

places, et composé de globules hyalins, qui sont séparés les uns des autres par de larges lignes obscures (1). Le diamètre de chaque globule ne va pas tout-à-fait à 0,001 ligne. Si le hasard permet qu'on voie le lambeau de côté, ou si l'on se procure la vue de l'épaisseur de la couche en ployant la rétine, on découvre de petits cylindres courts et grêles (2), dont la longueur est de 0,01 ligne, et la largeur de 0,0008 (3). Ces cylindres sont lisses, hyalins, serrés les uns contre les autres comme les pieux d'une palissade, et terminés par des extrémités un peu arrondies. Sur leur surface court une ligne droite, extrêmement fine (4), qui est peut-être la limite de la substance intercellulaire unissant ensemble les bâtonnets. Ce sont les faces terminales des cylindres qu'on voit paraître sous la forme de globules quand on contemple la couche de haut en bas; les cylindres procurent le même aspect lorsqu'on regarde de la même manière la face interne de la rétine, celle qui est tournée vers le cristallin. Quand on se livre à ce genre d'observations, il faut avoir grand soin d'éviter toute compression, et, pour cela, mettre les parties préparées sous le microscope sans les couvrir. Le poids de la plaque de verre même la plus mince suffit pour renverser les bâtonnets, et produire ainsi une tout autre image. Si alors on regarde la face externe ou la face interne de la rétine, les bâtonnets paraissent couchés en long à côté les uns des autres; il semble que des fibres déliées, souvent interrompues par des stries transversales, forment plusieurs couches superposées et serrées sur la rétine, et que les lignes qu'elles représentent tantôt partent en rayonnant d'un ou de plusieurs centres, tantôt viennent de droite et de gauche, droites ou arquées, se rencontrer sous des angles aigus, à peu près comme on est dans l'usage de dessiner les chaînes de montagnes sur les cartes géographiques.

Il ne faut pas beaucoup d'effort pour séparer les uns des autres les bâtonnets, qui ne sont qu'agglutinés ensemble. A quelque mode de préparation qu'on ait recours, il y en a toujours assez qui s'offrent à l'observation, nageant dans le liquide du corps vitré, sur le

(1) Pl. V, fig. 1.
(2) Pl. V, fig. 2, *b*.
(3) 0,011 de long et 0,0054 de large, Valentin (chez l'homme). — 0,0011 à 0,0012 de large, Wagner. — 0,0007 à 0,0016 de large, Bidder (chez des mammifères).
(4) Pl. V, fig. 2, *a*.

bord de la coupe de la rétine, pour permettre d'étudier avec précision leur forme et leur manière de se comporter avec les réactifs. A l'état frais, comme je l'ai dit, ces bâtonnets sont lisses et parfaitement cylindriques, avec des surfaces terminales peu convexes : ils sont mous, très flexibles, et se déchirent aisément ; lorsque le courant du liquide les pousse vers une granule plus solide qu'eux, par exemple un globule du sang, ils s'appliquent autour de lui, et finissent par se rompre ou se déchirer en travers ; entre les deux bouts de la fracture s'étend alors une substance claire, oléagineuse, qui enfin se déchire également, se resserre en un globule, et reste ainsi adhérente à l'un des bouts. Les cylindres ont un vif mouvement moléculaire : non seulement ils montent, descendent, et vont d'un côté à l'autre, mais encore ils se recourbent onduleusement, de manière à donner lieu de penser que le mouvement est la suite de contractions spontanées. Quelques uns d'entre eux sont plus longs que la masse des autres, ce qui a lieu surtout souvent chez la grenouille : peut-être ces cylindres plus longs proviennent-ils de la partie antérieure de la rétine, où ils pourraient bien être disposés un peu obliquement.

Très peu de temps après la mort, les bâtonnets commencent à changer. Quelques uns d'entre eux se couvrent de petits plis, de sorte que, dans une certaine situation du microscope, ils semblent formés de globules rangés à la suite les uns des autres, comme les fibres musculaires frisées ; d'autres décrivent des flexions onduleuses plus étendues (1) ; d'autres encore se courbent tout simplement en arc. En même temps, les contours extérieurs deviennent moins nets, et les bâtonnets des reptiles et des poissons, qui sont plus grands, acquièrent des stries transversales serrées à la surface. S'il se trouve là de l'eau, ces changements de forme ont lieu d'une manière plus rapide, et d'autres encore surviennent bientôt ; l'une des extrémités (2) se recourbe en crochet, et s'applique exactement à la portion droite (3). Le bâtonnet semble alors renflé en masse à l'un de ses bouts. Peu à peu il se roule davantage, et acquiert la forme d'une sphère, qui semble tenir latéralement à un pédicule ; la sphère grossit graduellement, aux dépens de ce pédicule. Ordinairement

(1) Pl. V, fig. 3, *e, e.*

(2) Pl. V, fig. 3, *b, b, b.*

(3) En observant des lambeaux cohérents, on voit que l'extrémité qui se recourbe est celle qui regarde le corps vitré.

une portion de ce dernier reste adhérente aux bâtonnets d'une certaine longueur ; les fragments plus courts se convertissent totalement
en globules. Mais lorsqu'on ajoute de suite une grande quantité
d'eau pure, les grands bâtonnets eux-mêmes se roulent en plusieurs
tours de spirale, qui se couvrent réciproquement, et représentent
un disque perforé, dont l'ouverture centrale peut aisément être
prise pour un noyau. Il arrive presque aussi souvent que les bâtonnets s'infléchissent sous des angles aigus, et que des renflements globuleux surviennent tant aux extrémités qu'à l'endroit du coude (1).

La manière dont les bâtonnets se comportent avec l'acide acétique n'est pas moins digne de remarque. Ils ne se dissolvent point,
mais ils deviennent plus pâles, plus minces et plus longs, tant d'une
manière relative que d'une manière absolue, en même temps qu'ils
décrivent des courbures diverses. La dessiccation, au contraire, les
fait diminuer de largeur, et, à ce qu'il m'a paru, de longueur aussi.
Les bâtonnets de la rétine des poissons et des grenouilles conviennent beaucoup mieux que ceux de la rétine des mammifères pour
observer toutes ces propriétés, parce qu'ils ont un plus grand volume ; seulement, et pour la même raison, on n'observe point en
eux le mouvement moléculaire.

Parmi les bâtonnets frais de la rétine des mammifères, il s'en
trouve toujours quelques uns qui se réduisent brusquement, à l'une
de leurs extrémités, en un filament très délié, un peu raboteux
et grenu, lequel exécute dans l'eau des mouvements de va-et-
vient (2). D'autres ont, à l'un de leurs bouts, un petit bouton, arrondi ou ovale, divisé en deux par une fissure transversale (3), et
qui est un peu plus large que le bâtonnet, car sa largeur va jusqu'à
0,0013 ligne. On voit aussi ces globules nager librement, et quelquefois ils sont assez éloignés du bâtonnet auquel ils appartiennent
pour qu'au premier aperçu on puisse les croire isolés (4) ; mais ils
suivent partout le bâtonnet dans ses mouvements ; ils doivent donc
y être unis par un filet court, que sa ténuité soustrait à la vue.
Je ne peux pas dire positivement si le filament et le bouton occupent
toujours la même extrémité du bâtonnet, s'ils sont placés à l'extrémité interne ou à l'extrémité externe, si leur existence est essen

(1) Pl. V, fig. 3, *d*.
(2) Pl. V, fig. 3, *f*.
(3) Pl. V, fig. 3, *c*.
(4) Pl. V, fig. 3, *a*.

tielle et a lieu pendant la vie, ou s'ils sont produits, après la mort, par une lésion quelconque. J'ai dit que des formes analogues peuvent se produire à l'endroit de la fracture quand les bâtonnets se rompent ; mais les bâtonnets qui portent des filaments ou des globules sont tout aussi longs que les autres, et quoique les grenouilles offrent assez souvent des bâtonnets ayant le double de la largeur ordinaire, je n'ai jamais rien vu de semblable chez les mammifères. La comparaison avec l'œil des animaux vertébrés inférieurs pourrait donner à penser que les filaments et les boutons occupent l'extrémité postérieure des bâtonnets. En effet, chez les grenouilles, et plus fréquemment encore chez les poissons, une extrémité du bâtonnet se termine en pointe, et finit par un filament pâle, ayant une longueur égale à celle du cylindre, séparé presque toujours de celui-ci par un trait transversal, et se convertissant, par l'action de l'eau, en un large globule. Ici, c'est évidemment l'extrémité postérieure du bâtonnet, l'extrémité tournée vers la choroïde, qui se prolonge en filament. Celui-ci, au dire de Hannover (1), serait contenu dans une gaîne pigmentaire spéciale. Mais une telle gaîne n'existe point chez les mammifères, dont le filament grenu diffère aussi beaucoup du prolongement lisse des bâtonnets de la grenouille et des poissons. D'ailleurs les tissus qui appartiennent à la rétine semblent offrir tant de différences dans le règne animal, qu'on ne saurait rien conclure d'une classe à une autre.

Hannover (2) distingue des bâtonnets de la rétine les *jumelles*, qui sont disposées en séries avec eux, de manière que quatre à six bâtonnets se trouvent logés entre deux jumelles, et que chacune de celles-ci soit entourée de deux ou trois cercles de bâtonnets. Ce qui caractérise les jumelles, c'est qu'en dehors, vers l'extrémité qui regarde la choroïde, elles se terminent par deux pointes très courtes et mousses. Leur surface ne devient jamais grenue, et reste lisse ; les influences extérieures font qu'elles s'élargissent, s'affaissent sur elles-mêmes, et prennent l'aspect de globules clairs, transparents : lorsqu'il n'y en a qu'une moitié qui s'affaisse, le tout acquiert la forme d'une bouteille. Elles sont un peu plus courtes que les bâtonnets, de sorte que la couche de ces derniers, quand on la considère à plat, laisse apercevoir, à des intervalles déterminés, de petites taches nébuleuses qui n'entrent dans le foyer que quand on abaisse le micro-

(1) MULLER, *Archiv*, 1840, p. 323.
(2) *Loc. cit.*, p. 338.

scope. Mondini avait déjà remarqué ces taches troubles régulières, qu'il regardait comme des trous, dans lesquels se trouvaient les cellules de pigment (1). Valentin les a vues ensuite (2), et, suivant lui, les bâtonnets, ou papilles, comme il les nomme, ne sont pas tous placés à la même hauteur, de sorte que, dans une situation donnée du microscope, on n'aperçoit que les surfaces terminales des plus élevées. Moi aussi j'ai observé fréquemment des vides, sans néanmoins les rencontrer toujours; mais je n'ai pu me convaincre de l'existence des jumelles chez les mammifères, ni sur les éléments isolés de la couche de bâtonnets, ni sur le profil de cette couche, quelque facile qu'il soit, chez les poissons, de voir les formations correspondantes (3).

Couche de cellules de la rétine.

J'ai désigné la couche de bâtonnets comme étant la plus extérieure de celles de la rétine. Il ne me paraît pas qu'on puisse encore décider si une couche de globules, qu'on aperçoit souvent sur sa face externe, doit être rapportée à la rétine, ou si elle n'appartient pas plutôt au pigment. Chez les lapins blancs, on trouve sur les cellules hexagones pâles, qui remplacent le pigment, de petits globules, parfaitement ronds et brillants, qui ressemblent à des globules de graisse ou de lait, et qui sont placés à des distances assez régulières. Ces globules ont, pour la plupart, un diamètre de 0,0024 ligne : cependant on en trouve aussi de plus petits, et rarement de plus gros. Leur éloignement les uns des autres est d'environ deux à quatre fois leur propre diamètre. Lorsqu'on ploie la choroïde de manière que sa face antérieure forme le bord, on voit les globules saillir sur ce dernier. D'après leur situation, ils semblent correspondre aux noyaux des cellules pigmentaires; car ceux ci occupent aussi, chez les animaux à pigment obscur, la paroi antérieure de la cellulaire pigmentaire, sur laquelle ils forment une saillie hémisphérique. La plupart du temps, à chaque cellule appartient un globule; cependant on trouve aussi, entre les cellules, des globules isolés, qui sont peut-être des commencements de nouvelles formations. Souvent, lorsqu'on enlève la rétine, les cellules, avec les globules,

(1) *Comment. Bonon.*, t. VII, 1791, p. 29.

(2) *Repertorium*, 1837, p. 249, fig. 4.

(3) Valentin (*Repertorium*, 1841, p. 140) assure que, chez les reptiles et chez l'homme, il existe des jumelles en outre des bâtonnets.

et même les globules seuls, restent apposés par places sur la couche de bâtonnets. Chez les oiseaux, on rencontre, en beaucoup plus grand nombre, des globules rouges et jaunes, ayant d'ailleurs la même forme et la même structure, mais qui restent rarement adhérents à la choroïde, et tiennent en général à la rétine, qui leur est redevable d'une couleur jaune rougeâtre. J'aurai encore occasion plus loin de revenir là-dessus.

Après la couche de bâtonnets, on trouve, en dedans, du côté du corps vitré, l'expansion des fibres nerveuses, dont j'ai donné plus haut la description, et une couche de globules ou de disques, sur la forme et la disposition desquels les opinions sont partagées. Selon Valentin (1), l'expansion nerveuse est immédiatement suivie en dedans de globules blanchâtres et grenus, étalés à côté les uns des autres, qui, lorsqu'on les examine chacun à part, se montrent composés d'une enveloppe extérieure transparente, d'un contenu grenu, d'un noyau vésiculeux clair, et d'un nucléole simple, enfermé dans ce noyau. Valentin regarde ces globules comme identiques avec les globules ganglionnaires, dont ils ne diffèrent que par leur petitesse. Leur diamètre moyen s'élève à 0,006 ligne chez l'homme.

A la couche de globules ganglionnaires, qui remplit aussi les mailles comprises entre les fibres nerveuses, succède une couche de granules, qui, pour la forme et le volume, ressemblent aux corpuscules du sang. Ces granules ont 0,0036 ligne de large. A un faible grossissement, ils sont parfaitement ronds ; mais un grossissement de trois cents diamètres suffit déjà pour les faire paraître anguleux et colorés en jaunâtre, avec une portion plus dense, et semblable à un noyau, dans le centre. Ils sont serrés les uns contre les autres, et ne tiennent que faiblement à la couche de globules ganglionnaires. J'ai décrit autrefois, chez la grenouille, à la face interne des corps en forme de bâtonnets, une couche de petits globules, semblables à des gouttelettes d'huile, dont chacun est entouré d'une cellule hyaline, parfaitement ronde, qui ne devient visible que sur chaque globule isolé (2). Hannover (3) prétend qu'il y a, tant sur la surface interne que sur la surface externe de l'expansion du nerf optique, des globules de différent volume, dont les plus gros surtout sont

----

(1) *Repertorium*, 1837, p. 251, fig. 7.
(2) Schmidt, *Jahrbuecher*, 1838, t. IX, p. 338.
(3) *Loc. cit.*, p 340.

munis d'un noyau assez volumineux et de nucléoles bien marqués :
ils ressemblent à des vésicules claires, pleines d'un liquide limpide,
et sont très serrés les uns contre les autres; ils se réduisent très
promptement en liquide, et alors l'expansion, tant interne qu'externe, du nerf optique est comme couverte d'une couche d'huile.
Tandis que Valentin recommande d'ajouter fréquemment des gouttes
d'eau, pour rendre la couche des globules ganglionnaires plus sensible, Hannover soutient qu'ils se dissolvent en totalité et disparaissent dans l'eau.

J'ai vu les corpuscules globiformes décrits par Valentin, tant les
gros que les petits; les uns et les autres se sont offerts à moi sur la
face interne de l'expansion du nerf optique et dans les mailles de
son tissu; mais je n'ai pu me convaincre qu'ils appartinssent à des
couches différentes. Aux bords de la préparation, qu'il faut examiner sur un lambeau de corps vitré, et sans pression, ainsi que
dans les endroits où les bâtonnets ont été enlevés, et où les fibres
sont écartées les unes des autres, on aperçoit des granules aplatis,
les uns clairs, les autres obscurs, d'un diamètre de 0,003 à 0,004
ligne, et disposés par tas les uns sur les autres (1) : on en distingue
simultanément qui sont obscurs, avec les bords lisses, une forme
plus régulière et un volume plus constant, et d'autres plus clairs,
jaunâtres, grenus, plus anguleux. Les uns, comme les autres, ont
une tache centrale, mais qui, dans ceux de couleur foncée, m'a
semblé être un jeu d'optique, et non un noyau. Ces corpuscules
eux-mêmes sont très probablement des noyaux à différents périodes
de développement; il y en a qu'une cellule pâle enveloppe exactement de toutes parts, tandis que d'autres se trouvent contenus dans
la paroi de cellules plus grandes, qui sont également pâles et faiblement grenues (2).

Comme partout, l'eau rend la cellule plus grosse et le noyau plus
apparent; l'acide acétique fait apercevoir ce dernier dans beaucoup
de cellules où il n'était point sensible auparavant. Un contact prolongé avec l'eau déforme la cellule, effet qui paraît tenir à ce qu'elle
éclate, et à ce que son contenu s'échappe. Par conséquent, les petits
globules de Valentin n'étaient que des noyaux de globules ganglionnaires, ou des globules ganglionnaires moins gros que les autres;
ce qui le prouve, c'est que, au dire de l'observateur, ils n'étaient

(1) Pl. V, fig. 4, A.
(2) Pl. V, fig. 4, B.

pas placés immédiatement à côté les uns des autres. La cellule qui entoure le noyau n'est point visible, comme je l'ai dit, tant que les globules sont en place.

Dans une autre occasion (1) j'ai averti qu'il fallait bien se garder de confondre les bâtonnets roulés sur eux-mêmes de la rétine avec des globules primitifs ; mais j'étais tombé dans la faute opposée, celle de regarder tous les globules comme des bâtonnets enroulés. Ici je dois signaler une autre source encore d'erreur, à laquelle on est exposée lorsqu'on opère sur des yeux frais et sans eau. Très peu de temps après la mort, la substance médullaire sort des tubes nerveux de la rétine et, lorsqu'on n'emploie d'autre moyen d'humectation que l'humeur vitrée, se réunit autour d'eux sous la forme de vésicules, grandes et petites, un peu jaunâtres et pâles, en apparence pourvues de parois très minces, qui disparaissent instantanément dans l'eau, parce que ce liquide dissout la couche d'albumine qui entoure la gouttelette de matière analogue à la graisse. Par la dessiccation, au contraire, ces faux globules deviennent de plus en plus prononcés et obscurs : ils acquièrent aussi des formes anguleuses et de la ressemblance avec les gouttes qui se produisent lorsqu'on glisse un fil imbibé d'huile sur du verre, ou un fil imbibé d'eau sur une surface grasse. Si une pareille goutte adhère, par un ou plusieurs points, à des parties plus consistantes qu'elle, si, par exemple, elle se trouve entre deux faisceaux nerveux, et que ceux-ci se retirent par l'effet de la dessiccation, on voit peu à peu la goutte s'allonger en pointe, et enfin en filaments, qui, lorsque les fibres nerveuses ont un certain degré de ténuité, ne sont perceptibles qu'autant qu'on a suivi pas à pas tout le travail de leur formation.

Maintenant les vrais globules ou cellules de la rétine sont-ils identiques avec les globules ganglionnaires, et doit-on, par conséquent, les regarder comme des parties essentielles de l'expansion nerveuse ? Ceci me paraît fort douteux. Ils n'ont de commun avec les globules ganglionnaires que les caractères qui appartiennent à toutes les cellules animales ; mais ils en diffèrent beaucoup sous le rapport de la forme, du volume, et de la manière de se comporter avec les réactifs chimiques. Ils ressemblent davantage aux cellules des couches extérieures du cristallin, et cette particularité m'a conduit à me demander s'ils ne seraient point plutôt au nombre des parties

____

(1) MULLER, *Archiv*, 1839, p. 170.

transparentes de l'œil, s'ils ne constitueraient pas une sorte d'épithélium et de réseau de Malpighi, servant de couverture aux fibres
nerveuses, et leur offrant en même temps un appui pour leur
déploiement. Cette hypothèse semblera plausible à quiconque prendra un lambeau de rétine d'un grand mammifère, lambeau isolé ou
accompagné d'un peu de corps vitré, le ploiera de manière que sa
face interne forme le bord, et examinera ce bord au microscope. La
couche de bâtonnets (*d*) se présente alors, immédiatement au-dessus du pigment noir (*e*), sous la forme d'une
masse obscure, dans laquelle on n'aperçoit que par places
des stries déliées, perpendiculaires au bord. Entre la
limite des bâtonnets et le bord libre, il y a (dans l'œil
du veau), un espace clair, d'environ 0,010 ligne de
large; la moitié extérieure, celle qui est la plus voisine
du bord libre (*a*) paraît tout-à-fait dépourvue de structure; plus loin, du côté des bâtonnets, on aperçoit des
globules (*b*); puis, au-dessous de ceux-ci, des grains
obscurs et des stries peu marquées, également perpendiculaires au
bord (*c*), qui semblent représenter la coupe transversale des fibres
nerveuses ployées en deux, ainsi qu'une petite étendue de la longueur de ces fibres elles-mêmes. Le long du bord libre, et
le dépassant, on voit quelquefois, de distance en distance, des
noyaux de cellules tout-à-fait plats et tirés en long. Si l'on humecte
la préparation avec de l'acide acétique, il arrive souvent, mais pas
toujours cependant, qu'on découvre, immédiatement à son bord,
des lignes très fines, parallèles entre elles, et sur toute la surface,
quand on la porte au foyer, ces lignes ressemblent à un réseau
nerveux. Il y a des endroits qui produisent absolument l'aspect
d'une membrane muqueuse ployée en deux, avec son épithélium. De
là il suit que la couche la plus interne de la rétine, celle qui forme
la limite de cette membrane du côté du corps vitré, est formée,
comme les épidermes, de grandes cellules aplaties (1), qui finissent

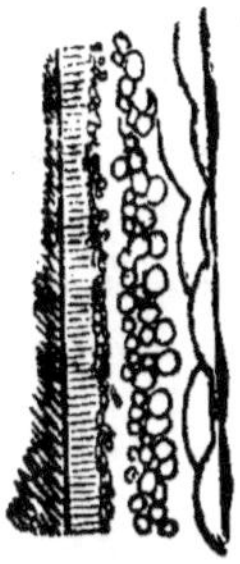

(1) **Sans nul doute** ces cellules sont identiques avec celles que Hannover
(*loc. cit.*, p. 340) décrit comme cellules du corps hyaloïde; mais jamais elles
ne suivent ce dernier dès que l'œil est macéré au point que la rétine et le corps
vitré se séparent aisément l'un de l'autre. C'est ce qu'a aussi remarqué
Gottsche (PFAFF, *Mittheilungen*, 1836, cah. 1, 2, p. 55), qui nomme rétine
proprement dite la lamelle ferme et dépourvue de structure par laquelle est
supportée l'expansion nerveuse. Michaelis (*loc. cit.*) la décrit comme couche
séreuse de la rétine. Bidder, qui partage d'ailleurs mon opinion quant à la

par se confondre en une membrane simple : un épiderme analogue existe, ainsi que je l'ai dit précédemment, sur l'épanouissement du nerf acoustique dans les ampoules et dans le labyrinthe. Nous ne devons pas être surpris de voir des cellules plus jeunes, c'est-à-dire petites et arrondies, et des noyaux isolés de cellules, dans une couche profonde, tant immédiatement autour des ramifications du nerf optique, qu'autour de celles du nerf acoustique.

Les vaisseaux sanguins de la rétine marchent sur la face antérieure de la couche nerveuse, entre les petites cellules qui couvrent immédiatement cette couche. Lorsqu'après la mort les bâtonnets et la moelle nerveuse sont réduits en une substance pultacée, appelée feuillet médullaire, les vaisseaux restent fixés à l'épiderme solide de la rétine, qui, par conséquent, représente alors ce qu'on nomme le feuillet vasculaire de cette membrane.

Portion ciliaire de la rétine.

On sait combien les avis ont été partagés de tout temps à l'égard de la terminaison antérieure de la rétine. Les uns font finir cette membrane au bord de la zone ciliaire, tandis que d'autres prétendent qu'elle se prolonge sur le corps ciliaire, et admettent par conséquent en elle une portion ciliaire. Schneider (1) et Langenbeck (2) ont réuni les opinions des observateurs qui les avaient précédés, et eux-mêmes se sont prononcés pour la seconde hypothèse, que Krause (3) et Valentin (4) ont également adoptée depuis.

signification des cellules dont il s'agit, soutient, contrairement à mes assertions, qu'elles suivent plus aisément le corps vitré que la rétine (Muller, *Archiv*, 1841, p. 258). Mais il dit avoir trouvé, indépendamment de cette couche, une autre couche de globules ganglionnaires, qui, suivant lui, occuperait le côté externe de la rétine, celui que la membrane de Jacob regarde. En supposant qu'il y ait là des cellules, ce dont je doute, Bidder n'a point prouvé qu'elles fussent des globules ganglionnaires. Des cellules garnies d'un noyau central, et très faciles à détruire, peuvent être beaucoup d'autres choses que des globules de ce genre, auxquels elles ne ressemblent même pas sous le point de vue du caractère principal, ceux-ci n'étant rien moins qu'aisés à détruire. Bidder cite comme argument leur manière de se comporter avec l'acide acétique ; mais il ne fait pas connaître en quoi consiste la réaction.

(1) *Das Ende der Nervenhaut*, Munich, 1827, p. 4.
(2) *De retina*, p. 26.
(3) *Anatomie*, t. I, p. 416.
(4) *Repertorium*, 1837, p. 254.

En se plaçant au point de vue physiologique, on a élevé des doutes contre cette manière de voir. Il est facile de mettre un terme à la controverse au moyen des faits que j'ai consignés ici et dans ma description de la zone ciliaire. J'ai dit précédemment qu'une couche de noyaux de cellules et de cellules, ainsi qu'un épithélium sans structure, recouvrent les procès ciliaires, et s'étendent sur la zone vers la capsule cristalline. Très probablement, cette couche est un prolongement de la couche grenue de la rétine, et on peut voir là une nouvelle preuve que les granulations de cette membrane ne font point partie des formations nerveuses. Personne, assurément, n'a pu suivre les tubes nerveux proprement dits jusqu'à la zone (1), et les bâtonnets cessent également avant que la rétine atteigne le corps ciliaire.

Tache jaune et trou central.

On rencontre une formation particulière dans l'œil humain : c'est un amincissement, avec coloration en jaune, de la partie centrale de la rétine, par conséquent de l'endroit même où la sensation de la lumière est la plus forte et la plus distincte, ce qui fait vivement regretter que la difficulté d'avoir des yeux humains frais n'ait pas encore permis de connaître la cause de cette particularité. Beaucoup d'anatomistes regardent le trou central comme une solution de continuité à l'endroit le plus mince de la rétine. Huschke (2) et Langenbeck (3) disent qu'au microscope le trou ne présente jamais de bords nets, et qu'au contraire ses bords sont garnis de petits lambeaux irréguliers qui font saillie au-delà. Huschke admet que toutes les couches de la rétine passent sur ce point, plus minces seulement qu'ailleurs. L'apparence d'une ouverture, dans les yeux frais, tient à ce que les globules nerveux de la tache jaune sont plus épars et plus distants les uns des autres dans l'endroit aminci. Arnold (4) trouve que les bords sont lisses, même à l'œil armé du microscope ; que cependant il n'y a pas toujours une ouverture, et

(1) J'ai fait voir précédemment que les fibres qu'on disait être des nerfs, ne sont pas des tubes nerveux, mais des fibres particulières à la zone. A la liste des observateurs que j'ai cités comme admettant, en raison de ces fibres, que la rétine se prolonge jusqu'au bord du cristallin, il faut ajouter Bidder (MULLER, *Archiv*, 1841, p. 254).

(2) AMMON, *Zeitschrift*, t. III, p. 17.

(3) *De retina*, p. 12.

(4) *Auge des Menschen*, p. 89.

que souvent, surtout chez les vieillards, on ne discerne qu'une place plus mince, dépourvue de substance médullaire. Dalrymple (1) a eu l'occasion d'examiner un œil humain très peu de temps après la mort : il ne trouva pas de pli, et au lieu du trou central il aperçut un petit enfoncement cyathiforme, à bord élevé. Langenbeck (2) assure que les globules médullaires sont colorés, mais que les fibres nerveuses sont étalées comme à l'ordinaire sur le trou central. Gottsche aussi (3) dit que les nerfs sont aussi serrés les uns contre les autres au trou rond que sur les autres points, mais il lui semble que l'épithélium y manque. Suivant Valentin (4) la couleur de la tache jaune réside dans la couche granuleuse; toutefois elle appartient aux granules seuls (cytoblastes ?), et non à la masse fondamentale (cellules ?); à l'endroit du trou ovale, il ne manque que la couche granuleuse, et les autres parties de la rétine y sont les mêmes que partout ailleurs. Du reste, d'après Michaelis et Valentin, le trou central est un sillon qui commence dès la périphérie de la tache jaune, et s'étend vers son centre, en devenant seulement d'autant plus profond qu'il se rapproche davantage de ce dernier, où il cesse par une extrémité arrondie et renflée. J'ai déjà fait connaître la disposition des fibres, telles que Michaelis la décrit. Cet anatomiste dit qu'au trou central la couche de bâtonnets s'amincit assez pour ne plus être qu'une simple couche de granules (5). De son côté, Burow (6) prétend que l'endroit de la tache jaune s'élève en forme de cône au-dessus de la surface de la rétine. Mais ses recherches n'ont aucune valeur, parce qu'il n'a point tenu compte des observations faites par les modernes sur les éléments microscopiques de la rétine. A l'en croire, la tache jaune consisterait en des corpuscules qui deviennent de plus en plus petits vers le milieu, où ils n'auraient qu'un quart à un cinquième du volume des corpuscules médullaires du reste de la membrane : ces corpuscules grossiraient à la périphérie, en même temps que leurs contours deviendraient moins nets, et ils finiraient par se confondre peu à peu avec les globules médullaires du reste de la rétine. N'y aurait-il pas dans

(1) *The anatomy of the human Eye*, Londres, 1834, p. 293.
(2) *Loc. cit.*, p. 12.
(3) PFAFF, *Mittheilungen*, 1836, cah. 1, 2, p. 58.
(4) *Repertorium*, 1837, p. 255.
(5) MULLER, *Archiv*, 1837, p. XIII.
(6) *Ibid.*, 1840, p. 38.

le point jaune de la rétine humaine des globules analogues à ceux auxquels la rétine des oiseaux est redevable de sa couleur jaune ? Ceux-ci occupent la face externe de la membrane de Jacob, et je trouve effectivement que la teinte de la tache jaune est plus foncée à la face externe qu'à la face interne.

Huschke dit (1), à l'occasion du pli central, que la membrane de Jacob, nom sous lequel il entend la couche de bâtonnets, fait partie constituante de ce pli.

On prétend que la couche de bâtonnets est interrompue à l'entrée du nerf optique; suivant Valentin, la couche granuleuse se termine à son bord renflé, et la couche des cellules plus grandes se continue sur elle.

Racines des nerfs.

Les tubes primitifs sont constitués dans les racines des nerfs de même que dans les troncs; la seule différence consiste en ce que les tubes grêles prédominent dans les racines postérieures, et ceux d'un plus grand volume dans les antérieures. Muller et Ehrenberg (2), Valentin (3) et Lersch (4), n'ont point trouvé de différence entre les tubes des deux ordres de racines. Emmert, au contraire, accorde des tubes plus forts aux antérieures (5), et je me range à son avis, en faisant remarquer que le peu de fixité du diamètre des fibres primitives en général ne permet pas de saisir la différence à l'aide de quelques mesures prises au hasard; mais on ne peut douter de la réalité du fait quand on reconnaît que la plupart des tubes contenus dans les racines postérieures surpassent en ténuité ceux des racines antérieures, que les plus gros de ces dernières ont un volume supérieur à celui des plus gros des racines postérieures, enfin que le nombre des tubes grêles est beaucoup plus considérable dans les racines postérieures, d'où il suit aussi que, dans les circonstances où se produisent des varicosités, on trouve plus de fibres variqueuses dans les racines postérieures que dans les antérieures.

(1) *Loc. cit. et ibid.*, t. **IV**, p. 285.
(2) MULLER, *Archiv*, 1834, p. 36.
(3) *Verlauf und Enden der Nerven*, p. 50.
(4) *De retinæ structura*, p. 17.
(5) *Endigungsweise der Nerven*, p. 9.

Tubes primitifs dans les organes centraux.

On rencontre dans les organes centraux des tubes primitifs qui ne paraissent pas différer essentiellement de ceux qu'on voit dans les nerfs. L'existence d'une gaîne est tout aussi facile à constater sur les plus gros, et tout aussi difficile à apercevoir sur les petits. La plupart des observateurs ont révoqué cette gaîne en doute, croyant à tort pouvoir expliquer par là pourquoi, dans les organes centraux, l'irritation d'un nerf se transmet si aisément aux autres. Quand les tubes sont gros, ils se coagulent, comme les plus forts tubes des nerfs périphériques, c'est-à-dire que la coagulation y marche du pourtour vers le centre, et qu'elle est complète, ou ménage une portion centrale, qui correspond à l'axe du cylindre. Lorsqu'ils sont grêles, ils forment aisément des varicosités ; la coagulation est alors moins prononcée, et elle s'accompagne d'un complet changement de forme des tubes nerveux, qui se réduisent en globules distincts ; ces globules sont irréguliers : les plus volumineux ont un double bord obscur et un contenu clair ; les petits paraissent entièrement obscurs et grenus. A mesure que la moelle devient plus coulante, on aperçoit aussi de grosses gouttes irrégulières et des îles entre des tubes en apparence inaltérés, qui, suivant la forme des vides, se réduisent en filaments plus ou moins gros, renflés ou branchus. La substance blanche ou médullaire de la moelle épinière ou du cerveau se compose en entier, abstraction faite des vaisseaux sanguins, qui ne sont pas nombreux, de fascicules de tubes semblables, dont, généralement parlant, le volume semble aller en croissant depuis la partie inférieure de la moelle épinière jusqu'au cerveau. Suivant Valentin (1), les plus déliés se trouvent indistinctement dans tous les points du cerveau et de la moelle rachidienne ; les moyens existent presque partout, et les plus gros se rencontrent à la partie inférieure de la moelle. Plus les tubes sont volumineux en ce dernier endroit, plus le nombre des gros l'emporte sur celui des petits, tandis que ceux-ci prédominent du côté de la moelle allongée. Volkmann a remarqué, au contraire, dans la moelle épinière de la grenouille, que les fibres avaient plus de volume au-dessus du plexus brachial qu'au-dessous du plexus sciatique (2).

La marche des tubes dans la substance médullaire semble être

(1) MULLER, *Archiv*, 1834, p. 402.
(2) MULLER, *Archiv*, 1838, p. 279. — Valentin, *Traité de névrologie, Encyclopédie anatomique*, t. IV, p. 88.

plus facile à suivre par des préparations anatomiques sur des cerveaux et des moelles épinières endurcis, que par la dissection avec le secours du microscope. Les premières nous apprennent que les fibres se trouvent réunies en faisceaux ou cordons, dont les uns sont le prolongement de ceux des nerfs, et continuent de marcher parallèlement à l'axe longitudinal, tandis que les autres, formant des commissures, passent sans interruption d'une moitié latérale dans l'autre; elles nous font connaître des entrelacements, des décussations, des épanouissements de cordons, qui, en subissant ces divers changements d'aspect, tantôt traversent la substance grise propre des organes centraux, tantôt la reçoivent entre leurs mailles. L'observation microscopique s'est bornée à confirmer une partie de ces données; ce qui lui reste à faire, et elle seule le peut, c'est de montrer comment les fibres se comportent dans l'intérieur des cordons, et quel est leur mode de terminaison aux endroits où, s'épanouissant dans la substance grise, elles cessent d'être accessibles à l'œil non armé de verres grossissants.

Ehrenberg (1), Treviranus (2) et Valentin (3) ont mis hors de doute que les tubes nerveux, gros comme petits, se continuent directement avec les tubes du cerveau et de la moelle épinière, de telle sorte qu'à chaque fibre nerveuse périphérique correspond une fibre nerveuse des organes centraux. Il est difficile de déterminer si les organes centraux contiennent d'autres fibres que celles qui se prolongent dans les nerfs; cependant Valentin assure (4) n'avoir jamais aperçu ni commencement ni fin aux fibres nerveuses de la substance blanche. Le filet terminal de la moelle épinière ne renferme qu'à sa partie supérieure et cylindrique des tubes nerveux qui semblent se rendre tous dans des branches latérales (5). À la moelle épinière, les fibres marchent d'abord de dehors en dedans, puis longitudinalement de bas en haut. E.-H. Weber (6), Bellingeri (7) et Remak (8) les ont suivies jusqu'à la substance

(1) Poggendorff, *Annalen*, t. XXVIII, p. 455.
(2) *Beitræge*, t. II, p. 29.
(3) *Verlauf und Enden*, p. 37.
(4) *Ibid.*, p. 97.
(5) Remak, *Obs.*, p. 18.
(6) Hildebrandt, *Anatomie*, t. III, p. 374.
(7) *De medulla spinali*, p. 49.
(8) *Observ.*, p. 19.

grise centrale du cordon rachidien ; d'après Valentin (1), elles embrassent là les globules de cette substance grise, et ensuite continuent leur marche ascendante vers le cerveau. C'est ce que confirme Pappenheim (2). Au cerveau, les tubes nerveux s'amincissent peu à peu, en montant de la base au sommet (3). Sur certains points on a vu, indépendamment des commissures, quelques fibres ou faisceaux de fibres passer d'une moitié latérale à l'autre. E.-H. Weber (4) a trouvé, chez le lapin, que les fascicules des racines des deux nerfs limaciens se continuent l'un avec l'autre sur la valvule de Vieussens ; quelques uns même passent manifestement au côté opposé. Valentin assure qu'on aperçoit sur la valvule de Tarin, chez l'homme, une décussation des faisceaux fibreux provenant des deux côtés (5).

En général, les tubes sont parallèles dans les cordons ; lorsqu'on examine des tranches aussi minces que possible de substance médullaire fraîche, desséchée ou endurcie, on aperçoit des stries fines, qui leur sont parallèles. Mais il paraît que, dans l'intérieur des cordons, et même dans la substance médullaire, en apparence homogène, des hémisphères, les tubes sont encore réunis en fascicules ou faisceaux secondaires microscopiques de plus en plus grêles ; car, après un certain nombre de stries déliées, et toujours à des distances régulières, on en voit une plus forte et plus obscure, ce qui produit à peu près le même aspect que celui qu'offre la coupe de la cornée transparente (6). Leeuwenhoek figure une coupe de ce genre, provenant d'un cerveau desséché (7), et où les fascicules microscopiques sont perpendiculaires à la surface du viscère ; là les faisceaux sont striés, non point en long, mais en travers, comme des rubans de satin, et tels qu'ils paraissent réellement sur la substance cérébrale desséchée. On remarque les mêmes fascicules dans une figure de Bauer (8), qui représente une tranche de cerveau humain, grossie vingt-cinq fois. J'ai obtenu des préparations analogues de cerveaux frais, en détachant, immédiatement après la mort de l'animal, à l'aide d'un bon couteau, des couches qui ne fussent

(1) *Loc. cit.*, p. 131.
(2) *Verdauung*, p. 121.
(3) EHRENBERG, *loc. cit.*, p. 152.
(4) TREVIRANUS, *Beitrœge*, t. III, p. 100.
(5) *Loc. cit.*, p. 93.
(6) Pl. II, fig. 1.
(7) *Opera*, t. II, tab. ad., p. 322, fig. 7.
(8) *Philos. Trans.*, 1824, P. I, pl. I, fig. 2.

pas trop minces, et les portant de suite sous le microscope, couvertes d'albumine ou d'un lambeau de corps vitré. Valentin a observé (1) sur des tranches minces, et étalées par la pression au moyen du compresseur, que les faisceaux de fibres forment des plexus dans les organes centraux, tout comme au voisinage des extrémités périphériques. Il recommande, pour cet examen, des parties dans lesquelles l'œil nu discerne déjà bien nettement des fibres, et qui aient la forme de minces lamelles, faciles à séparer, notamment les valvules de Vieussens et de Tarin, chez l'homme, l'épanouissement des fibres à la face interne des ventricules latéraux, etc. D'autres parties peuvent également procurer des lames minces, quand on emploie un couteau à deux tranchants, ou un double couteau. Valentin n'a trouvé nulle part, ni dans la moelle épinière, ni dans l'intérieur du cerveau, soit des extrémités libres, soit des bifurcations, ou des transitions de fibres les unes aux autres. Quand il y a de la substance grise dans l'intérieur des cordons médullaires, les éléments globuleux de la première sont enveloppés par les fibres de la substance médullaire, absolument de même que, dans les ganglions, les globules ganglionnaires le sont par les tubes nerveux périphériques. La surface des hémisphères du cerveau et du cervelet, où la substance blanche et la substance grise se limitent réciproquement, est le seul endroit où Valentin ait vu les fibres les plus déliées se continuer en arcade les uns avec les autres, ainsi qu'elles le font à l'expansion périphérique des nerfs. Il a remarqué ces anses terminales et centrales d'inflexion chez le cheval et le pigeon, et il en a donné la figure d'après ce dernier animal (2). Jusqu'à présent cette importante observation n'a été vérifiée que par Carus (3). Burdach (4) n'a point aperçu d'anses terminales d'inflexion, mais il regarde l'étude de la marche des éléments organiques du cerveau comme tellement hérissée de difficultés, qu'il ne saurait se décider à mettre le petit nombre de faits qu'il a recueillis par hasard en opposition avec ceux qu'énonce Valentin. Quelque vif désir que j'éprouvasse de pouvoir émettre aussi mon vote en cette occasion, le peu d'observations que j'ai rassemblées ne me permet pas de m'exprimer autrement que Burdach. Remak (5) a vu souvent

(1) *Loc. cit.*, p. 92.
(2) *Loc. cit.*, tab. VII, fig. 59.
(3) MULLER, *Archiv*, 1839, p. 368.
(4) *Beitræge*, p. 24.
(5) *Observat.*, p. 21.

de larges arcades de fibres primitives aux endroits que je viens d'indiquer, et il pense que ce sont des dispositions analogues qui ont déterminé Valentin à admettre des anses centrales d'inflexion ; mais il a remarqué aussi des arcs qui étaient ouverts du côté de la surface du cerveau, et il objecte que des fibres qui marcheraient onduleusement le long de cette surface, étant isolées sur de courtes étendues de leur trajet, pourraient bien aussi faire naître l'apparence d'anses terminales d'inflexion. Cependant, on ne doit pas perdre de vue, à l'occasion de ces objections, que Remak s'attendait à voir aussi, dans le cerveau, les fibres nerveuses naître de globules ganglionnaires semblables à ceux qu'il croit avoir démontrés dans les ganglions.

Structure de la substance grise.

La substance grise (substance spongieuse de Rolando), qu'on rencontre tant à la surface de la substance blanche que dans l'intérieur de cordons et d'amas formés par cette dernière substance, se présente avec différentes nuances de coloration et de composition microscopique. Celle du cerveau proprement dit contient, immédiatement au-dessous de la pie-mère, dans les mailles serrées d'un réseau capillaire très délié, une substance qui, au premier aperçu, semble composée de grains très fins (1), et dont les granulations ne sont pas sans analogie avec celles qu'on découvre à la surface des globules ganglionnaires. Elle tient, en particules très fines, à la face interne de la pie-mère, et l'on peut aisément l'examiner, en détachant cette membrane avec précaution, et la pliant de telle façon que sa face interne forme le bord. En contemplant des particules de substance cérébrale grise, qu'on a choisies très petites, ou qu'on a comprimées un peu, ou enfin qu'on a traitées par l'acide acétique étendu, on reconnaît, dans la masse à grains fins, des vésicules plus grosses et claires, qui ressemblent presque à des ouvertures (2); mais quelques unes de ces vésicules font saillie sur le bord, ou nagent librement dans le liquide. Elles sont tantôt serrées les unes contre les autres, tantôt éparses à d'assez grandes distances, sphériques ou ovalaires, rarement aplaties (3), et contiennent un

(1) Pl. V, fig. 5, e.
(2) Pl. V, fig. 5, d.
(3) Pl. V, fig. 5, c.

ou deux granules obscurs (1), qui sont situés tantôt le long de la paroi, tantôt aussi dans le milieu. La plupart ne dépassent point en volume les noyaux ordinaires de cellules; cependant on en trouve beaucoup qui ont 0,006 ligne de diamètre et plus. Avec quelque délicatesse qu'on traite et qu'on cherche à séparer les couches les plus extérieures de la substance grise, toujours on obtient des grumeaux irréguliers de la substance fondamentale grenue, qui renferment une ou plusieurs des vésicules dont je viens de donner la description. La séparation paraît n'être qu'accidentelle, et je conclus de là que la couche extérieure de la substance corticale consiste en une masse grenue homogène, dans laquelle les vésicules sont plongées, isolées les unes des autres. Mais, plus près de la substance médullaire commence une séparation, de telle sorte que, jusqu'à un certain point, chaque vésicule isolée, ou chaque couple de vésicules, s'approprie une partie du tissu fondamental, pour s'en faire une enveloppe. D'abord on voit les vésicules couvertes de petits granules immédiatement à leur surface et de tous côtés, de manière que ce n'est qu'après le traitement par l'acide acétique faible qu'on parvient à voir la limite proprement dite entre les vésicules et les corpuscules inclus; puis on découvre des cellules de substance grenue, renfermant des noyaux d'un volume assez constant, mais d'une forme irrégulière; enfin on aperçoit des globules ganglionnaires bien dessinés, presque aussi gros que ceux des ganglions rachidiens, et parfaitement semblables à ceux-ci, sous le rapport de leurs caractères tant microscopiques que chimiques, à cela près seulement que la gaîne celluleuse ou n'existe pas, ou est beaucoup plus mince. L'écorce de la couche optique ne m'offre, exceptionnellement, que de petits globules homogènes, analogues aux noyaux des globules ganglionnaires, accolés immédiatement les uns aux autres, et vers lesquels les tubes semblent monter verticalement. Une couche pareille se rencontre, suivant Purkinje (2), dans la substance corticale du cerveau, tout près de la substance médullaire.

Les mêmes formes se répètent dans toutes les accumulations centrales de substance grise : seulement le nombre des globules ganglionnaires à maturité l'emporte presque toujours, à tel point qu'on ne peut être certain que les noyaux isolés qu'on rencontre ne sont

(1) Pl. V, fig. 5, *a*, *b*.
(2) *Prager Naturforscher-Versammlung*, p. 180, fig. 18.

pas devenus libres uniquement par le fait de la destruction de globules ganglionnaires. Purkinje a examiné les couches grises du pont de Varole, l'angle antérieur du quatrième ventricule, la couche optique et les corps genouillés ; Remak (1), la substance grise du corps strié.

Lauth (2), Treviranus (3) et Remak (4) ont vu des fibres variqueuses déliées dans la substance corticale la plus externe. Peut-être étaient-ce des fibres de substance médullaire, qui s'était écoulée, et que la préparation avait distendue. Treviranus avoue ne les avoir pas toujours trouvées dans les cerveaux frais, et jamais elles ne se sont offertes à moi dans les coupes préparées avec soin. Mais des tubes primitifs courent toujours, en nombre assez considérable, entre les couches profondes de globules ganglionnaires à maturité. Suivant Valentin, les globules ganglionnaires sont embrassés et entourés par des anses de ces tubes. C'est de cette couche profonde, dans laquelle il y a des globules ganglionnaires mêlés avec des tubes, et où les vaisseaux sont moins abondants, que les anatomistes ont souvent fait une couche à part, sous le nom de substance jaunàtre ou rougeàtre, à cause de la différence de couleur qu'elle offre.

Dans beaucoup d'endroits, les globules ganglionnaires des organes centraux sont pourvus de prolongements plus ou moins étendus, qui se bifurquent ou même se subdivisent davantage. C'est ce qui arrive, par exemple, d'après Purkinje, dans la substance noire des pédoncules cérébraux, et dans une couche grise particulière de la lame spirale de la corne d'Ammon. Ces prolongements se montrent partout dans les lames du cervelet, en grand nombre, et très régulièrement disposés, autour de la substance jaune. Là, chaque corpuscule a son extrémité arrondie ou mousse tournée vers la substance jaune, tandis que l'autre, celle qui envoie les prolongements, regarde en dehors : la plupart du temps, il y a deux prolongements, qui s'étendent dans la substance grise, jusqu'auprès de la périphérie extérieure, où ils se perdent (Purkinje). Valentin (5) les a trouvés disposés en plusieurs séries, et de manière que les séries successives alternaient ensemble, c'est-à-dire que chaque extrémité arrondie

<hr>

(1) *Observat.*, fig. 30.
(2) *L'Institut*, 1834, n° 73.
(3) *Beitræge*, t. II, p. 26.
(4) *Loc. cit.*, p. 22.
(5) *Verlauf und Enden*, p. 103.

des corps d'une série se trouvait entre les prolongements caudi-
formes de deux corps immédiatement contigus de la série précédente.
Suivant Purkinje, une couche semblable existe dans la capsule du
corps olivaire de la moelle allongée et dans les lobes postérieurs
du cerveau, au voisinage de la substance jaune ; d'après Valentin,
dans toute l'étendue des hémisphères cérébraux.

Des globules de la substance noire des pédoncules cérébraux partent de nombreux prolongements plus irréguliers, et fréquemment
bifurqués, qui se portent de tous côtés. La même chose a lieu
pour les globules de la substance grise qui occupe le centre de la
moelle allongée (J. Muller) et de la moelle épinière. En cet endroit,
les prolongements sont, d'après Remak (1), à peu près aussi larges
que les tubes primitifs, et se composent de plusieurs fibres raboteuses, quelquefois un peu onduleuses. Cependant, si l'on juge d'a-
près les figures de cet anatomiste (2), il paraîtrait y avoir aussi, dans
la substance jaune du cervelet, des globules envoyant des prolongements de deux pôles opposés l'un à l'autre.

On ne sait pas encore ce que deviennent les prolongements des
globules ganglionnaires. Il n'est point vraisemblable que les extrémités qu'on voit soient libres dans la substance des organes centraux, puisqu'elles offrent des formes et des longueurs tellement irrégulières, qu'on se trouve en droit de présumer qu'elles ont été
déchirées par la préparation. Il n'est pas possible non plus de regarder les prolongements comme de simples commissures des globules, tels qu'on les rencontre dans les ganglions ; cette hypothèse
a contre elle la direction des prolongements dans l'écorce du cerveau,
où ils se portent précisément vers le côté qui n'a point de globules.
La même particularité empêche également d'admettre une autre
hypothèse qui se présente de prime abord à l'esprit, celle que les
prolongements font corps avec les tubes primitifs, ou dégénèrent en
tubes de ce genre.

Les globules ganglionnaires des organes centraux, comme ceux
des ganglions, offrent, sur certains points de la surface, des pigments,
des amas de très petits globules colorés, qui donnent à diverses parties de l'encéphale une teinte spéciale, appréciable déjà à l'œil nu.
Les taches pigmentaires présentent des nuances diverses de brun,

1) *Obs.*, p. 17.
(2) *Ibid.*, p. 21, fig. 27, 31.

et leur étendue varie beaucoup ; la plupart du temps, elles laissent, d'un côté ou dans le milieu, un point transparent, à travers lequel on distingue le noyau. Elles sont d'un brun foncé dans les globules ganglionnaires de la substance noire des pédoncules cérébraux, d'un rouge brun aux angles antérieurs du ventricule cérébral, plus claires encore dans les couches optiques, et faiblement prononcées dans la couche grise de la lame spirale de la corne d'Ammon (Purkinje).

Substance gélatineuse.

Rolando (1) désigne sous le nom de substance gélatineuse une couche qui revêt les cornes postérieures du noyau gris de la moelle épinière. Suivant Remak, une mince lamelle de cette substance forme une commissure entre la commissure blanche postérieure et la commissure grise de la moelle épinière (2). En l'examinant au microscope, il y a trouvé des corpuscules ronds et ovales, quelquefois de couleur jaune-rougeâtre, avec un noyau à la surface, et de minces tubes primitifs. J'ai également vu ces corpuscules dans l'endroit indiqué ; mais je ne crois pas qu'ils soient autre chose que des noyaux de cellules de l'arachnoïde ou de la pie-mère, qui, comme on sait, pénètre entre les faisceaux commissuraux de la substance blanche, au commencement de la scissure postérieure. Les noyaux plats de cellules sont disposés assez régulièrement en une pellicule pâle, faiblement grenue. Je n'ai pas trouvé les fibres avec lesquelles on prétend qu'ils communiquent en cet endroit (3).

Suivant Remak, la même substance gélatineuse constitue les tubercules cendrés de Rolando, aux deux côtés de la pointe du *cala-mus scriptorius*, la portion externe du couvercle tendu sur le court canal de Rosenthal, à l'extrémité postérieure du *calamus*, et aussi la masse contenue dans les filets terminaux de la moelle épinière. Remak a trouvé, aux extrémités de la portion centrale de cette dernière, un réseau de fibres déliées, et, dans les branches latérales, des fibres, analogues à des fibres organiques déliées, les unes et les autres couvertes d'un grand nombre de granules. Sans doute la plus grande partie de la substance du filet terminal ressemble aux fibres gélatineuses décrites ci-dessus, et le réseau fibreux a été produit aussi par un écartement des faisceaux de fibres gélatineuses ; mais, au

1) *Saggio sopra la vera struttura del cervello*, édit. 2, p. 285.
2) *Observ.*, p. 12.
3) Remak, *loc. cit.*, p. 17.

milieu de ces dernières, il y a aussi beaucoup de tissu cellulaire parfait. Enfin Remak (1) compte au nombre des parties formées de substance gélatineuse, une couche qui n'a pas plus d'une demi-ligne d'épaisseur dans les hémisphères cérébraux, et qui est séparée de la substance corticale proprement dite par une couche de substance blanche ayant la même épaisseur. Gennari en a donné le premier la description (2). Au dire de Remak, le noyau gris de la corne d'Ammon en est un prolongement.

Remak (3) décrit encore, à la partie terminale de la moelle épinière du bœuf, un tissu particulier, une substance qui ressemble au corps vitré par son aspect, enveloppe comme une gaîne le filet terminal, et présente quelques renflements d'apparence ganglionnaire. Elle se compose de fibres parfaitement homogènes, striées en long, deux à trois fois aussi grosses que les tubes primitifs, et qui s'entrelacent un grand nombre de fois dans les renflements.

Sable cérébral.

Pour terminer, il me reste à parler de certaines parties cérébrales par rapport auxquelles on ne sait pas encore positivement si elles appartiennent à l'état normal, ou si ce sont des produits pathologiques.

Valentin (4) a examiné le sable de la glande pinéale humaine, et trouvé une multitude de concrétions distinctes les unes des autres dans la substance de l'organe, composée elle-même de granulations très fines. La plupart de ces concrétions étaient des sphères, marquées de lignes rayonnantes à leur surface, et quelquefois réunies plusieurs ensemble, de manière qu'elles formaient un conglomérat appréciable à l'œil nu. Les cristaux véritables étaient rares ; ils représentaient de petits prismes quadrangulaires adhérents à la surface de certains globules.

Les grains de sable du glome du ventricule latéral sont également des globules d'un diamètre de 0,02 à 0,04 ligne, formés de carbonate calcique, peut-être aussi de phosphate calcique, et de carbonate potassique. Van Ghert (5) a observé qu'après le traitement par

(1) *Loc. cit.*, p. 23.
(2) *De peculiari structura cerebri*, p. 72.
(3) *Loc. cit.*, p. 18.
(4) *Encyclopédie anatomique ; Névrologie*, p. 141.
(5) *Disquis. de plex. choroid.*, p. 44.

les acides il restait un globule transparent, et Remak (1) a découvert dans ce globule le noyau rougeâtre, avec des nucléoles punctiformes. Les concrétions cérébrales sont donc primitivement des cellules, peut-être d'épithélium, ou des globules ganglionnaires, qui, par les progrès de l'âge, s'imprègnent ou s'incrustent de sels calciques.

Vaisseaux du cerveau.

Les vaisseaux du cerveau et de la moelle épinière sont des plus grêles qu'on connaisse dans le corps, et les capillaires ne sont formés que de la membrane vasculaire primordiale. Ils produisent des réseaux serrés dans la substance grise, et sont beaucoup moins abondants dans la blanche. Les troncs qui amènent le sang aux organes centraux, et qui enlèvent de ceux-ci les sucs hors de service, se divisent à l'infini dans un tissu cellulaire qui, après avoir couvert la surface des organes centraux, envoie des prolongements dans leur intérieur et dans leurs cavités. De là résulte, à la surface du cerveau et la moelle épinière, une membrane fine, très riche en vaisseaux, à laquelle on donne le nom de pie-mère, et dont les prolongements dans les ventricules cérébraux portent celui de plexus choroïdes. Entre la pie-mère et le cerveau existe le même rapport qu'entre le périoste et les os, et les plexus choroïdes peuvent être comparés à la moelle de ces derniers. Au cerveau, comme dans les os, il était important que la continuité du tissu ne fût point interrompue par des canaux volumineux, là, en raison de l'action que les tubes primitifs exercent les uns sur les autres, ici, pour ne point compromettre la solidité de la substance ; c'est ce qui fait que, d'un côté comme de l'autre, il y a une enveloppe dans laquelle les vaisseaux se divisent, de manière à ne pénétrer dans l'intérieur qu'après s'être réduits en ramuscules des plus déliés. Mais comme l'organe entier ne pourrait être suffisamment pourvu de sang par des ramuscules qui se rendraient de la surface à sa substance, les organes centraux ont, ainsi que les os, des cavités dans lesquelles les vaisseaux sanguins pénètrent de plusieurs côtés, et où ils rencontrent également un tissu à partir duquel ils pénètrent dans la substance sous la forme de ramuscules très déliés, allant à la rencontre de ceux qui proviennent de la surface. Les plexus ne sont pas libres

(1) *Loc. cit.*, p. 26.

dans les ventricules, ainsi qu'on l'entend dire si souvent ; ils envoient de nombreux vaisseaux dans la substance cérébrale. Cependant le plasma qui s'échappe de leurs vaisseaux peut aussi passer immédiatement, par résorption, dans la substance médullaire, et servir à l'imbiber. On ne connaît pas de lymphatiques dans la substance des organes centraux; mais les enveloppes de ces organes en sont pourvues.

J'ai déjà décrit précédemment l'épiderme des plexus, ainsi que l'épithélium vibratile des cavités. La couche superficielle de tissu cellulaire (pie-mère) est revêtue d'un épithélium pavimenteux, que j'ai décrit aussi, conjointement avec l'épithélium de la face interne de la dure-mère, comme sac séreux portant le nom d'arachnoïde. Ce sac est confondu d'un côté avec la dure-mère, et de l'autre avec la pie-mère, dont on ne peut point le séparer. J'ajouterai ici que ce tissu cellulaire de la pie-mère appartient encore en partie à la forme qui marque le passage à l'épithélium et aux fibres musculaires lisses, et qui se compose de fibres à noyaux, aplaties et non susceptibles de se diviser en fibrilles. Les noyaux sont partout très prononcés, et rarement ils se prolongent en fibres de noyaux.

Recherches sur le cours des fibres nerveuses.

Avant de passer à l'examen des forces dont jouit la substance nerveuse, il est nécessaire d'emprunter à la physiologie et à la pathologie quelques faits qui puissent servir à compléter les notions anatomiques, si imparfaites encore, que nous avons relativement au cours des fibres nerveuses, tant dans l'intérieur qu'au dehors des organes centraux.

La fibre nerveuse qui se termine dans un muscle . détermine des convulsions dans ce dernier, en quelque point de son trajet qu'elle vienne à être irritée. Les irritations exercées sur les fibres qui se répandent dans la peau et les autres organes sensoriels, parviennent à la conscience, de quelque point qu'elles émanent, sous la forme de sensations spéciales, aussi long-temps que les fibres elles-mêmes communiquent avec l'organe de la conscience. Les fibres motrices ne produisent jamais de sensations quand on les irrite, et les fibres sensitives ne provoquent jamais de mouvements à la suite des irritations qui les atteignent. Cette propriété des nerfs nous permet de les suivre, par la voie expérimentale, jusqu'à leurs extrémités centrales.

Racines antérieures et postérieures.

On a remarqué que, tout le long de la moelle épinière, les nerfs sensitifs entrent par les racines postérieures, et les nerfs moteurs par les racines antérieures. En effet, lorsqu'après avoir coupé les racines postérieures, on irrite leur bout périphérique, il ne survient pas de mouvement, et l'irritation de leur bout central occasionne de la douleur. De même, quand les racines antérieures ont été coupées, les irritations de leur bout central ne déterminent pas de sensations, et celles de leur bout périphérique donnent lieu à des contractions musculaires. Après la section des racines antérieures, le mouvement volontaire, c'est-à-dire l'influence des organes centraux sur les muscles, est anéanti ; après celle des racines postérieures, c'est le sentiment, c'est-à-dire l'influence des parties sensibles sur les organes centraux. Les nerfs moteurs et sensitifs des viscères se rendent à la moelle épinière avec les nerfs du tronc animés du même pouvoir qu'eux (1). On ignore si les nerfs moteurs du tissu cellulaire et des vaisseaux sont situés dans les racines antérieures ou dans les postérieures. C'est pourquoi nous ne pouvons pas encore ériger en loi que toutes les fibres motrices sortent par les cordons antérieurs, quoiqu'il paraisse à peu près démontré qu'aucune fibre sensitive n'arrive par ces mêmes cordons. La proposition ne paraît pas susceptible de recevoir une application aussi étendue au cerveau qu'à la moelle épinière ; car, outre la difficulté qu'on éprouve à suivre les cordons rachidiens dans l'encéphale, et à constater l'identité de certains faisceaux de fibres cérébrales avec eux, il y a des nerfs cérébraux à racines simples, qui contiennent à la fois des fibres sensitives et des fibres motrices (2).

(1) VALENTIN, *De functionibus nervorum*, p. 62.

(2) D'après les dernières recherches de Magendie, de Valentin et de Volkmann (MULLER , *Archiv*, 1840, p. 175), le trijumeau est le seul nerf cérébral qu'on puisse, sous le rapport de ses racines, comparer aux nerfs rachidiens. Le glosso-pharyngien a bien aussi une forte racine sensitive, et une autre motrice, plus petite (VOLKMANN, *loc. cit.*, p. 490) ; mais il se distingue des nerfs rachidiens en ce que les deux racines prennent part à la formation du ganglion. Les trois nerfs sensoriels sont purement sensitifs ; le pathétique, l'abducteur et le facial sont purement moteurs. Il est douteux que le nerf accessoire renferme des fibres sensitives. Les autres nerfs cérébraux sont mixtes. Magendie (t. II, p. 21) a trouvé peu sensible l'oculo-moteur commun, qui est principalement un nerf musculaire, tandis que, d'après Valentin

Cordons de la moelle épinière.

En ce qui concerne le cours ultérieur des fibres, après leur entrée dans la moelle épinière, l'anatomie ne nous apprend qu'une seule chose, c'est qu'elles montent au cerveau, et que, dans la moelle allongée, elles se croisent d'un côté à l'autre, peut-être aussi d'avant en arrière (1). Les expériences physiologiques et les faits pathologiques prouvent que cette décussation des fibres des deux moitiés latérales est complète, puisque quand la section ou la destruction par maladie d'un côté du cerveau, au-dessus de l'endroit où a lieu le croisement de la moelle allongée, entraîne la paralysie du sentiment et du mouvement, l'effet se manifeste constamment sur le côté opposé du corps. Elles démontrent aussi qu'au-dessous de la moelle allongée, il n'y a point passage de fibres d'un côté à l'autre. Enfin, elles établissent que toutes les fibres passent sans

---

(*loc. cit.*, p. 18), il est très sensible. Volkmann (p. 492) dit que le nerf pneumogastrique, dont on a tant de fois constaté la sensibilité, meut le palais, le pharynx, l'œsophage et le larynx. Valentin (p. 59) et Volkmann (p. 518) ont trouvé que le nerf hypoglosse, nerf musculaire de la langue, est sensible.

(1) Van Deen (Van den Hoeven *en de Vriese*, *Tijdschr.* VII, p. 71) croit avoir réfuté par de nombreuses expériences ce résultat de l'observation microscopique. Il admet que, chez la grenouille, la moelle épinière comprend, outre les cordons blancs, antérieurs et postérieurs, une substance gélatineuse et une substance spongieuse ; que la substance gélatineuse, appliquée immédiatement aux cordons postérieurs, détermine le sentiment, que la substance spongieuse est la cause du mouvement, et qu'en conséquence les nerfs correspondants entrent dans ces substances. Suivant lui, les nerfs sensitifs passent dans la substance gélatineuse, d'où ils conduisent l'irritation soit vers les cordons postérieurs, ce qui produit le sentiment, soit dans la substance spongieuse, ce qui détermine des mouvements réflectifs. Les cordons antérieurs propagent la volonté à la substance spongieuse. Tout cela est admis parce que la section des cordons postérieurs ne paralysait pas complétement le sentiment, et parce que le sentiment et le mouvement cessaient lorsqu'on venait à détruire la substance gélatineuse et la substance spongieuse. Sans entrer ici dans la critique de ces expériences, qui sont presque toutes fort compliquées, je ferai seulement remarquer que Van Deen suppose, entre les cordons médullaires et la substance grise, une ligne de démarcation bien plus tranchée que ne l'a établie la nature. Les recherches de Valentin, auxquelles il fait souvent allusion, auraient déjà pu lui apprendre que les tubes nerveux s'étendent dans la substance grise, qu'ils la traversent, et qu'ils en entourent les globules ; cette circonstance seule explique les phénomènes qu'il a observés.

interruption dans la moelle allongée; car lorsque celle-ci vient à être irritée, tous les muscles pourvus par la moelle épinière se conctratent, et une tumeur qui s'y développe peut occasionner des spasmes et des douleurs dans toutes les parties périphériques. Les opinions sont encore partagées quant à la question de savoir si des fibres passent des cordons postérieurs de la moelle épinière dans les antérieurs, et de ceux-ci dans ceux-là. Les expériences de Van Deen (1), que Kurschner (2) a répétées, avec de légères modifications, et dont il a confirmé les résultats, prouvent que les fibres motrices marchent seulement dans les cordons postérieurs. A la vérité, l'irritation des cordons antérieurs excite de la douleur (3); mais leur sensibilité ne dure, comme l'a démontré Magendie, qu'autant que les racines postérieures sont intactes; elle provient donc, non pas de nerfs qui passeraient des cordons postérieurs dans les antérieurs, après leur entrée dans la moelle épinière, mais de fibres qui naissent dans les cordons antérieurs, comme dans une sorte de périphérie, et qui se prolongent vers le cerveau, avec les autres fibres sensibles, dans les cordons postérieurs. C'est ce qui explique comment les cordons antérieurs causent de la douleur quand ils viennent à être comprimés ou coupés, et comment, après leur section, la sensibilité des organes périphériques persiste sans avoir subi aucun trouble, ainsi que l'ont fait voir Baker (4) et Van Deen (5). Valentin (6) conclut d'expériences faites sur des grenouilles et des lapins, que les fibres nerveuses des muscles extenseurs passent dans les cordons postérieurs, et que celles des muscles fléchisseurs restent dans les cordons antérieurs. L'irritation des cordons postérieurs déterminait l'extension, et celle des cordons antérieurs la flexion, tant des membres supérieurs que des membres inférieurs. Lorsque l'expérimentateur opérait plus au-dessus de l'entrée des nerfs de l'extrémité pelvienne, il était obligé, pour provoquer l'extension de cette dernière, d'irriter des parties de plus en plus profondes, de plus en plus rapprochées de l'axe de la moelle épinière, et alors il

(1) Van den Hoeven *en de Vriese, Tijdschr.* V, p. 151. — Schmidt, *Jahrbuecher*, t. XXIII, p. 278.

(2) Muller, *Archiv*, 1841, p. 115.

(3) Magendie, *Système nerveux*, t. II, p. 150. — Budge, *Untersuchungen ueber das Nervensystem*, p. 12.

(4) *Comment. ad quæst. physiolog.*, p. 98.

(5) *Loc. cit.*

(6) *De functionib. nervorum*, p. 134.

observait en même temps des mouvements de flexion. Les irritations superficielles portées sur les points où les nerfs des extenseurs de la cuisse sont profonds, provoquaient la contraction des muscles abdominaux. L'irritation de la partie postérieure (supérieure chez la grenouille) des cordons postérieurs (supérieurs) sur une coupe transversale de la moelle épinière pratiquée immédiatement derrière le quatrième ventricule, donnait lieu à l'extension des membres thorachiques ; celle de la partie antérieure (inférieure) , à l'extension des membres pelviens ; celle de la partie postérieure (supérieure) des cordons antérieurs (inférieurs) , à la flexion des pattes de derrière ; enfin, celle de la partie antérieure (inférieure) de ces mêmes cordons, à la flexion des pattes de devant. D'après cela, Valentin admet (1) qu'à mesure qu'elles montent les fibres se rapprochent de l'axe, et que les nouvelles fibres qui arrivent à la moelle épinière sont toujours placées à la surface. Il lui paraît vraisemblable que les fibres sensitives correspondantes aux nerfs des muscles extenseurs, c'est-à-dire les fibres sensitives de la face dorsale des membres, passent dans les cordons antérieurs, et celles des nerfs sensitifs correspondants aux fibres des muscles fléchisseurs, dans les cordons postérieurs. Je ne trouve aucune preuve expérimentale à l'appui de cette conjecture, qui me paraît être une pure hypothèse, imaginée pour expliquer l'alternative dans les mouvements des muscles fléchisseurs et extenseurs. Nous examinerons plus tard jusqu'à quel point elle remplit cet office. Suivant Valentin (2), les mouvements péristaltiques des viscères correspondent à ceux de flexion, et les antipéristaltiques à ceux d'extension ; les premiers sont produits, dit-il, par la compression que les cordons antérieurs éprouvent de la part des corps des vertèbres , et les autres par celle que les arcs des vertèbres font éprouver aux cordons postérieurs. Mais il est fort invraisemblable que le mouve-

(1) Ces expériences seraient plus concluantes si Valentin avait séparé les cordons antérieurs et les cordons postérieurs de la moelle épinière pour éviter la réflexion, c'est-à-dire pour empêcher que l'irritation sautât des postérieurs aux antérieurs. On pourrait objecter qu'une irritation superficielle des cordons postérieurs, qui sont purement sensitifs, provoque des mouvements réflectifs dans les muscles extenseurs, et qu'une irritation profonde de ces mêmes cordons détermine des mouvements réflectifs dans les muscles fléchisseurs ; il est vrai qu'alors l'irritation des cordons antérieurs devrait aussi entraîner d'une manière quelconque des mouvements d'extension.

(2) *Loc. cit.*, p. 186.

ment péristaltique et le mouvement antipéristaltique dépendent de nerfs différents, puisqu'ils sont évidemment produits par les mêmes muscles, seulement dans un ordre inverse; et l'expérience elle-même est peu probante, car lorsqu'on comprime la moelle épinière entre les vertèbres et une large aiguille (*acus larga*), comment savoir si la pression dépend de l'aiguille, ou des vertèbres, ou de celle-là et de celles-ci à la fois?

Budge (1) pense également que la moelle épinière contient des fibres motrices dans toute son épaisseur, parce que l'irritation des cordons postérieurs détermine des mouvements (par réflexion?), et parce qu'après la section de ces cordons le mouvement se montre très affaibli (2). Quant au cours des fibres, il est arrivé à d'autres résultats que Valentin : il a remarqué que les nerfs moteurs se rapprochent peu à peu, en montant, de la ligne médiane de la moelle épinière, c'est-à-dire des sillons longitudinaux, jusqu'à ce qu'enfin ils se croisent, ce qui a lieu pour ceux des extrémités pelviennes dans la moelle allongée, et pour ceux des membres thorachiques dans le pont de Varole. D'après ses expériences, les nerfs des muscles extenseurs sont situés, chez la grenouille, derrière ceux des muscles fléchisseurs, plus près de l'extrémité caudale de la colonne vertébrale; chez les mammifères, les fibres des muscles extenseurs lui ont semblé être contenues dans le cordon antérieur, et celles des fléchisseurs en partie dans le postérieur, en partie dans l'antérieur : cependant les nerfs destinés à certains mouvements sont rangés à côté les uns des autres, les fléchisseurs d'un membre ensemble, et les extenseurs également ensemble; souvent aussi une irritation de la moelle épinière ne détermine de contractions que dans un seul groupe de muscles. Tout dernièrement, Longet a fait connaître les résultats de ses expériences sur les mammifères, qui sont en contradiction tant avec celles de Budge qu'avec celles de Magendie, et d'après lesquelles les racines antérieures et les cordons antérieurs ne jouiraient d'aucune sensibilité, les cordons antérieurs présideraient exclusivement au mouvement, et les cordons postérieurs ne détermineraient aucun mouvement musculaire (3).

(1) *Loc. cit.*, p. 15, 27, 39-51.

(2) Baker a observé aussi ce phénomène; mais il l'attribue à l'épuisement et au défaut de sentiment dans les extrémités.

(3) *Comptes-rendus*, 1840, 28 décembre. — Des expériences d'Engelhardt (MULLER, *Archiv*, 1841, p. 206) viennent à l'appui du sentiment de Budge,

Prolongation des fibres dans le cerveau.

La plupart des fibres nerveuses, sinon même toutes, passent de la moelle allongée dans le cerveau; elles traversent le pont de Varole pour se rendre, les unes dans les pédoncules cérébraux, et les autres dans le cervelet. Le pont de Varole lui-même est encore sensible (1), et, lorsqu'on l'irrite, il détermine des mouvements dans le côté opposé du corps. Le cervelet paraît être sensible dans ses parties profondes (2); l'irritation de ses couches les plus inférieures, au voisinage de la moelle épinière, fait naître des mouvements dans les muscles du tronc (3); celle de sa surface donne lieu à des contractions de l'estomac, de l'intestin grêle et du gros intestin, de la vessie, des testicules et de la matrice (4). Les lésions des prolongements antérieurs du cervelet provoquent des convulsions, suivant Rolando (5). Il en est de même des lésions des tubercules quadrijumeaux eux-mêmes, d'après Flourens (6), Hertwig et Budge (7). L'irritation de ces tubercules augmente aussi les mouvements de l'intestin grêle (8) et les contractions de l'iris (9). Après celle des couches optiques, Magendie a observé une secousse, qui semblait annoncer de la douleur : les corps striés étaient dépourvus de sentiment et sans influence sur le mouvement (10). Budge (11) a pu déterminer des mouvements de l'estomac et de l'intestin grêle en irritant la couche optique et le corps strié; mais il n'y avait que ces deux organes de la moitié droite du cerveau qui agissent sur l'estomac. Les autres parties cérébrales, notamment les hémisphères du cerveau (12), le corps calleux (13), la glande pituitaire et la glande

que les nerfs des muscles extenseurs sont, dans la moelle épinière de la grenouille, situés plus en arrière que ceux des muscles fléchisseurs.

(1) J. MULLER, *Physiologie*, t. I, p. 840. — MAGENDIE, *Système nerveux*, t. I, p. 246. — BUDGE, *loc. cit.*, p. 30.

(2) MAGENDIE, *loc. cit.*, t. I, p. 216.

(3) BUDGE, *loc. cit.*, p. 31.

(4) BUDGE, *loc. cit.*, p. 148, 152, 153, 155, 159, 161, 174.

(5) *Saggio sopra la struttura del cervello*, p. 128.

(6) *Recherches sur le système nerveux*, Paris, 1842, p. 142.

(7) BUDGE, *loc. cit.*, p. 32.

(8) *Ibid.*, p. 152.

(9) *Ibid.*, p. 188.

(10) *Loc. cit.*, t. I, p. 182, 183.

(11) *Loc. cit.*, p. 149, 152.

(12) J. MULLER, *Physiologie*, t. I, p. 852. — MAGENDIE, *loc. cit.*, t. I, p. 175. — ROBERT, dans FRORIEP, *Neue Notizen*, n° 212.

(13) MAGENDIE, *loc. cit.*, t. I, p. 181.

pinéale (1), n'ont aucune relation ni avec les mouvements musculaires, ni avec les sensations tactiles : les sens supérieurs eux-mêmes semblent ne pas être paralysés toujours, ni d'une manière permanente, par la destruction des hémisphères.

De ces faits physiologiques il résulte, en ce qui concerne la structure intime des organes centraux, que les nerfs du sentiment et des muscles du tronc passent, à travers le pont de Varole, dans les tubercules quadrijumeaux, vraisemblablement aussi dans les pédoncules cérébraux, et qu'ils pénètrent tout au plus jusqu'aux couches optiques; que, parmi les nerfs des viscères, les uns se terminent dans le cervelet (gros intestin, vessie, organes génitaux), les autres passent, à travers le cervelet et les tubercules quadrijumeaux, dans les couches optiques et les corps striés (estomac, intestin grêle); enfin, qu'aucune fibre nerveuse ne paraît s'étendre jusqu'aux hémisphères et au corps calleux. Mais les nerfs du cœur, comme le prouvent les expériences de Budge (2), n'atteignent même pas le pont de Varole : les cordons antérieurs de la moelle épinière, depuis la quatrième ou la troisième vertèbre cervicale jusqu'à l'extrémité supérieure de la moelle allongée, sont les seules parties des organes centraux dont l'irritation puisse modifier les battements du cœur. On n'a point encore cherché par la voie expérimentale comment se comportent les autres nerfs vasculaires (3).

Anses nerveuses.

A l'égard du cours des fibres hors des organes centraux, nous sommes également obligés d'appeler à notre secours les faits phy-

(1) *Loc. cit.*, t. I, p. 201, 202.

(2) *Loc. cit.*, p. 132, 134.

(3) Ce résultat ne s'applique qu'aux mammifères. Il peut se faire qu'un autre ordre de choses ait lieu chez des animaux inférieurs, que les nerfs se terminent plus tôt, et que les organes de la volonté et de la conscience atteignent plus bas, comme on l'a admis assez généralement. Budge fait remarquer que les irritations de la moelle épinière, à une certaine distance au-dessus de l'entrée de nerfs déterminés, ne provoquent plus la contraction des muscles correspondants, et il conclut de là que les fibres motrices cessent peu après avoir pénétré dans la moelle (*loc. cit.*, p. 41). Suivant Van Deen (*loc. cit.*, t. VII, p. 74), le tronc de la grenouille conserve le sentiment et le mouvement volontaire lorsqu'on coupe la tête au-dessus de l'origine de la paire vague ; mais si la décapitation a lieu un peu en arrière de l'origine de ces nerfs, le sentiment et le mouvement sont éteints dans le tronc et persistent dans la tête.

siologiques, pour remplir les lacunes de l'observation anatomique,
ou donner plus de consistance à des assertions problématiques. Il a
été question précédemment d'anses nerveuses qui sortent des organes centraux, et qui, après un court trajet, y rentrent, sans se
répandre à la périphérie. Il était peu probable, *à priori,* que ces
anses fussent motrices : des expériences de Volkmann (1), sur lesquelles j'insisterai davantage par la suite, nous ont appris qu'elles
renferment des nerfs sensitifs, et que des fibres peuvent suivre, dans
leur intérieur, des directions opposées, c'est-à-dire les unes descendre du cerveau à la moelle épinière, et d'autres monter de la
moelle épinière au cerveau. Magendie (2) nous fait connaître que
ces sortes d'anses de fibres sensitives existent dans tous les nerfs rachidiens. La face antérieure de la moelle épinière est sensible ; les
racines nerveuses antérieures le sont également. Mais la séparation
des racines postérieures éteint la sensibilité dans les racines antérieures correspondantes et la portion immédiatement voisine du
cordon antérieur. Après la section des racines antérieures, leur extrémité périphérique est sensible, et la centrale ne l'est point. Il est
donc certain que des fibres sensitives passent, par les deux racines,
du cordon antérieur dans le cordon postérieur. Pour reconnaître si
ces fibres passent de l'une des racines dans l'autre à l'endroit même
où les racines s'appliquent l'une contre l'autre, Magendie coupa les
nerfs à quelques lignes (jusqu'à quatre) au-dessous du point de
réunion. La sensibilité des racines antérieures et du cordon antérieur s'éteignit ; les fibres sensitives avaient donc été coupées ; donc
aussi leur passage de la racine antérieure dans la postérieure devait
s'effectuer au-delà du point où le nerf avait été tranché (3). On arrive à penser que l'inflexion a lieu seulement dans l'expansion périphérique des nerfs ; en d'autres termes, que les fibres nerveuses
naissent des cordons antérieurs, se ramifient du côté de la peau, se

(1) MULLER, *Archiv*, 1840, p. 157.
(2) *Loc. cit.*, t. II, p. 77, 95, 98, 339, 342, 344.
(3) Kronenberg (MULLER, *Archiv*, 1839, p. 361) est arrivé à un autre résultat. En pratiquant une petite incision au point de réunion des deux racines, en sorte que l'angle de réunion devint plus grand, il supprima la
sensibilité de la racine antérieure : d'où il conclut que l'inflexion des fibres
a lieu près du point de réunion. Volkmann (*Ibib.*, 1840, p. 520) relève cette
erreur. Comme Magendie, il a trouvé que les fibres des deux racines ne
s'infléchissent point à l'angle de jonction, mais qu'elles s'y croisent ; en
conséquence une incision verticale les lèse.

recourbent sur elles-mêmes, et reviennent enfin, comme fibres sensitives, dans les cordons postérieurs. Si cette supposition était juste, il faudrait qu'après la section de tous les nerfs mixtes, ou au moins de la plupart d'entre eux, l'irritation du bout extérieur, c'est-à-dire de celui qui communique avec la peau, excitât de la douleur. Or on sait qu'il n'en est point ainsi (1).

Nerfs viscéraux.

Nous avons encore à parler du cours particulier des nerfs viscéraux, qui naissent des organes centraux, par des nerfs cérébraux et rachidiens, et ne se distribuent à la périphérie qu'après avoir parcouru un long trajet à travers le cordon limitrophe. L'irritation des nerfs accessoires et des cervicaux supérieurs excite le cœur, celle des cervicaux inférieurs l'estomac, celle du trijumeau et des nerfs dorsaux les intestins, etc. (2). Valentin est même parvenu, chez le chat, à déterminer des mouvements de l'intestin grêle en irritant les nerfs oculo-moteurs et accessoires. Après la section du cordon limitrophe entre l'entrée des racines et la sortie des branches périphériques, l'irritation des racines est demeurée sans effet. La dilatation de la pupille est déterminée, à ce qu'il paraît, par des nerfs qui montent le long du cordon limitrophe du grand sympathique. La section du grand sympathique au cou, l'extirpation du ganglion cervical supérieur, ou la séparation des branches des nerfs cervicaux supérieurs qui pénètrent dans le ganglion, paralyse les fibres musculaires qui dilatent la pupille, et entraîne un rétrécissement durable de l'ouverture (3); la cause de ce rétrécissement est

---

(1) Le nerf facial fait exception en apparence. D'après les expériences connues, et fréquemment confirmées, de Magendie, ce nerf, après avoir été coupé, est sensible à son bout périphérique. Cet effet tient à des fibres du nerf sous-orbitaire qui s'appliquent aux branches du facial, et y remontent un peu, mais seulement jusqu'à une certaine distance; car, immédiatement après sa sortie du cerveau, le nerf facial n'est point sensible.

(2) VALENTIN, *De functionib. nerv.*, p. 65. — Volkmann (MULLER, *Archiv*, 1840, p. 498) a vu aussi les battements du cœur accrus par l'irritation du nerf accessoire.

(3) Petit (*Acad. des Sc. de Paris*, 1727, p. 5) avait déjà remarqué l'influence que la section du grand sympathique au cou exerce sur l'iris; mais la pupille s'élargit dans quelques expériences, et se rétrécit dans d'autres. Cette différence de résultat s'explique par les observations de Stilling (*Spinal irritation*, p. 137): après la section faite au cou, il y a d'abord dilatation, tant que le nerf coupé ressent l'irritation; puis vient une paralysie permanente.

la prédominance des branches du nerf oculo-moteur commun, d'où dépend la contraction de l'iris (1).

Nerfs optiques.

En ce qui concerne les nerfs optiques, les expériences physiologiques de Magendie (2) sont en contradiction avec les résultats des recherches anatomiques. La section d'une des racines du chiasma détermina la cécité de l'œil opposé; celle du chiasma sur la ligne moyenne entraîna la cécité des deux yeux, ce qui parle en faveur d'une décussation complète.

Nerfs des vaisseaux.

L'anatomie nous laisse dans une obscurité profonde à l'égard de l'origine et du cours des nerfs du tissu cellulaire et des vaisseaux, et les expériences physiologiques ne sont pas non plus en état d'éclaircir complétement ce point de doctrine. J'ai dit précédemment que les nerfs vasculaires de la grenouille étaient des branches des nerfs rachidiens. Stilling (3) a trouvé qu'après la destruction de la partie postérieure de la moelle épinière la circulation s'arrêtait dans les membres pelviens, et que les extrémités des orteils s'ulcéraient. H. Nasse regarde, avec Stannius, comme un fait démontré (4), que la circulation se ralentit (par dilatation des vaisseaux?) quand les nerfs cruraux ont été coupés. A ces observations on peut en opposer d'autres de Baumgaertner (5), d'Arnold (6), d'Urech (7) et de Valentin (8), dans lesquelles la section des nerfs sciatiques, du nerf grand sympathique, de la moelle épinière, et même la destruction

Stilling présume que les fibres mêlées au grand sympathique viennent de la partie supérieure de la moelle épinière, ce que Valentin a démontré dans le même temps (*loc. cit.*, p. 111), par la voie expérimentale.

(1) La justesse de cette explication est remise en doute par les expériences de Van Deen (*loc. cit.*, t. VII, p. 121), qui dit avoir vu encore des contractions de l'iris après la section des nerfs optiques et oculo-moteurs, tandis qu'il a trouvé la membrane immobile après celle du tronc du trijumeau.

(2) *Système nerveux*, t. II, p. 313.

(3) MULLER, *Archiv*, 1841, p. 287.

(4) F. et H. NASSE, *Untersuchungen*, t. I, p. 100.

(5) *Nerven und Blut*, p. 147.

(6) *Physiologie*, t. II, p. 362.

(7) *De vi et effectu, quem nervorum cerebrospinalium et sympathicorum sectio in sanguinis circulationem et in resorptionem habeat*, Zurich, 1837, p. 25.

(8) *Loc. cit.*, p. 153.

partielle de ce dernier organe, n'ont point altéré la circulation de la membrane interdigitaire ; H. Nasse assure même que cette membrane pâlit (le diamètre des vaisseaux devrait donc alors diminuer), et que le sang coule en moindre quantité à travers la partie privée de l'influence nerveuse. Chez les animaux supérieurs, on n'a point encore suivi les nerfs des vaisseaux jusqu'aux organes centraux ; la seule chose qui autorise à conclure ou du moins à présumer qu'ils communiquent réellement avec eux, c'est l'influence que les affections morales exercent sur les vaisseaux, la participation de ces derniers aux maladies des organes centraux, et les phénomènes des sympathies, sur lesquels j'aurai à revenir plus tard. Cette connexion accordée, de nouvelles difficultés se présentent quand nous voulons déterminer quelles sont les racines par lesquelles sortent les nerfs des vaisseaux. Si la paralysie des vaisseaux succède à la section d'un nerf sensitif, il y a deux manières de l'expliquer : elle peut avoir été occasionnée d'une manière directe, et tenir à ce que la communication entre les nerfs vasculaires et les organes centraux n'existe plus ; mais elle peut aussi n'être qu'un effet indirect, l'inflammation du bout central d'un tronc nerveux réagissant comme irritation sur les organes centraux, et la loi de l'antagonisme faisant qu'une paralysie des nerfs vasculaires succède à l'irritation de nerfs sensitifs. Lorsqu'on coupe le nerf trijumeau, on voit apparaître les conséquences de l'ampliation des vaisseaux, épanchement de plasma, stase du sang, ulcères, gangrène, dans toutes les parties auxquelles ce nerf fournit, notamment l'œil, les gencives et la langue. La section du nerf pneumogastrique entraîne des épanchements dans les poumons, dans la membrane muqueuse gastrique. Tous ces phénomènes ont été observés tant de fois, qu'on peut les considérer comme autant de faits définitivement acquis à la science (1). Mais l'irritation des nerfs en question à leur expansion périphérique aurait le même résultat, de sorte qu'on reste dans le doute de savoir si, par l'opération, on a coupé les nerfs vasculaires dans le tronc du trijumeau et du pneumogastrique, ou si l'on a irrité les nerfs sensitifs, et par là seulement agi sur les nerfs vasculaires demeurés intacts. Nous avons moyen de rendre la première de ces deux hypothèses plus probable que l'autre, pour ce qui concerne le nerf trijumeau. En effet, on connaît quelques cas dans lesquels, chez l'homme, une tumeur

1) *Comp.* VALENTIN, *De functionibus nervorum*, p. 23. — STILLING, *loc. cit.*, p. 115.

ou une atrophie de ce nerf a déterminé, non seulement la paralysie des parties auxquelles il se distribue, mais encore celle des vaisseaux, telle qu'on la produit chez les animaux à l'aide de l'opération (1). Si cette paralysie des vaisseaux était la conséquence de l'irritation du trijumeau à l'endroit malade, la maladie n'aurait pas pu être un exemple de douleurs. On ne doit pas oublier d'ailleurs que Magendie a vu (2) les troubles de la nutrition de l'œil survenir beaucoup plus tard, et être bien moins étendus, lorsqu'il coupait le tronc de la cinquième paire entre le cerveau et le ganglion de Gasser, que quand il pratiquait la section de la première branche après sa sortie du ganglion. Il est impossible que l'inflammation du moignon nerveux, et l'irritation réflective qui s'ensuit, soient moins vives dans le premier cas que dans le second; mais le fait s'explique très bien quand on sait que la section du grand sympathique au cou produit, dans l'œil, des changements en tout semblables à ceux que détermine celle du trijumeau (3). Il suit de là que le bulbe reçoit au moins une partie de ses nerfs vasculaires de la moelle épinière par le grand sympathique, et qu'ils se mêlent à la première branche dans le ganglion de Gasser; donc, quand on coupe la branche ophthalmique, on détruit tous les nerfs vasculaires, tandis qu'en coupant le tronc du trijumeau on n'en lèse qu'une petite partie.

Valentin s'est demandé si les nerfs vasculaires, chez la grenouille, sont contenus dans les racines postérieures ou dans les racines antérieures des nerfs rachidiens (4). Il lui a semblé que l'infiltration et la desquamation de l'épiderme s'établissaient plus rapidement dans un membre dont les racines nerveuses antérieures avaient été coupées, que dans un autre où la section avait porté sur les postérieures. Mais lorsque, sur une même grenouille, il tranchait les racines sensitives d'une patte postérieure et les racines motrices de l'autre patte, on n'apercevait aucune différence. Suivant Muller (5), l'irritation des racines postérieures n'exerce aucune influence sur le mouvement du sang dans la membrane interdigitale de la grenouille.

(1) SERRES, dans MAGENDIE, *Journal de physiologie*, t. V, p. 248. — MAYO, *Anatom. and physiolog. Comment.*, 2ᵉ part., p. 12.—GAMA, *Traité des plaies de tête*, Paris, 1830, p. 173. — DUPUY, dans FRORIEP, *Neue Notizen* nº 148.

(2) *Journal de physique*, t. IV, p. 176.

(3) VALENTIN, *loc. cit.*, p. 109.

(4) *Loc. cit.*, p. 155.

(5) *Physiologie*, t. I, p. 231.

Quant à l'expansion terminale des nerfs vasculaires, il s'agit principalement de savoir s'ils sont contenus dans les nerfs cérébro-rachidiens des organes, notamment des membres, ou si, en partant du nerf grand sympathique, ils accompagnent les vaisseaux, comme branches distinctes, vers la périphérie. Les expériences sur les nerfs pneumogastrique et grand sympathique dont j'ai parlé précédemment peuvent être interprétées comme si les nerfs vasculaires étaient réunis aux nerfs cérébro-rachidiens dès le commencement. Les phénomènes qu'on observe constamment après la section des nerfs de la verge chez le cheval, ou des nerfs sciatiques chez beaucoup d'animaux, et ceux qu'on a remarqués chez l'homme après la lésion accidentelle des nerfs des extrémités, ont conduit à présumer que là aussi les nerfs du tissu cellulaire et des vaisseaux avaient été offensés par l'opération ou la lésion. La verge dont les nerfs dorsaux avaient été coupés, se gonflait, devenait pendante, et s'ulcérait (1). Bichat avait déjà remarqué l'inflammation et la suppuration des testicules après la section du nerf spermatique (2). Après celle du nerf sciatique, les pattes de derrière se sont couvertes de points gangréneux, elles ont perdu leurs poils et leurs ongles ; la peau des membres qui sont tombés en paralysie ou qui seulement ont perdu par places la sensibilité, après la lésion de certains troncs nerveux, devient livide, ulcéreuse, et se couvre de squames mortes d'épiderme (3). Au contraire, Hausmann (4) a guéri l'inflammation du pied des chevaux connue sous le nom de fourbure, en pratiquant la section du nerf tibial, ce qui prouve que les fibres nerveuses d'où dépend le ton des vaisseaux de cette partie, ne sont point contenues dans le nerf tibial, et que peut-être se sont-elles détachées plus haut déjà du tronc pour aller gagner les vaisseaux.

(1) Gunther, *Erfahrungen im Gebiete der Anatomie, Physiologie und Thierarzneywissenschaft*, cah. 1, Hanovre, 1837, p. 214.

(2) *Recherches physiologiques sur la vie et la mort*, 4e édit., p. 515.

(3) *Comp.* mes *Pathologische Untersuchungen*, p. 159. — Le décubitus, après la section du nerf sciatique, peut, à la vérité, tenir aussi à ce que l'afflux du sang se trouve gêné, des points insensibles de la peau étant facilement exposés à une pression continue pendant la situation couchée et assise ; mais on ne saurait expliquer de cette manière la congestion qui a précédé la mortification dans les cas observés chez l'homme.

(4) Holscher, *Annalen*, t. I, p. 498.

Cours des fibres déduit des sympathies.

Les phénomènes des sympathies sont une autre source pour la recherche du cours des fibres dans les organes centraux , et quelque trouble que soit cette source, notre pauvreté ne nous permet pas de la dédaigner. Au moyen des organes centraux il existe une certaine connexion entre les nerfs , de manière que l'excitation de l'un accroît ou diminue l'action de l'autre. Une irritation très vive , sur quelque point qu'elle ait lieu , peut , en certaines circonstances , affecter le système nerveux entier ; mais l'irritation modérée d'un nerf déterminé se manifeste immédiatement, dans un autre nerf également déterminé, avec une telle régularité que, de tous temps, on a cru devoir supposer une cause organique pour expliquer ce concours d'action. D'abord , on a pensé qu'il fallait s'en prendre à ce que les deux branches nerveuses naissaient d'un tronc commun; puis on a admis une anastomose opérée , entre les nerfs , par des ramifications du grand sympathique. L'étude des mouvements qui succèdent au sentiment , et que Marshall Hall appelle réflectifs , imprima une autre direction à la doctrine des sympathies; on démontra , ce que quelques physiologistes avaient déjà soupçonné , que le consensus a lieu par le moyen du cerveau et de la moelle épinière , et qu'il cesse quand les organes centraux viennent à être détruits , ou quand les nerfs ne communiquent plus avec eux. Dans les premiers moments on eut l'idée que les fibres sensitives se transformaient par inflexion en fibres motrices dans l'intérieur des organes centraux ; et comme les nerfs sensitifs et moteurs se prolongent jusqu'au cerveau, mais que des mouvements réflectifs sont aussi déterminés par la moelle épinière , après qu'elle a été coupée en travers, Marshall Hall et Grainger admirent un système particulier de nerfs excito-moteurs , qui se terminent dans la moelle épinière , et s'y transforment les uns dans les autres. Or , en supposant qu'il existe réellement ainsi des voies déterminées pour conduire l'irritation , la réaction, à la suite de l'irritation d'un nerf sensitif donné, ne devrait plus s'étendre à des groupes de nerfs plus ou moins étendus suivant l'intensité de l'irritation ; elle ne devrait pas se manifester tantôt dans le côté du corps irrité , tantôt dans l'autre côté du corps, et ici alors même que les deux moitiés de la moelle épinière seraient encore en communication l'une avec l'autre en un point quelconque, comme dans les expériences de Volkmann (1). Il faut faire abstraction totale de l'idée d'une pareille connexion anatomique entre les fibres irritées et les fibres réagissantes, quand, à l'instar de ce que j'ai fait (2), on rapproche le mouvement réflectif, c'est-à-dire une des différentes formes possibles de communication dans les organes centraux, de l'irradiation des sensations et des mouvements. On trouve alors que chaque fibre peut devenir le point de départ d'autant d'espèces de transmission que la moelle épinière a de dimensions ; savoir : 1° d'un côté à l'autre, dans des nerfs symétriques ; 2° en haut et en bas, dans un même cordon, de nerfs sensitifs à nerfs sensitifs et de nerfs moteurs à nerfs moteurs ; 3° d'arrière en avant, de nerfs sensitifs à nerfs moteurs, et peut-être aussi, en sens inverse, de nerfs moteurs à nerfs sensitifs (3). J'ai cherché à démontrer, dans le mémoire cité, que la communication a lieu, dans les organes centraux, en raison de la contiguïté des fibres, et si j'ai réussi à rendre cette assertion probable, je puis bien maintenant renverser la proposition, et des phénomènes de la sympathie conclure à la situation des nerfs dans les organes centraux. Il y a deux hypothèses, mais qui se complètent et s'appuyent réciproquement. On peut, en effet, admettre qu'à leur origine et pendant leur trajet dans le cerveau et la moelle épinière, les fibres primitives sont disposées en séries, et qu'en général elles se distribuent à la périphérie dans l'ordre suivant lequel elles sortent les unes après les autres des organes centraux. D'après cela, ce sont les points de la périphérie voisins les uns des autres, ou placés à la même hauteur, qui se trouvent en consensus de sympathie ou d'antagonisme. Les douleurs s'étendent aux régions qui entourent la partie atteinte, une vive lumière provoque des chatouillements dans le nez, un son intense cause de la douleur dans les

(1) MULLER, *Archiv*, 1838, p. 19.

(2) *Pathologische Untersuchungen*, p. 106.

(3) Ici se rangeraient les névralgies qui accompagnent les spasmes et les contractures. On peut douter qu'elles soient à proprement parler sympathiques, c'est-à-dire conséquences de l'irritation des nerfs musculaires ; peut-être bien dépendent-elles plutôt d'une troisième cause qui leur est commune avec cette irritation. C'est un point sur lequel je reviendrai encore. Toujours sont-elles une preuve que les nerfs de sentiment et de mouvement qui naissent au voisinage les uns des autres, sont aisément affectés ensemble. — On consultera, avec un très grand avantage, sur ce point, *Traité des Névralgies ou Affections douloureuses des nerfs*, par F. VALLEIX, Paris, 1841, in-8°.

dents, les mouvements musculaires violents, ceux d'un doigt, par exemple, se communiquent immédiatement aux muscles voisins (1). Ainsi, chez un sujet dont aucun organe n'est plus particulièrement prédisposé qu'aucun autre, par la maladie, à se laisser impressionner, les suites d'un refroidissement de la peau se manifestent d'ordinaire dans les organes internes placés à la même hauteur, même lorsque entre ceux-ci et les téguments extérieurs il n'y a point de connexion vasculaire ou nerveuse (2), par exemple, dans les poumons après le refroidissement de la poitrine, dans l'intestin après celui du bas-ventre, et les irritations cutanées ou les émissions sanguines agissent d'autant mieux, dans les maladies des viscères, qu'on les applique davantage vis-à-vis de l'organe atteint, sur la surface du corps. Mais les exceptions à cette règle sont surtout instructives, et parlent hautement en faveur de ma proposition, parce qu'elles s'accordent avec des particularités dans le cours des fibres nerveuses. Lorsque certains muscles qui ne sont pas précisément voisins, et dont les nerfs viennent de troncs différents, agissent volontiers ensemble, comme, par exemple, les fléchisseurs ou les extenseurs d'un membre, ce phénomène s'explique par la répartition des fibres primitives d'une racine, qui, à la faveur du plexus, vont gagner différents troncs. Quand, dans les souffrances des organes internes, des douleurs et des mouvements sympathiques surviennent dans des points plus élevés du tronc (3), le fait trouve une explication

(1) Au fond, les cas dans lesquels des muscles sont mis simultanément en jeu par une provocation intérieure, ne devraient pas être allégués comme exemples d'excitations sympathiques, parce que nous ignorons jusqu'à quel point l'affection simultanée peut dépendre de la cause excitante elle-même. Mais on sait que des muscles paralysés, c'est-à-dire soustraits à l'influence de la cause motrice, se contractent par sympathie avec d'autres que la volonté fait agir (*Pathologische Untersuchungen*, p. 133. — MAGENDIE, *loc. cit.*, t. I, p. 285.—VAN DEEN, *loc. cit.*, t. VII, p. 53), et ce phénomène prouve que la cause des mouvements de concert ne dépend pas de l'action de la volonté, qu'il faut la chercher dans une organisation indépendante de cette dernière.

(2) Le refroidissement, ainsi qu'il résulte de cette considération et d'autres encore (*Pathologische Untersuchungen*, p. 271), est une influence morbifique qui agit par les nerfs cutanés, et non pas en supprimant la sécrétion.

(3) J'ai réuni (*loc. cit.*, p. 110. — *Comp.* FRORIEP, *Neue Notizen*, t. III, n° 48. — BUDGE, *loc. cit.*, p. 176) un certain nombre d'exemples de cette espèce de sympathie. L'ouvrage de Stilling, sur l'irritation spinale, contient une riche littérature, et l'on y trouve beaucoup de cas qui se rapportent ici. L'auteur a rendu un service essentiel à la doctrine des sympathies en mettant le lecteur à même d'apprécier plus exactement la signification de la dou-

satisfaisante dans cette circonstance que les nerfs des viscères parcourent un certain trajet de haut en bas, dans le cordon limitrophe, avant d'atteindre le lieu de leur épanouissement. Le globe oculaire, dont les fibres nerveuses proviennent en partie des nerfs supérieurs du cou, subit des changements particuliers dans sa sensibilité et devient le siége d'inflammations, lorsque la colonne vertébrale s'endolorit à la région des vertèbres cervicales supérieures (1).

Si nous construisons d'après cela la situation des fibres primitives dans les organes centraux, il devient vraisemblable que celles de tous les muscles extenseurs confluent en un point quelconque, comme aussi celles de tous les muscles fléchisseurs ; car, dans le cas de tétanos, les muscles ou de l'une ou de l'autre de ces deux catégories sont tous affectés à la fois. Si l'on juge d'après les autres modes de consensus, les fibres motrices d'un groupe de muscles se rapprochent, dans les organes centraux, des fibres sensitives appartenant aux points de la peau qui couvrent les muscles. L'irritation de la peau détermine des mouvements réflectifs dans les muscles voisins (2) ; quand l'attention est dirigée sur un organe sensoriel ou sur une partie des téguments extérieurs, les muscles qui se répandent en cet endroit éprouvent facilement des contractions involontaires (3) ; la section d'un muscle ou d'un tendon

leur dorsale dans cette maladie, et prouvant qu'elle n'a pas sa cause dans la moelle épinière elle-même, qu'elle n'est point accrue par la compression de ce cordon, et que son siége réside dans les branches cutanées postérieures des nerfs rachidiens. La douleur dans le dos n'est donc pas plus que les autres douleurs du corps, un symptôme direct de l'affection de la moelle épinière ; elle n'est non plus qu'un phénomène d'irradiation.

(1) KREMERS, *Wechselfieler*, p. 46. — STILLING, *loc. cit.*, p. 522.

(2) *Pathologische Untersuchungen*, p. 114. — VALENTI *De functionibus nervorum*, p. 100, 135. — J'ai mentionné plus haut l'opinion de Valentin, que les nerfs sensitifs du côté de la flexion s'accolent à ceux des muscles extenseurs dans la moelle épinière, et *vice versâ*. Valentin (*loc. cit.*, p. 134) croit pouvoir expliquer de cette manière l'antagonisme des muscles etenxseurs et fléchisseurs. Les fléchisseurs sont irrités en même temps que les nerfs sensitifs du côté de l'extension, et, l'instant d'après, les nerfs moteurs de ce côté sont excités par ses nerfs sensitifs. Mais si l'on veut expliquer pourquoi l'excitation des nerfs sensitifs du côté de l'extension passe aux nerfs moteurs de ce même côté, il faut admettre que ces nerfs restent voisins les uns des autres.

(3) Il suffit déjà de regarder un point de la peau avec une attention soutenue, pour que de légères convulsions s'établissent, presque involontairement, dans les muscles sous-jacents.

paralyse le sens tactile des nerfs cutanés correspondants ; dans les contractures, ces derniers sont atteints de névralgies (1) ; enfin, les muscles des viscères entretiennent, comme leurs nerfs sensitifs, des sympathies avec des parties du tronc situées à une plus grande hauteur. En outre, certains nerfs de sentiment, et certains nerfs de mouvement, doivent être plus particulièrement rapprochés les uns des autres, puisque l'irritation ne manque jamais de passer de l'un à l'autre ; tels sont, par exemple, les nerfs sensitifs de la glotte et les nerfs moteurs des muscles expirateurs, les nerfs sensitifs de la verge et les nerfs moteurs du canal déférent (2). Le consensus entre parties homonymes des deux moitiés latérales du corps (3) annonce que les fibres nerveuses symétriques sont rapprochées dans le cerveau et la moelle épinière.

Sympathies des nerfs vasculaires.

Les phénomènes de la sympathie sont d'autant plus intéressants pour les nerfs du tissu cellulaire et des vaisseaux, qu'il n'y a guère moyen d'arriver à reconnaître le cours de ces nerfs. Ici encore il est de règle que le tissu cellulaire et les vaisseaux prennent part aux états des nerfs sensitifs et moteurs qui les avoisinent à la périphérie. Le tissu cellulaire se resserre et se relâche dans une partie quelconque de la peau, suivant que cette partie perd de la chaleur ou en acquiert. Le mamelon s'érige, le scrotum se fronce, lorsque leurs nerfs sensitifs viennent à être excités légèrement ; les cheveux se hérissent dans une violente céphalalgie (4). Les névralgies par cause interne sont accompagnées de dilatation des vaisseaux dans les points les plus douloureux, et d'augmentation de la sécrétion des glandes voisines (5). Lorsqu'un nerf sensitif quelconque vient à être irrité du dehors, l'effet réflectif se manifeste si ordinairement dans les vaisseaux même du lieu irrité, qu'on a pu jusqu'ici totalement perdre de vue l'influence de la réflexion, et regarder la congestion comme une conséquence immédiate de l'irritation produite. Ici ce sont encore les exceptions qui éclaircissent la règle, et par là j'entends les cas dans lesquels la congestion, l'accroissement de la turges-

---

(1) D'après les observations de Stromeyer, dont il sera question plus loin.
(2) BUDGE, *loc. cit.*, p. 163.
(3) *Pathologische Untersuchungen*, p. 107.
(4) *Ibid.*, p. 144.
(5) *Ibid.*, p. 147.

cence, et celui de la sécrétion, ont lieu, non pas dans le lieu irrité,
mais dans un point éloigné, par exemple, dans la glande lacrymale
après l'irritation de la conjonctive, dans les glandes salivaires après
celle de la membrane muqueuse buccale, dans la prostate après celle
du pénis. S'il y a des nerfs vasculaires qui prennent part à l'activité
des nerfs musculaires proprement dits, ce qui est moins constant ou
moins facile à remarquer, ce sont ceux des muscles irrités eux-mêmes, ou de la peau qui recouvre ces derniers, ou des glandes placées
au voisinage (1). Or, d'après cela, on aurait à admettre que, dans les
organes centraux, les nerfs vasculaires se comportent, à l'égard des
nerfs sensitifs et des nerfs musculaires, précisément comme ceux-ci
se comportent entre eux, c'est-à-dire que les nerfs vasculaires sont
disposés, dans les organes centraux, à peu près suivant le même
ordre qu'à la périphérie, et toujours rapprochés des nerfs sensitifs
et moteurs au voisinage desquels ils se répandent à la périphérie ;
pourvu seulement qu'on fût parvenu à démontrer qu'ils atteignent
les organes centraux. Aux motifs précédemment allégués qui le
rendent probable, j'en puis maintenant ajouter encore quelques
autres, qui d'ailleurs ne fournissent pas non plus une preuve complète. S'il était possible de montrer que le consensus entre les nerfs
sensitifs et les nerfs vasculaires cesse toutes les fois que la continuité
des uns ou des autres avec les organes centraux a été rompue, on
aurait à conclure de là que les organes centraux sont les intermédiaires de cette sympathie, comme des mouvements réflectifs, et
que par conséquent les nerfs vasculaires y ont leurs racines, tout
aussi bien que les nerfs moteurs proprement dits. Or, nous savons,
d'après quelques expériences qui ont été faites à ce sujet, que
l'ammoniaque caustique, mise en contact avec la conjonctive d'un
lapin auquel on avait coupé le nerf trijumeau, ne provoqua point
d'inflammation (2) ; nous savons également que l'on peut toucher

(1) Dans mes *Pathologische Untersuchungen* (p. 147), je me suis appuyé
sur une observation de Holland : par l'effet d'une cause inconnue, un
homme, d'ailleurs bien portant, éprouvait une sueur abondante au côté
droit de la face, chaque fois qu'il parlait, qu'il mâchait, ou qu'il ressentait
quelque émotion. Le docteur Giesker a eu la complaisance de me montrer
un cas absolument semblable ; quand le sujet mangeait, la peau de la joue
rougissait d'abord, surtout à la partie inférieure ; puis bientôt la sueur cou-
lait sous la forme de gouttes ; cette affection locale était restée à la suite
d'une fièvre nerveuse.

(2) MAGENDIE, *Journal de physiologie*, t. IV, p. 176.

l'œil sans déterminer le larmoiement lorsque le nerf trijumeau est frappé de paralysie et l'organe insensible (1). A la vérité, les malades auxquels se rapporte cette dernière observation ont guéri, et la cause de la paralysie n'a pu être constatée anatomiquement ; mais il est permis de présumer qu'elle siégeait dans le cerveau ou dans le tronc du nerf avant son entrée dans le ganglion, parce qu'autrement les nerfs vasculaires de l'œil eussent été paralysés en même temps. Il suit aussi de là que ce n'est pas dans le ganglion de Gasser, mais dans le cerveau, que s'accomplit la réflexion des nerfs sensitifs sur les nerfs vasculaires. D'autres cas, où, après la section de nerfs sensitifs, la réflexion sur les nerfs vasculaires n'eut point lieu, et les irritations inflammatoires demeurèrent sans effet (2), ne sont point décisifs à l'égard de la question qui nous occupe, parce que les nerfs sensitifs furent coupés au-dessous des ganglions des racines postérieures, dans lesquels il serait possible que la réflexion s'opérât. Je ne citerai pas non plus ici les observations contradictoires d'accroissement ou de diminution de l'irritabilité des nerfs vasculaires dans les membres atteints d'hémiplégie, de paraplégie, ou frappés de paralysie par la section simple de la moelle épinière, attendu que, comme je le montrerai plus tard, les nerfs ne sont pas paralysés dans ces membres, mais seulement soustraits à l'empire de la conscience, et que parfois même l'excitement y est porté à un haut degré d'exaltation. Mais je ne dois pas omettre de dire que des membres dont les nerfs étaient totalement séparés de la moelle épinière se sont quelquefois montrés plus irritables, plus enclins à l'inflammation, que les organes intacts (3). C'est ce qui arriva notamment dans un cas où l'un

(1) BELL, *Physiologische und pathologische Untersuchung des Nervensystems*, p. 231. — C. VOGT, dans MULLER, *Archiv*, 1840, p. 73.

(2) Ici se rapportent les expériences précitées de Hausmann, qui a tenté de guérir la fourbure par la section du nerf tibial, et les observations d'après lesquelles les plaies et fractures ne guérissent point dans les membres paralysés, parce qu'il ne se fait pas alors d'exsudation. (KRIMER, *Physiologische Untersuchungen*, p. 163. — SCHROEDER VAN DER KOLK, *Observationes anatomiæ patholog. et pract. argumenti*, Amsterdam, 1826, fasc. I, p. 15. — KONING, *De vi nervorum in ossium regeneratione*, Utrecht, 1834. — MIESCHER, *Inflammatio ossium*, p 155. — H. NASSE, dans F. et H. NASSE, *Untersuchungen*, t. I, p. 111.)

(3) *Pathologische Untersuchungen*, p. 163. — H. NASSE (*loc. cit.*, p. 106), contredit les expériences de Krimer. Il a vu, chez des grenouilles dont le nerf sciatique avait été coupé, ou la moelle épinière soit coupée, soit dé-

des nerfs du bras ayant été coupé, l'avant-bras et la main étaient privés de sentiment et froids.

On peut observer que la communication, dans les organes centraux, a lieu plus fréquemment et plus volontiers dans un sens que dans l'autre. La transmission à des nerfs d'un même cordon, et celle de nerfs sensitifs à des nerfs moteurs du même côté, paraissent avoir lieu avec une facilité à peu près égale. Au contraire, l'irritation se communique plus difficilement aux nerfs de l'autre moitié latérale. Valentin (1) fait remarquer que, chez les grenouilles décapitées, un léger chatouillement des orteils ne détermine souvent que des mouvements de la patte ; mais que, si l'irritation est un peu plus forte, on voit se mouvoir le membre entier sur une partie duquel elle s'exerce : il conclut de là que la communication dans le sens longitudinal de la moelle épinière est plus facile que celle dans le sens transversal ; la première et la troisième racine du plexus crural d'un côté sont plus distinctes l'une de l'autre que ne le sont les racines correspondantes des deux côtés, et cependant l'irritation d'un orteil se transmet plus facilement à la cuisse du même côté qu'aux orteils de l'autre membre. Van Deen (2) a fait des observations analogues. La même chose a lieu pour la transmission de la sensation, puisqu'un membre entier ressent bien plus facilement une impression douloureuse, partie d'un point de son étendue, que le point correspondant du membre opposé. Lorsqu'après une forte irritation d'un membre les mouvements se propagent plus loin encore, c'est d'abord, suivant Volkmann, le membre homonyme de l'autre côté qui entre en convulsion, et les autres ne se meuvent qu'après lui. Les expériences de van Deen paraissent aussi confirmer ce résultat (3). Mais on ne saurait décider si l'effet tient à la disposition des fibres primitives ou à celle de la substance grise.

Forces et espèces des fibres nerveuses

Les nerfs, ou, pour parler avec plus de précision, les fibres nerveuses, peuvent être rapportés à trois classes, en raison de leurs propriétés physiologiques.

truite, la membrane interdigitaire devenir plus rouge lorsqu'il y projetait de l'eau salée. Peut-être les vaisseaux se dilataient-ils davantage par un effet d'endosmose.

(1) MULLER, *Archiv*, 1838, p. 35.
(2) *Loc. cit.*, t. VII, p. 75.
(3) *Ibid.*, p. 63.

Les uns se répandent dans des *muscles*, dénomination sous laquelle on doit entendre tous les tissus contractiles : par une action qui nous est inconnue, ils entretiennent ces tissus dans l'état de contraction, et les changements qu'eux-mêmes subissent se trahissent par des changements dans l'activité des muscles.

Une autre classe renferme ceux qui ont leurs anses terminales dans des organes *sensibles*. Nous n'avons aucun moyen d'apercevoir objectivement l'action de ceux-là; elle ne se manifeste qu'aussi longtemps que la conscience de soi-même persiste, et que les conditions organiques desquelles dépend sa liaison avec les sens n'a reçu aucune atteinte; sa manifestation est une forme particulière de la conscience, qu'on appelle intuition ou sensation. Il y a différents modes spécifiques de sensation, la vue, l'ouïe, l'odorat, le goût, le toucher, et, parmi ces sens, le toucher au moins offre lui-même plusieurs variétés. D'après cela, on distingue, dans la classe des nerfs sensoriels ou sensitifs, diverses espèces et variétés, et la forme d'intuition que chaque sens nous procure est appelée l'énergie spécifique ou propre de ce sens. Il n'y a pas moyen de la définir autrement, ni de la remplacer par rien quand l'organe manque. Les modifications dans les états des nerfs sensibles entraînent des modifications de la forme d'intuition particulière à chaque sens, et, de çette manière, chaque sens possède un certain nombre de manières de sentir, qui reparaissent toujours au milieu d'influences très diversifiées, en dehors desquelles nulle ne se manifeste. Ainsi, par exemple, les sensations des nerfs cutanés ne varient qu'entre celles du froid, du chaud, du prurit, de l'ardeur ; et toute excitation intérieure, tout contact, toute altération chimique de ces nerfs ne peut provoquer qu'une des sensations qui viennent d'être désignées, ou quelque nuance intermédiaire (1).

Dans les nerfs périphériques, et, autant qu'on le sait, dans la moelle épinière, il n'existe pas de fibres qui ne soient ou motrices ou sensitives. Le cerveau, au contraire, paraît en renfermer d'une troisième espèce, dont l'irritation ne donne lieu ni à des mouvements ni à des sensations. J'ai dit précédemment jusqu'où, avec le secours

_____

(1) Mais ceci ne s'applique qu'aux nerfs cutanés. D'autres nerfs, qu'on désigne, avec ceux-ci, sous la dénomination de nerfs du sentiment ou nerfs tactiles, par exemple ceux des os, des muscles, des testicules, de la glotte, etc., ont une autre manière toute spéciale de se sentir irrités ou frappés de douleur. *Voyez* mes *Pathologische Untersuchungen*, p. 224.

de l'expérimentation physiologique, on peut suivre les nerfs du toucher et du mouvement dans le cerveau. Il reste les hémisphères, le corps calleux, et quelques autres organes du cerveau proprement dit, qu'on peut irriter et déchirer sans donner lieu à des convulsions, ni provoquer aucun signe de douleur. A la vérité, ces parties pourraient contenir des nerfs de sens supérieurs, de l'odorat, de la vue et de l'ouïe ; nerfs dont la lésion n'est pas de nature à arracher aux animaux des manifestations de douleur : mais ce qui ne permet pas d'admettre cette hypothèse, c'est que la vue et l'ouïe ne se perdent pas, après l'ablation des hémisphères, ou du moins se rétablissent plus tard ; le sens de l'odorat est cependant anéanti par la destruction des lobes antérieurs. Nous arrivons, par voie d'exclusion, à cette conclusion, que les hémisphères, avec leur grande commissure, servent à la fonction que nous croyons être liée, ainsi que le mouvement et le sentiment, à l'intégrité du système nerveux, savoir, la pensée ; et beaucoup de faits viennent la confirmer, comme l'accroissement graduel des hémisphères à mesure que l'intelligence se développe dans la série animale, leur petitesse et leur effacement chez les idiots, l'hébétement des animaux auxquels on les a enlevés, enfin l'abolition du conflit entre la pensée d'une part, les organes sentants et mobiles d'autre part, dès que la connexion des nerfs avec le cerveau vient à être détruite, par exemple au moyen d'une section pratiquée sur les pédoncules cérébraux (1).

(1) Plusieurs physiologistes ont aussi attribué à d'autres organes encéphaliques, par exemple au cervelet, aux couches optiques et aux corps striés, une part dans les fonctions de l'âme. Mais dès qu'un organe renferme, comme il arrive pour ceux-là, des fibres sensitives et motrices, il n'y a plus moyen de prouver que des fibres de la troisième espèce s'y trouvent contenues. L'opinion qui compte le plus de partisans est celle, fondée sur les expériences bien des fois constatées de Flourens (*Rech. expér. sur les propr. et les fonct. du syst. nerv.*, Paris, 1842, p. 133), d'après laquelle le cervelet est le siége de la volonté, en quelque sorte le régulateur des mouvements animaux, parce qu'après les lésions de cet organe, l'animal essaie bien encore de se déplacer, mais ne peut pas la plupart du temps conserver son équilibre, et que quand un côté seulement du cervelet a été lésé, il tourne sur lui-même du côté opposé. A cela, je ferai remarquer : 1° que les mêmes phénomènes ont lieu après la section de beaucoup d'autres parties, notamment les pédoncules inférieurs du cervelet (MAGENDIE, *Système nerveux*, t. I, p. 256), le pont de Varole (HERTWIG, *Exp. de effectib. læsionum*, p. 21), les tubercules quadrijumeaux (MULLER, *Physiologie*, t. I, p. 406), les couches optiques (MAGENDIE, t. I, p. 248); 2° que les mouvements anormaux peuvent

Chaque fibre est isolée.

Si nous laissons de côté les anses terminales, chaque fibre nerveuse est, anatomiquement, isolée depuis son origine au cerveau jusqu'à la périphérie. Elle l'est aussi physiologiquement, car chaque fibre nerveuse peut être irritée, et peut agir seule, sans que les

dépendre d'une sorte de vertige. Flourens fait remarquer que les pigeons qui n'ont subi aucune opération, et auxquels on couvre un œil, tournent aussi en rond. Le vertige survient, dans mon opinion, toutes les fois que les muscles oculaires se meuvent sans que nous en ayons la conscience ou sans que nous l'ayons voulu. Les objets se meuvent sur le champ visuel, et comme nous n'avons pas la conscience du mouvement de l'œil vers eux, ils nous paraissent osciller eux-mêmes. Ce mouvement apparent s'établit déjà à un faible degré lorsque la tête change de position par de légères contractions convulsives des muscles du cou, ou par de vifs battements des artères. On sait qu'il est très prononcé après qu'on a tourné quelque temps dans le même sens, les yeux ouverts ou fermés. Les yeux, accoutumés à précéder un peu le mouvement de droite à gauche, ou de gauche à droite, quel qu'il soit, sont tirés dans le même sens, par leurs muscles, après que ce mouvement a cessé, ce qui fait que les objets semblent marcher dans la direction inverse. Les conséquences de ces mouvements apparents sont : 1° une surprise et une frayeur non moins grandes que si l'on voyait les clochers et les murs s'ébranler réellement dans un tremblement de terre; 2° l'impossibilité de se mouvoir et de rester debout, parce que les endroits vers lesquels on dirige ses efforts, vers lesquels on tend en quelque sorte, ne fournissent pas de point d'appui fixe. Il faut déjà un certain effort pour avancer dans l'obscurité complète, et lorsque des influences exerçant une action paralysante générale ont frappé le système nerveux, dans la frayeur, après la narcotisation par le tabac, au commencement aussi de la consomption dorsale, les mouvements deviennent incertains, vacillants, même impossibles. Par la même raison, certaines personnes perdent le courage et la force de se tenir debout et de marcher sur des hauteurs, où il leur manque un point de fixation sûr, et l'incertitude de la vue peut également ici occasionner un mouvement apparent des objets ; 3° une tendance inexplicable à suivre les mouvements des yeux avec le corps entier, d'où il suit que les enfants continuent de tourner involontairement dans le vertige causé par le tournoiement sur soi-même. La même chose arrive sans doute aussi chez les animaux. Mais les lésions du cerveau, du pont de Varole, des tubercules quadrijumeaux, entraînent toujours des spasmes, c'est-à-dire des contractions des muscles oculaires, dont la conscience n'est point informée. En général, comme l'ont remarqué tous les observateurs, l'un des yeux regarde en haut et l'autre en bas. Par conséquent les mouvements singuliers des animaux blessés ne sont que la suite des convulsions ou de la paralysie de certains nerfs moteurs de l'œil. Ils s'arrêtent parfois au bout de quelque temps, quand les spasmes ont cessé ou que les animaux se sont accoutumés au mouvement apparent.

nerfs voisins y participent. Il n'y a qu'un seul point qu'on sente voyant ou palpant (1), et il n'y a non plus qu'un seul faisceau muscu'aire qui soit sollicité à une contraction plus énergique par une stimulation partie du tronc nerveux. La possibilité existe, à la vérité, dans la moelle épinière et le cerveau, que les nerfs se communiquent l'un à l'autre leurs états d'excitation ; mais cette communication ne s'accomplit pas toujours, et, pour le plus grand nombre des nerfs, elle n'a lieu qu'en certaines circonstances, ce dont il sera question plus loin.

Chaque fibre est homogène dans toute sa longueur.

Chaque fibre, à part quelques légères variations de diamètre, est, anatomiquement, homogène depuis le cerveau jusqu'à la périphérie, de sorte que sa fonction physiologique est la même dans tous les points de son étendue. Peu importe qu'on irrite une fibre motrice dans le cerveau, dans la moelle épinière, sur un point quelconque de son trajet, dans les cordons nerveux, ou dans l'intérieur du muscle, toujours elle sollicitera ce dernier à se contracter. Une fibre sensitive excite de la douleur, qu'elle soit irritée à la peau, dans le tronc nerveux ou dans les organes centraux. Le nerf optique se sent voyant lorsqu'une irritation agit sur la rétine, ou quand on coupe ses fibres dans l'orbite, ou quand elles sont comprimées, dans la couche optique, soit par une congestion, soit par une tumeur. En conséquence, chaque portion d'une fibre nerveuse possède les forces de la fibre entière ; et, en effet, après qu'elle a été détruite partiellement, la fonction persiste dans le moignon, peut-être même dans la moindre parcelle qui en reste. Des circonstances particulières rendent difficile de donner une preuve complète de cette assertion pour chaque espèce de nerf ; mais si l'on applique à des cas analogues ce qu'il est permis de constater dans tel ou tel cas donné, on peut considérer la proposition comme une loi générale. Quand un nerf moteur vient à être coupé, son extrémité périphérique ne peut plus mouvoir les muscles aux ordres de la volonté, mais elle le peut encore sous l'influence d'autres irritations : la moindre parcelle de muscle se contracte, pourvu qu'elle contienne encore un fragment de substance ner

(1) Dans les sens qui ne donnent aucune intuition de l'espace, comme l'ouïe, l'odorat et le goût, il ne peut naturellement pas être question de distinguer cet espace.

veuse. Sans doute le nerf tombe en paralysie au bout d'un laps de temps plus ou moins long, mais cet effet n'a lieu que parce qu'il lui manque les conditions de la nutrition. Si on le coupe transversalement dans la moelle épinière, ou si un accident, une maladie, interrompt son cours dans le cordon, la portion périphérique non seulement reste irritable, mais encore peut occasionner des spasmes spontanés et des contractions dans les muscles auxquels il se distribue (1). On conçoit qu'il n'est pas possible de déterminer d'une manière directe si la portion centrale des nerfs moteurs dont on a séparé la portion périphérique, avec le muscle auquel elle appartient, se maintient dans l'état où se trouve le nerf en jouissance de sa pleine action, et si les irritations de la portion centrale provoquent encore, dans le moignon nerveux, les mêmes changements qui, en supposant le cordon entier, donneraient lieu à la contraction. Reportons-nous ici aux fibres sensitives. Ces fibres peuvent être anéanties jusqu'à la moelle épinière, et même assez loin dans l'intérieur de celle-ci, sans perdre leurs propriétés vitales. Le moignon nerveux, la tranche de la moelle épinière, demeurent irritables et sensibles (2) : après l'extirpation du bulbe oculaire, le reste du nerf optique donne lieu, quand il s'enflamme, à des fantômes visuels (3). Ces fantômes se manifestent encore lorsque les nerfs optiques sont atrophiés jusque dans l'intérieur du cerveau (4) ; de même que, ce qui n'est ignoré de personne, une partie paralysée, ou même amputée, est sentie comme si elle existait encore, et même semble souvent être le siége de douleurs. Nulle observation ne saurait nous apprendre ce qui se passe dans les portions périphériques de nerfs

---

(1) *Pathologische Untersuchungen*, p. 128.

(2) Volkmann (MULLER , *Archiv*, 1840, p. 528) prétend que le bout central d'un nerf coupé perd son aptitude sensitive au bout d'un certain laps de temps, sans nous apprendre si cette assertion repose sur des expériences spéciales. Peut-être arrive-t-il quelquefois que les bouts des fibres primitives placés dans la cicatrice subissent une dégénérescence qui s'étend jusqu'à une certaine distance ; mais les moignons des amputés prouvent que la chose n'a pas toujours lieu.

(3) LINCKE , *Tractatus de fungo medullari oculi*, Léipzick , 1834.

(4) J. MULLER , *Phantastische Gesichtserscheinungen*, p. 30. — HEERMANN, dans AMMON , *Zeitschrift*, 1838, p. 116. — Les aveugles de naissance et les personnes qui ont perdu la vue entre l'âge de cinq ans et celui de sept, ne rêvent point d'objets visuels. Ce phénomène s'explique et par la perte de la mémoire, et par l'impuissance de diriger l'attention sur des organes qui ne mettent point en rapport avec le monde extérieur.

sensitifs qui ont été coupés; cependant nous savons que ces nerfs, tant qu'ils ont des communications avec les nerfs moteurs, par le moyen de la moelle nerveuse, déterminent des mouvements réflectifs. Ils doivent donc au moins conserver l'aptitude à entrer, par l'effet des irritations, dans l'état qui est la condition de l'arrivée de leurs perceptions à la conscience quand ils tiennent à l'organe de cette dernière. Il n'est pas jusqu'aux fonctions de l'âme proprement dite, à l'égard desquelles nous ne soyons en mesure de faire voir qu'elles continuent de s'accomplir sans trouble dans les portions mutilées de la substance nerveuse auxquelles elles sont liées. Nous ne manquons pas de cas dans lesquels des hommes atteints d'atrophie, ou d'un autre mode quelconque de destruction morbide d'un hémisphère, privés de lambeaux du cerveau, ou dont cet organe avait été blessé par des balles, etc., ont conservé leurs fonctions intellectuelles intactes. Chez les animaux, l'hébétude ne survient que quand les deux hémisphères ont été enlevés, et il semble que la destruction doive être complète, puisqu'il est arrivé quelquefois à Magendie (1) de voir des animaux, chez lesquels il avait pratiqué ce genre de mutilation, se mouvoir comme auparavant, et prendre d'eux-mêmes de la nourriture.

Hypothèse de branches centrifuges et centripètes.

Les faits relatés jusqu'ici prouvent que chaque fibre est homogène depuis le cerveau jusqu'au point où, d'après les idées autrefois reçues, elle devrait se terminer. Mais comme les fibres ne finissent pas dans le lieu de leur déploiement périphérique, les muscles et les membranes, et qu'elles s'y continuent deux à deux les unes avec les autres; comme, en d'autres termes, chaque fibre ne fait que se renverser sur elle-même en arrivant à la périphérie, et retourne au centre, on se demande si les deux côtés de l'anse sont homogènes, ou si la fibre, parvenue à la périphérie, change de caractère physiologique. Les fibres sensitives paraissent être seules destinées à conduire les impressions des parties extérieures au cerveau, ce qui les a fait appeler centripètes; les motrices, au contraire, transmettent les ordres de la volonté aux muscles, dans une direction centrifuge. Si l'on réfléchit maintenant que la sensation a pour suite des mouvements, et que les mouvements, du moins ceux qui sont violents et

____

(1) *Système nerveux*, t. I, p. 234, 254.

spasmodiques, donnent lieu à des sensations, on se trouve conduit à penser que, des deux côtés d'une anse de fibre, l'un est centrifuge, par conséquent moteur, l'autre centripète, par conséquent sensitif. Et si l'on s'est décidé à se représenter le principe inconnu qui agit dans les nerfs sous l'image d'un fluide affectant la forme de courant, on arrive à comparer le système nerveux au système vasculaire, et à concevoir le fluide marchant, comme le sang artériel, dans la branche motrice de l'anse, mais revenant, comme le sang veineux, par la branche sensitive de cette même anse. L'excitation du courant dans l'une des deux directions ne manquerait pas alors de rendre le courant plus vif dans l'autre direction.

Je crois avoir déjà prouvé que les phénomènes de la sympathie, en général, ne peuvent point être attribués à une connexion directe entre les fibres simultanément excitables. Cependant je ne puis me dispenser de revenir encore une fois sur ce point de doctrine, en le considérant d'une manière spéciale sous le rapport d'un fait aussi important et aussi énigmatique que la formation des anses nerveuses. Les anses terminales périphériques ne pourraient expliquer qu'une seule chose, savoir, comment la sensation succède au mouvement. Pour expliquer de la même manière le mouvement après la sensation, il faut admettre aussi des conversions analogues de fibres les unes dans les autres à leur extrémité centrale. Je dis qu'il faut *admettre*, quoique Valentin et Carus croient avoir découvert des anses d'inflexion à la surface du cerveau et du cervelet. Je n'oserais pas opposer aux observations affirmatives de ces anatomistes, les résultats négatifs des miennes et de celles d'autres physiciens. Valentin et Carus n'ont pas prouvé que les anses centrales suivent des inflexions de nerfs sensitifs et moteurs, et quant à ce qui concerne celles dont on parle sur les hémisphères du cerveau, le contraire pourrait être bien plutôt démontré par cela seul que les irritations des hémisphères ne provoquent ni douleurs ni mouvement. Mais, en accordant que les nerfs du corps soient unis deux à deux par des anses centrales, cette disposition ne saurait cependant être la cause qui fait que l'excitation de nerfs sensitifs passe à des nerfs moteurs. Il est certain, d'après des faits anatomiques et physiologiques, que les nerfs moteurs et les nerfs sensitifs des membres inférieurs s'étendent jusque dans le cerveau; les anses centrales d'inflexion de ces nerfs ne devraient donc se trouver que dans le cerveau; mais l'excitation des fibres sensitives du pied se transmet aux fibres motrices, comme je l'ai dit, quand la moelle épinière a été coupée en travers, quand par conséquent le point présumé de transition a été séparé, et que la communication immédiate entre le côté centripète et le centrifuge de l'anse a été détruite. Par conséquent le phénomène du mouvement réflectif ne peut pas nous déterminer à attribuer des forces différentes aux deux côtés d'une anse nerveuse. Examinons maintenant si cette hypothèse est mieux appuyée par les sensations qui accompagnent les contractions musculaires.

Déjà, en 1836, dans son écrit sur la paralysie des muscles inspirateurs, Stromeyer a émis la proposition que la sensation peut succéder au mouvement, comme le mouvement à la sensation, et que les mouvements, tant volontaires qu'involontaires, excitent sympathiquement les nerfs sensitifs. Il m'avait paru impossible de démontrer cette transmission, parce que les nerfs moteurs sont excités, non pas du dehors, mais du dedans, et qu'en conséquence les sensations qui accompagnent des mouvements peuvent être occasionnées par les mêmes causes internes qui déterminent ces derniers. Je dois avouer que mes doutes n'ont point été entièrement dissipés par les faits nouveaux que Stromeyer (1) a publiés depuis, quelque intéressants qu'ils soient en eux-mêmes. Stromeyer admet que les muscles des sens, de l'œil, de l'oreille, de la langue, etc., n'existent pas uniquement pour opérer des changements mécaniques dans la situation des organes sensoriels, et qu'ils sont destinés à accroître la réceptivité de ces organes. Mais comme on peut très bien concevoir la nécessité de ces muscles d'après leurs effets mécaniques, il serait difficile de démontrer qu'en les produisant la nature a eu encore quelque autre intention. Le fait est qu'avec la tension des sens coïncident certains mouvements, comme froncement de la peau du front, remuement du bout des oreilles, action de flairer, etc.; mais c'est l'attention qui rend les sens plus aptes à recevoir les impressions, et qui, en même temps, détermine la contraction des muscles, au su ou à l'insu de la conscience. Les douleurs qui accompagnent les spasmes, notamment celle du genou dans la coxalgie avec flexion spasmodique de l'articulation coxo-fémorale, sont déduites, par Stromeyer lui-même, de la même source que les spasmes; il considère les uns et les autres comme des effets réflectifs, et les attribue à l'irritation des nerfs sensitifs de l'articulation de la cuisse par

<hr>

1 *De combinatione actionis nervorum et motoriorum et sensoriorum*, Erlangue, 1839. — *Baier. Correspondenz-Blatt*, cah. 1.

l'inflammation (1). Mais ce qu'il y de remarquable, c'est que la douleur devient plus vive pendant les efforts pour étendre les muscles frappés de contraction spasmodique, et qu'on la fait cesser en coupant les muscles contractés ou leurs tendons. Boyer le savait déjà, pour ce qui concerne la douleur dont le spasme du sphincter est accompagné dans le cas de fissure à l'anus. Ce fait devrait sans doute mener à conclure que l'exaltation du nerf sensitif est occasionnée par l'action du nerf moteur. Mais l'expérience n'est point aussi pure qu'elle le semble au premier aperçu. On ne voit pas pourquoi un spasme musculaire cesse quand le tendon vient à être coupé ; car la structure du muscle et des nerfs moteurs n'est en rien changée par là, le muscle demeure irritable, il est seulement relâché et soustrait à l'influence de la volonté (2). Il doit donc y avoir, dans la tension du muscle contracté, une cause, quelle qu'elle soit, qui entretienne le spasme, et cette cause peut aussi entretenir la névralgie. Peut-être est-ce la compression exercée sur les nerfs sensitifs qui parcourent le muscle ou lui appartiennent. La prosopalgie, chez les personnes qui en sont atteintes, reparaît à l'occasion des mouvements des muscles de la face, dans l'action de mâcher, de parler, etc. (3), ce qui prouve en faveur de la synergie des muscles sensitifs et moteurs. Van Deen (4) rapporte, à cet égard, une preuve expérimentale fort remarquable. La moitié droite de la moelle épinière d'une grenouille fut coupée un peu au-dessus de l'origine des nerfs de la patte de devant, puis la moitié gauche à la hauteur de la troisième vertèbre. Les mouvements volontaires n'étaient donc plus possibles que dans la tête et la patte de devant gauche. Quand on irritait la peau de la tête, la patte gauche de devant s'avançait afin de détourner la cause irritante ; mais, dans les violents efforts que cette patte était obligée de faire pour revenir du point où elle avait été portée, les extrémités paralysées entraient aussi en jeu, l'animal même faisait un pas en avant et sautait. Il pouvait donc sembler que la paralysie de la patte droite de devant et des pattes de derrière était incomplète, d'autant plus que ces membres conservaient encore du sentiment. Après qu'une partie de leurs nerfs eut

(1) *De combinatione*, p. 4.
(2) PIROGOFF, *Ueber die Durchschneidung des Achillessehne*, Dorpat, 1840 p. 15.
(3) ROMBERG, *Lehrbuch der Nervenkrankheiten*, Berlin, 1840, t. I, p. 34.
(4) *Loc. cit.*, t. VII, p. 61, exp. 47.

été coupée, les autres ne pouvaient plus déterminer les muscles à se contracter qu'à l'aide d'une intention très violente, comme il arrive fréquemment dans les membres paralysés. Mais Van Deen donne l'épithète d'involontaires et réflectifs aux mouvements des pattes paralysées, et par là il prouve que celles-ci demeuraient en repos, après que les racines postérieures de la patte antérieure gauche encore mobile avaient été coupées. Il suit de là, en même temps, que les nerfs sensitifs du membre antérieur prenaient part à l'excitation de ses nerfs moteurs, et on ne peut pas interpréter le fait en disant que la volonté agissait simultanément du dedans sur les nerfs sensitifs, car alors la section des racines postérieures aurait été sans influence : l'action des nerfs sensitifs devait être excitée du dehors, par la contraction. Mais l'était-elle immédiatement? Van Deen pense que le mouvement de la patte antérieure gauche était senti par les nerfs cutanés de ce membre, qui réfléchissaient l'impression sur la moelle épinière. Il est difficile de se figurer comment la peau sentirait un mouvement, tandis que l'appui pris par le membre, dans les efforts pour avancer ou pour sauter, peut être regardé comme une stimulation assez vive sur les nerfs sensitifs.

Mais même l'activité normale des nerfs tactiles a reçu une atteinte notable après la section des muscles et des tendons correspondants; par exemple, la faculté tactile de la peau après la section de son fléchisseur : la peau devient comme engourdie. A ces faits, dont nous devons également la connaissance à Stromeyer, se rattache peut-être une observation rapportée par Van Deen (1), savoir, que, chez les grenouilles auxquelles on a coupé les racines antérieures ou enlevé les cordons antérieurs, les irritations de la peau arrivent beaucoup plus tard à la conscience, ou du moins déterminent beaucoup plus tard des manifestations de douleur, qu'elles ne le font chez les mêmes animaux intacts. De tels faits parlent bien plus haut que tous les autres en faveur d'une connexion immédiate entre les nerfs centripètes et les nerfs centrifuges, car ils semblent prouver que la fonction des uns se trouve liée à l'intégrité des autres. Il y a des expériences qui démontrent, au contraire, que les mouvements se ressentent de l'abolition du sentiment. Magendie (2) voyait constamment, après la section des branches de la cinquième paire dans le crâne, les muscles de la face paralysés, les yeux fixes et immo-

<hr>

1, *Loc. cit.*, t. VII, p. 89.

2) *Système nerveux*, t. II, p. 31, 38, 43.

biles, et la langue pendante hors de la bouche; cependant les paupières se fermaient quelquefois lorsque les yeux venaient à être frappés soudainement d'une vive lumière. Par conséquent, cette paralysie ne peut pas provenir uniquement de ce que le sentiment avait perdu pour ainsi dire la conscience de son existence à la face et dans les autres organes; autrement toutes les parties insensibles devraient être immobiles. Mais il n'y a pas non plus paralysie de la force motrice, et il y en a seulement une de l'influence de la volonté; car, sans cela, la face éprouverait, après la section d'un nerf, la même distorsion qu'après celle du nerf facial (1).

A ces faits, dont l'interprétation laisse encore prise à quelques doutes, on peut opposer une longue série d'expériences qui prouvent que les fonctions des nerfs sensitifs et celles des nerfs moteurs peuvent persister indépendamment les unes des autres. Ce sont précisément les cas nombreux dans lesquels le sentiment persiste, à l'état de perfection, après la perte du mouvement, ou le mouvement après l'abolition du sentiment, qui ont conduit Bell à sa grande découverte. Volkmann a déjà employé (2) un autre argument contre la connexion des fibres motrices et des fibres sensitives par le moyen d'anses terminales. Il fait remarquer que des anses terminales purement sensitives doivent exister dans beaucoup de parties, par exemple les membranes, les organes sensoriels, etc. , où l'on ne remarque point de mouvements, et que, par des motifs analogues, l'existence d'anses purement motrices dans les muscles n'est pas non plus dénuée de vraisemblance. Si par mouvement on n'entend, comme on l'a fait jusqu'ici, que les contractions du tissu musculaire proprement dit, et par sentiment que les énergies des nerfs sensoriels proprement dits, cette proposition est parfaitement exacte. Il n'y a qu'un petit nombre d'organes, par exemple, l'estomac, l'intestin et autres analogues, où des anses nerveuses puissent sembler appartenir en même temps à la membrane et à la couche musculaire. Mais, pour ce qui concerne la tête, les membres, on ne saurait concevoir, du point de vue anatomique, comment une fibre cen-

____

(1) Stilling (*Spinal irritation*, p. 183) regarde l'immobilité de l'œil comme un phénomène spasmodique, tétanique, comme une conséquence de l'irritation du nerf de la cinquième paire à son extrémité centrale. Mais, dans les spasmes, les yeux ne sont pas droits : le malade louche. D'ailleurs, l'explication ne convient point à la langue.

(2) MULLER, *Archiv*, 1840, p. 524.

trifuge ou motrice, après avoir formé son anse dans un muscle, s'y prendrait pour, dans son trajet centripète, arriver encore à **un** organe sensoriel ou à la peau. Les fibres qui ont formé des anses dans les muscles reviennent à leur tronc, et il en est de même pour celles dont les anses appartiennent à la peau. Ainsi, par cela seul, il n'est pas possible d'admettre que l'une des branches d'une anse soit motrice dans le sens ordinaire, et l'autre sensitive également dans l'acception commune.

Mais il existe réellement, dans les organes sensoriels, notamment dans la peau, des parties mobiles, des vaisseaux et du tissu cellulaire, et l'on pourrait admettre, à l'égard des muscles, que la portion centripète de leurs fibres n'a point l'énergie tactile proprement dite, qu'elle en possède une autre quelconque, peut-être celle pour laquelle on a souvent déjà attribué aux muscles des nerfs particuliers de sentiment. Il y aurait donc, de cette manière, des branches différentes à chaque anse. En y réfléchissant, je crois devoir renoncer aussi à cette hypothèse. En effet : 1° pour expliquer le consensus entre les nerfs sensitifs et les nerfs des vaisseaux ou du tissu cellulaire, tel qu'il subsiste, l'existence des anses périphériques ne suffirait pas, et l'on serait obligé d'en supposer de centrales, à l'égard desquelles j'ai déjà rapporté tout ce qu'il était nécessaire d'en dire ; 2° dans la supposition d'une pareille connexion, on concevrait bien comment des nerfs sensitifs et des nerfs vasculaires sont simultanément excités, mais on ne comprendrait pas comment l'excitation des uns paralyse les autres, ce qui pourtant arrive beaucoup plus fréquemment ; 3° quant à ce qui concerne la conscience de la contraction musculaire, j'espère démontrer plus tard qu'elle est possible sans nerfs sensitifs.

Les branches d'une anse nerveuse sont homogènes.

Ainsi il ne reste plus qu'une seule chose à admettre, c'est que les deux branches de chaque anse nerveuse sont homogènes, et que chaque fibre, depuis son origine dans les organes centraux jusqu'à son extrémité dans les mêmes organes (quand l'origine et la fin existent), possède les mêmes propriétés ou motrices ou spécifiquement sensitives. La chose est déjà démontrée expérimentalement pour quelques fibres ; je veux dire les anses de fibres sensitives que Magendie et Volkmann ont décrites entre chaque couple de troncs nerveux, ou entre chaque couple de racines d'un même tronc nerveux. Ces dernières fibres sont sensitives déjà dans les cordons antérieurs de la moelle épinière, puis dans les racines antérieures et dans les racines postérieures; donc à peine est-il permis de douter que leur portion moyenne, celle qui se trouve placée entre les deux bouts, et dont on ignore le trajet, possède l'énergie des nerfs tactiles. Une chose, au reste, doit encore nous tenir en suspens, c'est de savoir si l'on fait bien d'assimiler les anses nerveuses en question à celles d'autres nerfs, si elles ne correspondent pas plutôt aux branches seules de ces dernières, et si leurs anses terminales sont situées dans les cordons antérieurs de la moelle épinière, qui, à proprement parler, représentent le lieu de leur expansion périphérique.

Anses centrales.

Les recherches dont nous nous sommes occupés jusqu'ici ont établi que chaque fibre nerveuse forme une arcade très prolongée, à deux branches proportionnellement fort longues; on pourrait se la figurer sous l'aspect d'un fer à cheval dont les côtés auraient acquis une longueur considérable. Maintenant je dois revenir encore une fois sur une question déjà effleurée dans les paragraphes précédents, celle de savoir si les branches latérales se terminent librement dans les organes centraux, ou si elles sont également fermées en arcade. J'ai fait voir précédemment que des fibres *différentes* ne tiennent point ensemble par des arcades centrales, ou du moins qu'en admettant de telles arcades on n'avance en rien l'explication des faits physiologiques. Ici il s'agit de rechercher s'il n'y aurait pas, dans le cerveau, connexion entre des fibres *identiques*. Jusqu'à présent on n'a point trouvé d'extrémités libres dans l'encéphale, mais on y a rencontré des anses. Ceci parle en faveur de la seconde hypothèse. Mais il n'est pas certain que les fibres formant des anses soient la continuation des nerfs du corps, et quand bien même elles le seraient, peut-être l'anatomie ne pourra-t-elle jamais établir si les anses centrales appartiennent aux deux branches d'une anse périphérique, auquel cas chaque fibre nerveuse représenterait une ellipse allongée, ou si les branches d'anses différentes se continuent les unes avec les autres, d'où il suivrait que toutes les fibres nerveuses feraient partie d'une seule fibre continue, ployée et reployée sur elle-même. Un fait physiologique pourrait sembler propre à éclaircir la question. Après qu'on a pratiqué une section transversale à la moelle épinière, les nerfs qui émanent de cette dernière au-dessous de la plaie sont bien soustraits à l'influence de la volonté, et ne sont plus en état d'apporter des impressions sensitives à la conscience, mais ils conservent leurs forces propres; car les muscles qui dépendent d'eux demeurent irritables, et les nerfs cutanés conservent leur faculté conductrice, puisqu'ils donnent lieu à des mouvements réflectifs. On ne doit pas conclure de là qu'il n'existe point d'anses centrales, mais seulement qu'elles ne sont point essentielles à l'action des nerfs. Une autre expérience procure le même résultat par rapport aux anses périphériques. On a beau extirper l'expansion périphérique d'un nerf sensitif, par conséquent aussi ses anses terminales, comme il arrive dans l'amputation d'un membre, le moignon nerveux ne perd pas pour cela sa fonction. Laissons donc de côté la question du comment les fibres primitives peuvent se comporter dans le cerveau, et contentons-nous de savoir que les anses, qu'elles existent ou non, ne servent en rien à l'explication de l'activité nerveuse, qu'en conséquence, une physiologie des nerfs qui repose sur elle admet une supposition erronée, ou interprète mal une supposition exacte.

Hypothèse de la circulation d'un fluide nerveux.

Ces réflexions peuvent être tournées sur-le-champ contre l'hypothèse de la circulation d'un fluide nerveux, qui avait déjà grand cours parmi les anciens physiologistes, et qui reprit faveur après la découverte tant des anses nerveuses que de la structure tubuleuse des nerfs. Sans parler de la difficulté qu'il y aurait à mettre en mouvement une substance aussi visqueuse que le contenu des nerfs, sans compter non plus que nous ne connaissons pas de force motrice dans toute l'étendue du système nerveux, la persistance de l'action nerveuse dans les tubes dont la continuité a été interrompue, prouve qu'il ne peut point être question là d'une circulation proprement dite, ni moins encore d'une direction constante de cette circulation; tout au plus le contenu des nerfs éprouverait-il un mouvement de va-et-vient dans ceux de ces organes qui auraient été mutilés. Je ne vois aucun motif d'admettre une pareille hypothèse.

En conséquence, nous n'irons pas non plus attribuer la différence entre les nerfs sensitifs et les moteurs, à une direction diverse que le fluide nerveux suivrait dans les uns et les autres. Si chaque fibre est une ellipse fermée, chacune a un côté centripète et un côté centrifuge, et l'on ne peut concevoir qu'une différence dans la manière d'agir tienne à ce que le courant marche de gauche à droite et de droite à gauche dans l'ellipse. Mais si les fibres ne sont pas des ellipses, il n'y a pas non plus de courants.

Hypothèse des oscillations de la moelle nerveuse.

Cependant, si nous laissons de côté l'idée d'un courant du contenu des nerfs, on pourrait admettre que ce contenu est susceptible, comme l'air ou l'eau, d'osciller, sans subir de déplacement proprement dit; que les oscillations ont une direction centrifuge dans les fibres motrices, centripète dans les fibres sensitives, et que c'est là ce qui fait que les irritations peuvent être transmises par les nerfs moteurs du cerveau aux muscles, par les nerfs sensitifs de la périphérie à l'encéphale. On doit certainement admettre dans les nerfs des oscillations, ou quelque chose d'analogue, qui fasse qu'un changement puisse être communiqué d'un point à un point éloigné, attendu qu'une sensation perçue par la conscience ou une contraction musculaire peut être excitée à partir d'un point quelconque des nerfs appropriés, quoique la première ne soit possible que par le contact avec le cerveau, et la seconde par celui avec le nerf. La même raison doit faire qu'il semble que les oscillations, bien qu'elles se répandent suivant l'une ou l'autre direction dans les nerfs irrités, ne se propagent pourtant que de dedans en dehors dans les nerfs moteurs, et de dehors en dedans dans les nerfs sensitifs. En effet, le muscle ne réagit par contraction qu'à la suite d'oscillations dirigées en dehors; la sensation n'arrive à la conscience qu'à l'aide d'oscillations dirigées en dedans, et la conscience ne serait pas informée des excitations conduites de dehors en dedans par le nerf musculaire, de dedans en dehors par le nerf sensitif. Cependant quelques expériences nous autorisent à admettre que les nerfs moteurs ne possèdent la faculté conductrice que dans la direction centrifuge, et les nerfs sensitifs que dans la direction centripète. J. Muller, après avoir amené des grenouilles, par l'empoisonnement, à l'état qui permet que l'excitation d'un nerf se communique aisément à d'autres nerfs dans l'intérieur des organes centraux, ne parvenait à provoquer des convulsions générales, par l'excitation des nerfs cruraux, que quand les racines postérieurs étaient intactes. Lorsque ces racines avaient été coupées, l'irritation du nerf crural, qui ne tenait plus à la moelle épinière que par ses racines antérieures, demeurait sans résultat (1). Si l'excitation des fibres antérieures motrices pouvait se propager aux extrémités centrales de ces fibres tout aussi bien qu'à leurs extrémités périphériques, elle aurait dû faire entrer en action les autres nerfs moteurs. Nous serions d'autant plus en droit d'attendre ce résultat qu'après la narcotisation les nerfs de mouvement, que la volonté stimule à partir de leur extrémité centrale, sollicitent évidemment les fibres moyennes à agir en même temps qu'eux, de sorte que les mouvements réflectifs ont lieu alors avec plus de facilité (2).

Conduction centrifuge et centripète.

A l'égard des nerfs du sentiment, les observations de Magendie nous apprennent que les fibres qui passent des cordons antérieurs dans les postérieurs, ne sont excitables que suivant la direction de ceux-là à ceux-ci. De même Volkmann, quand il pratiquait la section des anses découvertes par lui, ne parvenait, la plupart du temps, à provoquer de la douleur qu'en stimulant l'un des bouts, tandis que l'autre était devenu insensible (3). A la vérité, il ne suit pas nécessairement de ces faits que les nerfs en question jouissent seulement de la faculté conductrice centripète, car il pourrait se faire qu'une partie de leurs fibres ne s'étendissent pas jusqu'au cerveau, ni même dans l'intérieur de la moelle épinière, et qu'elles n'appartinssent qu'à la surface de cette dernière. En revanche, une circonstance me paraît démontrer sans réplique que la faculté conductrice des nerfs sensitifs s'exerce uniquement dans la direction centripète, c'est que, chez les animaux irritables, on n'observe pas de mouvements réflectifs, après la décapitation, lorsque l'on irrite les cordons postérieurs de la moelle épinière à l'endroit même de la section (4). Or, comme les deux branches d'une anse sont homogènes, il suit de là que les oscillations ont la même direction dans toutes deux, que, dans les nerfs moteurs, elles se rencontrent dans

(1) *Physiologie du système nerveux*, Paris, 1840, t. I, p. 219.

(2) *Pathologische Untersuchungen*, p. 133.

(3) Dans l'anastomose entre le nerf accessoire et le second nerf cervical, les deux bouts restèrent sensibles. La marche de la conduction par les nerfs était donc double ici; mais, ainsi qu'on doit le conclure du résultat des autres expériences, elle avait lieu par des nerfs différents.

(4) Van Deen, *loc. cit.*, t. V, p. 151, exp. VI, VII. — Kurschner, dans Muller, *Archiv*, 1841, p. 120.

l'anse terminale périphérique, et que dans les nerfs sensitifs, elles partent de cette anse périphérique (1).

S'il y avait aussi peu de diversité dans la classe des nerfs sensitifs que dans celle des nerfs moteurs, il serait possible de se figurer que la différence entre les deux classes tient uniquement à la direction des oscillations, et l'on pourrait alors demander si elle ne dépend pas uniquement, d'un côté de l'action d'une substance avec laquelle les nerfs seraient en relation dans les organes centraux, d'un autre côté du tissu dans lequel ces nerfs se répandent. Alors les tubes nerveux seraient identiques sous le point de vue physiologique, comme ils le sont sous le rapport de leurs caractères extérieurs, de ceux qui frappent nos sens. Mais comme il y a des nerfs centripètes doués d'énergies différentes, il faut qu'indépendamment de la direction des oscillations, il existe d'autres différences encore dans la substance

(1) Je ne puis omettre de signaler ici quelques phénomènes qui semblent spécialement favorables à l'hypothèse des oscillations dans les nerfs sensitifs. On sait que les mouvements réflectifs ont lieu difficilement pendant la section d'un nerf, et que les piqûres, les coupures, les compressions violentes de la peau ne déterminent pas aisément des convulsions ou des irradiations de la sensation, qui cependant ne manquent presque jamais de succéder à un léger chatouillement répété. A l'intestin, une irritation vive ne provoque que des strictures locales; le chatouillement d'un point qui n'a pas plus d'étendue fait naître un mouvement péristaltique qui se prolonge fort loin. Il semble donc que nous produisions par là des oscillations plus vives ou plus soutenues. En effet, les phénomènes consécutifs du chatouillement durent long-temps; on se sent obligé de recourir à une douce pression, à l'application du plat de la main, pour éteindre la sensation qui a été excitée; et alors même qu'on a réussi pendant long-temps à s'en abstenir, par la puissance de sa volonté, on a souvent recours involontairement à ce moyen dans le moment où l'on cesse de se tenir sur ses gardes. N'est-ce pas là précisément ce qui se passe quand on pose le doigt sur un verre pour faire cesser les oscillations sonores qu'on a provoquées en le frottant? Si l'on se gratte pour mettre fin à des démangeaisons, c'est uniquement afin de substituer une impression plus profonde, une douleur proprement dite, à une sensation superficielle, plus légère, mais moins supportable. On ne peut attacher aucun poids aux douleurs qui semblent suivre le trajet des nerfs dans les névralgies, ou quand un tronc nerveux vient à être comprimé : 1° parce que rien n'est plus facile que de se tromper en pareil cas ; 2° parce que l'oscillation aurait précisément la direction opposée à celle que nous supposons dans les nerfs sensitifs ; 3° parce qu'elle devrait être également beaucoup plus lente que celle qui donne lieu à la sensation, et qui, dans une fraction de temps incommensurable, porte un attouchement à la conscience, et fait apparaître le mouvement correspondant.

sentante. Or, en reconnaissant cela, on laisse dans le doute de savoir si les nerfs eux-mêmes possèdent des forces diverses, ou s'ils excitent des sensations différentes uniquement parce que leurs irritations, ou les états provoqués en eux par leur irritation, se communiquent, dans le cerveau, à d'autres substances douées d'une sensibilité spécifique.

Les nerfs ne sont pas seulement conducteurs.

Je donne la préférence à la première de ces deux hypothèses, par les motifs suivants :

1° Après l'ablation du cerveau et de la moelle épinière, les nerfs moteurs, et peut-être aussi les autres nerfs, conservent pendant quelque temps la faculté de réagir. Si la force dont ils sont doués ne leur était communiquée que par les organes centraux, on serait obligé d'admettre que cette force peut en quelque sorte s'amasser provisoirement dans leur intérieur, et y demeurer en réserve pendant quelque temps. Sans descendre à un examen sérieux de cette hypothèse, je crois pouvoir montrer qu'elle n'est point applicable au cas dont il s'agit ici. Car si la force nerveuse était seulement cachée et accumulée, elle ne saurait se reproduire après avoir été épuisée. Mais un nerf séparé de la moelle épinière, et qui est frappé de paralysie par surexcitation, recouvre ses facultés au bout de quelque temps. Le nerf d'une cuisse de grenouille séparée du corps, cesse de provoquer des contractions quand on le galvanise à plusieurs reprises ; mais, après quelque repos, il recouvre son irritabilité.

2° Il y a dans le cerveau, notamment dans les hémisphères, des fibres qui, malgré leur analogie avec les autres fibres nerveuses, ne sont cependant destinées à être conductrices, ni de sensations, ni de mouvements. Je crois avoir rendu vraisemblable qu'elles sont, dans le sens que je discuterai tout-à-l'heure, l'organe des facultés supérieures de l'âme. Ces fibres seraient donc celles auxquelles les autres communiqueraient leur état d'excitation, afin qu'elles le transformassent en sensation spécifique. Mais si nous accordons à ces fibres la faculté de sentir sous la forme du son, de la lumière, etc., pourquoi la refuserions-nous aux nerfs périphériques eux-mêmes?

Sensations dont nous n'avons pas la conscience.

On n'avait probablement jamais réfléchi à cela lorsqu'on traça une définition si rigoureuse de la sensation. On sait que, dans l'état de parfaite santé, des mouvements ont lieu sans participation aucune de la conscience, et qu'après que le cerveau et les nerfs moteurs ont été séparés l'un de l'autre, l'influence de la conscience sur les mouvements cesse, mais les mouvements eux-mêmes peuvent persister. L'analogie nous conduit à séparer également des fonctions remplies par les nerfs sensitifs la part qui revient à la conscience, et à admettre que des sensations sont possibles sans que cette dernière en soit informée. A la vérité, il n'y a aucun moyen de se convaincre que les nerfs sensoriels qui ont été séparés à tout jamais du cerveau, conservent leur forme spécifique d'intuition ; mais on peut démontrer que cette forme ne cesse pas quand la conscience renonce pour un certain nombre d'instants à la part qu'elle prend à la vie d'un sens. Lorsqu'elle renaît, on observe, par exemple dans l'œil, les images consécutives des impressions auxquelles le sens a été exposé pendant son absence; et pour ne citer qu'un seul exemple encore, parmi un si grand nombre entre lesquels nous aurions le choix, nous voyons que l'excitation de l'attention par les impressions faites sur les sens ne serait pas possible si l'attention, c'est-à-dire la participation de la conscience, était une condition nécessaire de la sensation (1). Il est malheureux que nous n'ayons pas de terme dans notre langue pour désigner l'action des sens à laquelle la conscience demeure étrangère ; loin de là même nous sommes obligé de dire que chaque action sensorielle est un mode particulier de la conscience, ayant trait à la qualité de la couleur, du son, de l'odeur, etc. Ce qui me paraît le plus convenable, quoique choquant un peu les règles du langage reçu, c'est de dire que chaque sens a son mode particulier de conscience, mais que la conscience d'un sens n'est reconnue comme appartenant au sujet, n'est élevée à la dignité d'intuition ayant la conscience de soi-même, qu'autant que l'intuition sensorielle s'associe à la pensée qui l'a pour objet. La pensée n'est pas seulement une forme de la conscience, c'est la conscience de soi-même, et plus encore, c'est la faculté de convertir en conscience de soi-même toute action des sens qui est provoquée sympathiquement par elle, ou par laquelle elle-même se trouve mise en jeu. En s'exprimant de cette manière, on ne donne pas une explication ; on ne fait, je crois, qu'exprimer tout sim-

(1) *Voyez*, pour de plus longs détails à ce sujet, un travail sur la mémoire des sens, que j'ai inséré dans CASPER, *Wochenschrift*, 1838, n° 18. — *Voyez* aussi mes *Pathologische Untersuchungen*, p. 215.

plement les faits, tels qu'ils ressortent de l'observation. La condition pour que les sens et la pensée agissent de concert, est que les organes destinés aux deux fonctions soient contigus; après qu'ils ont été séparés, la conscience ne peut pas plus être conduite aux sens par la pensée que l'action motrice aux nerfs du mouvement. Si les nerfs sensoriels continuent encore alors de vivre, ils doivent avoir des intuitions qui n'arrivent point à une sensation dont la conscience soit informée, tout comme les nerfs moteurs déterminent des contractions qui ne sont pas commandées par la conscience de soi-même. Quand les nerfs cutanés viennent à être irrités, leur irritation doit continuer à être sentie comme douleur, mais elle ne devient pas une douleur dont le sujet ait la conscience, absolument de même qu'un homme plongé dans de profondes méditations sent assurément un léger degré de douleur, mais n'en a point la conscience, et ne l'acquiert que quand il sort de sa distraction.

La physiologie du système nerveux devient infidèle à son principe suprême et bien fondé, lorsqu'elle enseigne que les qualités sensibles des choses sont autant d'énergies des sens eux-mêmes, que chaque sens réagit suivant le mode de son énergie propre contre les influences extérieures les plus diversifiées, que l'énergie d'un nerf ne peut être remplacée par celle d'aucun autre, et lorsque cependant, tout en avançant ces propositions, elle parle d'un transport des actions sensorielles au sensorium, d'une conversion par le cerveau de ces actes en idées. Une sensation, quelque clairement qu'elle parvienne à la conscience de soi-même, ne renferme rien qui nous autorise à regarder le phénomène du rouge, du lisse, de l'amer, etc., comme une propriété, un attribut d'un sujet, qui peut subsister ou être conçu sans cet attribut; et lorsque la couleur rouge d'un corps pâlit sous nos yeux, ce n'est pas l'œil qui nous enseigne que le corps rouge et le corps pâle sont identiques. Voir rouge et voir blanc, sont des fonctions de l'œil, qui peuvent s'accomplir parfaitement sans le moindre rapport entre les images; l'intuition de la couleur n'a aucune analogie avec le savoir de l'identité ou de la différence, et ces idées subsisteraient alors même qu'il n'y aurait jamais eu de perceptions sensorielles. Mais alors aussi des idées ne seraient jamais en état de suppléer les intuitions d'un sens, si celui-ci venait à manquer. En conséquence, quand nous reconnaissons l'idée et la sensation comme des actes spécifiquement différents, quand nous voyons la faculté de former des idées liée à un organe, à une partie du système nerveux, nous ne devons point attribuer encore à cet organe la qualité de se sentir éclairant, sonnant, etc. Nous devons bien plutôt admettre que chaque organe réagit dans le sens de l'énergie de l'idée, comme l'œil dans celui de l'énergie des couleurs, l'oreille dans celui de l'énergie des sons, etc. Il faudrait, en outre, pour que les nerfs fussent de simples conducteurs, que chaque sens possédât dans le cerveau un organe central particulier, auquel les impressions se propageraient, et dans lequel elles seraient transformées en sensation spécifique. Ainsi, outre les arguments déjà cités précédemment, cette hypothèse a encore contre elle de supposer des rapports plus compliqués qu'il n'en faut pour l'explication, et qu'on n'en peut démontrer. Nous ne pouvons dire s'il y a, dans l'intérieur du cerveau, des parties douées d'une aptitude diverse à percevoir les irritations; mais ce que je sais, c'est qu'abstraction faite des appareils conducteurs, un nerf est affecté par des agents à l'égard desquels un autre témoigne une indifférence parfaite. Ainsi la lumière ne change que l'état du nerf optique, les odeurs ne modifient que celui du nerf olfactif, etc., tandis que d'autres excitants, comme la compression et le galvanisme, agissent sur tous les nerfs. Il faut donc accorder que les nerfs diffèrent les uns des autres; et puisqu'on serait obligé de leur attribuer une faculté conductrice spécifique, pourquoi ne préférerait-on pas dire de suite que chacun d'eux possède une sensibilité spécifique?

Forces de la substance grise.

Les physiologistes qui ne voient que de simples conducteurs dans les nerfs, considèrent les globules ganglionnaires de la substance grise comme les organes du sentiment et de l'intention du mouvement, en un mot comme les organes des opérations de l'âme. Je ne rechercherai pas si, par leur structure et leur situation, ils conviennent mieux que les nerfs à ce rôle; à dire vrai, l'union des forces dont il s'agit avec la matière n'est pas plus facile à comprendre d'une manière que de l'autre. Si les globules ganglionnaires étaient le *substratum* de l'activité nerveuse proprement dite, ils devraient, comme les nerfs, exercer les fonctions les plus diversifiées, malgré l'uniformité de leur structure, quant aux points essentiels; car, bien que la substance grise des ganglions et de la moelle épinière ait beaucoup de ressemblance avec celle du cerveau, cette dernière n'en serait pas moins la seule capable d'exciter des mouvements volontaires, et d'avoir la conscience des sensations. Mais ceci nous ramène à l'obligation de faire remarquer que l'hypothèse la plus simple sert tout autant que l'autre à l'intelligence du sujet.

Voici quels sont les résultats qu'on peut tirer de l'expérience, en ce qui concerne les forces de la substance grise.

I. Quand on coupe les nerfs du corps après leur sortie de la moelle épinière, les muscles qui dépendent d'eux perdent leur ton sur-le-champ; ils deviennent flasques, et cèdent à l'action de leurs antagonistes, alors même que ces derniers ne sont point excités. Ainsi, par exemple, après la section du nerf maxillaire inférieur, la mâchoire inférieure est pendante; après celle du nerf facial, la bouche est de travers; après celle des nerfs de la cuisse, l'animal ne fait plus que traîner ses pattes, qui sont complétement paralysées. Lorsqu'on a tranché la moelle épinière, et qu'on l'a détruite au-dessous de la section, cette espèce de paralysie s'étend à tous les muscles dont les nerfs naissent au-dessous du point où elle a été coupée. L'aptitude à exciter des convulsions quand on les irrite, persiste plus long-temps dans les nerfs qui ont été ainsi isolés; mais elle finit également par se perdre au bout de quelques semaines. Si, au contraire, les nerfs, bien que séparés du cerveau, restent en communication avec la moelle épinière, c'est-à-dire avec sa sub-stance grise, la tonicité et l'irritabilité persistent encore pendant long-temps ou même toujours. C'est donc la substance grise qui en-tretient les nerfs musculaires au degré moyen d'activité duquel dé-pend la tonicité des muscles; mais elle est aussi la condition néces-saire pour que les nerfs se maintiennent dans l'état de composition chimique où ils doivent être pour posséder l'aptitude à exciter. On peut interpréter diversement ces faits, suivant qu'on se figure l'état normal du nerf vivant comme un repos complet ou comme un degré modéré d'excitation. Quand, pour parler le langage d'une hypo-thèse dont il a déjà été question, on rapporte l'excitation du nerf à une oscillation du contenu des tubes, et les divers degrés d'excita-tion à la diversité de vitesse ou d'excursion des oscillations, on peut se demander si la moelle nerveuse est destinée, pendant la vie, à se reposer de temps en temps, ou à osciller sans cesse, à peu près comme les cils de l'épithélium vibratile vibrent tant qu'ils vivent, sans avoir besoin que rien les y excite.

Si le repos est l'état normal de la moelle nerveuse, les globules ganglionnaires agissent comme un excitant modéré. Alors la substance grise n'est point une condition immédiate de la nutrition des nerfs, et l'on est obligé d'admettre que cette nutrition est possible aussi en dehors des organes centraux. Dans cette hypothèse, un nerf séparé de la moelle épinière ne tombe en paralysie et ne s'atrophie que par défaut d'excitation, comme il arrive, à la vérité au bout d'un laps de temps assez long, aux nerfs sensoriels que la destruction de leur expansion périphérique a rendus inaccessibles aux irritations extérieures. Si, au contraire, on regarde les oscillations légères du nerf comme une manifestation nécessaire de sa vie, l'influence des globules ganglionnaires ne peut plus être assimilée à une excitation; c'est une condition de la vie, une condition de la nutrition des nerfs, comme l'oxygène, la chaleur et les aliments sont une condition de la nutrition de la substance organique en général. D'après cela, la perte graduelle de l'excitabilité dans les nerfs séparés de leur centre se rattache au défaut de nutrition, celle-ci n'ayant plus lieu sans les globules ganglionnaires, ou du moins ne s'accomplissant que d'une manière incomplète. La composition et la fonction normales peuvent persister encore pendant quelque temps, de manière que les nerfs, quoique n'étant plus assez forts pour entretenir les muscles dans l'état de contraction qui leur permet de faire équilibre à leurs antagonistes, sont cependant en état de les déterminer à se contracter, quand eux-mêmes reçoivent une excitation du dehors. On serait même obligé d'accorder aux nerfs séparés des globules ganglionnaires un certain degré d'aptitude à renouveler leur substance, puisqu'ils recouvrent leurs forces après qu'elles ont été épuisées par l'excitation.

Une expérience pourrait peut-être nous mettre en mesure de décider laquelle de ces deux hypothèses est exacte. Il faudrait chercher si un nerf séparé de la moelle épinière, et qu'on irriterait convenablement, par exemple à l'aide de courants galvaniques, conserverait son irritabilité plus long-temps qu'un autre nerf qui ne serait pas soumis au même traitement. Pour le moment, l'influence des globules ganglionnaires sur les nerfs me paraît devoir être comparée plutôt à la nutrition qu'à l'excitation, parce qu'il n'y a pas d'excitation, dans tout l'empire du système nerveux, qui n'amène l'épuisement, après avoir agi pendant un laps de temps plus ou moins long. Au reste, le mot nutrition ne doit pas être pris ici dans son acception restreinte; il ne faut pas entendre par là que les globules ganglionnaires extraient du sang une matière qui passe dans les tubes nerveux, quoique la chose soit d'ailleurs très possible : nous devons compter au nombre des agents de nutrition tout ce qui sert à entretenir la forme et la composition normales d'un tissu.

II. Dès que les fibres nerveuses pénètrent dans la moelle épinière, elles sont en état d'agir les unes sur les autres, de sorte que l'excitation d'un nerf se communique à l'autre, ou qu'elle diminue le degré d'excitation de ce dernier. Le phénomène n'a point lieu tant que les fibres courent à côté les unes des autres dans les troncs nerveux. Assez généralement on l'explique par une comparaison empruntée à l'électricité, en disant que la gaîne des fibres primitives agit comme isolateur dans les troncs nerveux, mais qu'elle s'amincit dans les organes centraux, et par conséquent n'empêche pas l'irritation de sauter de l'une à l'autre. Mais plusieurs motifs ne permettent point d'accueillir cette explication.

1° Dans les fibres nerveuses périphériques les plus déliées, celles, par exemple, du nerf optique, les gaînes ne sont pas plus fortes que celles des fibres du cerveau et de la moelle épinière.

2° L'hypothèse en question rendrait bien compte des phénomènes de la sympathie, mais elle n'expliquerait pas ceux de l'antagonisme, qu'on doit cependant, de toute évidence, dériver du même principe.

3° Le problème n'est pas d'expliquer pourquoi les fibres n'agissent point les unes sur les autres dans les troncs nerveux, pas plus que nous n'avons besoin d'expliquer pourquoi un corps demeure en repos tandis qu'un autre est mis en mouvement : ce qui est surprenant, et ce qui demande à être expliqué, c'est précisément ce que l'hypothèse présuppose, pourquoi l'excitation passe d'une fibre à une autre. Cet effet a lieu dès que les fibres nerveuses entrent en contact avec les globules de la substance grise, et l'on sait, par les expériences souvent citées de Volkmann, que chaque partie de la substance grise possède la faculté conductrice, que l'irritation des nerfs sensitifs d'un côté du corps passe aux nerfs musculaires du côté opposé, lorsque les deux moitiés latérales de la moelle épinière sont encore unies ensemble, sur un point quelconque, par un pont étroit de substance grise.

Ce qu'il est permis d'établir expérimentalement, eu égard aux propriétés de la substance ganglionnaire de la moelle épinière, se réduit à ceci : elle exerce de l'influence sur la nutrition des nerfs, et elle est cause que les changements d'une fibre agissent sur les fibres voisines. Ne devrait-on pas considérer la seconde propriété comme une suite en quelque sorte accidentelle de la première? Si les globules ganglionnaires sont des conditions nécessaires pour la nutrition des nerfs, on est en droit de supposer que le changement d'une fibre nerveuse entraîne après lui des changements dans les globules ganglionnaires correspondants, de même que l'altération d'un organe qui se nourrit directement du sang détermine toujours des altérations de la composition de ce liquide. Or on sait déjà, par l'anatomie du système nerveux, que chaque fibre primitive est en contact avec beaucoup de globules ganglionnaires, et qu'à son tour chaque globule ganglionnaire se trouve aussi en rapport avec un certain nombre de fibres primitives. Donc, quand un globule ganglionnaire ou une série de ces globules éprouverait un changement ayant pour point de départ une fibre, le changement s'étendrait, par l'intermédiaire de ces globules, à toutes les fibres dont l'état dépend de ceux qui l'ont subi. Si alors une substance pondérable ou impondérable passait dans les nerfs excités, soit qu'elle leur arrivât directement du sang, soit qu'elle leur vînt indirectement par le moyen des globules ganglionnaires, on concevrait comment cette substance peut manquer à une plus ou moins grande distance du foyer de l'irritation, et comment quelques unes des parties comprises dans le cercle sur toute l'étendue duquel s'exerce l'excitation, peuvent éprouver une diminution de leur activité, ce qui est précisément la circonstance d'où dépendent les phénomènes de l'antagonisme. Mais quant à savoir pourquoi les mêmes nerfs se trouvent dans une relation tantôt de sympathie, tantôt d'antagonisme, et pourquoi la sympathie est plus fréquente dans certains d'entre eux, l'antagonisme plus commun dans certains autres, c'est là un problème qui me paraît encore absolument inabordable.

Signification des ganglions.

Dans la supposition que les forces des globules ganglionnaires sont les mêmes partout, on peut présumer que les ganglions sont en quelque sorte des organes contribuant à la nutrition des nerfs, et qu'en conséquence il s'accomplit également, dans leur intérieur, une communication entre les nerfs qui les traversent. L'expérience nous fournit quelques données à l'appui de cette dernière opinion. Lorsque, sur un animal qui vient d'être mis à mort, on coupe l'intestin immédiatement auprès du mésentère, et qu'on l'irrite, on voit survenir une contraction annulaire, qui se prolonge péristalti- quement jusqu'à une certaine distance : si l'on détache l'intestin avec le mésentère, de sorte que les ganglions des nerfs intestinaux, ou du moins quelques uns d'entre eux, restent en connexion avec l'intestin, le mouvement péristaltique provoqué par l'irritation d'un seul point s'étend déjà beaucoup plus loin ; enfin, si l'intestin est encore en communication avec la moelle épinière, l'irritation d'un point unique suffit pour le mettre en mouvement dans toute sa lon- gueur (1). De là il suit que tous les nerfs du canal intestinal sont mis par la moelle épinière en rapport de conduction, et, en outre, que l'irritation d'un nerf se propage, dans les ganglions, à un nombre plus ou moins considérable d'autres nerfs. Lorsqu'après avoir enlevé le cœur de la poitrine, on l'irrite sur un point quel- conque, il se contracte tout entier, avec ses alternatives normales de systole et de diastole : ce phénomène peut être expliqué à l'aide de petits ganglions qui existent dans la substance du cœur, et qui mettent ses nerfs en relation les uns avec les autres (2). Un autre fait qui ressort des expériences de Magendie semble aussi parler en faveur d'une influence que les ganglions exerceraient sur la con- duction entre nerfs, ou sur la nutrition de ceux-ci, c'est que les mouvements des muscles oculaires sont moins affectés par la section du tronc du nerf trijumeau que par celle de la branche ophthal- mique au-dessous du ganglion. Mais comme on ne comprend pas encore l'influence du nerf trijumeau sur ces mouvements en géné- ral, il n'y a pas non plus possibilité d'expliquer d'une manière satis- faisante quel rôle joue ici ce ganglion (3). Je ne connais point de

(1) *Voyez* mes *Pathologische Untersuchungen*, p. 92.

(2) Remak, dans Casper, *Wochenschrift*, 1839, n° 10.

(3) La communication entre les fibres nerveuses de la première branche du trijumeau et la masse principale des fibres motrices qui résident dans l'oculo-musculaire commun, le pathétique et l'abducteur, n'est possible que par l'intermédiaire du cerveau, et cesse par la section du tronc du triju- meau. Il ne pourrait y avoir communication dans le ganglion qu'entre les fibres sensitives de la première branche et les fibres qui se rendent de ce même ganglion au nerf oculo-musculaire commun (Sœmmerring, *Abbil- dungen des Auges*, tab. III, fig. 6, *u*, et au pathétique (Krause, *Anatomie*, t. 1, p. 897). En supposant que ces fibres sont motrices, et qu'une action réflective des fibres sensitives est nécessaire au maintien de leur activité, les globules ganglionnaires opéreraient cette réflexion ; en admettant qu'il ne s'exerce pas d'influence réflective, les globules ganglionnaires entretien-

faits qui prouvent directement que les ganglions aient le pouvoir de
maintenir les forces des nerfs par lesquels ils sont traversés. A la
vérité, après qu'une partie a été séparée de l'organisme, l'irritabilité
persiste plus long-temps dans les muscles qui reçoivent des nerfs
ganglionnaires, comme l'intestin et le cœur, que dans les muscles
du tronc ; mais, même quand la connexion avec la moelle épinière
subsiste, ces derniers perdent plus rapidement leur irritabilité, et,
après la séparation du mésentère, les portions d'intestin demeurent
plus long-temps irritables : ce n'est donc pas là l'absence et ici la
présence de la substance grise qui peut être cause de cette différence ; la raison doit s'en trouver dans les particularités des nerfs
ou des fibres musculaires (1). D'un autre côté, il ne faut pas non
plus prétendre que les ganglions sont absolument sans influence sur
le système nerveux, parce que les forces des nerfs sympathiques ne
sauraient subsister indépendamment du cerveau et de la moelle épinière.

Il paraît que les masses éparses de substance grise doivent être
considérées comme une source commune de la nutrition, et par
conséquent de la force des nerfs, de manière qu'elles se servent

draient les forces motrices de ces fibres. Il est même possible que les fibres
soient des continuations de celles qui arrivent de la moelle épinière dans le
ganglion, par le moyen du grand sympathique ; alors la section du tronc du
trijumeau ne leur porterait aucune atteinte, et le maintien de leurs forces,
quelles qu'elles fussent, après l'opération, ne permettrait pas de tirer la
moindre conclusion relativement aux fonctions des globules ganglionnaires.

(1) J. Muller dit (*Physiologie du syst. nerv.*, trad. par A.-J.-L. Jourdan, t. I,
p. 228) que les parties auxquelles le nerf grand sympathique distribue ses
filets continuent encore de se mouvoir, bien qu'à un plus faible degré, lors_
qu'on a détruit leurs connexions naturelles avec le reste de l'organisme, et
il conclut de là que toutes les parties mobiles auxquelles se rend ce nerf sont
indépendantes jusqu'à un certain point du cerveau et de la moelle épinière.
Mais, sous ce rapport, il n'y a qu'une différence relative entre elles et les
muscles qui reçoivent les ramifications des nerfs cérébro-rachidiens. La tonicité et l'irritabilité se conservent plus long-temps, après la mort, dans les
muscles des viscères ; on peut dire qu'ils meurent plus tard, comme le sens
de l'ouïe s'éteint plus tard que celui de la vue chez les moribonds. A une certaine époque, une irritation détermine encore des mouvements dans les
muscles du tronc, de même que dans ceux des viscères. Ces mouvements
sont là rapides et passagers, ici lents et soutenus. Or l'excision est une irritation de ce genre ; une portion de chair musculaire qu'on excise peut s'agiter
pendant quelques secondes ; une portion d'intestin détachée du corps renouvelle ses mouvements péristaltiques pendant plusieurs minutes.

mutuellement d'appui, et qu'elles ne peuvent pas non plus être trop réduites, sous le point de vue de la quantité, sans que le système entier en souffre. C'est ainsi que je m'explique la faiblesse qui, au témoignage de tous les expérimentateurs, s'observe dans les mouvements des extrémités, même du cœur et des muscles respirateurs (1), après qu'on a enlevé des portions considérables du cerveau ; la diminution de la force du cœur, après la destruction d'une portion étendue de la moelle épinière, en quelque endroit que ce soit (2). Peut-être aussi doit-on concevoir de même la paralysie de l'estomac et de l'intestin que Budge a vue survenir après la section et la destruction de la portion lombaire de la moelle épinière (3), puisque les nerfs, au moins ceux de l'estomac et de l'intestin grêle, n'avaient pu être atteints par la lésion.

En conséquence, les ganglions sont des organes qui aident le cerveau et la moelle épinière ; ils ne peuvent rien qui ne puisse être opéré aussi par ces deux derniers. Voilà ce qui les fait paraître si indifférents pour l'explication des phénomènes de la vie nerveuse, et ce qui rend si difficile de rien apprendre concernant leurs états, tant que les nerfs sont encore en communication avec les organes centraux. Les conséquences de leurs maladies et de leur destruction sont encore totalement inconnues, malgré tout ce que les pathologistes débitent à ce sujet (4).

(1) *Comp.* BUDGE, *loc. cit.*, p. 122.
(2) J. MULLER, *Physiologie*, t. I, p. 193.
(3) MULLER, *Archiv*, 1830, p. 396.
(4) La présence exclusive de ces organes énigmatiques aux racines sensitives des nerfs était un fait qui promettait d'avoir un jour ou l'autre de l'importance pour leur interprétation. Mais les recherches des modernes l'ont renversé. Tous les nerfs sensitifs n'ont pas de ganglions ; ceux-ci manquent non seulement aux nerfs des sens supérieurs, mais encore à l'oculo-musculaire commun, tandis qu'on en trouve à certains nerfs moteurs, savoir le pneumogastrique, le glosso-pharyngien et l'hypoglosse.

Les ganglions ont été souvent regardés comme la cause qui fait que les mouvements des viscères sont plus lents, que les sensations de ces organes n'arrivent pas si aisément à la conscience, qu'elles sont plus obscures et plus vagues. Les ganglions, disait-on, doivent, comme mauvais conducteurs ou demi-conducteurs, interrompre le courant. J'ai prouvé (CASPER, *Wochenschrift*, 1838, n° 19 ; *Pathologisce Untersuchungen*, p. 88) que les sensations des viscères ne le cèdent point aux autres sensations ni pour l'intensité, ni pour la précision ; et dans mes *Recherches pathologiques* (p. 97), j'ai cherché à faire voir que la cause de la réaction plus lente des viscères ne saurait résider dans les ganglions. Brachet *Recherches sur les fonctions du système*

Action hors de l'état d'irritation. Tonicité.

A ces recherches sur les forces du tissu nerveux, je dois faire succéder des considérations sur la manière dont les nerfs se comportent envers les impressions du dehors. Il faut d'abord poser comme base des réflexions auxquelles je vais me livrer, que l'état qu'on a coutume d'appeler repos, celui dans lequel le nerf vivant et bien portant se trouve quand il est abandonné à lui-même et que rien ne l'altère, n'est point une inaction complète, mais un état modéré d'excitation dans le sens de l'énergie propre à chaque nerf. Cette excitation moyenne se manifeste, ainsi que je l'ai dit, dans la plupart des parties du système musculaire, par une contraction soutenue, par la tonicité, qui ne cesse même ni pendant le sommeil ni pendant la syncope. Les parties formées de tissu cellulaire contractile possèdent par là un certain degré de solidité et de rénitence ; les vaisseaux, les conduits excréteurs et les viscères creux conservent un diamètre déterminé ; les muscles de la face et du tronc ont le degré de renflement qui distingue un corps vivant d'un cadavre ; la mâchoire inférieure est soulevée, les sphincters sont clos, etc. Exceptionnellement l'excitation croît et décroît, à des intervalles plus ou moins éloignés, dans certains muscles ou groupes de muscles ; par exemple, le cœur, les muscles respirateurs (1), les orbiculaires des paupières, et peut-être aussi sur d'autres points, notamment des vaisseaux et des viscères, où le phénomène est moins prononcé ; du moins serait-il possible que les sécrétions et excrétions périodiques provinssent d'une diminution périodique de la tonicité des vaisseaux et d'un accroissement périodique de l'action des muscles expulseurs, ou coïncidassent avec ces circonstances. La cause première de ces oscillations rhythmiques ne peut se rattacher à rien d'extérieur, pas même à une irritation du système nerveux par d'autres organes ou systèmes du corps ; elles sont typiques,

---

nerveux ganglionnaire, Paris, 1830, p. 352) et Valentin (*Function. nerv.*, p. 70) ont trouvé les branches de communication plus sensibles que celles qui émanent des ganglions et du cordon limitrophe ; on ne peut pas s'attendre à autre chose en raison de la multiplicité des fibres gélatineuses dans ces derniers.

(1) C'est pourquoi, après que les nerfs respirateurs sont paralysés pour la volonté, le mouvement rhythmique des muscles respirateurs peut continuer, tout comme la contraction tonique persiste dans d'autres muscles qu'une lésion a soustraits à l'influence de la volonté.

et déterminées par l'idée de l'espèce, comme tous les phénomènes du développement et de la vie des organismes, comme les âges, la régénération des tissus, la formation du germe, etc. Le conflit des organes n'est qu'une condition *sine quâ non* de la nutrition, et par conséquent aussi des fonctions du système nerveux; les impressions du dehors ne peuvent agir que comme des *altérants* sur la structure, par suite sur les fonctions, et enfin sur le rhythme des opérations de ce système (1). Il est plus difficile de prouver que les nerfs sensitifs persistent dans un état constant d'action, et plus difficile aussi de reconnaître le mode de cette activité, parce nous avons besoin, pour actualiser l'activité sensorielle, de mettre en jeu l'attention, qui elle-même doit déjà être considérée comme une excitation. Cependant, puisque, ainsi que je l'ai démontré plus haut, il n'est pas besoin d'une intention spéciale pour que la sensation ait lieu, puisque, même durant le sommeil, la conscience peut être mise en émoi par les sens, on est obligé d'admettre que les sens sont continuellement ouverts au monde extérieur, et que leur inaction apparente n'est point une indifférence de leur part pour les agents du dehors, mais une indifférence temporaire de la conscience pour les images dans lesquelles se meuvent les sens. La sensibilité générale est la somme et en quelque sorte le chaos de sensations que toutes les parties sentantes du corps envoient à la conscience; ces sensations doivent avoir lieu toujours et d'une manière déterminée, autrement les changements qui surviennent dans quelques unes d'entre elles, par exemple en maladie, ne pourraient pas devenir des sensations arrivées à la conscience de l'individu. Il nous serait impossible aussi d'apprécier la distance de deux points excités dans le champ visuel, ou à la surface du corps, si les parties intermédiaires ne se sentaient point, non pas seulement dans l'état de non-excitation, mais dans celui de repos. J'ai déjà fait remarquer, dans le Mémoire précité, combien la sensation de l'obscurité dans l'œil était différente de celle du vide du champ visuel dans l'expérience de Mariotte. Le sentiment d'absence d'une partie du corps, ou plutôt du défaut de conscience de cette partie, s'observe, chez les personnes hystériques, dans certains nerfs sensitifs. Les malades se plaignent de ce qu'il leur semble être privés de tel ou tel membre, de l'existence duquel ils cherchent à s'assurer par des mouvements divers. Enfin, quant à ce qui concerne la pensée, per-

---

1) *Comp.* mes *Pathologische Untersuchungen*, p. 184.

sonne ne doute qu'elle continue sans interruption durant la veille, tantôt stimulée par les sens, tantôt déterminant d'elle-même les nerfs sensitifs ou moteurs à entrer en action. La conscience de soi-même persiste au minimum pendant le sommeil : c'est ce que prouvent les rêves, sur lesquels on est parfois en état de réfléchir ; c'est ce que démontrent également la faculté qu'on a de s'éveiller au moment qu'on s'est prescrit d'avance, l'influence des menaces sur les enfants pour leur faire perdre l'habitude d'uriner au lit, etc. (1). De nombreux exemples pourraient être cités pour attester que la faculté de juger et de distinguer ne cesse pas durant le sommeil : une mère s'éveille aux pleurs de son enfant, même au bruit qu'il fait en se retournant dans le lit, et cependant un bruit beaucoup plus fort, mais qui ne l'intéresse pas, ne trouble en rien son sommeil ; notre nom, prononcé à voix basse, nous éveille plus aisément que le bruit des cloches et du tambour ; il peut même arriver que le contraire de l'excitation, la cessation de cette excitation, interrompe le sommeil, comme la cessation du bruit d'un moulin, l'extinction d'une lampe de nuit, l'arrêt d'une voiture dans laquelle on s'était endormi tandis qu'elle roulait. La faculté de se mouvoir volontairement n'est pas non plus supprimée tout-à-fait pendant le sommeil : on dort assis, debout, même en marchant ou à cheval ; on parle et on se bat quoique endormi, et les somnambules exécutent les actions volontaires les plus compliquées. La pensée est donc seulement plus faible durant le sommeil, ce qui la rend incapable d'entretenir volontairement une action musculaire exigeant certains efforts, ou d'être excitée par les impressions ordinaires des sens ; mais les affections plus intenses de ces derniers, ou celles qui, même pendant la veille, détermineraient une réaction plus énergique, n'en continuent pas moins d'agir. La syncope est un état parfaitement analogue : quand elle est légère, la conscience de soi-même persiste ; il y a même des syncopes sans perte de la puissance de rester debout, car j'ai entendu dire à des femmes nerveuses qu'elles s'étaient trouvées mal étant assises ou dressées sur leurs jambes ; une volonté bien prononcée, la honte, etc., peuvent empêcher l'évanouissement, et les vives excitations des sens le font cesser. Le sommeil et la syncope ne diffèrent l'un de l'autre qu'en ce que, dans le premier, la diminution d'activité de l'organe

(1) *Comp.* HERMANN, dans AMMON, *Monatschrift*, 1838, p. 116.

de la pensée est normale et dépend d'une périodicité typique, tandis que, dans la seconde, elle est anormale, accidentelle, et provoquée soit par une soustraction des stimulus de la vie, soit par une surexcitation. Il va sans dire que l'intensité des causes agissantes peut aller jusqu'à paralyser complétement la conscience de soi-même ; le sommeil aussi est d'autant plus profond, c'est-à-dire la conscience de soi-même d'autant plus rapprochée de l'état de paralysie, et le réveil d'autant plus difficile, qu'un plus grand nombre d'influences se sont réunies pendant la veille pour épuiser les forces.

Tempérament. Disposition.

Je désignerai sous le nom de *tonicité* du système nerveux le degré moyen d'activité qui persiste dans les nerfs pendant la durée de ce qu'on appelle l'état de repos ; en agissant ainsi, je ne fais qu'étendre à tout le système une idée que depuis long-temps déjà on avait appliquée indirectement à l'une de ses parties, les nerfs musculaires (1). La tonicité, comme je l'ai fait voir, dépend immédiatement de l'influence de la substance grise, et médiatement de l'apport des matériaux nourriciers par le sang artériel : elle s'éteint d'une manière instantanée dès que la circulation s'arrête, et elle est à peu près en raison directe de la richesse du sang en substances nutritives. Elle présente des variations originelles chez les divers individus ; c'est là dessus principalement que se fonde la distinction des *tempéraments*. La tonicité peut, sous l'influence de circonstances accidentelles, changer pendant un laps de temps plus ou moins long chez un même individu, ce qui produit la *disposition*, sorte de tempérament artificiel ou temporaire. Le tempérament et la disposition sont tous deux des manières individuelles de réagir, qui, pour le premier, dépendent d'une organisation innée et sont permanentes, pour la seconde se rattachent à des influences extérieures et sont passagères. En tant qu'on attribue une disposition à l'individu, on le considère, lui et les changements que les influences du dehors ont déjà produits en lui, comme un tout simple, et quand on le suppose soumis

---

(1 En effet, on entend par tonicité la tension moyenne des fibres contractiles, tension que l'on regarde comme un phénomène purement physique. Après avoir prouvé qu'elle est une contraction entretenue par le système nerveux, et conséquemment déterminée par l'action de ce dernier, il est bien permis, au lieu de borner le mot tonicité à la contraction elle-même, de l'appliquer à la force par laquelle les nerfs provoquent cette contraction.

à de nouvelles influences, on raisonne comme si les conséquences des précédentes faisaient partie de son essence. Ainsi, un homme de tempérament calme peut être plongé pour quelque temps, par la non-réussite d'une entreprise, ou par quelque événement analogue, dans un état d'excitation tout aussi prononcé que celui qui appartient de naissance à un autre homme de tempérament colérique : il est dans une disposition colérique ; il réagit comme un phlegmatique contre ses anciennes contrariétés, et comme un colérique contre la nouvelle. Personne ne révoquera en doute que la disposition puisse même devenir permanente, ou, ce qui exprime la même idée, que le tempérament puisse changer. J'ai dit que les différences du tempérament et de la disposition correspondent aux degrés de la tonicité dans le système nerveux. Notre diagnostic des tempéraments se fonde sur le degré de contraction qui subsiste dans les muscles en repos, notamment ceux de la face. Un front uni ou plissé, des yeux saillants ou enfoncés dans leurs orbites, un regard errant ou fixe, des lèvres serrées ou non, une bouche ouverte ou close, une lèvre inférieure pendante ou soulevée, toutes ces particularités contribuent à peindre le tempérament, et ne sont non plus que l'expression de la tension des muscles au repos. La tonicité dans le système vasculaire détermine la turgescence et la couleur de la peau, et la propension à l'obésité, qui est si grande dans le tempérament phlegmatique, si faible dans le colérique. La vivacité de la pensée et du sentiment marche d'un pas égal avec l'énergie des muscles. Mais comme, dans cette sphère, la vie, hors des moments d'excitation, est difficile à observer, même par le sujet qu'elle anime, on reconnaît la vivacité plus grande de la tonicité des organes de la pensée et du sentiment à leur excitabilité, et non pas immédiatement à leur excitement. J'ai fait voir ailleurs (1) que l'accroissement de l'excitabilité n'est autre chose qu'un degré d'excitation, et qu'un organe ne paraît morbidement plus irritable qu'autant qu'il se trouve déjà dans l'état d'irritation. C'est donc avec raison que quand nous voyons deux individus être excités diversement par une même cause excitante, nous disons que le degré d'excitement du système nerveux, ou, en supposant celui-ci au repos, que sa tonicité diffère. Je montrerai plus loin comment on peut mesurer la vivacité de la réaction dans la pensée et la sensation.

(1) *Pathologische Untersuchungen*, p. 121.

Effet des excitations.

Si l'on se figure les nerfs complétement inertes hors de l'état d'excitation, il y a quelque chose de surprenant et de tout particulier à ce qu'un même excitement détermine ici une contraction, là une sensation de lumière ou de son. Mais si l'on se représente le nerf vivant comme un corps doué de forces déterminées, parmi les propriétés duquel le pouvoir de sentir la lumière ou la conscience de soi-même se range au même titre que la cohésion ou la pesanteur parmi celles d'une substance morte quelconque, il devient facile de concevoir que tout ce qui altère le nerf, en général, change en même temps sa manière de sentir ou de provoquer la contraction (1). Je ne veux pas dire par là que les forces vitales, la faculté de se mouvoir et celle de sentir, soient le résultat de la forme et de la composition de la matière, comme le sont la cohésion et la pesanteur; les idées que j'ai exprimées à la fin de la première partie témoignent assez que ce n'est point là ma façon de penser. Mais de quelque manière qu'on cherche à résoudre ou à exprimer l'énigme de l'union temporaire de la force organique avec la matière organique, il n'en demeure pas moins certain et conforme à l'expérience que les *manifestations* des forces sont liées à l'existence du *substratum* matériel, des changements duquel elles dépendent. Donc, ou bien nulle puissance physique ou chimique n'agit sur les nerfs, ou s'il en est une qui apporte en eux des changements matériels, elle change nécessairement aussi leur manière de se sentir ou de provoquer le mouvement. Nous donnerons le nom d'*excitant* à tout corps, à toute chose placée en dehors du nerf spécifique, qui, en agissant sur lui, modifie son énergie ou sa tonicité. Les impondérables, qu'on les considère comme matière ou comme des forces de la matière, se trouvent, ainsi que les organes du corps, compris dans cette définition. Quant au sang, liquide nourricier, qui entretient la tonicité, ce n'est point un stimulant, c'est une condition de la vie (2).

(1) *Pathologische Untersuchungen*, p. 218.

(2) Cette définition diffère de celle qui est reçue, en ce que cette dernière considère l'excitant comme quelque chose qui provoque, appelle, détermine l'activité des nerfs. Brown, pour être conséquent, devait admettre l'existence d'excitants déprimants; une dépression ne lui semblait possible que par surexcitation. L'école de Rasori a rendu plus de justice aux faits, en établissant une classe d'agents débilitants (contre-stimulants). La physiologie, qui admet

Il y a des forces ou des substances qui agissent sur beaucoup de nerfs ou sur tous. La compression, par exemple, change les nerfs musculaires, les auditifs, les optiques, les tactiles, et je crois aussi les olfactifs (1), et produit, suivant la nature de ces nerfs, des contractions, ou des sensations de son, de lumière, de corps agissant sur le toucher, ou d'odeur. Tous les nerfs sont accessibles à l'irritation galvanique. D'un autre côté, il n'y a, parmi eux, que l'optique dont la substance éprouve, de la part de la lumière, un changement tel qu'il s'ensuive un changement de sa conscience, de même que, parmi la masse des composés de la chimie inorganique, il ne s'en trouve qu'un petit nombre qui ne soient pas indifférents à l'action de la lumière et sur lesquels elle n'exerce point d'influence décomposante. Les irritations contre lesquelles un sens réagit exclusivement, et qui sont les excitateurs les plus ordinaires de ses réactions, portent l'épithète de *spécifiques*. Les vibrations de l'éther lumineux sont les excitants spécifiques de l'œil.

Accroissement et diminution de l'excitement.

L'action des nerfs change par l'effet de l'irritation ; elle paraît tantôt accrue et tantôt diminuée, ce qui fait qu'on partage les stimulants en excitants et déprimants. Avant d'entrer dans les spécialités de cette distinction, il est bon de chercher comment nous arrivons, en général, à juger que l'excitement est accru ou diminué ; car des sensations telles que le rouge et le bleu, le chaud et le froid, l'amer et le doux, ne renferment rien qui nous éclaire directement sur le degré d'activité des nerfs intéressés.

1° Ce sont les muscles qui, par le degré de leur raccourcissement, donnent la mesure de l'excitement des nerfs moteurs. Dans ceux qui se contractent d'une manière rhythmique, comme le cœur et les muscles respirateurs, le rhythme est accéléré par les influences

ces débilitants, considère aujourd'hui les excitants comme des influences altérantes, mais qui, en même temps, déterminent une réaction, une tendance de l'organe à se maintenir malgré le changement survenu, et par conséquent un accroissement d'activité (J. MULLER, *Physiologie*, t. I, p. 56). En tant que la matière organique se montre susceptible d'être déterminée par excitation d'une manifestation de la vie, on dit qu'elle est *excitable*. Pour nous, l'excitabilité n'est que l'aptitude à subir des changements, aptitude que la substance vivante possède en commun avec toutes les autres.

(1) Du moins ne puis-je nommer autrement qu'olfaction la sensation particulière qu'on éprouve lorsque le nez s'emplit de poussière ou d'eau.

excitantes et ralenti par les débilitantes. Ainsi, par exemple, la pression, le galvanisme, une température élevée, sont des moyens de rendre plus vive l'action des nerfs moteurs, et nous concluons que les formes d'intuition qui, dans les sens, succèdent à un même excitement, par exemple la douleur (1), sont des états d'accroissement d'activité.

2° Nous savons que certaines sensations diffèrent les unes des autres, eu égard à la force de l'excitement, en ce qu'elles sont provoquées par des quantités commensurables et comparables du même excitant. Des sons d'acuité diverse correspondent à des ondes sonores de vélocité différente, les couleurs à des vibrations de diverse longueur, les sensations du chaud et du froid à des quantités diverses de ce qu'on nomme le calorique. Cependant la différence d'intensité de l'excitement n'est pas la seule chose qui caractérise ces sensations; il y a simultanément entre elles une opposition qualitative dont on ne peut donner d'explication et sur laquelle je reviendrai.

3° La manière dont un nerf se sent au commencement d'une paralysie et avant la mort peut également servir de point de départ. En pareil cas, un sentiment de froid survient dans les nerfs cutanés. On doit donc admettre que ce sentiment correspond à une diminution de l'excitement, et celui de la chaleur à son accroissement.

4° Lorsqu'un irritant accroît l'excitabilité, il s'ensuit, d'après la définition donnée plus haut, qu'il accroît aussi l'excitement, et que l'inverse a lieu dans le cas contraire. Sous l'influence du froid, les nerfs musculaires perdent leur irritabilité (2), et les nerfs tactiles s'émoussent; la chaleur rend les uns et les autres plus excitables, ce qui est un motif de plus pour reconnaître que le froid, c'est-à-dire la soustraction du calorique, est une cause déprimante, et la chaleur, ou l'affluence du calorique, une cause excitante (3).

(1) Il n'est pas superflu de rapporter cet exemple, car Stilling a, tout récemment, fondé sur l'opinion opposée une théorie des rapports entre les nerfs des vaisseaux et les nerfs sensitifs.

(2) VALENTIN, *Function. nerv.*, p. 128.

(3) C'est précisément sous ce point de vue que la question dont il s'agit ici a de l'importance pour l'explication des phénomènes les plus journaliers; mais c'est précisément aussi en cela qu'elle présente surtout des difficultés. Combien n'a-t-on pas discuté pour savoir si le froid est ou non un excitant! et quoique les motifs allégués dans le texte semblent annoncer qu'il exerce une action déprimante, cependant tous les doutes ne sont point encore dis-

5° Plus un nerf est excité, plus facilement aussi l'excitement se propage de sa sphère au système entier ou aux nerfs qui sont immédiatement en sympathie avec lui. Je serai également obligé de revenir sur cette proposition expérimentale, et je ne la cite ici que comme offrant un moyen de mesurer le degré d'excitement des nerfs sensitifs. Un accroissement de la tendance aux mouvements réflectifs et aux irradiations d'autre espèce a sa source dans une exaltation de l'excitabilité ou de l'excitement des nerfs du sentiment. Quand une plus grande vivacité accompagne ce surcroît d'excitabilité, la conscience elle-même en est informée, et il s'ensuit des images dont le sujet à la conscience.

sipés à cet égard. On sait que le tissu cellulaire et les vaisseaux se resserrent au froid et s'épanouissent au chaud. De là on doit conclure ou que les nerfs de ces fibres ont avec les influences du dehors des rapports qui ne ressemblent en rien à ceux des nerfs musculaires et sensitifs proprement dits, ou que leur contraction et leur expansion sont des phénomènes secondaires, des conséquences d'un antagonisme entre leurs nerfs et les nerfs cutanés, sur lesquels nous sommes obligés d'admettre que l'irritation porte d'abord et immédiatement. J'ai soutenu ailleurs (*Pathologische Untersuchungen*, p. 145) la nécessité d'adopter l'une ou l'autre de ces deux explications, sans nier toutefois la possibilité d'une troisième. En effet, il est suspect que les nerfs du tissu cellulaire acquièrent plus d'activité aussi par le frottement de la peau, par la titillation du mamelon, entre autres, qu'ici par conséquent ils semblent être en sympathie directe avec les nerfs cutanés; cependant on a observé, même dans le cas d'excitation des nerfs cutanés par la chaleur ou autres irritations inflammatoires, qu'avant la dilatation des vaisseaux avait lieu une courte période de resserrement, et on concevrait qu'une irritation modérée d'un nerf cutané commençât par stimuler les nerfs unis sympathiquement avec lui, pour les paralyser ensuite, tandis qu'une irritation plus forte amènerait de suite la paralysie. Une autre difficulté consiste en ce qu'un froid soutenu occasionne de vives douleurs; pour se rendre raison de ce phénomène, il faudrait admettre qu'après avoir été long-temps contractés, les vaisseaux tombent dans un état de paralysie, qui exalte l'action des nerfs sensitifs, par suite de l'accumulation du sang et de la compression; on concevrait ainsi les inflammations provoquées par le froid, les engelures. Une troisième objection, à laquelle je ne sais quoi répondre, est la contraction que de gros troncs vasculaires *mis à nu* éprouvent par l'application directe du froid, comme par l'action des irritants mécaniques. Si l'on supposait, en pareil cas, que des nerfs sensitifs se répandent encore dans les tuniques externes des vaisseaux, et que la contraction par l'effet du froid est un phénomène d'antagonisme, il s'ensuivrait qu'une irritation mécanique devrait donner lieu à une expansion.

Effet consécutif des excitants.

Telles sont les circonstances qui doivent être prises en considération lorsqu'on veut apprécier le degré d'excitement, et à l'aide desquelles on peut, dans un cas donné, tirer des conclusions relativement à la nature des excitants. Les uns diminuent la tonicité et l'excitabilité, et portent le nom de puissances déprimantes, comme, par exemple, les narcotiques appliqués localement; les autres accroissent l'excitement et l'excitabilité. Les uns et les autres, comme on doit l'admettre, agissent par une altération particulière, mécanique ou chimique, qu'ils impriment à la substance nerveuse. Quand cette altération ne pénètre pas trop profondément, la nutrition des nerfs, leur échange de matériaux avec le sang, continue, la substance altérée se trouve par là éliminée peu à peu, le trouble se dissipe, et le nerf revient peu à peu à sa tonicité normale. Un certain laps de temps s'écoule avant que les forces soient rétablies dans toute leur plénitude à la suite d'influences déprimantes, ou que le repos renaisse à la suite des excitants. Les aperceptions sensorielles qui ont lieu pendant le passage de l'état d'excitation du nerf sensoriel à celui de repos, et qui durent au-delà de l'excitation proprement dite, sont appelées images consécutives; on en observe dans tous les sens, et, pour me borner à un seul exemple, je rappellerai seulement la sensation qui persiste après qu'on a porté pendant long-temps un fardeau. De semblables effets consécutifs de l'irritation se remarquent dans les nerfs musculaires; ce sont les légères convulsions qui succèdent à des efforts considérables. Plus l'excitation est intense et soutenue, plus il faut de temps pour rétablir la tonicité, plus la paralysie dure long-temps après l'action des puissances déprimantes, plus les sensations consécutives sont vives et prolongées à la suite des excitations, lorsque toutefois l'excitation n'entraîne pas déjà l'épuisement pendant sa durée même (1). Enfin des

(1) La durée de la sensation consécutive est généralement proportionnée à la durée et à l'intensité de l'image objective; du reste, elle peut être assez longue, même après de faibles irritations, lorsqu'une nouvelle impression ne vient point changer le mode de détermination de l'organe. Quelquefois on continue de penser après une conversation, et quand on revient à soi, au bout de quelques minutes, on entend encore retentir à son oreille, et dans toute leur fraîcheur, les dernières paroles de la personne avec laquelle on causait, ou les siennes propres. Souvent même ce n'est qu'alors qu'on commence à comprendre un discours qui auparavant n'avait fait naître qu'une

puissances tant excitantes que déprimantes, peuvent agir avec une telle force qu'elles détruisent mécaniquement les nerfs, ou leur fassent subir un autre changement quelconque, à la suite duquel leur structure normale ne puisse plus se rétablir; dans l'un et l'autre cas, à quelque catégorie qu'appartienne l'agent, il y a paralysie complète : directe, si cet agent est déprimant; indirecte et ne survenant qu'après le maximum d'irritation, s'il fait partie de la classe opposée.

Fatigue, éréthisme.

Il arrive quelquefois qu'après l'excitation déterminée par un **agent** stimulant le nerf ne revient pas exactement à l'état moyen d'activité dans lequel il se trouvait auparavant, et qu'il descend en quelque sorte au-dessous de cet état. A l'excitation succède un épuisement, pendant lequel les excitants ordinaires n'agissent plus et la tonicité est moindre, absolument comme si le nerf avait subi l'action directe d'une cause déprimante, et il faut un certain laps de temps pour que celui-ci se rétablisse. On peut expliquer ce phénomène au moyen d'une hypothèse. Admettons que des agents déprimants diminuent l'attraction que les nerfs, ou médiatement les globules ganglionnaires, exercent sur les matériaux nutritifs du sang, et que des agents excitants accroissent cette affinité; après que ces derniers ont cessé d'agir, le surcroît d'action ne peut durer qu'aussi long-temps que le sang amène des substances nourrissantes; lorsqu'elles lui ont été enlevées, il doit arriver la même chose que si l'attraction des nerfs pour ces substances était diminuée, c'est-à-dire que l'activité doit tomber au-dessous du degré normal. Supposons que le sang se trouve dans une circulation constamment uniforme; chaque excitation locale finirait par entraîner une fatigue générale, ce qui effectivement a lieu. Si l'on ajoute encore que l'irritation d'un nerf détermine tout aussi bien à l'extrémité centrale

sensation de son. La forme sous laquelle se sent l'organe qui revient au repos est déterminée immédiatement par la qualité de la stimulation ; on conçoit que l'image consécutive ressemblera à l'image primitive, par exemple dans l'œil, où, par des raisons qui seront discutées plus loin, les couleurs se convertissent en leurs contrastes. Cependant il peut aussi en être autrement, lorsque l'excitation était très insolite, ou que de sa nature elle ne comporte pas une prolongation uniforme : ainsi, après une violente détonation, on **entend un bruissement ou un bourdonnement, ou même des sons harmoniques.**

qu'à l'extrémité périphérique une dilatation des vaisseaux, un ralentissement ou même une stase du sang, une fatigue locale doit s'établir bien avant la fatigue générale ; le renouvellement des matériaux doit être déjà moins vif dans les parties excitées, et l'épuisement se faire sentir en elles avant que l'effet s'étende à l'organisme. C'est ce qui arrive réellement.

On ne peut méconnaître qu'il y a, dans les manifestations vitales des nerfs, concours de deux circonstances qui ne se correspondent point parfaitement. Les actions peuvent être vives, énergiques, et avoir une durée proportionnée ; mais, dans d'autres cas, il y a disproportion entre la force et la durée. Si l'on a jugé l'aptitude des nerfs d'après l'échantillon qu'ils ont donné dans le premier moment de l'excitation, on se voit induit en erreur ; car cette action ne persiste pas, et, somme totale, on obtient moins d'effet que dans d'autres cas qui semblaient d'abord promettre moins. Ces états sont connus, et on les a désignés sous le nom tantôt de fausse sthénie, tantôt de faiblesse éréthique ou d'*éréthisme*. Ils semblent dépendre d'un défaut de concordance entre l'attraction des matériaux nutritifs du sang par les nerfs et l'affluence de ces mêmes matériaux. Je dois renvoyer à une autre occasion le développement de cette proposition.

Exercice. Habitude.

J'ai dit que le nerf se refait de l'épuisement que l'effet secondaire des agents excitants produit en lui, mais qu'il ne se contente pas de revenir au degré d'activité qu'il possédait avant l'excitement, et qu'il dépasse ce degré ; car, à la prochaine occasion, la réaction se manifeste avec plus de facilité, la lassitude survient plus tard, et la tonicité, en l'absence de toute excitation, est plus considérable. Ces phénomènes sont surtout frappants dans les nerfs moteurs. Le surcroît de contraction des muscles qui sont mis souvent en jeu communique avec le temps une expression particulière à la face, et au corps une certaine tenue, même pendant le repos, qui font reconnaître le caractère et la profession. C'est là-dessus que reposent les effets de l'exercice et de l'habitude.

Contrastes.

Pour ce qui regarde les nerfs sensoriels, il ne s'agit pas seulement du plus ou du moins, mais encore du mode d'excitation, qu'on ne peut pas toujours ramener à des différences de quantité. Les irritations n'exaltent pas d'une manière absolue l'activité des organes sensibles, elles les accroissent dans une qualité déterminée : aussi, après l'action de puissances excitantes, l'épuisement n'a-t-il pas lieu d'une manière absolue, mais dans la forme sous laquelle le sens a réagi. Non seulement le sens n'a rien perdu de son acuité pour des excitations d'une autre sorte, mais encore il les ressent plus vivement lorsqu'elles s'offrent du dehors, et, dans l'état de repos, il les reproduit spontanément. Sous ce point de vue, il y a, dans chaque sens, des intuitions opposées les unes aux autres, *contrastantes*, qu'on nomme aussi harmoniques, parce qu'elles s'appellent les unes les autres, et qu'elles s'accroissent mutuellement lorsqu'elles agissent soit ensemble, soit alternativement. Dans l'œil, la lumière et l'obscurité, le rouge et le vert, et les autres couleurs complémentaires deux à deux ; dans l'oreille, les sons du même accord, et les accords d'un même ton ; dans le toucher, les sensations contrastantes du chaud et du froid, appartiennent à cette classe : on sait aussi que, parmi les saveurs et les odeurs, il s'en trouve qui peuvent être exaltées par d'autres. Maintenant, lorsqu'un stimulus détermine les nerfs sensoriels à une réaction partielle, et que la fatigue est partielle aussi, le rétablissement des nerfs dans l'état de repos n'est que partiel non plus. En supposant que, dans les nerfs sensitifs, comme dans les nerfs musculaires, la tonicité se trouve accrue par l'effet de la restitution succédant à l'épuisement, le nerf sensoriel devrait, en dernière analyse, réagir plus facilement, et, livré à lui-même, plus spécialement dans la qualité qui est devenue la plus forte par l'effet de l'excitation et de l'exercice. L'exercice accroîtrait habituellement, dans les nerfs sensitifs, non seulement l'activité en général, mais encore l'activité revêtant telle ou telle forme déterminée.

J'ai réuni ailleurs (1) un certain nombre de faits pour prouver que les images d'objets dont les sens ont été occupés souvent ou d'une manière soutenue, reviennent spontanément, et indépendamment de la pensée, pendant l'état de repos, et qu'elles apparaissent aussi, à l'occasion d'une stimulation, lorsque la nature du stimulus n'implique rien qui sollicite le sens à une manifestation particulière. Une pression exercée sur l'œil, une congestion momentanée vers cet organe ou vers l'oreille, sont des excitations qui, d'ordinaire, ne pro-

____

(1) CASPER, *Wochenschrift*, loc. cit.

duisent que la sensation d'un éclair ou d'un bruissement, mais qui peuvent aussi donner lieu à la reproduction d'images, de mots et de mélodies, lorsque la tendance à cette reproduction est développée dans les sens. Valentin (1) et J. Muller ont fait des observations analogues. Il ne faut pas songer à expliquer le retour de ces phénomènes sensoriels complexes par l'hypothèse qui vient d'être exposée tout-à-l'heure ; on parviendrait même, au besoin, à prouver que l'exercice des nerfs sensoriels, lorsqu'il a lieu de la manière dont je viens de parler, ne peut être la cause des images de réminiscence ; car, 1° un objet visuel, dont les traits se sont imprimés dans notre esprit à force d'avoir frappé notre vue, ne saurait jamais rencontrer deux fois de suite exactement la même partie de la rétine ; 2° au milieu du grand nombre d'images auxquelles l'œil est exposé, chaque fibre se trouve certainement exercée d'une manière qui lui est propre, et le concours de toutes pour la reproduction d'un objet semble une chose absolument impossible. Quoi qu'il en soit, je crois qu'on doit s'en tenir à cette analogie expérimentale des nerfs sensitifs et des nerfs moteurs, quoiqu'elle ne s'applique point aux détails.

Reproduction dans les sens.

C'est donc des stimulus, qui ont agi depuis le principe sur la sensibilité, que dépendent non seulement la tonicité des sens, mais encore le mode ou la qualité de leur activité quand ils n'éprouvent aucune stimulation. Pour savoir comment les sens réagiraient s'ils n'avaient jamais été déterminés par des stimulations adéquates, il faudrait qu'il existât des hommes dont les yeux et les oreilles eussent été, dès la naissance, fermés aux impressions du dehors, les nerfs étant d'ailleurs dans un parfait état d'intégrité : mais il y aurait impossibilité de s'entendre avec eux sur le contenu de leurs sensations. Nous nous contentons donc d'admettre que le sens non exercé se meut dans certaines formes simples d'intuition. A la vérité, le toucher, l'odorat et le goût procurent des sensations qui ne viennent pas du dehors, que nous ne pourrions même nous faire comprendre les uns aux autres, parce que nous sommes hors d'état de les provoquer à l'aide d'objets extérieurs, ou de les comparer avec une sensation quelconque excitée par des choses du dehors ; mais, dans les sens dont le monde extérieur a fait l'éducation, les images primitives sont, la

____

(1) *De functione. nerv.*, p. 15.

plupart du temps, refoulées par les impressions des excitations adéquates, et l'œil ou l'oreille s'occupe si rarement d'autres sensations
que de celles dont l'acquisition a été faite, qu'on serait même conduit,
par ces deux sens, à soutenir que les matériaux des images sensorielles nous sont exclusivement fournis par le monde extérieur, que
tout au plus subissent-ils de nouvelles combinaisons à l'occasion d'impressions objectives. Quand ce ne sont pas des irritations extérieures ou
des pensées qui déterminent l'activité du sens, quelques unes des images
acquises sortent en quelque sorte du magasin qui les renferme, celles
surtout que l'exercice a rendues le plus fortes et le plus vives dans
chaque sens spécial. (A peine ai-je besoin de faire remarquer qu'en
me servant ici du mot magasin, je n'entends point une masse d'i-
mages entassées les unes sur les autres, mais la somme des réactions,
qui n'existent qu'en puissance seulement.) Mais, par cela même que
l'organe est actif sous une certaine forme, il se fatigue pour cette
forme, et l'image qui se présentait précisément comme la plus forte,
devient plus faible, par cela même qu'elle est sentie, et fait place à
une autre. C'est ainsi qu'on explique la mutation des images des
sens; cette mutation se montre déjà dans les images consécutives
colorées, comme l'a découvert Plateau et l'a confirmé Tortual (1),
de manière, par exemple, que l'image consécutive verte du rouge
alterne plusieurs fois avec du rouge, avant que l'œil soit revenu au
repos complet.

Éréthisme dans les sens.

Nous avons appelé éréthisme, à l'égard des nerfs moteurs, un état
dans lequel la durée de la réaction ne répond point à sa vivacité, et
la lassitude survient plus rapidement qu'on ne devrait s'y attendre
d'après le degré de l'excitabilité. Si une anomalie analogue a lieu
dans des nerfs sensoriels, elle devrait, d'après les suppositions précédentes, se manifester non seulement par un épuisement plus rapide du sens, mais encore par la promptitude avec laquelle celui-ci
se lasserait de chaque espèce de sensation. De là résulterait, dans
l'action subjective des sens, une mutation plus rapide de sensation,
une sorte de déluge d'images. C'est effectivement ce qu'on observe
dans certains délires fébriles, de même que quand les sens entrent
involontairement en jeu après des excitations, après la narcotisation
par le tabac, etc., tandis que, dans d'autres cas, un phénomène

____

(1) MULLER, *Archiv*, 1840, p. LXXX.

sensoriel involontaire, une mélodie, ou autre semblable, persiste jusqu'à impatienter. On devrait distinguer des images toniques et cloniques dans chaque sens, comme on admet des spasmes toniques ou cloniques.

Intuitions ou idées sensorielles.

Cependant il est rare que les images de choses qui frappent les sens aient, en l'absence de ces choses, la même vivacité qu'en leur présence. Cet effet n'a lieu généralement que dans les rêves, le délire et la manie, où il résulte de là des hallucinations du jugement. La plupart du temps, ces sortes d'images, celles surtout que rappelle la volonté, sont plus pâles, plus fugaces, et ressemblent davantage à des effets de notre propre activité, pour ceux qui sont imbus des préjugés ordinaires. Je les désigne sous le nom d'*intuitions* ou *idées sensorielles*, quoique je me serve à regret d'une expression à laquelle l'usage associe si étroitement la pensée d'une action de l'esprit exercée avec conscience, que *avoir l'intuition* ou *l'idée* et *avoir la conscience* sont souvent regardés comme des locutions synonymes. Toutes les fois que nous sentons avec la conscience de nous-même, nous trouvons deux choses en nous, l'image revêtue des qualités que lui assigne l'énergie du sens par lequel elle nous vient, et l'idée de cette image, ou la pensée de son existence. Il en est de même pour l'intuition ou l'idée, dans le sens que les psychologistes attribuent à ce mot ; nous avons l'idée plus ou moins générale, par exemple, d'une maison, ou d'une maison déterminée, et l'image, quoique pâle et souvent presque incolore, de cette maison (1). Ainsi, en séparant l'intuition ou l'idée de la part qui revient à l'esprit, séparation depuis long-temps faite, en ce qui concerne la sensation proprement dite, c'est-à-dire celle qui naît de la présence des objets, nous réservons le mot intuition ou idée pour désigner les actions particulières des sens dont nous allons essayer de donner

(1) A l'appui de cette assertion, je ne puis citer aucune autorité physiologique ; mais j'en ai une à produire, qui ne semblera certainement pas dépourvue de poids. Luther dit, dans un discours contre les **fanatiques de Carlstadt** : « Je sais de toute certitude que Dieu veut qu'on écoute et qu'on lise ses œuvres, surtout la Passion du Christ. Mais, pour entendre et lire, il est impossible que je ne me fasse pas des images dans mon cœur ; car, que je le veuille ou non, lorsque j'entends le Christ, il se peint dans mon cœur une image d'homme suspendu à la croix. »

les caractères; nous les coordonnons en face des sensations proprement dites, et nous les opposons, conjointement avec ces dernières, aux idées provoquées par la sensation même dont il sera question plus tard.

Il me paraît possible d'arriver de la manière suivante à la démonstration que la cause organique des idées sensorielles est la même que celle des sensations proprement dites.

1° La différence entre les idées sensorielles et les sensations réelles n'est à proprement parler qu'un objet de quantité, et elle se réduit au degré d'intensité des attributs sensibles. Cette différence est plus prononcée que partout ailleurs dans le sens de la vue ; mais là même il n'y a pas de limite rigoureuse à établir. Les intuitions ou idées appelées par les ordres de la volonté, peuvent atteindre la vivacité d'impressions faites par les objets eux-mêmes (1); d'un autre côté, on se rappelle les images qui flottent devant les yeux avant qu'on s'endorme, et qui sont presque incolores, qui ne représentent guère que des formes. Assurément il règne, dans les intuitions ou idées visuelles, une certaine monotonie, une certaine pâleur de coloration, car je ne saurais m'exprimer autrement; toutefois, s'il n'y avait pas la moindre différence de couleur, on ne pourrait pas non plus concevoir de limites, à moins que, ce qui arrive assez souvent, on ne se figurât, non pas la forme, mais le mouvement, et qu'on arrêtât les limites pour ainsi dire par la pensée. Les intuitions involontaires qui naissent soudainement et s'effacent avec non moins de rapidité, à l'audition du son d'une voix ou du prononcé d'un nom, se rapprochent plus encore des sensations visuelles, que les intuitions volontaires. Si ces images sont incomplètes, c'est en grande partie parce que la pensée prend part à leur production. Le souvenir d'une contrée, d'une chambre, en éveille l'image, qui remplit, comme à l'ordinaire, le champ visuel; mais nous ne pouvons pas contempler une pareille image sans la spécialiser en quelque sorte, sans remarquer telle ou telle particularité plutôt que telle ou telle autre, et alors nous n'avons plus l'idée de l'image primitive, mais celle d'une portion de cette image, et à cette idée correspond, à son tour, l'intuition ou l'idée visuelle, qui prend la place du tout. En songe même, nous sommes quelquefois surpris de ce que le champ visuel n'est pas rempli tout entier d'une manière conséquente, de

(1) *Voyez* les observations de Cardan et de Gœthe, dans J. MULLER, *Phantastiche Gesichtserscheinungen*, p. 81.

ce que nous ne voyons pour ainsi dire que la partie essentielle, par exemple la tête d'un personne. Après chaque perception vive ou soutenue par les sens, on peut observer le passage de l'image à la forme de l'intuition ou de l'idée sensorielle. Dans les objets du ressort de la vue, les couleurs pâlissent d'abord, tandis que les contours restent, ou ceux-ci disparaissent, pendant que certains tons de couleur persistent encore dans l'œil, et l'image entière se décompose d'une manière difficile à décrire, mais certainement bien connue de chacun, de manière que, par exemple, s'il s'agit d'un visage, le nez est encore visible, lorsque, pour se représenter la bouche, on est obligé de la tirer en quelque sorte d'un nuage par un effort de la volonté. De même, à propos d'une pièce de musique, tantôt la mélodie se perd, et il n'y a plus que quelques sons plus forts qui retentissent; tantôt le timbre et la mélodie bourdonnent encore long-temps dans l'oreille de la même manière abstraite, serais-je tenté de dire, que nous nous représentons ordinairement les mélodies (1).

Une chose pourrait paraître plus importante que les différences dont il a été question jusqu'ici, c'est qu'on place la représentation sensorielle, la sensation, au-dehors, mais qu'on reconnaît l'intuition ou l'idée pour une affection de son propre moi. Mais ceci n'est vrai qu'à l'égard des sens supérieurs, où la faculté de rapporter hors de soi est un résultat de l'éducation, une illusion produite par le conflit avec d'autres sens, illusion dont la cause disparaît pour l'intuition isolée. Assurément il nous semble que les intuitions des objets visibles, peut-être aussi celles de l'ouïe, s'engendrent, comme les pensées, dans l'intérieur de la tête ; mais, pour ce qui concerne les autres sens, le lieu de l'intuition et de l'affection objective ne diffèrent point en apparence. L'idée de rugosité fait naître ordinairement la représentation visuelle d'une surface raboteuse ; de même qu'en général il est rare que des représentations se produisent dans la sphère des autres sens, où elles n'ont lieu en quelque sorte que dans le cas d'absolue nécessité, et d'une manière fort incomplète. Si l'on fait un effort d'intention pour rappeler la représentation tactile correspondante, elle apparaît aux doigts ; des représentations volontaires d'odeurs et de saveurs sont si certainement transportées au nez et à la langue,

<hr>

(1 Lorsque les sons de plus en plus affaiblis d'une musique qui s'éloigne parviennent à nous, nous ne pouvons plus distinguer les plus légers, c'est-à-dire les plus éloignés, de notre propre intérieur, c'est-à-dire de ce qui nous touche de plus près (JEAN PAUL, *Museum. Blicke in die Traumwelt*, § 3).

qu'on exécute même sans s'en douter les mouvements correspondants nécessaires pour flairer ou savourer. Il suit de là que l'apparente localisation diverse qui a lieu dans les images visuelles n'établit pas une différence essentielle entre les sensations et les intuitions, mais dépend de circonstances particulières qui n'appartiennent qu'au sens de la vue, et se rattachent soit au mode de son énergie, soit à sa structure anatomique.

2° L'identité des idées sensorielles et des sensations se montre dans la relation qu'elles ont avec les fonctions à proprement parler intellectuelles, la pensée et la volonté. Des idées d'objets sensibles, tout comme des excitations passionnées, donnent lieu tantôt à des intuitions sensorielles concrètes, tantôt à de véritables représentations sensorielles, suivant l'intensité de l'activité morale et le degré d'excitabilité de l'organe sensoriel. Les intuitions dont la frayeur remplit arrivent souvent à un degré de vivacité tel qu'à peine reste-t-il des doutes sur la réalité de l'apparition. Quand nous pensons à un son, à un objet dont nous attendons la vue, l'intuition de ce son, de cet objet, peut devenir à chaque instant une hallucination sensorielle qui nous porte à tendre l'oreille et à chercher du regard. Un exemple fort ordinaire de ces sortes d'hallucinations des sens, qu'on pourrait appeler des *pressentiments*, est fourni par le cas où, voulant plonger un doigt dans l'eau pour le mouiller légèrement, nous le retirons sec plusieurs fois de suite, parce que nous sentions l'humidité et le froid avant qu'il eût atteint l'eau. Qui n'a pas éprouvé la sensation de gouttes d'eau au visage ou sur les mains lorsqu'il croyait le temps à la pluie ?

3° Les intuitions sensorielles peuvent, comme les représentations sensorielles subjectives, s'unir tellement avec les impressions objectives, qu'elles ne fassent plus en quelque sorte qu'un tout avec elles. Dans une série de coups qui se succèdent rapidement et qui sont uniformes, on entend à volonté des octaves, des doubles octaves, des triples octaves, suivant qu'on se figure le second, le troisième, le quatrième son plus fort. A la sensation objective se joint ici l'idée d'un rhythme qui accumule sur une fraction des tons plusieurs fractions de tons du rhythme entendu, et le résultat est le même que si le second, le troisième, le quatrième coup avait été réellement frappé plus fort. Quelque chose d'analogue a lieu pour l'œil lorsque, dans un champ de points également distincts les uns des autres, nous voyons des lignes tantôt obliques, tantôt verticales ou diagonales. C'est par le même procédé qu'on donne pour ainsi dire un corps aux impressions objectives, qu'on fait d'une serviette un fantôme, d'un nuage un animal, d'une voiture qui roule au loin sur le pavé une marche battue par des tambours, etc. J'ai parlé tout-à-l'heure des illusions sensorielles qui nous portent à chercher ; en tant qu'elles apparaissent dans le champ visuel objectif, elles doivent prendre place ici ; mais ce qui les y range plus encore, c'est que la plupart du temps elles ont pour base une aperception objective, aux contours généraux de laquelle se trouve pour ainsi dire transportée ou accolée l'image subjective.

4° De la proposition que la sensation par un sens quelconque est une énergie ou une qualité du nerf, il suit absolument qu'un nerf donné ne peut pas sentir deux impressions en même temps. Si une même fibre sentait simultanément du rouge et du bleu, par exemple, à la fois, elle verrait du rouge et verrait du non-rouge, ce qui est logiquement impossible (1). Donc, quand les représentations sensorielles ne peuvent pas s'unir en un tout simple avec les phénomènes objectifs, elles et ceux-ci s'excluent réciproquement, et la plupart du temps ce sont ces derniers qui prédominent, comme étant les plus forts. Il y a peu de personnes qui parviennent, les yeux ouverts et au grand jour, à se représenter, par un effort de la volonté, les traits ou la forme d'un individu connu ; presque personne ne peut, en entendant une mélodie, s'en rappeler une autre ; il faudrait pour cela se la chanter à haute voix, et l'élever ainsi à l'intensité objective. Mais, en revanche, nous pouvons épuiser notre imagination en

(1) L'oreille semble faire exception. Je dis *semble*, car deux hypothèses sont possibles pour aider la loi générale à s'appliquer également ici. On admet que, comme dans l'œil, les diverses impressions agissent sur des points différents de l'expansion du nerf auditif, et par conséquent sont senties les unes à côté des autres, ce qui ne répugne point aux conditions physiques de l'audition ; ou l'on considère la combinaison comme une énergie simple, dont la volonté peut seulement séparer les éléments avec plus de facilité que ceux des couleurs composées. L'odorat et le goût feraient, sous ce rapport, le passage de la vue à l'ouïe ; en effet, chaque son musical constitue, à proprement parler, un accord, et il n'y a que celui qui éveille dans l'oreille la totalité du son musical qui soit le stimulus extérieur : voilà pourquoi une mélodie qui a pour base une succession d'harmonies fausses, est tout aussi insupportable que le sont ces dernières. La possibilité de l'association de bruits à une perception simple, semble ressortir du fait connu, que certaines personnes atteintes d'une surdité nerveuse commençante entendent mieux au milieu d'un bruyant entourage que dans le calme.

représentations visuelles tandis que nous écoutons une symphonie, et siffler un air ou le laisser retentir dans notre oreille pendant que nos yeux déploient leur pleine et entière activité. Une impression objective dans un sens oppose un obstacle plus grand encore à ce qu'une intuition ou une idée sensorielle se produise dans un autre sens. Toutes les nuances du regard pendant qu'on est occupé de représentations ou d'idées, n'ont d'autre but que d'accroître la vivacité de l'image subjective aux dépens de l'image objective; voilà pourquoi nous fermons les paupières, nous regardons fixement au plafond, nous portons nos regards au loin, etc. Ayant les yeux ouverts, on ne se dessine la plupart du temps point les images ternes des objets qu'on veut se représenter, dans le milieu du champ visuel, où les sensations objectives ont plus de précision que partout ailleurs, mais dans les parties latérales de ce champ, qui sont éclairées d'une manière trouble et confuse; de là vient que souvent on tourne involontairement les yeux de côté, comme pour donner plus de précision à la sensation peu prononcée qu'on éprouve. Si d'autres organes agissaient dans la représentation idéale que dans la sensation objective, on parviendrait bien à comprendre comment cette dernière peut, *en général,* coïncider avec la première; mais on ne concevrait pas pourquoi l'affection d'un sens ne doit pas éveiller précisément et uniquement les représentations idéales qui appartiennent au domaine de ce sens. Il est plus difficile de déterminer empiriquement si l'œil est fermé aux impressions extérieures pendant qu'il s'occupe d'images intérieures; il y a des circonstances sans doute où nous n'apercevons point alors les objets du dehors; mais le fait s'expliquerait par l'impossibilité de consacrer son attention à plusieurs objets simultanément. L'expérience suivante serait concluante s'il se trouvait une personne douée d'une assez grande énergie de caractère pour l'entreprendre. Il faudrait, tandis que l'œil ouvert repose sur une surface monochrome, sans la fixer, se représenter en idée une autre couleur. Au reste, il pourrait aussi y avoir, dans ce cas, complication de l'image pensée avec l'image objective. L'expérience est facile à comprendre quand il s'agit de se représenter des formes, car on éprouve moins de difficulté à se figurer, les yeux ouverts, des formes, c'est-à-dire des contours, sur le fond coloré du monde extérieur, que des couleurs. Peut-être les surfaces colorées elles-mêmes se comportent-elles, dans la pensée, comme le doigt, par exemple, dans le champ visuel commun, lorsqu'on le tient devant un des deux yeux fixé sur un objet éloigné, circonstance dans laquelle il n'y a que les parties extérieures qui soient colorées, celles du milieu étant transparentes et presque incolores.

5° Darwin fait remarquer que la lumière du jour nous éblouit moins, au moment du réveil, lorsque nous avons beaucoup rêvé d'objets visibles. « Chacun, ajoute-t-il, peut en faire l'épreuve dans la journée. Qu'on ferme les yeux, qu'on abaisse son chapeau dessus, qu'on pense une minute à une mélodie, et qu'on s'efforce de la chanter avec aussi peu d'effort d'esprit que possible; puis que tout-à-coup on ouvre les yeux et les découvre, la pupille se contractera en une seconde de temps ; mais pendant plusieurs secondes de suite, on trouvera le jour plus vif, ce qui provient de l'accumulation de la faculté sensorielle dans le nerf optique. Qu'ensuite on ferme et couvre de nouveau les yeux, puis qu'on pense à un cube, qu'on se figure, dans les yeux de l'esprit, une image nette de toutes les faces de ce cube colorées en rouge, ensuite en vert, en bleu, et qu'enfin on ouvre les yeux ; après la première seconde, qu'il faut compter pour le resserrement de la pupille, on n'apercevra pas le moindre accroissement de la lumière du jour, c'est-à-dire qu'on ne sera nullement ébloui, parce que la faculté sensorielle a été mise en jeu pendant que la pensée s'exerçait sur des objets visibles. »

Si cette observation est exacte, et j'avoue qu'il me paraît très difficile d'en décider, elle fournit assurément une preuve irrécusable que les nerfs sensoriels prennent une part à l'intuition idéale.

Vient-on à peser tous ces arguments, on se sent enclin à admettre que les intuitions sensorielles, dans le sens que j'y ai attaché précédemment, et les sensations réelles ne diffèrent ni quant à l'essence ni quant à la cause organique, que par conséquent les intuitions sensorielles sont aussi des fonctions, c'est-à-dire des états des nerfs sensoriels. Le nerf sensoriel, comme intermédiaire entre le monde extérieur et ce qui pense en nous, peut être sollicité des deux côtés à manifester ses énergies, et cette manifestation se dessine sous la forme de la sensation, ou de l'idée sensorielle. La première succède toujours, nous le savons, aux stimulations objectives; dans les affections morales, au contraire, l'organe sensoriel agit d'ordinaire de manière à produire l'idée (1),

(1) Comme la réaction prend toujours la forme d'une sensation après une stimulation qui affecte les nerfs dans toute leur expansion, ce qui est le cas des impressions objectives, de celles qui agissent à partir de

et il pourrait arriver ainsi que l'on considérât comme simple ce qui se présente toujours associé dans l'observation, qu'on regardât les images sensorielles elles-mêmes comme une forme de la conscience de soi-même. Mais il est facile de faire voir que les intuitions sensorielles peuvent, tout aussi bien que les sensations, exister sans conscience et involontairement. Le plus souvent on se représente à son insu une mélodie quelconque, tandis que la pensée est occupée de toute autre chose. Il arrive souvent qu'on ne s'aperçoit de s'être formé une image sensorielle, concrète, de l'extérieur d'une personne étrangère ou d'un objet inconnu, que plus tard et par la surprise que cause le constraste de l'apparition réelle avec notre idée. La situation déterminée dans laquelle apparaît l'image volontairement produite d'un objet connu, est déjà quelque chose que l'action de nos sens ajoute à notre insu, sans notre volonté; et ici précisément se retrouve l'influence de la mémoire sensorielle, car les personnes se représentent à nous sous le costume et dans la tenue que nous leur avons vus souvent, ou la dernière fois, ou dans un moment donné; très souvent aussi, au lieu de l'original, c'est un portrait qui nous revient, quand nous en connaissons un, parce que l'impression de ce portrait a agi d'une manière plus soutenue sur notre œil que la forme vivante elle-même, qui n'est point immobile. Il en est de même pour les représentations auditives. Si nous lisons la lettre d'une personne ou le livre d'un auteur que nous ayons entendu parler, les mots retentissent avec le ton et l'accent particuliers que ces personnes mettent à leurs discours. De là vient aussi que, quand on lit en soi-même, les caractères tracés en italique semblent sonner plus haut, comme si on nous les criait dans l'oreille.

Conscience de l'espace.

La discussion des rapports qui n'appartiennent qu'à tel ou tel sens, et n'ont trait qu'à son énergie spéciale, n'entre point, à proprement

la périphérie, on pourrait admettre que ce qui les caractérise, ce sont des oscillations de la fibre entière, que les influences mentales de force ordinaire, notamment la volonté, n'excitent que l'extrémité centrale, et que celles d'une plus grande force provoquent des oscillations qui, dépassant cette extrémité, s'étendent au nerf entier. La possibilité de se créer des images après l'extirpation de l'expansion périphérique d'un nerf, ne s'élève pas d'une manière positive contre cette hypothèse, parce qu'il reste toujours des débris plus ou moins longs des fibres.

parler, dans le cercle de nos recherches Cependant je dois mentionner brièvement une particularité du sens de la vue et de celui du toucher, qui a mis sur la voie de conclusions relativement à la structure intime de ces organes et du système nerveux en général : je veux dire la conscience de l'espace. Chaque organe sensoriel se compose d'un certain nombre de fibres homogènes ; mais, dans le nez, la langue, et vraisemblablement aussi l'oreille, toutes les fibres paraissent agir chaque fois de la même manière, ou du moins leurs sensations se confondre en une seule impression : le nombre des fibres affectées de la même manière se borne à accroître l'intensité de la sensation, et c'est ce qui fait qu'une partie des fibres peut être paralysée ou manquer sans que de là il résulte le moindre préjudice pour l'organisme. Dans l'œil et les nerfs tactiles, l'intensité de la sensation est bien aussi déterminée par le nombre des fibres qui agissent simultanément, la vivacité des douleurs dépend du nombre des nerfs offensés, la lumière est sentie plus vivement lorsque l'on tient les deux yeux ouverts que quand elle n'en frappe qu'un seul ; mais en même temps l'excitation spécifique de chaque point de l'expansion nerveuse arrive séparément à la conscience, et tous les points qui ressentent cette excitation sont représentés dans l'esprit sous la forme d'une surface, c'est-à-dire placés à côté les uns des autres, et ayant des rapports les uns avec les autres. Ici, quand une partie de l'expansion nerveuse est paralysée, la lésion se manifeste sous l'apparence d'un vide dans la surface représentée. On explique cette particularité de l'organe visuel et de l'organe tactile en disant qu'à la peau et à la rétine les fibres nerveuses dirigent leurs extrémités ou en quelque sorte leurs pointes vers le monde extérieur ; que ces extrémités, rangées à côté les unes des autres, figurent une espèce de mosaïque composée d'autant de points doués d'une sensibilité spéciale qu'il y a d'extrémités de nerfs ; que l'impression reçue par l'extrémité périphérique de chaque fibre se propage sans mélange, le long de la fibre entière, jusqu'à l'extrémité centrale, et se communique de cette dernière au sensorium, dans lequel on admet un égal nombre de points semblablement disposés, qui possèdent l'aptitude à sentir avec conscience. Cette opinion est inconciliable avec ce que nous ont appris les recherches les plus récentes sur le cours des nerfs, notamment de la rétine. On ne peut se dispenser de convenir que les rayons luminés émanés de différents points éclairés, et réunis de nouveau en un seul point par les milieux réfringents de l'œil, sont sentis chacun à part dans des parties aliquotes d'une seule et même fibre. Les conditions que la théorie physiologique précitée suppose sont remplies par les bâtonnets de la membrane de Jacob, et l'analogie que ceux-ci ont avec la substance nerveuse dans beaucoup de réactions, donne lieu de présumer qu'ils sont proprement la partie sentante de la rétine, et que c'est le changement éprouvé par eux que les fibres du nerf optique conduisent au cerveau d'une manière quelconque. Mais quand on se rappelle qu'il y a eu des hommes qui, après l'extirpation du bulbe, ont conservé la faculté de produire en eux des images relatives au sens de la vue, on n'ose point leur attribuer une telle signification. A la vérité, on n'entrevoit pas comment une fibre peut conduire à la fois au cerveau des affections diverses de différents points de son trajet ; mais nous avons déjà reconnu précédemment que cette hypothèse est insoutenable, et nous ne trouvons ici qu'un nouveau motif de reconnaître que la fibre n'est pas simplement conductrice, qu'elle agit aussi d'une manière indépendante, et que sa connexion avec le cerveau n'est point nécessaire pour la sensation, qu'elle ne l'est que pour la conscience de soi-même. Les faits physiologiques qui semblent parler d'ailleurs en faveur d'une correspondance entre les points qui perçoivent à la périphérie et les points qui créent l'image au centre, sont, les uns susceptibles de recevoir une explication différente, et les autres neutralisés par des faits contradictoires. La simplicité de la vision, malgré les deux yeux qui président à ce sens, pourrait bien être comprise d'après la théorie précitée, si l'on admettait en même temps, avec J. Muller, que les fibres identiques des deux yeux se réunissent deux à deux en une seule dans le chiasma. Mais de telles anastomoses ne sauraient échapper aujourd'hui à nos moyens d'investigation ; et si on les admettait, il faudrait que non seulement les formes, mais encore les couleurs se fondissent en une impression moyenne simple dans les points identiques des deux yeux, ce qui n'est pas. Ce que Romberg appelle loi de l'apparition excentrique est surtout favorable, dans le domaine du sens du toucher, à cette thèse physiologique. Un nerf tactile, en quelque endroit de son trajet qu'on l'irrite, procure toujours la même sensation que si l'irritation avait porté sur son expansion périphérique ; donc la fibre paraît ne posséder, dans toute sa longueur, que l'aptitude à représenter un point où elle se réfléchit sur elle-même. Mais J. Muller (1) avait déjà dit

(1) *Physiologie du système nerveux*, trad. par A.-J.-L. Jourdan, t. I.

que la pression exercée sur le tronc est sentie en même temps dans
l'endroit comprimé. Je n'ai entrepris aucune expérience pour
résoudre cette contradiction; cependant je ne saurais regarder
comme exacte une explication qui , pour être conséquente , exige-
rait que l'un ou l'autre des deux faits fût révoqué en doute (1).

Organe de la pensée.

L'énergie dévolue à l'organe de la pensée a déjà été signalée en
plusieurs occasions où il s'agissait de séparer , dans la sensation et la
représentation, la part qui revient à l'action sensorielle et celle qui
revient à la conscience de soi-même. Ce serait dépasser les bornes
de ce traité que de vouloir caractériser les formes d'intuition qui
appartiennent en propre à la pensée. On peut, en analysant les
opérations complexes de notre esprit , arriver à établir divers systèmes d'idées simples ou de catégories ; mais vouloir expliquer ces
catégories par autre chose que par elles-mêmes, ou les déduire
de quelque chose en dehors d'elles, serait une entreprise aussi
insensée que de chercher à rendre les couleurs sensibles par
des sons. Toute explication de l'idée suppose précisément ce dont
elle devrait rendre raison, et telle est la faute dans laquelle est tom-
bée l'école philosophique (Locke) qui prétendait déduire les idées
rationnelles de l'expérience acquise par les sens. L'axiome : *Nil in
intellectu, quod non ante fuerat in sensu*, est si faux que , loin de
l'admettre , on doit bien plutôt soutenir , du moins d'après les principes de la physiologie, qu'il ne peut jamais rien passer des sens dans
l'esprit. Si les influences du dehors ne peuvent produire dans les
sens aucune sensation qui n'existe déjà préalablement en puissance ,
comme état du sens , rien du dehors ne saurait non plus pénétrer
dans l'organe de la pensée , et ne peut développer que ce qui y som-
meille. Dans le conflit avec le monde extérieur , les énergies sensorielles simples sont en quelque sorte spécifiées par les irritations

(1) Valentin (*De functionib. nerv.*, p. 84) croit pouvoir tirer parti des anses
d'inflexion des fibres primitives que Gerber a découvertes dans l'intérieur
des troncs nerveux, pour expliquer comment les troncs causent de la douleur à l'endroit où on les comprime. A mon avis, si cette hypothèse était
fondée, il faudrait que les anses en question fussent beaucoup plus nombreuses , et qu'on en trouvât sur tous les points. — *Comp.* à l'égard de quelques autres expériences qui ont trait ici, un mémoire de Mile , dans MULLER,
Archiv, 1838, p. 385.

adéquates : aux différents nombres des oscillations de l'éther lumineux ou des ondes sonores correspondent des intuitions déterminées de l'échelle des couleurs ou des sons ; et quand une fois ces intuitions sont éveillées, elles prennent, dans le sens développé par l'éducation, la place des sensations primitives, en s'y présentant avec les combinaisons et les conséquences accoutumées. Mais les états des organes sensoriels sont l'irritation adéquate pour l'organe de l'âme ; aux affections des sens correspondent certaines idées, les idées sensorielles ; c'est des émotions des sens que dépend le degré de développement de ces idées. La pensée de l'esprit developpé par les sens est à la pensée originelle à peu près dans le même rapport que les images de l'œil exercé aux simples éclairs et aux simples taches colorées. Revenir aux idées primitives est si peu possible, que nous sommes obligés, même à l'égard des choses les plus abstraites, de les concevoir sous des formes qui nous ont été apprises par les sens. Il faut savoir cela, il faut regarder les formes comme une chose indifférente, il faut reconnaître hors de nous des individus auxquels leur histoire et leur manière de sentir a inculqué d'autres formes, pour pouvoir acquérir la conviction que ce que chacun exprime dans sa langue a pour base une connaissance innée et nécessaire.

L'organe des facultés intellectuelles ressemble aux organes sensoriels en tout ce qui concerne les particularités de son mode d'excitation. On sait qu'il peut et se fatiguer, et s'accoutumer au travail par l'exercice. Il y a des idées contrastantes, comme des couleurs contrastantes, qui alternent volontairement ensemble, de manière que l'association des idées procède tantôt par des similitudes, tantôt par des oppositions. On peut même observer les états de l'éréthisme dans différentes sortes de vésanies et jusque dans la simple ivresse. Les fonctions de l'âme ont le caractère tantôt de l'excitation tonique, tantôt de l'excitation clonique : dans le premier cas, une idée persiste dans l'esprit, d'où l'on ne peut la chasser ; dans le second, la pensée saute de proposition en proposition, et quand la faiblesse est arrivée au dernier terme, nulle idée n'est plus conduite à sa fin, et tout discours s'arrête à moitié chemin.

L'organe de la pensée, comme tous les autres nerfs, réagit dans le sens de son énergie propre, même contre des irritations autres que ses stimulations adéquates. Nous trouvons moins de difficulté que pour les nerfs de la sensibilité à prouver que ce n'est pas l'action de ces deux sortes d'irritation qui seule le met en éveil ; mais nous avons plus de peine à nous assurer qu'il est modifié par elles. Eu égard aux sens, on peut juger du résultat d'une irritation par la soudaineté avec laquelle, après l'irritation, la conscience vient à être informée de l'action de ces sens, qui auparavant avait lieu sans qu'elle y fît attention. Ce critérium nous abandonne quand il s'agit de la pensée, parce que la conscience de soi-même fait partie de son essence et est inséparable d'elle. Nous n'avons d'autre ressource que de prendre en considération les différences dans la direction et l'énergie des pensées. Ces deux qualités dépendent d'influences mécaniques et chimiques. Qui niera qu'une congestion vers la tête, qu'une compression exercée par une tumeur ou une esquille, puisse changer totalement la manière de penser d'un homme ? Qui n'a pas éprouvé qu'un verre de vin dans l'estomac ragaillardit l'esprit, et fait que des combinaisons se présentent comme d'elles-mêmes, dont peut-être avait-on auparavant un vague aperçu, mais sans qu'on fût capable de les concevoir nettement et avec clarté ? Les changements que ces excitations déterminent dans l'intensité de la pensée sont encore plus frappants, ce dont nous allons nous occuper de suite.

Sympathie.

J'ai déjà montré précédemment qu'au moyen de la substance grise l'excitation d'un nerf réagit sur un autre dans les organes centraux, et tantôt exalte, tantôt diminue son action. Il suit de là que l'état d'un nerf peut, jusqu'à un certain point, jouer le rôle de puissance excitante ou déprimante, par rapport à un autre nerf. Si l'on considère les sympathies sous ce point de vue, on arrive de soi-même à une conclusion confirmée par l'expérience, savoir, que la transmission a lieu d'autant plus sûrement, et s'étend d'autant plus loin, que l'excitation a plus d'intensité, et que l'excitabilité est plus grande, soit dans le nerf primitivement atteint, soit dans celui qui ressent la secousse sympathique, ou dans le système nerveux tout entier. Qu'il me soit permis de faire encore remarquer que le degré d'excitabilité n'est déterminé qu'à l'aide du degré de l'excitement déjà existant. Pour ce qui concerne les nerfs du sentiment et du mouvement, je ne suivrai point ici ce sujet, pour lequel je renverrai à l'exposition détaillée que j'en ai faite ailleurs (1). Mais je ne puis me

(1) *Pathologische Untersuchungen*, p. 118. — Comparez *Bulletin de l'Académie royale de médecine*. Paris, 1839, t. III, p. 691, 739, 770.

dispenser d'essayer l'application des lois de la sympathie aux rapports de l'organe de l'âme avec les autres nerfs. Cet examen contribuera, j'espère, à établir d'une manière plus solide encore les idées que j'ai exposées jusqu'ici touchant les fonctions intellectuelles.

Sympathies de l'organe de l'âme.

Dans l'état ordinaire de la pensée, quand elle s'exerce avec calme et sur des sujets abstraits, à peine la conscience est-elle informée d'autre chose que d'idées : l'état de notre propre corps nous occupe à peine, quoique nous n'y soyons pas absolument étrangers, puisque autrement les changements qui y surviennent n'attireraient pas notre attention. Les sens s'exercent à notre insu sur les intuitions que leur procure le monde extérieur, ou sur des images commémoratives, ou enfin sur des représentations dont le caractère est déterminé par la nature de nos pensées. Dans le sens de l'ouïe, les idées qui remplissent l'esprit s'accompagnent presque régulièrement de représentations spécifiques, savoir, de mots, d'images auditives, qui correspondent aux idées, et qui servent comme de symboles de ces dernières (1). Du reste, je ne pense pas qu'on puisse nier la possibilité d'une pensée sans mots ; elle est plus rapide, plus confuse, et, en tant qu'elle donne le mouvement impulsif à des actions, on l'appelle tact ou sentiment. Pendant la pensée calme, les muscles du corps sont abandonnés à leur tonicité normale, ou dans un état d'activité que la moindre intention suffit pour entretenir, une fois qu'il est en train.

Affection.

Il est une autre manière de penser, dans laquelle le corps et l'âme semblent avoir une connexion plus intime l'un avec l'autre : ce qui se passe dans l'âme s'exprime dans le corps, et détermine dans les sens des modifications dont la conscience, à son tour, est informée. En même temps qu'on pense, on sent les changements survenus dans le corps, l'accroissement ou la diminution de la tonicité. Ce mode de pensée porte le nom d'*affection* ou de *passion*. C'est la pensée, plus la conscience des modifications qui s'opèrent dans l'organisme. L'affection se trahit au-dehors par la participation des nerfs moteurs ; les

(1) D'après la théorie que Herder a établie de l'origine de la parole. Au reste, ce sont les mouvements des organes phonateurs qui appellent la pensée, en quelque sorte par sympathie, et les bruits résultant de ces mouvements deviennent des sensations de sons.

mots auxquels on pense sont prononcés par la bouche ; ce qu'on eût exprimé d'une voix ordinaire, dans l'état de calme, on le crie ; les muscles se tendent davantage, ou tremblent, ou se relâchent, les vaisseaux se resserrent ou se dilatent, ce qui augmente ou diminue la turgescence, etc.

Ainsi, en fait, nous distinguons la pensée passionnée de la pensée calme par les affections de nerfs sensitifs ou moteurs qui l'accompagnent, et il est indifférent pour le phénomène que telle ou telle relation de causalité ait lieu entre les affections des nerfs du corps et la pensée. La pensée d'un danger menaçant n'est point encore de la crainte, et n'a par elle-même rien d'agréable ni de désagréable ; elle ne devient un sentiment passionné pénible que quand il s'y joint une oppression de poitrine, des battements de cœur, etc. La même affection se produit dans les maladies du cœur, non pas seulement lorsqu'elles sont arrivées à un haut degré, et qu'il survient réellement de la gêne dans la respiration, mais même dans les légers troubles nerveux du cœur. Ces troubles font qu'il se déclare une anxiété vague, à laquelle les malades ne savent quelle cause assigner, et, quand il y a des sujets de crainte, la pensée prend de suite le caractère de la passion.

Quand la pensée occasionne les affections des nerfs du corps, c'est là un phénomène de sympathie. D'après les lois précédemment exposées, c'est des circonstances suivantes qu'il dépend que la communication s'effectue et s'étende plus ou moins loin.

Conditions de l'affection.

1° *La force de l'irritation.* Des impressions de même espèce provoquent d'abord une pensée calme, puis, en se répétant et s'accumulant, elles donnent lieu à une affection. De même, en sens inverse, l'excitation passionnée, qu'une pensée avait mise en éveil au premier instant, se dissipe peu à peu, à mesure que la pensée s'émousse par le fait de l'habitude. Lorsqu'une pensée acquiert de la précision, les mouvements sympathiques correspondants prennent de l'extension. A l'instant où l'on annonce à quelqu'un une nouvelle désagréable avec des ménagements ou en termes équivoques, on voit son regard devenir incertain et sa figure se couvrir d'une légère rougeur ou pâleur, qui augmente ou diminue selon que la suite de la conversation tourne vers le bien ou vers le mal.

2° *L'excitement ou l'excitabilité de l'organe de l'âme,* parce que l'effet de l'excitation croît avec l'excitabilité. On sait assez combien les congestions vers le cerveau (par exemple dans l'hydrocéphale commençante), l'encéphalite, etc., prédisposent aux affections. L'expérience journalière apprend que les contrastes sont favorables à l'extension des sympathies partant de l'organe de la pensée. Ce n'est point ici la soudaineté de l'excitement, mais celle du passage d'une forme d'excitement à une autre, qui ébranle, parce que chaque intuition exalte l'excitabilité par le contraste, et qu'en conséquence celui-ci, lorsqu'il s'offre du dehors, est senti comme excitation plus vive. Un chagrin inattendu est tout aussi pernicieux qu'une joie imprévue ; et alors même qu'il n'y aurait dans aucun des deux contrastes rien qui fût en soi capable d'affecter, la promptitude du passage de l'un à l'autre fait naître des sympathies, le rire ou l'expression d'une émotion profonde. Celui qui, devant annoncer une nouvelle de nature à frapper, dirige peu à peu la pensée de la personne sur des pensées analogues, se conduit, avec intention, comme fait, sans en prévoir le résultat, un conteur maladroit qui laisse apercevoir d'avance la pointe : on modère l'excitabilité, on rend par là l'excitement moins fort, et enfin on diminue les mouvements sympathiques. La même chose précisément arrive pour les sens ; il y a une grande différence entre sauter brusquement dans l'eau froide, et se rafraîchir par degrés.

3° *L'excitement ou l'excitabilité du corps.* Ce qui prouve surtout l'influence de cette condition, c'est que certains nerfs, plus irritables, sympathisent plus facilement et plus fortement que les autres avec la pensée. Une nouvelle affligeante fait tousser une personne malade de la poitrine, procure la diarrhée ou un spasme des conduits biliaires à celui qui a les organes du bas-ventre en désordre, des palpitations à celui dont le cœur n'est pas sain, des spasmes aux hystériques, etc. Le récit d'un événement triste peut susciter des douleurs chez un homme dont une partie quelconque du corps est frappée d'inflammation. De même aussi les mouvements involontaires qui expriment l'affection, par exemple le rire, sont, ainsi que les mouvements réflectifs, plus forts dans les muscles paralysés par l'effet d'une apoplexie, comme le prouve un cas intéressant dont A. Magnus a publié les détails (1).

4° Partout où la tonicité du système nerveux entier est plus grande, soit normalement, par suite de l'organisation première, soit

(1) MULLER, *Archiv*, 1840, p. 258.

accidentellement, par l'effet d'impressions passagères, les sympathies se développent plus volontiers, et la pensée prend plus aisément le caractère de l'affection. Nous avons précédemment accordé une tonicité plus prononcée aux tempéraments sanguin et colérique ; de là vient la grande facilité avec laquelle on sait que se passionnent les personnes douées de ces deux tempéraments, qu'on pourrait distinguer l'un de l'autre parce qu'il s'y joint la persévérance chez le colérique, et l'éréthisme chez le sanguin. Ce que j'ai dit précédemment, en général, de la disposition ou de l'humeur, est vrai aussi à l'égard de la vie intellectuelle : c'est une tendance momentanée à l'un ou l'autre de ces tempéraments, qui peut être produite par une maladie physique, par le vin, ou même par une passion. Le jeûne, l'envie de dormir, la narcotisation, les maladies débilitantes, les pertes copieuses de sang ou d'autres liquides, accroissent non seulement la prédisposition aux spasmes et aux mouvements réflectifs, mais encore l'excitabilité de l'âme. A la vérité, dans quelques uns de ces cas, on ne conçoit pas aisément la cause de l'augmentation de l'excitement.

Intensité de la pensée.

Je crois que chaque espèce de pensée peut s'élever au degré de l'affection, et je ne puis admettre avec Muller qu'un effort ou une relation avec notre moi soit une chose essentielle pour exciter la passion. Nous nous laissons toucher par une scène sublime de la nature, par une observation exposée avec naïveté, par une déduction suivie avec sagacité, surtout si l'impression vient nous surprendre à l'improviste ; d'un autre côté, nous sommes en état de soumettre à l'élaboration de la pensée calme des objets qui d'ordinaire nous passionnent. Lorsqu'on est témoin des souffrances d'autrui, il dépend souvent de la disposition corporelle dans laquelle on se trouve qu'on se livre à des réflexions sur la manière dont elles sont survenues, dont on peut y porter secours, ou qu'on éprouve de l'oppression, des frissonnements, un sentiment de compassion ou de dégoût. Les idées de l'agréable ou du désagréable sont des formes particulières d'intuition, dont on ne saurait donner aucune définition, mais qui ne sont pas plus du sentiment, que la pensée de rechercher telle chose et d'éviter telle autre n'est de la volonté. Ces idées ne deviennent sentiment de plaisir ou de déplaisir que quand elles sont assez vives pour déterminer des excitations sympathiques, comme la pensée d'échapper au déplaisir devient volonté lorsqu'elle produit les mouvements appropriés, ce qui arrive parfois même sans affirmation intérieure expresse, ou, pour employer l'expression reçue, instinctivement, involontairement. Les pensées qui se rapportent à nous ne prennent si facilement le caractère de la passion que parce qu'elles occupent plus fortement notre âme, si l'on peut parler ainsi. Plus l'expérience m'a souvent confirmé l'exactitude d'une loi, plus aussi le contraste me frappe, et plus j'éprouve de frayeur à la première rencontre d'un fait contradictoire; plus je suis habitué à lier mes pensées, soit à une chose, soit à une personne, plus je sens vivement leur absence quand je viens à en être privé, et plus le chagrin que j'en éprouve est profond. D'après ces faits et autres analogues, je crois pouvoir poser en principe qu'une idée a d'autant plus d'intensité qu'elle a des relations plus étendues, qu'elle en renferme un plus grand nombre d'autres, qu'elle est plus fréquemment reproduite avec d'autres. Voilà pourquoi celles qui roulent sur nos propres possessions, sur nos propres pertes, doivent être les plus intenses. Mais de simples opinions abstraites peuvent acquérir la même valeur par une sorte d'habitude : les hommes se forment certains jugements auxquels personne ne peut toucher; c'est ce qu'on nomme leur côté faible, leur idée fixe. Comme partout les contrastes exaltent l'excitabilité, et par là favorisent les sympathies, de même la passion se produit par la négation de ces idées devenues favorites. Enfin, l'intensité de l'excitement (par conséquent ici de l'idée) peut être suppléée par l'excitabilité des nerfs sympathiquement émus; il n'est pas besoin qu'une idée ait jeté de profondes racines pour que la contradiction allume la passion, lorsque l'excitabilité du corps se trouve accrue, dans l'ivresse par exemple.

Au reste, si quelqu'un m'objectait qu'il ne lui est pas possible de penser à quelque chose d'agréable ou de désagréable, sans éprouver une trace de sensation, je n'oserais pas m'inscrire directement en faux contre son assertion; mais je me figurerais entre ces sensations et celles de l'affection proprement dite le même rapport qu'entre les idées sensorielles et les sensations proprement dites; ce seraient de pâles images d'affections antérieures, images qui accompagneraient la pensée, et qui n'en appartiendraient pas moins pour cela à la sensibilité.

Sympathie générale de l'organe de l'âme.

Toutes les passions, ou la plupart, ont en commun une série de mouvements sympathiques. Elles commencent à la tête, et à mesure que l'affection croît, elles s'étendent au tronc en descendant, fait qui seul serait en état de prouver que l'organe de la pensée se trouve dans la tête. Pour ce qui concerne les nerfs sensitifs, ce mode de propagation est suffisamment connu. Ce n'est pas à tort qu'un homme dit qu'il sent du froid et de la chaleur lui courir le long du dos. Parmi les muscles soumis à la volonté, ceux du front et des yeux sont les premiers à révéler un excitement passionné ; ensuite la bouche se déforme ou se contracte pour sourire ; fréquemment la voix change, devient haute, criarde, tremblante, ou s'éteint tout-à-fait ; plus tard, il s'y joint des spasmes divers des muscles respirateurs, enfin la tension, le tremblement ou la paralysie des extrémités. Relativement aux viscères, les affections sympathiques commencent par le pharynx (sentiment de constriction), le cœur et les poumons (1), puis s'étendent à l'intestin, à la vessie, et dans tous les cas aussi aux conduits excréteurs du foie. C'est principalement dans les changements de la tonicité des vaisseaux que la loi dont je viens de parler s'exprime d'une manière frappante. Les vaisseaux du visage sont d'abord ou dilatés ou resserrés, ce qui amène la rougeur ou la pâleur ; une augmentation ou une diminution notable de la turgescence s'annonce, aux yeux, par

______

(1) Je regarde le sentiment d'oppression comme l'effet immédiat d'une contraction des petites ramifications bronchiques. Lorsque ces conduits sont resserrés, il devient difficile de distendre la poitrine, parce que l'air ne peut point se précipiter dans les poumons. Quand les bronches ne veulent pas céder, il faudrait, pour que l'ampliation du thorax eût lieu, qu'un vide s'effectuât entre les poumons et les parois de la poitrine ; les muscles inspirateurs auraient à porter, outre leur fardeau ordinaire, le poids d'une atmosphère. On voit que c'est plus qu'une métaphore quand les personnes qui éprouvent de l'oppression disent qu'elles ont un poids de cent livres sur la poitrine ; le fardeau seulement est évalué un peu trop bas. A un degré modéré de resserrement des bronches, il survient en quelque sorte une lutte entre elles et les muscles de la respiration. Ces derniers essaient une profonde inspiration (soupir), et quand ils réussissent, on se sent soulagé. Mais ils n'y parviennent pas toujours ; arrivés à moitié chemin, ils sont obligés de s'arrêter ; la poitrine est comme serrée par un lien, et l'effort contre l'obstacle est aussi intense, aussi fatigant, que le serait la résistance contre un fardeau. La joie, au contraire, fait cesser la tension des bronches (comme des autres muscles lisses et du tissu cellulaire. Alors le poids qu'on se sentait sur la poitrine disparaît, on respire plus librement, le thorax se soulève, etc., parce que les bronches, devenues faciles à distendre, admettent autant d'air qu'il en faut pour élargir la cavité pectorale.

l'accroissement de la convexité de la cornée, ou par son affaissement, ce qui rend le regard brillant ou terne; la sécrétion augmente dans les glandes lacrymales, les glandes sudorifères du front
et de la face, les glandes salivaires (écume à la bouche dans la colère); la diminution d'action de ces dernières, qui a lieu dans certaines affections, se décèle par la sécheresse de la bouche. Quand
la honte, la colère, la crainte, sont portées à un haut degré, la
rougeur s'étend au col et à la nuque, la congestion et la sécrétion
augmentent aussi dans les glandes sudorifères du tronc, les reins
et les glandes de l'intestin; enfin le tissu cellulaire du corps entier
devient plus rigide ou plus lâche.

Excitation sympathique et antagoniste.

Il suit de l'exposé de ces phénomènes que le consensus entre
l'organe de la pensée et les autres parties du système nerveux se
manifeste par une excitation ayant le caractère tantôt de la sympathie et tantôt de l'antagonisme. J'ai déjà essayé ailleurs (1) d'expliquer l'accroissement d'excitabilité des nerfs du corps pendant le
sommeil et la syncope, par un antagonisme entre ces nerfs et l'organe de la pensée; il semble donc que la tonicité augmente en eux
quand elle diminue dans ce dernier. Ne devrait-on pas rapporter à
la même cause l'extase et l'exaltation réelle des facultés intellectuelles
chez ceux qui périssent de paralysie et de gangrène interne? La tonicité baisse, par antagonisme, dans les nerfs du corps, lorsque
la pensée est fortement occupée, ou l'attention concentrée sur un
objet; de là l'affaissement des traits du visage, l'ouverture de la
bouche, qui reste béante, la lenteur et la profondeur des respira-
tions, peut-être même la diminution de la sensibilité. Enfin la vivacité des affections morales est réduite par l'activité du corps; les
pleurs, le rire, la fureur, les cris épuisent la passion; on se calme
volontairement par des contractions des muscles de la face, par
des mouvements de tête, etc. Mais les conditions qui font que la
sympathie ou l'antagonisme a lieu dans tel ou tel cas donné, ne se
déroulent pas aussi clairement à nos yeux qu'en égard aux relations des nerfs du corps les uns avec les autres. Je viens de dire
que les traits du visage s'affaissent souvent chez l'homme plongé dans
la méditation; mais on observe tout aussi fréquemment leur tension; les mouvements du corps, par exemple la marche, sont tan-

____
(1) *Pathologische Untersuchungen*, p. 131.

tôt oubliés, et tantôt aussi continués avec un surcroît de vivacité. Chaque passion peut faire pâlir ou rougir; quelquefois elle produit les deux effets l'un après l'autre; ici elle fait rougir d'abord, puis pâlir; ailleurs c'est l'inverse qu'elle détermine. Et ces effets ne sont pas individuels; ils dépendent d'autres circonstances, car le même homme peut, dans un accès de colère, rougir aujourd'hui et pâlir demain. La seule chose qui soit de règle, quoiqu'on remarque aussi des exceptions à cet égard, c'est que, dans le cas d'une irradiation générale, l'excitation des nerfs sensitifs et des nerfs musculaires proprement dits d'un côté, et celle des vaisseaux, du tissu cellulaire et des bronches d'un autre côté, augmentent et diminuent en raison inverse l'une de l'autre. On ne peut pas dire que ce phénomène dépende de relations particulières entre l'organe de l'âme et tel ou tel groupe de nerfs; car les nerfs sensitifs et les nerfs des vaisseaux sont déjà plus fréquemment en antagonisme qu'en sympathie ensemble. En général, on ne saurait démontrer une influence directe de la pensée sur les nerfs des vaisseaux; les altérations de ces derniers peuvent tout aussi bien être interprétées comme des phénomènes secondaires, suites d'une excitation ou d'une dépression des nerfs musculaires et sensitifs correspondants (1).

Sympathies spécifiques. Affections excitantes et déprimantes.

Quoique les altérations du sentiment et du mouvement, dont je viens de parler, puissent se répéter avec les pensées les plus diverses, pourvu que celles-ci aient assez d'intensité, cependant l'objet de la pensée, ou, ce qui revient au même, la forme spécifique de l'activité de l'organe de l'âme influe en ce sens que certaines pensées sont plus facilement et plus ordinairement accompagnées d'une excitation des nerfs, tandis que d'autres le sont d'une

(1) D'après ce qui précède, l'influence des affections morales sur les sécrétions tient à ce que la tonicité des vaisseaux et l'exsudation du plasma du sang se sont accrues ou diminuées, la première d'une manière directe, et la seconde d'une manière médiate. On peut comprendre, d'après cela, comment les sécrétions sont plus rares ou plus abondantes, plus diluées ou plus concentrées. Mais un point reste encore dans l'obscurité, savoir, les changements particuliers de qualité qu'elles subissent. Quoiqu'on puisse encore douter que la salive des animaux devienne réellement venimeuse pendant la colère, il n'en est pas moins bien établi que le lait acquiert des qualités nuisibles par le fait des affections morales, et que les matières contenues dans les intestins, notamment les gaz, prennent une odeur toute spéciale sous l'influence de la peur.

dépression de ces mêmes nerfs. On a, d'après cela, divisé les passions en excitantes et en déprimantes. Le sentiment d'une excitation modérée, par exemple d'une douce chaleur dans les nerfs tactiles, et celui de l'énergie dans les nerfs musculaires. font plaisir ; de sorte que la plupart des affections excitantes sont en même temps agréables, et les déprimantes désagréables. On renversait la proposition, on disait les sensations agréables excitantes, et les sensations désagréables déprimantes, puis on se figurait que la sensation de l'agréable est un acte purement intellectuel qui accompagne certaines idées, et que cette sensation agit d'une manière stimulante sur le corps, tandis que celle du désagréable exerce une action paralysante, débilitante. Mais nous savons qu'il y a aussi des pensées désagréables, des pensées d'obstacle à nos désirs, qui sont accompagnées d'un sentiment de déplaisir, et qui pourtant n'en sont pas moins excitantes à un haut degré. Donc, l'agréable n'est pas toujours excitant ; toute excitation n'est pas non plus agréable, et le résultat dépend tant du degré que du siége de cette excitation. Je dis le siége, et j'entends par là que, suivant le contenu de la pensée, l'excitement sympathique peut se borner à certains groupes de nerfs, ou du moins se manifester d'une manière spéciale entre eux. Quand, par exemple, la pensée d'un contraste entre la désignation et la chose désignée éveille des sympathies, c'est surtout dans le nerf facial et les muscles respirateurs, et il faut que le rire devienne violent pour s'accompagner de larmes. Lorsque, au contraire, des excitations sympathiques se joignent à la pensée de la perte d'une chose à laquelle on attachait de la valeur, on observe plutôt le larmoiement et le sentiment de constriction à la gorge que la mise en jeu des muscles extérieurs de la respiration. L'homme en proie à une passion, et qui se sait seul ou entouré de personnes étrangères auxquelles il n'est point accoutumé, éprouve un resserrement des fibres annulaires des ramifications bronchiques, et il ressent de l'oppression à la poitrine ; la pensée d'une approbation, d'un accord avec ce que nous affirmons, agit sur le muscle orbiculaire des paupières et sur les muscles qui tirent latéralement les coins de la bouche ; celle d'une contradiction à l'égard de ce que nous affirmons agit sur les muscles sourciliers et sur ceux qui soulèvent la lèvre inférieure. Lorsque la contemplation d'un danger menaçant occasionne un enchaînement de pensées, combien les sympathie diffèrent suivant que cette série de pensées aboutit à la résolution de faire tête au péril, ou au désir d'y échapper, ou à la conviction qu'il a été amené soit par notre propre faute, soit par celle d'autrui! La tension et la couleur de la face, le ton de la voix, le mode de la respiration, suffisent pour faire distinguer le courage, la crainte, la honte et le repentir, ou le dépit et la colère, et cela d'une manière si sûre, que nous accordons plus de croyance à ces symptômes qu'aux serments les plus sacrés.

On doit donc considérer comme un fait incontestable que les actions de l'organe de la pensée ne se bornent point à éveiller des sympathies dans les nerfs du corps, et que, suivant la forme spéciale que revêt cette activité, elle sollicite plus particulièrement celle de tels ou tels nerfs. Que telle ou telle partie du système nerveux entre en consensus d'action avec la pensée et subisse tel ou tel mode d'excitement, c'est ce qui dépend non pas uniquement du degré, mais encore de la forme de l'excitation de l'organe de l'âme, et cet organe paraît différer essentiellement en cela de tous les autres nerfs (1). Mais on ne saurait expliquer pourquoi une idée déterminée provoque telle activité corporelle plutôt que telle autre, et on ne s'en rend pas plus raison quand l'effet, par rapport au corps, paraît être aussi harmoniquement combiné qu'il semble l'être peu dans les cas cités. Les pensées qui ont trait au rapprochement des sexes produisent des sensations particulières au périnée, l'érection et une congestion dans les glandes des organes génitaux; celles qu'éveille l'aspect des aliments font contracter les conduits excréteurs des glandes salivaires; celles qui surgissent à la vue du nourrisson por-

(1) Autant qu'on peut juger des sympathies des nerfs du corps entre eux, séparément de l'influence de la pensée, la communication paraît n'avoir lieu qu'en raison de la contiguïté, et l'extension ne dépendre que de l'intensité de l'excitement. A la vérité, pour ce qui concerne les sens, la qualité de l'excitement n'est point une chose indifférente; par exemple, certains bruits, qui écorchent l'oreille, produisent d'autres sentiments et d'autres mouvements que les sons musicaux, bien qu'ils soient beaucoup plus forts. Une foule de métaphores ont trait aussi à des formes déterminées d'intuition de divers sens; ainsi nous disons qu'une couleur est froide ou chaude, qu'une saveur est brûlante ou mordicante, qu'un son est dur ou mou, bas ou élevé, etc. Mais, dans tous ces cas ou autres analogues, on ne saurait refuser une certaine part à l'âme, et il est impossible de savoir si ces analogies tiennent immédiatement aux rapports des sens les uns avec les autres, ou dépendent de ce que l'énergie sensorielle déterminée provoque une idée déterminée, qui, à son tour, éveille une énergie correspondante dans tel ou tel autre sens.

tent les conduits excréteurs des glandes mammaires à expulser leur contenu, etc. On conçoit bien tous ces phénomènes sous le point de vue téléologique; mais la relation de causalité entre les pensées et les mouvements ou sensations n'est pas plus compréhensible que la liaison entre la conscience d'une faute commise et la congestion dans les glandes lacrymales.

D'après tout ce qui précède, je me crois suffisamment justifié de considérer l'action non passionnée, et même l'action volontaire de la pensée sur le sentiment et le mouvement, comme le résultat d'une sympathie. Plus les idées se dégagent les unes des autres et se spécialisent par l'effet de l'éducation, plus les sensations et les mouvements qui sont à la disposition de l'esprit deviennent diversifiés et spécifiques. Si la colère en général porte à crier, à donner des coups, à frapper du pied, etc., la colère spécifique, à laquelle se mêle l'idée de l'objet déplaisant, pousse à invectiver et battre cet objet; et quand une fois on a appris comment il faut s'y prendre pour écarter celui-ci, on n'entre plus en fureur, mais on exécute les mouvements convenables pour l'écarter de soi. L'idée particulière crée sympathiquement, nécessairement, involontairement, l'image particulière ou le mouvement particulier : ce que nous produisons avec l'apparence de la volonté n'est que l'idée. L'âme a le pouvoir de déterminer, par la pensée du but, la direction entière et tout le développement d'une série d'idées, comme elle fait, par exemple, lorsqu'elle s'occupe de la solution d'un problème de mathématique : elle doit donc savoir arriver aussi aux idées par le moyen desquelles peut s'accomplir, dans les nerfs, un changement pressenti comme but; mais la manifestation de ce changement tient à des conditions organiques particulières, et nous n'en sommes que trop souvent instruits par la stérilité de nos conceptions, par l'inutilité de nos efforts pour apprendre certains mouvements. Dans les deux cas, il faut, pour ainsi dire, attendre patiemment qu'à la détermination intérieure volontairement prise veuille bien succéder l'affection sympathique. L'analogie de ces sympathies avec les sympathies ordinaires s'étend jusqu'aux circonstances qui les favorisent, de sorte qu'une excitation modérée du système nerveux par une affection, par le vin ou autrement, aide à trouver plus facilement les images et les mouvements qui se rapportent aux idées. On s'étonne en pareil cas de sa propre habileté, par exemple à faire usage d'une langue étrangère ou à jouer d'un instrument de musique. Ce qui amène à la réalité un mouvement possible n'est pas la précision de la volonté, mais l'intensité avec laquelle on pense au mouvement, et l'excitabilité des nerfs musculaires. Un mouvement volontaire dans l'acception rigoureuse du terme, un mouvement prémédité, exige une idée correspondante (1), et en outre la résolution bien prise que ce mouvement soit exécuté par le sujet. Dans le langage ordinaire on n'appelle volontaires que les actions qui sont précédées de cette détermination spontanée. Mais le passage de la pensée à l'action a également lieu dans des cas où nous pensons à une autre personne qui agit; nous en avons la preuve dans les mouvements dits involontaires qu'on exécute à la vue d'un cavalier maladroit, d'un joueur de quille ou d'un lutteur. Ce passage a lieu aussi, je dirais presque avant que la résolution soit prise : on flotte souvent entre deux alternatives, et l'on se décide pour l'une d'elles avant d'avoir une conscience bien nette du parti que l'on prend. Enfin certaines actions, qui fréquemment même n'ont pas de but réel, succèdent à des pensées dans lesquelles ne se trouve contenue aucune détermination sentie d'agir. Lorsqu'on pense avec intensité, on prononce quelquefois à

(1) L'idée à laquelle succède un mouvement n'est pas toujours une idée de mouvement, et peut-être même ne l'est-elle que dans des cas assez rares; c'est le plus ordinairement celle du but. Voilà pourquoi, comme l'a fait remarquer avec justesse Vœlkers (MULLER, *Archiv*, 1838, p. 469), nous ne sommes point en état d'apprendre des mouvements qui ne servent jamais à rien. Parmi les mouvements auxquels nous nous exerçons par la pensée du but, ceux que nous apprenons le plus tard à accomplir sans but prémédité, sont ceux qui changent la tenue du corps d'une manière visible ou palpable, par exemple les mouvements des muscles du tronc ; on peut fermer la main sans rien empoigner ; une idée visuelle ou tactile paraît ici, au lieu de l'idée du but, s'associer avec les contractions musculaires. On apprend même à contracter ainsi certains muscles isolément, par exemple le palmaire long, en fixant d'une manière continue la vue sur la peau qui couvre son tendon. La chose ne réussit pas pour les muscles internes; par exemple, on ne peut point élever le larynx sans chanter un ton haut, ou faire l'effort nécessaire pour en produire le son ; on n'élève et abaisse volontairement le voile du palais qu'en respirant par la bouche ou par le nez. Les muscles de la vessie et de l'intestin ne peuvent pas, que l'on sache, être mis en action, sans la prévision du but de l'excrétion, et cependant il est possible de vider ces organes, même lorsqu'ils ne sont pas remplis, pourvu qu'on prenne l'attitude et qu'on se place dans les conditions appropriées. De là résulte en même temps qu'il n'y a qu'une transition insensible des mouvements volontaires à ceux que chacun appelle involontaires, comme l'érection et les mouvements qui accompagnent les passions.

haute voix la conclusion d'une série d'idées ; on parle aussi tout haut quand on cherche en soi des motifs pour se consoler d'une pensée désagréable ; involontairement on imite un mouvement fait avec affectation et dont on est frappé, ou bien l'on témoigne par des grimaces l'impression qu'on en reçoit, etc. Ici se rangent non seulement la contagion du bâillement et des spasmes, mais encore celle de certains mouvements volontaires qui font que la manière de parler et d'écrire prend un caractère de ressemblance entre amis, époux ou amants. Les tempéraments à sympathies vives sont plus enclins que d'autres à ces sortes d'imitations, de même que les mouvements dont il vient d'être parlé se reproduisent avec plus de facilité quand l'excitabilité est devenue plus grande. L'influence narcotique du tabac, par exemple, peut nous mettre dans une disposition telle que nous ne soyons plus sûrs de nous, et que nous ayons à craindre d'exprimer hautement les pensées inconvenantes ou offensantes qui nous passent pas la tête. D'après tous ces faits, je m'explique sans peine l'état de certains maniaques qui se sentent poursuivis par la tentation de commettre un meurtre, et qui, dans les moments où ils éprouvent un peu plus de calme, avertissent de se tenir en garde contre eux.

Rapports entre l'organe de l'âme et les nerfs du corps.

Des considérations dans lesquelles je suis entré jusqu'ici on peut tirer la conclusion que le sentiment et la volonté ne sont pas des facultés spéciales de l'âme, et qu'ils sont encore bien moins liés à des organes particuliers. La faculté de sentir et de se mouvoir n'est que l'aptitude de l'organe de l'âme à entrer en relation de sympathie avec les nerfs des sens et des muscles. Pour les sens, cette sympathie est réciproque ; les pensées changent la disposition des nerfs sensoriels, et la disposition des nerfs sensoriels influe sur les pensées ; l'image éveille une idée, et l'idée produit l'image correspondante. Mais, à l'égard des nerfs moteurs, le rapport entre eux et l'âme semble n'avoir lieu que dans une seule direction, c'est-à-dire de l'âme à eux (1). La sympathie, en général, a pour condition la

---

(1) Ce qu'on a désigné sous le nom de sens musculaire, la conscience de la contraction dans les muscles, ne peut point être regardé comme preuve d'une réaction des nerfs musculaires sur l'organe de l'âme. La plupart des physiologistes expliquent ce phénomène par des nerfs sensitifs particuliers qui se répandent dans les muscles, et que la contraction de ces derniers stimule. Je

continuité des fibres nerveuses : c'est donc avec raison qu'on se figure l'organe de l'âme placé en quelque sorte au centre de tous les nerfs qui rayonnent vers la périphérie. Dès que cette continuité n'existe plus pour un nerf quelconque, la sympathie entre lui et l'organe de la pensée devient impossible ; cependant il peut continuer de vivre, conserver sa tonicité, et même être encore altéré immédiatement par les actions de l'âme, lorsque celles-ci, en raison de leur intensité, donnent lieu à des irradiations étendues. D'après cela, quand des nerfs n'éprouvent jamais d'excitation de la pensée, si ce n'est dans l'état de passion, on peut conclure qu'ils ne montent point jusqu'à l'organe de l'âme ; tels sont ceux du cœur, des vaisseaux, du tissu cellulaire, des bronches, etc. ; or, pour ce qui regarde les nerfs cardiaques au moins, les observations de Budge ont appris qu'ils se perdent réellement dans la moelle allongée.

Développement des tubes primitifs.

C'est à Schwann (1) que nous sommes redevables des premières recherches exactes sur le développement des tubes primitifs du système nerveux. Examinés à l'œil nu, les nerfs de l'embryon sont gris et translucides, d'autant plus que le sujet est plus jeune. Chez un fœtus de cochon, long de trois pouces, ces organes consistaient uniquement en une substance opaque et grenue, renfermant épars des noyaux de cellules (2). Dans un âge un peu plus avancé, ils forment des cordons pâles, finement granulés, qui sont garnis de

---

ne crois pas non plus que cette hypothèse soit juste. La contraction, dans les mouvements volontaires, doit arriver à la conscience, par cela seul que l'on a la conscience de l'impulsion, tant sous le point de vue de la durée que sous celui de l'intensité. Les amputés croient, quand ils meuvent leur moignon, mouvoir le membre dont ils sont privés (VALENTIN, *De functionib. nerv.*, p. 83); ici on ne peut nullement songer à une réaction déterminée par la contraction des muscles, et il n'y a que la conscience de l'intuition. Mais les mouvements involontaires demeurent réellement soustraits à la conscience quand ils ne sont point accompagnés de douleurs, ou quand l'effet n'est pas visible. C'est ce que prouvent, d'après l'explication donnée ci dessus, les mouvements apparents qui ont lieu par suite des contractions involontaires des muscles du globe de l'œil.

(1) *Mikroskopische Untersuchungen*, p. 170.

(2) Raspail a vu le premier (*Nouveau syst. de chim. organique*, Paris, 1838, t. II, p. 258, pl. XIV, fig. 5) les noyaux de cellules sur des fibres nerveuses embryonnaires ; il considère ces vésicules diaphanes comme autant de gemmes ou bourgeons de rameaux futurs.

stries presque insensibles sur leur longueur ; les noyaux ovales sont alors disposés en séries longitudinales, et dès qu'on parvient à isoler les fibres, les noyaux de cellules restent adhérents à chacune d'elles, rangés à la suite les uns des autres. Les fibres elles-mêmes offrent des contours arrêtés, mais non obscurs ; elles sont pâles et granulées. Schwann présume que ce sont des tubes qui ont pris naissance par l'adossement à la suite les unes des autres des cellules, dont les parois intermédiaires ont été résorbées. Suivant lui, les parois des cellules se seraient confondues ensemble pour produire la gaîne des tubes primitifs ; les noyaux qu'on trouve quelquefois, chez l'adulte, sur cette gaîne, et qui, d'après sa manière de voir, sont placés à sa face interne, seraient les noyaux restants des cellules primitives ; enfin la moelle nerveuse devrait être considérée comme un dépôt secondaire sur la paroi interne de la membrane primitive des cellules. En même temps que le développement de cette moelle aurait lieu, le reste de la cavité de la cellule se remplirait du cylindre formant l'axe.

Schwann établit encore une autre hypothèse relativement à la conversion des fibres nerveuses embryonnaires en tubes primitifs ; savoir, celle que la moelle nerveuse s'attacherait à chaque fibre en manière d'écorce, et qu'ainsi la fibre elle-même deviendrait le cylindre d'axe. Il ne développe pas davantage cette opinion. Cependant elle me paraît être plus vraisemblable que l'autre, si l'on en juge d'après ce que Rosenthal (1) et Valentin ont observé depuis, et d'après l'analogie avec les muscles striés, dont j'ai dit un mot en passant. Valentin a trouvé dans le centre ovale de Vieussens des fibres qui, par des parois transversales, annonçaient devoir leur formation à une réunion de cellules ; elles contenaient un tissu fibreux dans leur paroi ; les noyaux arrondis et ovalaires étaient situés dans leur intérieur. Ces noyaux pâlissent et disparaissent quand les fibres primitives deviennent plus claires. Rosenthal a vu, dans l'intérieur des tubes primitifs, de petits points obscurs, qui étaient peut-être autant de débris des noyaux résorbés du cylindre de l'axe. En parlant des fibres des nerfs du corps formées de cellules disposées à la suite les unes des autres, Valentin (2) dit qu'on y voit attachée, en petite quantité, une masse très finement grenue ; on ne saurait déterminer, d'après ses expressions, si cette masse est placée à l'intérieur ou à l'extérieur

(1) *Formatio granulosa*, p. 30.
(2) *Traité de névrologie*, Paris, 1843, pag. 12.

des cellules ; cependant je la présume située au-dehors, et j'admets qu'elle est la première base de la moelle nerveuse. Autour d'elle se formerait, en dernier lieu, comme autour des fibrilles des faisceaux musculaires, une enveloppe membraneuse, dans laquelle peuvent se développer des noyaux de cellules et aussi des fibres. Par conséquent les tubes primitifs doivent être rangés parmi les formations auxquelles j'ai donné le nom de faisceaux complexes. Il est possible que, comme aux poils et aux muscles, le cylindre de l'axe manque dès le principe dans les tubes les plus déliés, et que dans d'autres il soit refoulé par la substance centrale ; on expliquerait par là les ré-sultats contradictoires des recherches faites sur des nerfs parvenus à maturité.

Les nerfs ne croissent pas du cerveau vers la périphérie, mais les cellules qui leur donnent naissance sont dès l'origine mêlées aux autres cellules dans chaque portion d'organe. Quant à la moelle, son développement marcherait, suivant Schwann (1), des troncs vers la périphérie. On aperçoit, dans le milieu de la queue des jeunes têtards de grenouille des fibres nerveuses, parfaites, qui deviennent plus grêles et plus pâles vers la périphérie. D'après quelques me-sures prises par Harting (2), la force des tubes primitifs augmente avec l'accroissement du corps. Leur diamètre moyen, dans le nerf sciatique s'élevait à 0,0022 ligne chez une jeune grenouille, à 0,0036 chez une grenouille adulte, à 0,0021 chez un jeune cra-paud, à 0,0044 chez un crapaud adulte. Si les nerfs de l'embryon sont plus fins, ils doivent devenir plus aisément variqueux, et la moelle doit se séparer avec plus de facilité en gouttes détachées ; or on peut conclure qu'il en est réellement ainsi d'après les observations qui ont conduit Remak à regarder les nerfs variqueux et les nerfs à moelle interrompue comme des premières périodes de dévelop-pement des tubes primitifs.

Développement des globules ganglionnaires.

Les doutes qui règnent à l'égard des tubes nerveux se reprodui-sent par rapport aux globules ganglionnaires. Schwann considère l'enveloppe extérieure de ces globules comme la membrane primi-tive de la cellule ; les cellules primitives qui existent dans l'écorce du cerveau des embryons, n'auraient donc qu'à se distendre et à

(1) *Loc. cit.*, p. 177.
2) Von Den Hoeven *en de Friese*, Tijdschr. VII, 214.

produire la substance punctiforme dans leur intérieur. Valentin (1) décrit de la manière suivante le développement des globules ganglionnaires dans le cerveau. La substance cérébrale d'un embryon de vache long d'un pouce contient des noyaux de 0,0024 ligne de diamètre, qui sont rarement divisés, renferment le plus souvent un nucléole, et sont entourés de cellules hyalines, dont le diamètre comporte 0,006 ligne. Les cellules crèvent très facilement ; elles sont d'abord serrées les unes contre les autres, assez même pour s'aplatir réciproquement sur certains points, et prendre ainsi la forme de polyèdres à cinq ou à six côtés. On trouve aussi, mais rarement, des cellules sans noyaux. Extérieurement, sur les parois des cellules, il paraît ensuite des granulations isolées, dont le nombre augmente bientôt, de sorte qu'une masse grenue se montre déposée tout autour de chaque cellule, et que peu à peu cette substance grenue fait entièrement disparaître les cellules primitives. Dans des embryons longs de dix pouces, le diamètre moyen du noyau est de 0,0036 ligne, et celui de la cellule de 0,0078 ; tous deux ont donc encore grossi un peu ; la masse fondamentale se montre, sur des tranches minces, limitée autour des cellules, en forme de globules, ronds ou ovalaires, qui renferment, dans leur intérieur, les cellules primitives, avec leurs noyaux. Si l'on rapproche cette description de ce que j'ai dit précédemment à l'égard de la forme et des caractères chimiques des globules ganglionnaires, on peut très bien regarder comme prouvé que ce qu'on nomme le noyau de ces globules (2) correspond à la cellule élémentaire d'autres tissus, et que la substance à grains fins représente en quelque sorte une portion délimitée de cytoblastème ou de substance intercellulaire déposée autour de chaque cellule. Pour ce qui concerne les globules ganglionnaires des organes centraux, il reste indécis de savoir si cette portion de cytoblastème est revêtue extérieurement d'une membrane ; dans les ganglions eux-mêmes, la membrane enveloppante externe des globules, qui est pourvue de noyaux de cellules, n'est point difficile à voir (3). C'est donc une formation secondaire. Si de nouveaux noyaux de cellules se forment dans l'intérieur de la masse fixement granulée d'un globule ganglionnaire, comme Valentin assure l'avoir remarqué assez souvent, on conçoit que ce n'est

(1) *Loc. cit.*, p. 218.
(2) Pl. IV, fig. 7, B, *b*.
(3) Pl. IV, fig. 7, A.

pas là un phénomène qui puisse être considéré comme un exemple de génération endogène. Je dois laisser de côté la question de savoir comment il faut interpréter le cas où un globule ganglionnaire se trouve situé dans l'intérieur d'une cellule close (1).

Régénération de la substance grise.

Les formes que l'on rencontre à la suite les unes des autres, dans la substance corticale du cerveau adulte, lorsqu'on procède de la surface des hémisphères vers la substance médullaire, ont une si parfaite ressemblance avec celles que les globules ganglionnaires parcourent pendant les diverses phases de leur développement, que je ne puis me défendre de présumer qu'après la naissance il s'opère, de temps en temps ou sans interruption, un renouvellement des globules ganglionnaires, de telle sorte qu'il s'en produit continuellement de nouveaux à la surface, et que les plus vieux sont peu à peu refoulés en dedans par les plus jeunes. A la vérité, je ne saurais dire comment les plus intérieurs, qui sont aussi les plus anciens, disparaissent ; ils ne peuvent être éliminés, donc ils doivent être dissous. Sous ce rapport, il est important de savoir que l'acide acétique dissout les globules ganglionnaires à maturité des ganglions, avec la cellule et le noyau, plus rapidement qu'il ne le fait à l'égard des cellules nues et de leurs noyaux dans la couche extérieure de l'écorce du cerveau.

Avec l'âge, le cerveau devient plus ferme et plus pauvre en eau. Denis (2) a obtenu 89 pour cent d'eau de celui d'un nouveau-né, 86 de celui d'un enfant de trois ans, 78 de celui d'un jeune homme de vingt ans, et 76 de celui d'un vieillard de soixante-dix-huit ans.

Régénération des nerfs.

La substance nerveuse est susceptible de se régénérer. Les nerfs, après avoir été coupés en travers, reprennent. Dans l'exsudation qui unit les deux moignons, il se forme, de chaque côté, des fibres primitives, qui marchent à la rencontre les unes des autres, et se confondent ensemble lorsque la distance entre les deux bouts n'est pas trop grande. Après la réunion, la fonction du nerf se rétablit

_____

(1) Schwann, *loc. cit.*, p. 182, pl. IV, fig. 10, *b*.
(2) *Recherches sur le sang humain*, p. 30.

d'une manière plus ou moins parfaite (1). Dans une expérience
de Steinrueck, le rétablissement était complet au bout de cinq semaines; mais il arrive quelquefois que les premières traces du retour
de la fonction ne se manifestent qu'au bout de trois mois et plus.
Les fibres primitives sont arrondies dans l'endroit de la section ;
elles n'offrent d'ailleurs aucun changement, comme Gluge s'en est
assuré sur des moignons d'amputés (2). Lorsque la régénération
avait eu lieu d'une manière incomplète, Steinrueck a vu, comme
autrefois Fontana, quelques faisceaux nerveux des moignons faire
saillie dans la substance de la cicatrice, sous la forme de prolongements coniques blancs. H. Nasse fait remarquer que les fibres sont
un peu plus fortes au-dessus du point de la section, que dans le
nerf correspondant, qui est demeuré intact, ou que du moins elles
se frisent plus aisément, ce qui les fait paraître plus épaisses. La
lymphe plastique déposée entre les moignons nerveux est donc en
quelque sorte le cytoblastème des fibres nerveuses qui doivent se
former de nouveau, et, quand les circonstances sont favorables,
elle peut se transformer de manière à ressembler assez bien au tissu
nerveux normal. Mais, la plupart du temps, la cicatrice demeure
informe, calleuse, et la communication n'est rétablie que par quelques fibres nerveuses qui la traversent. Les fibres courent dans cette
substance, entourées de filaments de tissu cellulaire, tantôt parallèles les unes aux autres, et tantôt croisées. Suivant Steinrueck,
Gunther et Schœn, elles ont tout-à-fait l'aspect de fibres primitives
normales (3) ; Nasse les dit un peu plus étroites.

Rétablissement de la fonction.

Le rétablissement de la fonction dans les nerfs coupés est un de
ces faits qui semblent incompréhensibles quand on considère les
nerfs comme de simples conducteurs entre des points déterminés de
la périphérie et des points correspondants des organes centraux : car
il n'y a pas moyen de concevoir que les bouts d'une fibre puissent
jamais se retrouver pour se rejoindre ; et cependant, si cette réunion
n'avait pas lieu, il s'ensuivrait, d'après l'hypothèse, une incurable

(1) C.-O. Steinrueck, *De nervorum regeneratione*, Berlin, 1838 (avec
l'indication des ouvrages antérieurs). — H. Nasse, dans Muller, *Archiv*,
1839, p. 405. — Gunther et Schoen, *ibid.*, 1840, p. 270.

(2) *L'Institut*, 1838, n° 232.

(3) Steinrueck, *loc. cit.*, tab. II, fig. 4.

confusion dans les sensations et les mouvements. Quand on accorde aux nerfs eux-mêmes des forces spécifiques, quand on admet entre eux des différences spécifiques, on doit bien convenir que les fibres motrices et sensitives, qui se soudent accidentellement ensemble, deviennent inutiles ; mais, suivant toutes les probabilités, il y a toujours un certain nombre de fibres sensitives et de fibres motrices qui rencontrent leurs pareilles, et cela suffit pour établir la communication des extrémités périphériques des fibres avec les extrémités centrales, pour permettre à la sympathie avec l'organe de la pensée de s'exercer. L'organe de la pensée s'accommodera, par l'habitude, au nouvel ordre de choses.

Atrophie des nerfs.

Lorsque les extrémités d'un nerf coupé ne parviennent pas à se réunir, les fibres de l'inférieur non seulement perdent leur irritabilité au bout de quelque temps, mais encore subissent des changements de forme appréciables. Valentin (1) les a bien trouvées semblables à celles d'un nerf sain, seulement un peu plus plissées et moins transparentes ; mais H. Nasse (2), Gunther, Schœn (3) et Bruns (4) s'accordent à dire que, dans les nerfs soustraits à l'influence des organes centraux, quelques semaines suffisent pour modifier et coaguler la moelle, comme après la mort. Gunther et Schœn ont trouvé, au bout de six semaines à deux mois, les fibres plates, affaissées, parfois rubanées : leur contour avait disparu. Dans les cas où les bouts du nerf se rejoignent, mais sans que la fonction soit rétablie d'une manière complète, on rencontre un certain nombre de fibres primitives qui ont subi cette sorte d'altération.

Membrane de Jacob chez les animaux vertébrés inférieurs.

Les éléments essentiels du système nerveux, tubes primitifs et globules ganglionnaires, se ressemblent parfaitement chez tous les animaux vertébrés, à quelques variations près dans le diamètre des tubes et des globules, comme aussi dans les formes et les accumulations pigmentaires de ces derniers. Cependant on observe des variations considérables tant à l'égard des fibres gélatineuses du grand

(1) *Function. nerv.*, p. 127.
(2) *Loc. cit.*, p. 409, 412, 413.
(3) *Loc. cit.*, p. 276, 283.
(4) *Allgemeine Anatomie*, p. 114.

sympathique, qui manquent totalement aux grenouilles, comme je l'ai déjà dit, que par rapport à la structure de la membrane de Jacob. Les bâtonnets de cette dernière sont plus longs et plus épais chez les animaux vertébrés inférieurs : c'est chez les reptiles qu'ils ont le plus de volume, leur longueur étant de 0,015 à 0,020 ligne chez la grenouille, et leur épaisseur de 0,003 ; dans quelques cl sses, ils sont régulièrement mêlés avec des parties d'une autre forme, auxquelles Hannover donne le nom de jumelles ; et, chez les oiseaux, ils sont fort agréablement couverts de globules diversement colorés. Les jumelles ont la même longueur que les bâtonnets et le filament grêle par lequel se termine l'extrémité postérieure de ces derniers. Elles se composent de corps dont chacun est cylindrique, mais qui, dans l'endroit où ils s'appliquent l'un contre l'autre, sont aplatis, et à peu près deux ou trois fois aussi larges qu'un bâtonnet. Chaque jumelle résulte de deux moitiés, l'une interne, l'autre externe, qui sont séparées l'une de l'autre par de petites lignes transversales : la moitié interne est lisse, arrondie en dedans ; l'externe se termine en dehors par deux pointes coniques, et consiste en une substance à grains très fins. Quelque temps après la mort, la moitié cylindrique interne devient plus large, et les pointes coniques se recourbent en forme de crochet, ou disparaissent complétement. Chaque jumelle est située au milieu d'un cercle de bâtonnets, et, comme ceux-ci, perpendiculaire à la rétine. Les filaments tournés en dehors des bâtonnets, et les pointes des jumelles, sont cachés dans des gaînes membraneuses, remplies de pigment grenu (gaînes pigmentaires), qui atteignent jusqu'à la traverse. Les jumelles manquent chez les reptiles. On trouve, chez les oiseaux, des corps cylindriques qui sont encore plus transparents que les bâtonnets, et qui subissent un autre genre de changement après la mort ; ils prennent la forme d'une sphère ou d'une cornue, et portent un globule jaune citrin, quelquefois double, ce qui fait que Hannover les compare aux jumelles des poissons. On assure aussi que les bâtonnets sont entourés de gaînes pigmentaires chez les oiseaux ; que ces gaînes sont d'un jaune foncé à l'intérieur, et qu'elles leur communiquent cette teinte jaune, de sorte que les bâtonnets semblent couverts de globules citrins ; les jumelles, avec leurs globules citrins, sont plongées dans des cônes de couleur cramoisie, dont les deux surfaces terminales, quand on les a retournés, se comportent comme des globules placés côte à côte, l'un plus gros et l'autre plus petit. Chez les grenouilles, suivant Lersch, le filament délié par lequel le bâtonnet se termine en arrière a des connexions avec un globule grenu, tenant lui-même à un corpuscule ovale plus petit, qui porte un granule arrondi et s'étire en un filament grêle et pointu. Ainsi, voici quelle serait la disposition des parties dans la rétine : bâtonnets, papille, pointe déliée de celle-ci, globule grenu, corpuscule avec un globule arrondi, et filament (1).

Parmi les animaux sans vertèbres, les mollusques, les insectes, les arachnides, les crustacés et les annélides ont offert les mêmes fibres dans leurs nerfs, et les mêmes globules ganglionnaires dans leurs organes centraux, que les animaux vertébrés. Les globules ganglionnaires sont souvent disposés avec beaucoup de régularité et d'élégance, couverts de pigments divers, et tirés en longs prolongements (2). Dans quelques autres classes, les nerfs ont été démontrés anatomiquement, mais on ne les a point encore examinés au microscope (échinodermes, planaires). Parmi les entozoaires, j'ai trouvé dans l'*Echinorynchus nodulosus*, et Valentin, dans le *Distoma lanceolatum*, des corps analogues aux globules ganglionnaires et aux fibres nerveuses (3), que lui et moi nous avons considérés comme des formations nerveuses centrales. On les remarque au pharynx chez le distome ; dans l'échinorhynque, ils sont disposés en forme d'anneaux autour de l'orifice génital, à l'extrémité postérieure du corps.

Histoire du tissu nerveux.

Leeuwenhoek a déjà décrit la structure des nerfs avec une exactitude remarquable. Le nerf se compose de vaisseaux ou tubes très fins, qui marchent dans le sens de la longueur. Un nerf de la grosseur d'un cheveu contenait seize de ces tubes. La cavité (le cylindre de l'axe, ou la partie centrale claire après que la coagulation s'est opérée à la périphérie) forme environ le tiers du diamètre du

(1) *Comp.* Gottsche, dans Pfaff, *Mittheilungen*, 1836, cah. 5 et 6, p. 27. —Henle, dans Muller, *Archiv*, 1839, p. 170.—Bidder, *ibid.*, 1839, p. 371; 1841, p. 248. — Hannover, *ibid.*, 1840, p. 320. — Lersch, *De retinæ structura microscopica*, Berlin, 1840.

(2) Treviranus, *Beitræge*, t. II, p. 62. — Valentin, *Verlauf und Enden der Nerven*, tab. IX. — Ehrenberg, *Unerkannte Struktur*, tab. VII. — Rosenthal, *Formatio granulosa*, p. 22 (écrevisse). — Pappenheim, *Gehœrorgan*, p. 51.

(3) Muller, *Archiv*, 1840, p. 318.

tube entier. On aperçoit, sur les coupes transversales des nerfs! de petites élévations qui proviennent de ce que les tubes se rétractent et expulsent leur contenu. On voit aussi nager dans l'eau dont on imbibe des nerfs coupés, une multitude de particules qui émanent probablement des tubes, et que parfois même on pourrait déjà distinguer dans l'intérieur de ces derniers; sur des tranches minces, on aperçoit les tubes isolés, et dans chacun d'eux un trait obscur et oblong, la cavité affaissée sur elle-même. La moelle épinière, examinée dans des coupes transversales et longitudinales, se comporte comme un nerf; seulement les tubes paraissent un peu plus gros (1). Suivant Leeuwenhoek (2), le nerf optique se compose de fibres, *optimo jure vasa nominandis*, qui sont pleines de globules coulant avec lenteur. Ce physicien a été moins heureux dans l'anatomie du cerveau, qu'il faisait d'abord sécher, après quoi il en examinait de minces tranches (3) ; les prétendues fibrilles, parfois assez régulières, qu'il indique entre les tubes, ne sont que des fissures entre les faisceaux de la substance nerveuse desséchée. Mais il a trouvé aussi, dans un cerveau de poisson et dans celui du bœuf (4), des fibres ou tubes, dont plusieurs avaient un calibre égal à celui des tubes des nerfs, quoique la plupart fussent beaucoup plus grêles. Il décrit dans la substance grise (5) des granulations grosses et petites, qu'il suppose devoir naissance à la coagulation de la substance. La substance médullaire contenait des globules de matière ténue, transparente, oléagineuse, si intimement unis ensemble, que, dans une tentative faite pour les séparer, ils se laissèrent distendre de près du double de leur longueur; ils semblaient être enveloppés par des filament réunis en manière de réseau. On serait tenté de croire que Leeuwenhoek a voulu déjà indiquer l'isolement des fibres nerveuses dans leur trajet, quand il dit (6) : *Perexilia vascula, e quibus maximam partem nervus contexitur, suis etiam amiciuntur tuniculis; haud secus atque venæ et arteriæ. Istæ tamen tuniculæ non inter se conglutinatæ sunt, vel coalitæ; verum, quod sæpius observavi, cuilibet*

(1) *Opera*, t. II, p. 309, fig. 1-3. Les figures 4 et 5, qui sont données pour des nerfs à cavité très apparente, représentent indubitablement de petits vaisseaux de la moelle épinière.

(2) *Loc. cit.*, t. I, *b*, p. 102.

(3) *Loc. cit.*, p. 328.

(4) *Loc. cit.*, t. I, *a*, p. 37 ; t. II, p. 433.

(5) *Loc. cit.*, t. I, *a*, p. 30.

(6) *Loc. cit.*, t. II, p. 351.

*nervulo suus scorsum assignatus et locus ; quilibet membranula
sua contegitur*, etc.

Les tubes nerveux provenant du nerf optique, dont Ledermuller
donne la figure (1), ne sont que des gaînes de faisceaux secondaires
d'où la moelle a été exprimée, avec les tubes primitifs.

Della Torre (2) n'a trouvé que des globules dans la substance
corticale et la substance médullaire du cerveau. Cependant il fait
remarquer que les globules avaient de la tendance à se disposer en
long, les uns à la suite des autres, par l'effet de la pression. Le
nerf optique et autres (3) sont également composés de globules, qui
se disposent d'eux-mêmes, et par la pression, en filaments. Cependant les globules n'étaient plus distincts au nerf sciatique, et l'on ne
les y apercevait que çà et là, dans les interstices des filaments.
Plus les globules s'éloignent du cerveau, plus ils ont de tendance à
former des filets. C'est la même loi que nous exprimons aujourd'hui,
mais en sens inverse, quand nous disons que plus les filaments sont
éloignés du cerveau, et moins ils ont de tendance à se réduire en
globules. Della Torre paraît n'avoir vu que les vaisseaux de la rétine (4) ; il les représente comme des filaments réunis en manière
de réseau, avec quelques traces des globules dont ils sont composés.

Les physiologistes avaient admis jusque là, sans s'inquiéter des
données de l'anatomie, un fluide nerveux analogue au sang, qui,
suivant eux, était préparé dans le cerveau par la substance grise, à
laquelle ils accordaient une structure glandulaire, et que les nerfs
conduisaient ensuite vers la périphérie du corps. Della Torre attribuait encore une circulation de ce genre aux globules. Prochaska
renversa l'hypothèse par des observations faites sans idées préconcues.
Il appelle moelle nerveuse la substance des nerfs, à l'exception du
névrilème et de ses prolongements à l'intérieur, par conséquent la
gaîne et le contenu des tubes primitifs tout à la fois. Il regarde cette
moelle comme une continuation de la moelle cérébrale. Parfois elle
est formée de globules (5) ; mais ces globules ne peuvent pas se
mouvoir et nager dans un liquide, comme ceux du sang ; ils sont

(1) *Mikroskopische Gemueths-und Augenergœtzungen*, p. 63, tab. LI.
(2) *Nuove osserv.*, p. 26, tab. IX, fig. 1-8.
(3) *Loc. cit.*, fig. 9-12.
(4) *Loc. cit.*, fig. 13.
(5) *Struct. nerv.*, 1779, p. 68.

serrés contre les autres tellement, que même une macération prolongée ne parvient pas à les séparer. Ils sont d'inégale grosseur et irrégulièrement arrondis. La différence entre la moelle cérébrale et la moelle nerveuse consiste uniquement en ce que, dans cette dernière, les globules sont plus rangés les uns à la suite des autres. A peine est-il nécessaire de faire remarquer que Prochaska avait sous les yeux la moelle nerveuse coagulée telle qu'elle se comporte longtemps après la mort.

Mollinelli (1) avait, le premier, appelé l'attention sur les stries transversales des nerfs, qu'il regardait comme la limite des cellules. Fontana (2) les interpréta d'une manière plus exacte. Il ne pouvait les apercevoir qu'à un faible grossissement; lorsqu'il avait recours à des lentilles plus fortes, le nerf ne lui paraissait plus consister qu'en des fibres parallèles et tortueuses, d'où il concluait que l'apparence de stries transversales qu'on constate à l'œil nu est une pure illusion d'optique, provenant de la forme ondée du grand nombre de fibres parallèles qui courent le long du nerf. C'est à tort que plus tard on a voulu, d'après Prevost et Dumas, n'attribuer ces stries qu'au névrilème seul. Les filaments que Fontana appelle cylindres nerveux primitifs lui parurent transparents, composés d'une pellicule, et remplis en partie d'une humeur transparente, gélatineuse, et de petits globules ou corps inégaux (3). Il en a vu d'autres qu'on aurait cru remplis d'une substance gélatineuse, rompue çà et là et séparée en divers fragments, en sorte qu'on pouvait regarder la gelée des cylindres comme interrompue, ou divisée en grandes masses transparentes, irrégulières. Enfin il parvint à s'assurer que les parois des cylindres étaient raboteuses et pleines d'irrégularités. En faisant courir la pointe d'une aiguille le long d'un nerf plongé sous l'eau, pour rompre les cylindres, ou pour les dépouiller en quelque façon de ces irrégularités, il réussit à en voir un, dont la moitié était formée d'un fil transparent et uniforme, tandis que l'autre moitié était presque le double plus grosse, moins transparente, irrégulière, raboteuse. Alors il soupçonna que le cylindre nerveux primitif était formé d'un cylindre transparent, plus petit, uniforme, et couvert d'une autre substance, peut-être de nature cellulaire. L'enveloppe extérieure lui parut composée de fils tortueux

(1) *Comment. Bonon.*, t. III, 1755, p. 282, fig. 1, 2.
(2) *Traité du venin de la vipère*, t. II, p. 202.
(3) *Loc. cit.*, p. 204, pl. IV, fig. 3, 5.

courant le long du nerf; le cylindre intérieur l'était d'une membrane particulière, transparente, homogène, paraissant remplie d'une humeur gélatineuse, qui jouissait d'une certaine consistance. Jamais Fontana n'a pu diviser les nerfs ultérieurement. Il rapportait aussi à l'enveloppe extérieure les fibres de tissu cellulaire qu'on rencontre quelquefois sur ces organes. Il a vu dans le cerveau des cylindres irréguliers, transparents, repliés en manière d'intestins, remplis d'une humeur gélatineuse, quelquefois branchus, et des corpuscules arrondis ou oviformes, qui paraissaient entourés de quelque chose, et en un mot les caillots qui se forment dans l'eau. Un conduit qu'il soupçonne être un vaisseau lymphatique, et qu'il a observé en examinant la substance du cerveau (1), est évidemment une fibre nerveuse variqueuse. La rétine, pour l'étude de laquelle il recommande surtout les yeux des lapins, se compose suivant lui d'une partie radiée, les faisceaux de fibres nerveuses, et d'une partie pulpeuse ou purement médullaire. La partie radiée est couverte, si on regarde l'œil par la pupille, d'une substance particulière, comme si c'était un mucus non organique. La partie noire radiée est composée de petits grains sphéroïdes, d'environ 0,0034 ligne de diamètre, soutenus par une toile cellulaire, très subtile, transparente, dans laquelle ils paraissent en quelque sorte s'enchâsser (2).

Treviranus (3) s'accorde assez bien avec Fontana pour ce qui concerne les nerfs. Il les considère comme des tubes membraneux, pleins d'une matière visqueuse, la moelle nerveuse proprement dite, et réunis en faisceaux par des gaînes de tissu cellulaire. Il distingue dans la moelle nerveuse des utricules délicats, en partie transparents, en partie un peu plus obscurs, des globules qui sont plus petits que ceux du sang, et des masses irrégulières, souvent intestiniformes, qui paraissent résulter d'une réunion de globules. Les nerfs frais ne lui ont offert que des globules. Il confirme aussi l'observation faite par Fontana, qu'une gaîne extérieure de cylindres tortueux entoure les tubes primitifs; mais il a vu ces cylindres tortueux descendre simplement les uns à côté des autres, sans s'unir ensemble, et la plupart du temps de chaque côté du tube (les doubles contours). Lorsque la membrane extérieure était déchirée, on ne

<hr>

(1) *Loc. cit.*, p. 221, pl. IV, fig. 11.
(2) *Loc. cit.*, p. 213.
(3) *Vermischte Schriften*, t. I, 1816, p. 128.

voyait pas non plus de cylindres ; ils avaient également disparu après
que le nerf était demeuré plongé dans l'alcool pendant vingt-quatre
heures. Les éléments constituants des nerfs sont aussi, d'après Treviranus, ceux qui composent la substance du cerveau et de la moelle
épinière. Dans les racines des nerfs, les globules sont placés les uns
à côté des autres, en séries longitudinales parallèles, sans gaîne.
Dans la moelle épinière, ils n'observent aucun ordre ; entre eux se
trouvent des cylindres de volume variable ; sur le bord des pièces,
on voyait saillir des utricules hyalins. Toutes ces parties sont enveloppées par une matière muqueuse inorganisée.

Prevost et Dumas ont interprété d'une autre manière les doubles
bords des nerfs (1). Ils regardent les tubes primitifs, appelés par
eux fibres nerveuses secondaires, comme composés de quatre filaments juxtaposés, dont les deux externes sont plus obscurs et manifestement formés de globules, tandis que les médians ne se représentent que de temps en temps. Ces globules sont le résultat d'une
illusion d'optique, et non de la décomposition de la substance nerveuse. Barba (2), les frères Wenzel (3), Home et Bauer (4), Carus (5), Schultze (6), E.-H. Weber (7), Krause (8) et Mayer (9)
décrivent aussi des globules de cette dernière espèce, d'après leurs
propres observations.

Suivant Krause, les globules sont isolés dans la substance grise,
tandis que dans la blanche ils forment des séries, soit qu'ils laissent
entre eux assez de distance pour ne pas se toucher, soit qu'ils entrent en contact et se confondent presque ensemble. Ils produisent
ainsi des fibrilles, dont un certain nombre s'appliquent les unes aux
autres, s'unissent par le moyen d'une couche de substance visqueuse, et constituent ainsi les fibres nerveuses (tubes primitifs).
Hodgkin et Lister (10) ont trouvé dans le cerveau des granulations irrégulières, de volume divers, mais ils présument qu'elles

(1) Magendie, *Journal de physiologie*, t. III, 1823, p. 319, fig. 6.
(2) *Osserv. microscop.*, 1807.
(3) *De penitiori cerebri structura*, 1812, p. 27.
(4) *Philos. Trans.*, 1821, p. 25.
(5) Seiler, *Naturlehre*, 1826, tab. I, fig. 8.
(6) *Vergleichende Anatomie*, 1828, p. 120.
(7) Hildebrandt, *Anatomie*, t. I, 1830, p. 361.
(8) *Anatomie*, t. I, 1833, p. 31.
(9) *Seelenorgan*, 1838, p. 58.
(10) Froriep, *Notizen*, 1827, p. 247.

pourraient bien être le résultat d'un commencement de désorganisation. Raspail (1) décrit les filets nerveux comme des cylindres formés d'une membrane transparente, et pleins d'une substance dont le pouvoir réfringent ne diffère pas de celui des parois.

A partir de l'année 1833, époque à laquelle l'usage du microscope se répandit beaucoup, les recherches sur le système nerveux prirent une nouvelle activité. A la vérité, le nombre des erreurs a grandi comme celui des faits; mais même ces erreurs ont été instructives. D'ailleurs les temps les plus rapprochés de nous ont produit quelques découvertes d'une incontestable valeur.

Ehrenberg (2) prit pour point de départ l'étude de la substance corticale du cerveau. Là, il trouva, outre les granulations d'un certain volume (cytoblastes), des globules plus petits, unis en séries par des filaments déliés. Ces séries paraissaient se continuer, dans la substance médullaire, avec les tubes variqueux ou articulés, colliers de perles, dont les perles ne se touchent pas, mais sont unies par un filet. C'est de leur contenu que provient la couleur laiteuse. Les fibres variqueuses de la substance corticale ne possèdent que les parois tubulaires, et sont privées du contenu. Les nerfs des sens supérieurs et une partie du grand sympathique sont également composés de tubes variqueux : dans les racines des autres nerfs, les fibres variqueuses sont entremêlées de fibres cylindriques, avec lesquelles elles se continuent d'une manière insensible. Les fibres cylindriques se distinguent par leur cavité plus grande; elles contiennent, dans l'état frais et dans celui de vie, une moelle grenue, qu'on peut en faire sortir par la pression. Ehrenberg a étudié la substance cérébrale et nerveuse, en l'étalant par la compression entre deux plaques de verre, et l'étendant d'eau; c'est pour cela que les nerfs les plus déliés lui ont paru variqueux, et le contenu des plus gros coagulé. Or, ne regardant comme moelle que la substance coagulée, il arrive enfin à ce résultat que le cerveau n'est point formé de moelle nerveuse (3).

Les varicosités des fibres cérébrales et de certaines fibres ner-

<hr>

(1) *Nouveau système de Chimie organique*, Paris, 1838, t. II, p. 257.

(2) POGGENDORFF, *Annalen*, t. XXVIII, 1833, p. 451, pl. VI. — Ce mémoire a paru, plus détaillé et avec figures, en 1836, dans les actes de l'Académie de Berlin, et il a été aussi publié à part, sous le titre de : *Auffallende und unerkannte Structur des Seelenorgans*. — Comparez Mandl, *Anatomie microscopique*, livraisons 2, 3 et 6, Paris, 1839-1842, in-folio avec fig.

(3) *Unerkannte Structur*, p. 39.

veuses ne tardèrent pas à devenir le sujet de vives controverses. Elles furent constatées par J. Muller (1), Lauth (2), Volkmann (3), Langenbeck (4) et Remak (5). Lauth, Treviranus et Remak trouvèrent aussi des fibres variqueuses dans les nerfs rachidiens, et Remak considère ces fibres comme une première phase de développement des fibres cylindriques, parce qu'on les rencontre en plus grande abondance chez les jeunes animaux. Jacquemin (6) paraît être arrivé de son côté à des résultats qui se rapprochent de ceux d'Ehrenberg. Berres (7) admet également des vésicules qui sont disposées à la suite les unes des autres, comme les perles d'un collier, ou unies par de petits tubes, et il les considère comme les éléments de la substance nerveuse, qu'il divise, d'après les formes accidentelles, en plusieurs groupes, dans le détail desquels je ne le suivrai point. Ehrenberg regardait l'espace compris entre les contours doubles de chaque côté des nerfs variqueux et cylindriques, comme l'épaisseur de la paroi, et il n'avait pas vu la gaîne proprement dite, ou le tube qui contient la moelle. Krause lui opposa (8) les résultats de ses recherches, dont j'ai parlé plus haut : il soutint avec raison que les filaments qui unissent entre eux les divers renflements sont des fibrilles solides, formées d'une substance visqueuse ; mais il eut tort de donner les renflements pour des amas de granulations renfermées dans les fibrilles (solides ?), et de dire qu'ils ne prennent l'apparence de renflements ou de dilatations que quand les cordons unissants sont devenus plus minces par la dessiccation ou par l'action dissolvante de l'eau. Valentin (9) reconnaît qu'on ne peut pas, de l'apparence des fibres variqueuses, conclure l'existence d'une cavité intérieure, mais que cependant la substance extérieure a une solidité relative plus grande ; dans les filets déchirés en travers, l'ouverture paraît comme un double cercle, et une forte compression fait échapper le contenu, qui est plus coulant, oléagi-

---

(1) *Archiv*, 1834, p. 36.

(2) *L'Institut*, 1834, n° 73.

(3) *Neue Beitræge*, 1836, p. 2.

(4) *De retina*, 1836, p. 6, 48.

(5) MULLER, *Archiv*, 1836, p. 145.

(6) *Isis*, 1835, p. 472.

(7) *Oesterreichische Jahrbuecher*, t. IX, 1835, p. 274. — *Mikroskopische Anatomie*, p. 88.

(8) POGGENDORFF, *Annalen*, t. XXXI, 1834, p. 113.

(9) MULLER, *Archiv*, 1834, p. 104.

neux. Des granulations se voient quelquefois, mais rarement, et seulement lorsque la putréfaction commence : on les observe surtout aux renflements. Valentin est incertain si les fibres variqueuses et les globules irréguliers ou gouttelettes qui se trouvent en même temps qu'elles dans la substance cérébrale, sont un véritable élément histologique, et non pas plutôt une substance purement chimique. Il a vu de semblables filaments et globules, mais avec une séparation moins tranchée de substance intérieure liquide et de substance extérieure solide, dans la matière grasse qui sort du cerveau et de la moelle épinière, quand on les a conservés longtemps dans l'alcool. Treviranus fut le premier qui soutint positivement (1) que les fibres variqueuses sont des produits de l'art ; il a vu les fibres droites se friser et devenir variqueuses sous ses yeux, après qu'elles avaient été humectées avec de l'eau. Il distingue, dans les organes centraux, des cylindres corticaux et des cylindres médullaires, les premiers jaunâtres, obscurs, tortueux, les autres incolores, clairs et droits ; les cylindres médullaires sont trois fois aussi larges que les corticaux. Les cylindres nerveux, qui peuvent également devenir noueux, montrent parfois des stries longitudinales, et Treviranus prétend avoir remarqué, dans leur intérieur, des cylindres plus petits, qui étaient contournés en manière d'intestins, et entrelacés les uns avec les autres (la moelle coagulée). Il donne le nom de tubes aux cylindres primitifs du système nerveux, mais sans y être plus fondé qu'Ehrenberg, car lui aussi regarde la ligne interne parallèle au bord externe et obscur de la moelle nerveuse, comme la limite extérieure du contenu (2), erreur qu'a encore tout récemment adoptée Krause (3). Il résulte de là que la gaîne est représentée beaucoup trop forte. Treviranus paraît n'avoir rencontré que sur les fibres olfactives d'un cadavre humain (4) le cas dans lequel la moelle nerveuse se sépare en globules distincts, dans l'intervalle desquels la gaîne proprement dite reste vide.

Valentin (5) et Emmert (6) sont les premiers à l'égard desquels

(1) *Beitræge*, t. II, 1835, p. 25.
(2) *Beitræge*, t. II, p. 29, 38 ; t. IV, fig. 11.
(3) *Anatomie*, 2ᵉ édit., t. I, 1841, p. 49, 50.
(4) *Beitræge*, t. II, 34 ; t. IV, fig. 26.
(5) *Verlauf und Enden der Nerven*, 1836.
(6) *Endigung der Nerven*, 1836, p. 9.

on puisse affirmer qu'ils ont vu l'enveloppe membraneuse des fibres cérébrales et nerveuses. Valentin donne (1) des figures de tubes primitifs dont le contenu a été réduit par la pression en globules sur lesquels passe et se continue la gaîne. Il fait remarquer (2) que la ligne étroite et parallèle au contour extérieur ne peut point, dans les filets variqueux du cerveau, être considérée comme la limite interne d'une paroi, puisqu'on en aperçoit une toute semblable sur les globules produits par la destruction des fibres. Il a vu, après avoir exprimé le contenu clair, qui ne tarde pas à former des filaments, devient variqueux, et montre de doubles contours, il a vu, dis-je, rester deux lignes étroites, qui marquent la gaîne vide. Celle-ci lui parut composée de fibres de tissu cellulaire étendues dans le sens de la longueur (3); les stries longitudinales qu'on remarque dans une de ses figures (4) semblent bien parler en faveur de cette hypothèse, mais peut-être appartiennent-elles à la gaîne celluleuse d'un faisceau secondaire. Emmert déchira la fibre nerveuse avec une aiguille, ce qui détermina la sortie du contenu ; après l'enlèvement du caillot, l'extrémité ouverte de la fibre se montra sous les dehors d'un utricule affaissé. Il refoula la moelle nerveuse, par la pression, sur les deux côtés de l'aiguille, et dès qu'il cessa de comprimer, il la vit reprendre sa forme primitive. Les fibres nerveuses de la grenouille, après avoir été traitées par l'acide chlorhydrique, offraient des étranglements; d'où Emmert conclut qu'elles possèdent des fibres circulaires qui se contractent ; cependant cet effet pouvait aussi dépendre d'une coagulation non uniforme. Valentin donne du contenu exprimé des fibres une description conforme à la nature, en disant que c'est une masse grumeleuse, qui forme tant des filets tortueux que des corpuscules isolés et irréguliers, entre lesquels se trouvent des filaments huileux, transparents, variqueux, et des globules de la même nature ; mais ce ne sont là que des changements d'une substance primitivement claire, incolore, transparente et oléagineuse. Valentin a aussi observé le cas dans lequel le contenu exprimé d'une fibre demeure sans changement tout le long de son trajet, ou dans un certain espace au milieu, et où l'on ne voit que sur les côtés commencer

(1) *Loc. cit.*, fig. 7, 8.
(2) *Loc. cit.*, p. 41.
(3) *Loc. cit.*, p. 20.
(4) *Loc. cit.*, fig. 17.

les changements dont il vient d'être question (1). Il regarde les varicosités sur les fibres nerveuses périphériques et les racines des nerfs comme un changement accidentel et survenu seulement par l'effet de la pression, la gaîne délicate, et facile à réduire en filaments, s'étant détachée d'une manière irrégulière (2) ; et quoique la manière dont il parle des varicosités des fibres du cerveau (3) et du nerf olfactif (4) puisse faire penser qu'il les croit originelles, cependant il décrit plus loin, avec détail (5), comment il a vu les fibres devenir variqueuses, par la compression, dans de minces lamelles du cerveau. E.-H. Weber (6) a fait les mêmes observations. Gottsche (7) trouve que les fibres nerveuses ne sont pas variqueuses dans la rétine fraîche, et il regarde les varicosités comme un produit de l'art. E. Burdach (8) confirme en tous points les assertions de Emmert et de Valentin touchant la structure des nerfs. Il a vu, en plongeant ceux-ci dans de l'eau chaude, que le contenu des fibres primitives se ramollissait de la gaîne vers l'intérieur, et qu'il se formait dans celle-ci des tubes variqueux à double bord : il a remarqué également que quand on tirait d'avant en arrière une fibre primitive pendant la sortie de son contenu liquide, le contenu exprimé se remplissait de filaments qui offraient çà et là des inflexions, et ressemblaient parfaitement aux fibres cérébrales (9). En conséquence, lui aussi n'admet point que les varicosités existent réellement et primitivement dans les fibres cérébrales ; il les fait dériver de la tendance du contenu à prendre la forme de globules ; dans les tubes nerveux qui sont plus gros, cette tendance est combattue par l'adhérence du contenu à la face interne de la gaîne. Mayer (10) considère comme la cause des varicosités la viscosité de la substance qui forme la masse fibreuse blanche. Lorsqu'on allonge les fibres, la substance interne, qui est teinte et plus liquide, et qui ne se distend pas autant, prend une forme noueuse ou vari-

(1) *Loc. cit.*, fig. 15.
(2) *Loc. cit.*, p. 24.
(3) *Loc. cit.*, p. 39.
(4) *Loc. cit.*, p. 52.
(5) *Loc. cit.*, p. 93.
(6) Treviranus, *Beiträge*, t. III, 1837, p. 101.
(7) Pfaff, *Mittheilungen*, 1836, cah. 5 et 6, p. 17.
(8) *Beiträge*, 1837, p. 14.
(9) *Loc. cit.*, p. 28.
(10) *Seelenorgan*, 1838, p. 17.

queuse. Harting (1) attribue les varicosités à l'action de l'eau. Enfin
J. Muller (2), Volkmann (3) et Remak (4) renoncèrent à leur pre-
cédente opinion, pour adopter celle de Treviranus, et quand
Ehrenberg (5), tout en convenant que les varicosités sont le fait de
la pression, soutient que les fibres sont exposées, dans l'intérieur
du corps vivant, à une compression capable de les rendre variqueuses, personne ne partagera son avis, à moins d'avoir quelque
motif d'amour-propre pour persister à croire que les varicosités
sont une disposition normale. Je ne puis pas même accorder à la
tendance qu'ont les nerfs à devenir variqueux, l'importance diagnostique que les observateurs dont je viens de citer les noms lui attribuent, à moins qu'il ne s'agisse de distinguer les fibres nerveuses
de fibres déliées d'autres tissus. Comme on les observe aussi dans
les fibres périphériques de petit calibre, dans la moelle nerveuse
sortie des tubes, et même dans des tubes nerveux d'une certaine
grosseur, elles ne peuvent dépendre ni d'un déchirement partiel,
d'une constriction également partielle, ou d'une contraction vivante
de la gaîne (Remak), ni, en général, de cette dernière. La seule
chose que nous apprenions quand nous voyons les nerfs devenir
variqueux, c'est précisément ce que l'observation directe nous enseigne, en d'autres termes que nous avons de très petits cordons
de moelle nerveuse sous les yeux ; ces cordons peuvent être ou libres ou renfermés dans une gaîne.

A peine ce sujet de controverse était-il épuisé, qu'il s'éleva une
autre discussion, dont le terme n'est point encore arrivé. Remak (6)
distinguait les parties suivantes dans les nerfs cérébro-rachidiens :
1° une enveloppe extérieure de tissu cellulaire, composée de fibres
grêles, dont les unes se renflent en petits nœuds sur leur trajet,
tandis que les autres ont leur bord garni de corpuscules pédiculés,
d'une forme variable, mais la plupart arrondis (les fibres de tissu cellulaire du névrilème, qui, en général, enferment ensemble plusieurs
fibres) : les corpuscules de ces fibres s'échappent à la surface des nerfs
par le fait de la pression, et ce sont eux qui ont donné lieu à l'illu-

(1) Van den Hoeven en de *Vriese*, *Tidjschr.*, 1839, p. 1.
(2) *Archiv*, 1837, p. 11.
(3) Muller, *Archiv*, 1838, p. 275.
(4) Froriep, *Neue Notizen*, 1837, n° 47.
(5) *Akalephen des rothes Meeres*, Berlin, 1838, p. 221, note.
(6) Froriep, *Neue Notizen*, n° 47, 1837.

sion d'après laquelle on a admis qu'une moelle grenue s'échappait
des tubes eux-mêmes! 2° un tube membraneux mince, très contractile, d'aspect foncé et raboteux, ce qui tient, suivant lui, à de
nombreuses boursouflures dont il est garni sur les côtés; 3° un
ruban plat et pâle, renfermé dans le tube contractile, ruban primitif, dont les bords sont droits, et qui n'est pas beaucoup plus
étroit que la fibre primitive elle-même. Remak a vu, après l'emploi
de la compression, ce ruban sortir en quelque sorte de la masse nerveuse, faire saillie hors des nerfs rachidiens, ou même hors de fibres
cérébrales très fines; dans les fibres plus volumineuses, il pouvait l'observer à travers les parois, fréquemment aussi débarrassé
du tube dans une assez grande étendue. La plupart du temps, il
paraissait formé de petites fibres solides, qui se renflaient en
nodules sur leur trajet, et quelquefois il se prolongeait, dans le sens
de sa longueur, en deux ou trois fibres. Parfois il ressemblait à un
ressort en spirale qui est sur le point de se dérouler. Par la macération, les rubans primitifs deviennent plus minces, mais restent
plats. Dans certains cas, ils offrent, sur les côtés, des nœuds oblongs,
assez volumineux. (Ces nœuds, comme aussi les rubans primitifs
qui se fendent, sont des vaisseaux capillaires.) Remak nie l'existence
d'une moelle globuleuse, et il attribue l'apparence de progression et
d'écoulement de cette dernière à ce que les tubes eux-mêmes glissent sous le névrilème. Les masses globuleuses sont les débris des
tubes détruits, qu'il est très facile d'écraser. Dans un travail subséquent (1), auquel sont annexées aussi des figures de fibres cérébro-
spinales, Remak donne les faisceaux de tissu cellulaire du névrilème
pour des fibres nerveuses organiques, et les fibres organiques en
général pour des fibres primitives auxquelles manque le tube. Elles
seraient par conséquent identiques avec le ruban primitif des fibres
cérébro-spinales, ce qui n'est exact dans aucun cas. Mais par fibres
organiques il entend celles que j'ai appelées gélatineuses, ainsi que
les fibres de noyaux qu'on trouve entre les fibres gélatineuses et
dans beaucoup d'autres points du corps. J'ai déjà été obligé précédemment d'entrer dans de grands détails à l'égard de cet objet.

L'opinion de Remak sur les tubes primitifs se rapproche beaucoup de celle que Fontana avait exprimée un demi-siècle auparavant.
Seulement Fontana n'avait jamais vu le ruban primitif partagé,

____

(1) *Observ. de syst. nerv. structura*, 1838.

parce qu'il ne le confondait point avec des vaisseaux; il le disait formé d'un liquide gélatineux, enfermé dans un tube délié. Ce que Fontana et Remak nomment le tube ou la gaîne de la fibre primitive, est la portion extérieure et coagulée de la moelle. Fontana avait distingué la gaîne proprement dite des tubes nerveux, qui est fort délicate; Remak ne l'a point aperçue du tout; mais sa description du ruban primitif s'applique si bien, sauf la ramescence, à l'enveloppe dépourvue de structure, vidée de son contenu, et affaissée sur elle-même, que je me suis cru en droit de supposer (1) qu'il avait pris la gaîne vide pour le contenu du tube. Comme il comprimait les tubes primitifs, avant de les avoir suffisamment isolés, afin d'en faire sortir le contenu, la moelle devait s'échapper par des fissures de la gaîne, et s'épancher dans les interstices des tubes. J'expliquais ainsi pourquoi, en contradiction avec tous les autres observateurs, Remak avait vu la substance grenue, qui sort du bout coupé, provenir, non des tubes eux-mêmes, mais de leurs interstices; pourquoi il avait trouvé la moelle si destructible, si fragile, si facile à détacher, tandis qu'aussi long-temps qu'elle est retenue par la gaîne elle possède une assez grande fermeté. Pappenheim observa également l'expansion du contenu coagulé sur la gaîne, de sorte que celle-ci était enfermée comme un ruban intérieur (2). Déjà, auparavant, Valentin (3) avait attaqué les assertions de Remak; mais le ruban primitif de ce dernier lui semblait être le contenu oléagineux à demi coagulé. Schwann (4), qui a retrouvé l'enveloppe proprement dite et délicate des tubes nerveux, admit qu'immédiatement en dedans de cette enveloppe se trouve une substance grasse et blanche, renfermant elle-même le ruban de Remak; mais il n'a pas établi ce dernier point par l'intuition directe.

Purkinje fit prendre une autre tournure à la question. Ses premières observations sur la structure tubuleuse des cylindres nerveux élémentaires ont été communiquées au congrès scientifique de Prague (5). Des tranches très minces, prises sur des nerfs frais et endurcis, montrent au pourtour extérieur une double ligne circulaire, correspondant à la membrane enveloppante du cylindre ner-

(1) MULLER, *Archiv*, 1839, p. 774.
(2) *Verdauung*, 1839. Errata.
(3) *Repertorium*, 1838, p. 73.
(4) *Mikroskopische Untersuchungen*, p. 174.
(5) *Bericht ueber die Versammlung in Prag*, 1838, p. 177, fig. 6, 10.

veux ; puis vient en dedans un large cercle, la couche de la moelle nerveuse, et, au centre, un point, la plupart du temps polygone, parfaitement transparent, qu'on pourrait regarder comme le canal intérieur de la moelle nerveuse. En examinant des tranches longitudinales minces de nerfs endurcis, on aperçoit, au milieu de la moelle nerveuse, une mince languette plus transparente. Ces observations indiquaient une structure organique dans l'intérieur de la moelle nerveuse ; cependant Purkinje conçut de nouveau des doutes sur la constance des différences qu'il avait remarquées, parce qu'en examinant des nerfs frais sous l'eau chaude, il trouva la substance du filet nerveux limpide et sans nulle trace de canalicule intérieur. Après qu'il eut pris connaissance du travail de Remak, des objections de Valentin et des miennes, il déclara plus tard que ce qu'il avait indiqué comme canal central était un cordon solide, fixé dans l'axe de la fibre, et auquel il donna le nom de *cylinder axis* (1). En conséquence, les éléments des tubes primitifs furent fixés par lui à trois : 1° une gaîne extérieure, forte, et dépourvue de structure ; 2° une masse médullaire molle et tubuleuse (*vagina medullaris*), enfermée par cette gaîne, qui est d'abord transparente, et qui se coagule après la mort ; 3° le cylindre de l'axe, qu'ordinairement la compression fait sortir de l'enveloppe extérieure, en même temps que la gaîne médullaire, et qui, débarrassé de cette dernière, apparaît sous la forme d'une fibre transparente, élastique, non pas plate, mais cylindrique. Ce cylindre de l'axe est ce que Valentin, Burdach (2) et moi, avons pris pour la portion centrale, non encore coagulée, de la moelle. Valentin est encore aujourd'hui de cette opinion (3). Des recherches multipliées m'ont appris qu'il est réellement liquide dans beaucoup de cas, mais que souvent aussi il sort sous la forme d'un cordon solide, comme le disent Remak et Rosenthal ; qu'il reste long-temps transparent et non coagulé, même après l'enlèvement de la moelle coagulée, et qu'il peut être cylindrique, ou plat, ou irrégulier. Mais Purkinje a tort de penser que son cylindre de l'axe et le ruban primitif de Remak sont absolument identiques. Je ne nie plus que Remak n'ait vu aussi le véritable cylindre de l'axe ; mais il le confond évidemment avec la gaîne mem-

(1) ROSENTHAL, *Format. granulosa*, 1839, p. 16.
(2) *Beitrag*, p. 26.
(3) *Repertorium*, 1840, p. 79.

braneuse affaissée, et sa description a été faite plus d'après cette dernière que d'après lui. Je me suis rendu coupable de la même confusion, mais en sens inverse, n'ayant vu dans le cylindre de l'axe que la gaîne affaissée. Désormais on distinguera mieux l'une de l'autre ces deux parties, qui se ressemblent tant.

Suivant Rosenthal (1), les fibres nerveuses gélatineuses manquent, non de la gaîne membraneuse, mais de la gaîne médullaire ; et le cylindre de l'axe, rarement visible, se trouve enveloppé immédiatement par la gaîne membraneuse. Cette assertion est fausse sans aucun doute. Rosenthal ne connaît pas les capillaires les plus déliés, ceux qui ne sont formés que de la membrane primaire des vaisseaux : en les prenant pour des fibres nerveuses gélatineuses, il pouvait en regarder la lumière comme un cylindre inclus.

J'arrive à une troisième discussion, qui fut soulevée par la couche de bâtonnets de la rétine, et dont les fâcheux effets se sont principalement fait sentir dans l'histoire des terminaisons des nerfs.

La découverte de ces bâtonnets est attribuée à Treviranus. Cependant Leeuwenhoek (2) les connaissait déjà chez la grenouille. Il dit : *Prœterea judicandum esset, plurimas partes, quœ ulteriorem membranam constituebant, esse globulos venulis adhœrentes, sed ubi eos accuratius examinarem, comperi plerasque particulas esse ex tertia vel quarta parte longiores quam crassas;... maxime probabile judicavi, particulas illas oblongas conficere corpus quoddam retibus nostris non dissimile; ulterior membranœ (retinœ) pars ex magna globulorum constabat copia.* La membrane délicate qui résulte des bâtonnets, et qu'on peut détacher de la rétine quelque temps après la mort, a été, on le sait, décrite par Jacob comme une membrane particulière de l'œil, et elle a reçu le nom de cet anatomiste ; mais on la confond souvent avec la couche pigmentaire de la choroïde, parce que ni Jacob ni ceux qui s'en sont occupés depuis, n'ont indiqué avec une clarté suffisante les caractères propres à la faire reconnaître. Huschke, le premier (3), a prouvé, par l'examen de la membrane regardée par lui comme étant celle de Jacob, qu'il entendait par là désigner la couche de bâtonnets ; il la trouva formée d'une simple couche d'innombrables globules parfaitement ronds et transparents, ayant 0,0020 à 0,0025

____

(1) *Loc. cit.*, p. 18.
(2) *Opera*, t. III, p. 79.
(3) AMMON, *Zeitschrift*, 1835, p. 283.

ligne de diamètre, qu'il crut être des globules nerveux, et de
fibrilles nerveuses; il la considéra, d'après son développement et
sa texture, comme nerveuse et sentant la lumière, comme une couche
nerveuse externe grenue, en opposition avec la couche nerveuse
interne, qui est plus fibreuse, et qui constitue la rétine proprement
dite. Valentin aussi (1), ainsi que je l'ai déjà dit plus haut, donne
les bâtonnets pour des éléments de la membrane de Jacob; il les
nomme des papilles, contenant un noyau arrondi près de leur sommet, apparenc. qui vraisemblablement a été occasionnée par un
ploiement partiel. Je n'ai point rencontré les fibres de tissu cellulaire qui, suivant lui, unissent la membrane de Jacob à la rétine.
Ehrenberg (2) mentionne, parmi les granules qui couvrent en devant l'expansion du nerf optique, certains corpuscules en forme de
bâtonnets ou de massues, dont les rapports avec les vaisseaux et
les nerfs demeurent équivoques. Ces corpuscules, du moins en partie, ne sont autre chose que les bâtonnets de la couche située derrière le nerf optique. R. Wagner fut le premier qui les décrivit
comme une couche cohérente de la rétine proprement dite, et tels
qu'ils se présentent quand ils se sont renversés. Derrière la couche
granuleuse de la rétine se trouve une couche de fibres serrées les
unes contre les autres, qu'il compare aux dessins linéaires de la face
palmaire du bout des doigts; ces fibres paraissent être toujours séparées, et ne se réunir jamais; elles ont une limite linéaire simple,
comme des filaments de tissu cellulaire, et semblent parfois obscurément articulées ou étranglées; on en voit quelques unes sur le bord,
où elles se brisent aisément.

Je citerai encore ici Langenbeck, dont la dissertation sur la rétine n'a paru qu'en 1836, et qui n'avait pas connaissance des
découvertes de Treviranus. La rétine se compose de trois couches (3),
une granuleuse postérieure, une seconde fibreuse, et une troisième vasculaire. Les deux premières sont composées de tubes nerveux variqueux et de globules formés de leur moelle : peut-être
les bâtonnets enroulés se sont-ils glissés parmi les grains de la couche
grenue.

Treviranus (4), qui a vu les bâtonnets en partie dans l'état de

(1) *Repertorium*, 1837, p. 249.
(2) Poggendorff, *Annalen*, t. XXVIII, 1833, p. 457.
(3) *De retina*, p. 68.
(4) *Beiträge*, t. II, 1835, p. 42; t. III, 1837, p. 91; t. IV, fig. 30-37.

redressement, soutint que c'étaient les extrémités périphériques libres des tubes nerveux primitifs; et il leur donna le nom de papilles, pour rappeler leurs usages, analogues à ceux des papilles tactiles de la peau et de la langue. Les fibres primitives de la rétine s'étalent, serrées les unes contre les autres; à un certain endroit de leur trajet, elles s'écartent de la direction horizontale, se rapprochent de la verticale, passent, sous un angle oblique, à la face opposée ou interne de la rétine, et se terminent là sous la forme de papilles cylindriques et larges. Les papilles reçoivent encore un revêtement en forme de gaîne, qui doit naissance à un prolongement du feuillet vasculaire. Les extrémités papillaires manquaient dans certains fragments; Treviranus (1) présume que là ils s'étaient détachés, pour demeurer adhérents au corps vitré. Chez la grenouille, les papilles venaient de stries obscures, comme les barbes d'une plume émanent de sa tige. Chez la plupart des mammifères et des oiseaux, il lui sembla qu'il ne se terminait qu'un seul tube nerveux dans chaque papille; mais, chez la taupe, le cygne et les animaux vertébrés à sang froid, les papilles étaient beaucoup plus grosses que les fibres nerveuses, et chez le brochet (2), il a vu les filets, dont les papilles sont les extrémités externes, naître de deux tubes plus minces, recourbés en forme de genou, et renflés en boule à l'endroit de l'inflexion. En conséquence, Treviranus pense que les irradiations connues du nerf optique dans la rétine du lapin et du lièvre sont des vaisseaux.

Quoique, suivant lui, personne ne soit en état de démontrer la connexion des bâtonnets de la rétine avec les fibres primitives du nerf optique, ses découvertes s'accordaient trop bien avec les suppositions physiologiques de l'époque, pour ne pas recevoir l'accueil le plus favorable. Gottsche, qui précédemment (3) avait parfaitement reconnu l'expansion nerveuse radiée pour une couche interne, et aperçu, au-dessus de cette couche, à l'extérieur, une membrane pultacée se résolvant en molécules arrondies (la couche de bâtonnets), se laissa entraîner par Treviranus à décrire les éléments de cette dernière couche comme des nerfs et comme des papilles de la rétine (4). Il insiste longuement sur les tourbillons qui naissent par

<hr>

(1) *Loc. cit.*, t. III, p. 95.

(2) MULLER, *Archiv*, 1834, p. 457, tab. VIII, fig. 7. — PFAFF, *Mittheilungen*, 1836, cah. 1 et 2, p. 40.

(3) PFAFF, *Mittheilungen*, 1836, cah. 5 et 6, p. 18.

(4) *Loc. cit.*, p. 33.

le renversement des bâtonnets; mais, chez les poissons et les mammifères, il entend aussi par là les vides plus grands qu'on remarque entre les faisceaux radiés des tubes nerveux proprement dits. Dans les poissons, il distingue les bâtonnets des papilles; les bâtonnets sont des cylindres nerveux brisés; les papilles sont quelque chose d'étranger, à travers quoi passe le cylindre nerveux (5). Ou il ne passe qu'un seul nerf à travers une papille sphérique, ou deux nerfs traversent la papille, qui, lorsqu'on l'écrase, se partage en deux papilles. Ici donc se trouvent désignés les renflements dirigés en avant des jumelles, tandis que Treviranus entend par là les extrémités antérieures et roulées des bâtonnets. D'après les observations de Volkmann (6), qui ont été imprimées avant la publication de l'ouvrage de Treviranus, les fibres nerveuses variqueuses de la rétine sont situées en arrière, et couvertes antérieurement par une substance composée de globules (qui sont, les uns des globules de la moelle nerveuse, les autres des bâtonnets roulés sur eux-mêmes, et quelques uns des noyaux de l'épiderme). Dans la rétine écrasée nageaient des globules et des fibres déliées, à renflements arrondis, qui semblaient indiquer une structure variqueuse; mais le renflement ne se trouvait jamais qu'à une seule extrémité. Chez la grenouille, les fibres étaient dépourvues de nœuds et épaisses; on en voyait des fragments considérables nager librement dans l'eau. Le travail de Treviranus ayant fixé son attention, Volkmann ajouta, dans un supplément, qu'il venait de trouver aussi, chez les animaux supérieurs, les fibres nerveuses lisses et s'infléchissant en devant; mais qu'indépendamment de ces fibres lisses, il en existait aussi de variqueuses, et qu'en particulier les fibres radiées de la rétine du lièvre et du lapin n'étaient point des vaisseaux, mais des formations variqueuses, sans que cependant il osât décider si c'étaient ou non des nerfs. E.-H. Weber (1) soutient que ces fibres sont des nerfs; mais il pense comme Treviranus à l'égard des bâtonnets, et trouve qu'elles se terminent par des globules beaucoup plus gros qu'elles. J. Muller (2) identifia la couche postérieure des grandes cellules à noyaux, qui existe chez la grenouille, et qui appartient en partie au pigment, avec la couche pultacée des premières descriptions de Gottsche; après elle vient l'expansion des fibrilles ner-

(1) *Beitræge*, 1836, p. 2.
(2) TREVIRANUS, *Beitræge*, t. III, 1837, p. 99.
(3) *Archiv*, 1837, p. XI.

veuses (bâtonnets renversés), puis la couche des corps en forme de baguettes (bâtonnets droits). Il n'a point pu trouver de papilles chez les mammifères. Mayer (1) décrit les bâtonnets comme des fibres nerveuses décomposées sur la face antérieure de la rétine, et pense que les petites granulations qu'on aperçoit sur quelques uns d'entre eux sont des papilles. Toutes les fibres nerveuses ne sont que des chaînes de ces bâtonnets. Il expliqua les opinions contradictoires émises relativement aux papilles (2), en montrant comment les bâtonnets se comportent avec l'eau. Déjà Treviranus et Gottsche avaient dit qu'après la mort les bâtonnets se convertissent en globules, et Mayer qu'ils se recourbent; je reconnus que cet enroulement commence par l'extrémité antérieure, et qu'il s'opère avec lenteur dans une eau chargée d'albumine, de sorte qu'un laps de temps assez long s'écoule durant lequel cette extrémité seule est épaissie ou renflée en mamelon, tandis qu'à l'état frais les bâtonnets sont parfaitement droits. Remak (3) parle cependant encore des papilles comme de cellules étendues en largeur, entre les cellules allongées et disposées en séries les unes à côtés des autres, c'est-à-dire les bâtonnets. Chez les grands animaux, elles sont séparées des bâtonnets par une fissure transversale, mais se détachent aisément, et quand cet effet a lieu, on voit qu'un filament très fin passe de l'intérieur du bâtonnet dans la papille. La couche de bâtonnets lui semble être une couche couvrant la rétine entière, sans même excepter l'entrée du nerf optique, et qui est formée de fibres régulières, droites, avec de fréquentes fissures transversales; tous les bâtonnets se touchent mutuellement par leurs extrémités, et tiennent plus ou moins solidement ensemble. De même que Gottsche, il fait rayonner les fibres de tourbillons communs, et prétend qu'il y en a quelques unes qui se ramifient. Les bâtonnets ou fragments des fibres sont roides et cassants. Avec Mayer, il leur attribue une sorte de mouvement volontaire. Remak a aussi vu les véritables fibres nerveuses et leurs plexus, mais il les place au côté postérieur de la couche des bâtonnets. D'accord en ce point avec Muller, il décrit, comme troisième et postérieure couche de la rétine, de grandes cellules, qui sont probablement des cellules pigmentaires moins remplies que les autres. Il se dit à peu près convaincu que les tubes ner-

(1) *Seelenorgan*, 1838, p. 51.
(2) SCHMIDT, *Jahrbuecher*, 1838, n° IX. p. 338.
(3) MULLER, *Archiv*, 1839, p. 165.

veux ne s'infléchissent point dans les bâtonnets ; ce qu'il conclut en partie de sa description inexacte, en partie aussi, et avec raison, des contradictions qui ressortent de la comparaison établie entre les grosseurs, puisque, par exemple, les tubes nerveux primitifs de la grenouille sont quatre fois plus grêles que ceux du lapin, et que les bâtonnets de ce dernier sont près de quatre fois plus gros que ceux de la grenouille. Dans une note écrite à l'occasion de ce mémoire, et où je relevais les erreurs avancées par Remak sur la nature des bâtonnets, je communiquai quelques faits qui me semblaient prouver, à la vérité d'une manière indirecte, que Treviranus avait bien vu. Comme je voyais les bâtonnets de certains animaux se prolonger postérieurement en un filament pâle, qui se roulait également dans l'eau et ressemblait alors à un globule superposé (la papille séparée par un trait transversal des observateurs précédents), comme je trouvais des bâtonnets qui étaient beaucoup plus longs que les autres, et comme, après le traitement par l'acide acétique, j'en voyais paraître de plus longs, je considérai les bâtonnets, tels qu'ils se montrent ordinairement, comme des fragments de fibres ; de ce que le filet pâle se détachait du bâtonnet sous un angle obtus, je conclus que les fibres s'infléchissent à un certain endroit. L'analogie des bâtonnets, dans leurs phénomènes optiques et hygroscopiques, avec de courtes portions de petites fibres nerveuses, et les varicosités qu'ils offraient aux points d'inflexion, me parurent une preuve d'identité de la constitution chimique. Je comparai les filaments pâles des bâtonnets avec les gaînes affaissées des tubes nerveux, dont ils diffèrent d'ailleurs suffisamment par le poli de leur surface.

Michaelis fit connaître dès 1837 (1) des vues plus exactes sur la structure de la rétine. Il décrivit comme membrane de Jacob, ou couche séreuse de la rétine, la couche de cellules anguleuses qui se trouve à la face antérieure de la choroïde, avec les globules colorés, placés, chez les oiseaux, derrière les bâtonnets ; comme seconde couche, ou couche grenue, les corps en forme de bâtonnets, dont chacun porte également un globule, mais sur son extrémité antérieure ; enfin, comme troisième couche, la radiation nerveuse, et comme quatrième, des globules de 1/1505 (?) de ligne de diamètre, placés à des distances régulières, et la plupart pourvus d'un filament,

_____

(1) MULLER, *Archiv*, 1837, p. XII.

de longueur diverse, qui ressemble à une fibre nerveuse primitive. Michaelis regarde ces filaments comme les extrémités des nerfs. Bidder obtint des résultats analogues (1), et par là réfuta complétement l'hypothèse qui faisait prendre les bâtonnets pour autant d'inflexions des fibres nerveuses. Il fit voir que les tourbillons décrits par Gottsche et Remak doivent naissance au renversement et au déplacement des bâtonnets, rappela les différences qui existent entre les fibres nerveuses et les bâtonnets de la rétine, montra que le filament découvert par moi ne se détache pas toujours sous un angle obtus, part souvent en ligne droite, et a trop de solidité pour pouvoir être une enveloppe affaissée sur elle-même, enfin établit de nouveau que la couche des bâtonnets est la membrane de Jacob, et si l'on ne veut pas effacer tout-à-fait ce dernier nom, il me paraît hors de doute que lui seul peut servir à désigner la couche de bâtonnets. Bidder décrivit la forme en bouteille toute spéciale qu'une partie des bâtonnets présente chez les oiseaux, mais nia à tort que les autres se recourbassent en crochet. J'annexai également à son Mémoire une note dans laquelle je fis un dernier et vain effort pour sauver l'hypothèse de Treviranus. Je supposai que ce qui avait été décrit par Valentin comme membrane de Jacob ne pouvait point être la couche des bâtonnets de la rétine, parce qu'il employait de l'eau pour la préparation de l'œil; je prétendis que la couche de granulations indiquée par lui se composait de bâtonnets enroulés, et que ses papilles de la membrane de Jacob, auxquelles il avait attribué par erreur un noyau, étaient une sorte d'épithélium à cylindres de la choroïde, nom sous lequel je réunis les bâtonnets en bouteille des oiseaux et les doubles papilles de Gottsche dans l'œil des poissons. De cette manière, je maintins les bâtonnets comme expansion nerveuse, et les fibres nerveuses comme couche de tissu cellulaire. De nouvelles recherches, les objections de Valentin pour justifier sa couche de globules ganglionnaires (2), et le travail de Hannover (3), m'ont enfin convaincu de l'erreur dans laquelle j'étais. Hannover, non seulement confirma ce que Michaelis et Bidder avaient dit relativement à la couche de bâtonnets chez les poissons, mais encore signala des formations analogues chez d'autres animaux; il limita d'une manière toute particulière le nom de rétine à la seule couche de

<hr>

(1) MULLER, *Archiv*, 1839, p. 371.
(2) *Repertorium*, 1839, p. 67.
(3) MULLER, *Archiv*, 1840, p. 320.

bâtonnets, attendu qu'il nia l'existence de la membrane de Jacob, et désigna sous celui de substance cérébrale de la rétine les tubes nerveux et la couche celluleuse. Cette dernière lui semble, comme à Valentin, être l'analogue de la substance grise du cerveau. Il a déjà été parlé précédemment de ce qu'il appelle les gaînes pigmentaires des bâtonnets. J'ai aussi, à cette occasion, extrait de la dissertation de Lersch (1) ce qu'elle contient de nouveau sur les bâtonnets de la rétine chez les grenouilles.

Une découverte importante dans l'anatomie du système nerveux appartient exclusivement à l'époque moderne : je veux dire celle des globules ganglionnaires, et des globules vraisemblablement analogues de la substance grise des organes centraux. On avait reconnu, sans le secours du microscope, que les fibres nerveuses traversent les ganglions, dans l'intérieur desquels elles forment seulement des plexus, et que les mailles des plexus sont pleines d'un tissu d'une autre nature. Winslow, Johnston et beaucoup d'autres anciens anatomistes comparaient ce tissu à la substance grise du cerveau ; Haase (2) l'appelait tout simplement tissu cellulaire ; Scarpa (3) le considérait comme un tissu cellulaire rempli d'une matière muqueuse chez les personnes maigres et huileuse chez les sujets gras. D'après Wutzer (4), il se compose de cellules ou vésicules, qui sont toujours pleines d'une pulpe particulière, gélatineuse et visqueuse : il y a bien, chez les sujets gras, de la graisse en dedans de la tunique propre, mais il ne s'en trouve point dans la cavité des cellules ou vésicules elles-mêmes, dont le contenu ne change jamais. Lobstein donne aussi (5) l'épithète de gélatineuse à la substance propre des ganglions. Ehrenberg (6) fut le premier à voir, dans les ganglions rachidiens des oiseaux, outre les nerfs, de gros corps irréguliers, presque globuleux, d'un diamètre de 0,02 ligne, qu'il compara à une substance glandulaire, et qu'il rapprocha des saccules calcaires des grenouilles ; il ne trouva, dans les ganglions du grand sympathique, que des tubes articulés, de calibre divers, et de fines granulations semblables à celles qui couvrent la rétine ; en exposant

(1) *De retinæ structura microscopica*, Berlin, 1840.
(2) *De gangliis nervorum*, Léipzick, 1772. — Ludwig, *Script. neurol. min.*, t. I, p. 74.
(3) *Anatom. adnot.*, 1778, lib. I, § VI.
(4) *De gangliorum fabrica et usu*, 1817, p. 57.
(5) *Nerv. sympath. fabric*, 1823, p. 65.
(6) Poggendorff, *Annalen*, 1833, t. XXVIII, p. 458.

les résultats qu'il a obtenus touchant la structure des ganglions, il ne parle pas des granulations. L'une des planches de son ouvrage subséquent (1) représente les globules ganglionnaires de plusieurs animaux sans vertèbres, qui, dans l'explication des figures, sont donnés pour des organes coniques remplis d'une substance trouble. Lauth (2) trouve, entre les tubes des ganglions rachidiens, des masses volumineuses, arrondies, elliptiques ou irrégulières, de substance grise, nettement délimitées, et de plus, dans le ganglion cervical supérieur, des globules plus petits, comme dans le cerveau. La première description exacte des globules ganglionnaires a été donnée par Valentin (3) et Purkinje (4). Ces deux auteurs en font connaître les prolongements et les enveloppes celluleuses. Remak (5) fit naître ses fibres organiques des globules ganglionnaires, et dut par conséquent nier les enveloppes celluleuses, erreur que Valentin rectifia (6), en faisant voir que Remak avait pris d'un côté les véritables prolongements courts des globules ganglionnaires pour des fibres organiques, et d'un autre côté les appendices de la gaîne celluleuse pour des prolongements de globules ganglionnaires. Quelques fragments pour servir à l'histoire de ces éléments ont été fournis aussi par Volkmann (7) et par Schwann (8). Rosenthal confirma l'existence de la gaîne celluleuse des globules ganglionnaires (9). Il paraît qu'on doit également rapporter à ces globules ce que Berres (10) décrit sous le nom de cellules des ganglions, et les infusoires que Magendie (11) a exprimés des ganglions rachidiens, infusoires qu'il compare au *Monas punctum*.

On ne s'est pas si bien entendu à l'égard des globules des organes centraux. Les parties qu'Ehrenberg décrit (12) comme granulations de la substance grise sont en partie les noyaux de cellules propre-

---

(1) *Unerkannte Structur*, 1836.

(2) *L'Institut*, 1834, n° 73.

(3) *Verlauf und Enden der Nerven*, 1836, p. 77, 88.

(4) *Bericht ueber die Versammlung in Prag*, 1838, p. 179.

(5) *Syst. nerv. structura*, 1838, p. 8.

(6) *Repertorium*, 1838, p. 73. — MULLER, *Archiv*, 1839, p. 150

(7) MULLER, *Archiv*, 1838, p. 291.

(8) *Mikroskopische Untersuchungen*, 1838, p. 181.

(9) *Formatio granulosa*, 1839, p. 19.

(10) *OEsterreichische Jahrbuecher*, t. XXII, 1840, p. 417.

(11) *Système nerveux*, 1839, t. II, p. 340.

(12) POGGENDORFF, *Annalen*, t. XXVIII, 1833, p. 451.

ment dites, en partie les petits granules de la substance intermédiaire,
mais qu'il n'a point distingués des renflements des fibres variqueuses.
Emmert a aussi aperçu les noyaux de cellules (1) , mais il les a pris
pour des ouvertures dans la substance grenue, erreur qu'il est
presque impossible d'éviter quand on ne rend pas les tranches assez
minces pour arriver à voir des globules isolés sur le bord. Il est plus
difficile de savoir ce que sont les corps renflés indiqués par lui dans
la moelle épinière du lapin (2). Il regarde comme possible que les
lignes qui semblent limiter les renflements soient des arcs de fibres
déliées; mais des anses d'inflexion aussi régulières n'eussent point
échappé à d'autres observateurs. Peut-être sont-ce des gouttes allongées de moelle nerveuse extravasée, semblables aux fibres cérébrales
rameuses et renflées d'Ehrenberg (3) et de Remak (4). Burdach (5)
a déjà parfaitement démontré le mode de formation de ces fibres ,
qui peuvent sembler variqueuses. Volkmann (6) distingue deux
sortes de globules dans la masse cérébrale : les uns transparents , à
doubles contours , qui sont des gouttelettes de la moelle nerveuse ,
et que lui-même regarde comme des gouttes d'huile; les autres
irréguliers et pleins de points obscurs. Purkinje a découvert dans
le cerveau les globules pédiculés , analogues aux globules ganglionnaires. Valentin (7) en a donné une description exacte; mais il
admet aussi, dans la couche extérieure de la substance corticale, des
globules de forme parfaitement semblable , parce qu'il supposait
que la structure finement grenue de la substance grise provenait
uniquement de la destruction des globules. Suivant lui, une substance très molle , celluleuse, sépare ceux-ci les uns des autres , ce
qui fait qu'on parvient aisément à détruire les prolongements qu'elle
envoie entre eux. Purkinje (8) distingue, dans la substance grise
des circonvolutions, indépendamment des globules ganglionnaires ,
des grains plus gros, composés de substance punctiforme, sans
noyaux de cellules, qui sont probablement des grumeaux de la
substance fondamentale enveloppant complétement un ou plusieurs

(1) *Endigungsweise der Nerven*, p. 8.
(2) *Loc. cit.*, tab. II, fig. 15.
(3) *Unerkannte Struktur*, p. 20, tab. II, fig. 1, *a*, *e* ; 2, *b*, et autres.
(4) *Observ.*, tab. II, fig. 32, 33.
(5) *Beitrag*, p. 34.
(6) *Beiträge*, p. 4.
(7) *Verlauf und Enden der Nerven*, p. 99.
(8) *Bericht des Naturforscher in Prag*, p. 180.

petits noyaux de cellules. Il admet, en outre, dans la substance perforée et dans la bandelette cornée, des corpuscules transparents, ronds ou anguleux, de consistance céracée, qui, d'après les figures, me paraissent n'être autre chose que des gouttelettes de moelle nerveuse. Les corps coniques, avec des prolongements, que J. Muller a trouvés dans la moelle épinière d'une lamproie conservée dans l'alcool, et qu'il compare à des clous de girofle, sont sans doute aussi identiques avec les globules ganglionnaires pédiculés de Purkinje (1). Dutrochet a vu (2) dans le cerveau de la grenouille des cellules serrées les unes contre les autres, et parsemées de points, qui lui ont paru ressembler aux cellules végétales. E. Burdach a reconnu, dans la substance grise, une masse à grains fins, mêlée de gros corps globuleux (3). Cette masse et les globules de Volkmann (4) sont en partie des granulations de la substance fondamentale, en partie des gouttelettes de moelle ; les plus petits sont incommensurables selon Volkmann; les plus gros dépassent le diamètre des fibres nerveuses; mais, en examinant avec soin la substance cérébrale humectée d'albumine, on ne pouvait les découvrir. Remak (5) paraît avoir suivi plus loin que Purkinje les prolongements qui naissent de la substance grise dans la moelle épinière. Cependant il n'est pas parvenu non plus à démontrer la moindre connexion entre eux et les tubes nerveux. J'ai parlé plus haut de ses recherches sur la substance gélatineuse.

Remak (6) dit avoir aperçu, au bord de la tranche de nerfs rachidiens frais, des mouvements vibratiles qu'il attribue à un épithélium vibratile tapissant la face interne du névrilème; mais il n'a pas vu la cause du mouvement, et il a seulement aperçu le tournoiement des corpuscules nageant dans l'eau, phénomène qui dépend indubitablement des courants déterminés par un mélange partiel de la moelle nerveuse avec l'eau. Valentin (7) parle de mouvements vibratiles, non du névrilème qui entoure une multitude de faisceaux, mais de la gaîne qui entoure chaque fibre primitive. Bruns (8) croit

(1) *Archiv*, 1837, p. XVI.
(2) *Mémoires pour servir à l'hist. nat. des animaux et des végétaux.* Paris, 1837, t. II, p. 473.
(3) *Beitræge*, p. 23.
(4) MULLER, *Archiv*, 1838, p. 279.
(5) *Loc. cit.*, p. 15.
(6) *Loc. cit.*, p. 32.
(7) *Repertorium*, 1838, p. 262.
(8) *Allgemeine Anatomie*, 1841, p. 146.

également les avoir vus une fois. Je n'ai jamais remarqué d'autre mouvement que celui qui accompagne la coagulation de la moelle nerveuse, et je puis d'autant moins croire à l'existence d'un mouvement vibratile, soit dans le névrilème, soit dans les tubes primitifs, que ni d'un côté ni de l'autre je n'ai jamais entrevu aucune trace de cellules, ou seulement de leurs noyaux, semblables à celles qui portent les cils sur les surfaces vibratiles des organes centraux. Je ne saurais reconnaître pour tels ce que Gerber (1) a figuré comme cônes vibratiles. On peut imaginer des figures de ce genre sur toutes les surfaces luisantes et non parfaitement lisses, et il n'est même pas besoin pour cela de la lumière artificielle que Gerber recommande.

CHAPITRE XIII.

Du tissu cartilagineux.

Les cartilages sont au nombre des parties les plus solides du corps; mais, malgré leur dureté, ils jouissent d'un degré assez prononcé d'élasticité et de flexibilité. Des disques minces, comme les cartilages de l'oreille et du nez, peuvent être fortement ployés sans se rompre. Les cartilages plus épais cassent; les surfaces de la cassure sont lisses, grenues ou fibreuses. La solidité et la couleur des divers cartilages, qui varie du bleu laiteux au jaune, dépendent de la composition.

Tous les cartilages sont formés d'une substance fondamentale homogène, qui peut devenir fibreuse, et de vésicules ou cellules, éparses en plus ou moins grand nombre et avec plus ou moins de régularité dans cette substance. Quand les cellules sont entourées d'une substance claire et translucide, le cartilage paraît blanc ou blanc-bleuâtre. Au contraire, les fibres lui donnent une teinte jaunâtre, d'autant plus prononcée que leur nombre l'emporte davantage sur celui des cellules. La pesanteur spécifique des cartilages est de 1,15 à 1,16 (Schuebler et Kapff).

On peut partager tous les tissus cartilagineux en deux groupes, suivant que la substance fondamentale est homogène ou fibreuse. Les cartilages à base homogène portent l'épithète de *vrais*, et ceux à base fibreuse sont nommés *fibro-cartilages*. Cependant on doit remarquer qu'il ne manque pas de transitions entre les deux groupes:

____

(1) *Allgemeine Anatomie*, fig. 88, 4, *a, b*, et 5.

car, d'un côté, des fibres se développent presque régulièrement, par
les progrès de l'âge, dans la base de certains vrais cartilages, et,
d'un autre côté, la base fibreuse des fibro-cartilages paraît être homogène durant les premiers temps.

Vrais cartilages.

Nous rangeons parmi les vrais cartilages, la poulie de l'œil, les
cartilages du nez et de tout l'appareil respiratoire (excepté ceux de
Santorini, les cunéiformes et l'épiglotte); puis les *corpuscula tri-
ticea* dans les ligaments hyothyroïdiens latéraux, les cartilages costaux, et l'appendice xiphoïde du sternum; enfin les cartilages
articulaires, avec la seule exception du mince revêtement cartilagineux de la cavité glénoïde et de la tête de la mâchoire inférieure.

Cavités et cellules des cartilages.

Lorsqu'on détache une tranche mince d'un véritable cartilage,
la lamelle de la substance fondamentale (1), qui est limpide comme
de l'eau ou faiblement grenue comme un verre mat, offre des fossettes ou des excavations de différentes formes, de grandeur diverse,
et diversement espacées. Ces fossettes paraissent finement granulées,
comme la substance fondamentale, mais tantôt plus claires, tantôt
plus obscures, ce qui ne peut dépendre que de la translucidité de
cette substance et de modifications accidentelles de la lumière. Elles
sont remplies, comme on le verra bientôt, d'une masse claire et de
globules, qu'on reconnaît être, les uns des cellules, les autres des cytoblastes. Des cavités plus petites, d'un diamètre de 0,006 ligne, ne
contiennent, dans des cas très rares, qu'un seul petit corpuscule
rond et nettement délimité, ayant 0,001 ligne de diamètre. Dans
d'autres, ce corpuscule paraît entouré d'une substance grenue,
qui, d'après Schwann, serait le commencement d'une vésicule secondaire. Le plus ordinairement on trouve les vésicules secondaires
toutes formées, sous la forme de corpuscules grenus, d'un diamètre
de 0,003 à 0,005 ligne, véritables noyaux de cellules, qui se font
remarquer par un ou deux nucléoles (2), et parfois aussi, mais rarement, sont entourés d'une cellule; fréquemment ces petites excavations sont réunies en groupes de deux à quatre (3). Alors on en

(1) Pl. V, fig. 6, C.
(2) SCHWANN, *Mikroskopische Untersuchungen*, tab. III, fig. 1, 2.
(3) *Loc. cit.*, tab. I, fig. 9.

remarque d'un peu plus grosses qui renferment deux noyaux de cellules l'un à côté de l'autre. Quand une cavité renferme deux noyaux de cellules, tantôt un seul de ceux-ci est entouré d'une vésicule particulière, et tantôt tous deux le sont : souvent alors le noyau ne se trouve pas dans le milieu de la cellule qui lui appartient, mais plus près du bord ; la cellule ne surpasse pas souvent du double le volume du noyau. On trouve aussi trois et quatre noyaux, avec ou sans membrane enveloppante, dans une excavation. Ainsi, par exemple, j'ai représenté (1) une cavité dans laquelle on voit deux vésicules séparées par un pont de la substance grenue obscure. Enfin on rencontre des excavations qui, au premier aperçu, semblent être simples et contenir deux à quatre cellules, mais dans lesquelles, en y regardant de près, on aperçoit des ponts étroits de substance fondamentale homogène entre les cellules. Celles-là font le passage aux cavités à noyau simple, manifestement séparées par la substance fondamentale, mais accumulées en groupes. Les cellules des noyaux nus sont tantôt étroitement entourées par les parois de la cavité dans laquelle elles se trouvent, tantôt séparées d'elles par un intervalle plus ou moins considérable (2).

La plus grande variété règne dans les formes des noyaux, des cellules et des cavités recélantes.

Les *noyaux* sont ronds, ovales, anguleux, ou tout-à-fait irréguliers (3), granulés ou lisses, à grains fins ou à grains grossiers. Le nucléole manque dans les cytoblastes à grains grossiers ; dans d'autres, il est simple ou double. Il peut se développer en une gouttelette de graisse, et souvent on trouve plusieurs petites gouttelettes dans l'intérieur du noyau. Par la réunion de ces gouttelettes, qui sont d'abord isolées, il arrive que le noyau entier offre, en certaines circonstances, l'aspect d'une simple vésicule adipeuse (4), et l'on doit admettre qu'à une certaine époque du développement il peut se remplir de graisse. Les cytoblastes contenant de la graisse sont pour la plupart plus gros que les cytoblastes grenus. Dans un même cartilage, celui d'une côte, les cytoblastes à grains grossiers avaient

---

(1) Pl. V, fig. 6, B. — La vésicule c est pourvue de deux cytoblastes (e, f) ; la vésicule d contient un cytoblaste (b), qui est lui-même entouré d'une cellule (g).

(2) Pl. V, fig. 6, A.

(3) Pl. V, fig. 6, B, e, f.

(4) Pl. V, fig. 6, A, m, B. h.

0,003 à 0,0035 ligne, ceux à grains fins 0,005 terme moyen, et ceux qui contenaient de la graisse 0,0062 à 0,008. Quand le contenu du noyau est changé en graisse, on voit paraître aussi des particules punctiformes, et même des gouttelettes de graisse, sur d'autres points de la cellule cartilagineuse, immédiatement au pourtour du cytoblaste. Il est possible que, de cette manière, la cellule cartilagineuse entière finisse par devenir une cellule adipeuse simple. Au reste, les cellules contenant de la graisse sont beaucoup plus rares dans les vrais cartilages que dans les fibro-cartilages, et on ne les y rencontre, à ce qu'il paraît, que quand la substance fondamentale commence à présenter un commencement de formation fibreuse. Les cellules des cartilages doivent souvent un aspect tout particulier à ce que, tandis que le cytoblaste continue de rester à grains fins, elles s'emplissent de petits globules épars et nettement délimités, qui sont surtout accumulés autour du noyau et le couvrent; peut-être sont-ce des dépôts terreux; du moins ressemblent-ils beaucoup aux globules qu'on rencontre sur la membrane interne des artères ossifiées.

À l'égard des *vésicules* qui entourent immédiatement les noyaux, il est rare aussi qu'elles soient exactement rondes ou ovales; la plupart du temps elles ont une forme irrégulière, de triangle, de cône, de demi-cercle, ou de carré. Lorsque deux cellules se trouvent dans une même cavité, elles ressemblent à des segments de cercle dont les cordes se regardent. Y en a-t-il quatre dans une excavation, elles forment ensemble un cercle, et chacune d'elles affecte à peu près la forme d'un quart de cercle. Cependant les cellules prennent presque toujours une forme régulièrement arrondie par l'effet de la pression, et quand on fait aller et venir le petit disque de cartilage au moyen du compresseur, on acquiert la conviction que les noyaux sont situés dans les parois des cellules sphériques.

Enfin, les contours des *cavités* suivent exactement, en général, ceux des cellules incluses; cependant il n'est pas rare non plus que la cavité surpasse ces dernières en ampleur, soit de tous côtés, soit seulement dans un sens, de manière, par exemple, qu'une cellule arrondie soit située dans une excavation elliptique, et que le diamètre du cercle coïncide avec le petit axe de l'ellipse.

On se demande maintenant si les cavités qui contiennent les cellules du cartilage, ou les noyaux de ces cellules, sont simplement des vides de la substance fondamentale, ou si elles sont revêtues in-

térieurement d'une membrane spéciale, distincte de cette paroi. Si
ce dernier cas a lieu, la membrane tapissante doit être regardée
comme paroi de cellule, comme la paroi de la cellule-mère, qui contient dans son intérieur une génération nouvelle à des degrés divers
de développement.

D'abord les cavités ont évidemment l'aspect de simples vides ou
de fossettes. En effet, quand on emploie la lumière directe, le côté
le plus éclairé des vésicules incluses est naturellement celui qui regarde la surface; mais les excavations sont plus obscures sur les
bords correspondants, et leur bord clair se trouve du même côté
que le bord obscur des cellules incluses. En observant avec attention, on découvre certains faits qui mettent hors de doute qu'une
partie au moins des cavités est séparée de la substance fondamentale homogène par une membrane particulière. S'il ne s'agissait que
de simples vides, toutes les fois qu'une incision viendrait à y être
pratiquée accidentellement, les cellules et les noyaux de cellules
s'échapperaient, et le bord de l'incision offrirait une concavité là où
il passait à travers le vide. Au lieu de cela, on voit quelquefois, à
l'endroit correspondant, un corpuscule qui contient les cellules et
noyaux de cellules, faire saillie au-dessus du bord de l'incision (1).
Beaucoup d'excavations sont limitées par deux lignes à peu près
parallèles, dont la distance égale l'épaisseur de la paroi de la cellule (2) : ce double contour ne peut point être l'effet d'une réfraction particulière de la lumière ; car, dans certains points où la paroi
de la cellule est plus épaisse, les deux lignes s'écartent l'une de
l'autre, et enferment entre elles une substance à grains obscurs,
qui se trouve tout aussi éloignée de la cavité claire que de la substance fondamentale à grains pâles (3). Ce fait prouve en même
temps que les corpuscules dans lesquels sont renfermés les cellules
et les noyaux sont de véritables vésicules, et possèdent une enveloppe distincte du contenu. Mais, dans beaucoup de cas, les parois
des excavations paraissent ne point être distinctes de la substance
fondamentale : là, comme je le ferai voir, les parois des cellules sont
confondues avec cette substance, c'est-à-dire avec la substance intercellulaire primitive. Par la suite, je désignerai sous le nom de
cavités du cartilage les excavations qui ont été décrites jusqu'ici,

<hr>

(1) MECKAUER, *Cartilaginum structura*, fig. 1, e.
(2) Pl. V, fig. 6, A, k.
(3) Pl. V, fig. 6, B, a.

et cela d'une manière générale, sans m'inquiéter si elles ont des parois distinctes, et si elles constituent des cellules simples, ou si elles renferment de nouvelles générations de cellules.

Cartilages articulaires.

La disposition des cavités du cartilage offre certaines particularités constantes dans les divers cartilages vrais.

Les cartilages qui revêtent les surfaces articulaires, et qui, sur les gros os, forment une couche épaisse de deux lignes, renferment, la plupart du temps, de petites cavités qui entourent étroitement les cytoblastes. Le diamètre des cytoblastes dépasse rarement 0,0035 ligne. On en trouve deux à quatre, parfois aussi un bien plus grand nombre, dans une même cavité, où ils sont serrés les uns contre les autres, chacun dans une étroite cellule. Quand il y en a plus de deux, tous sont ordinairement rangés en série longitudinale, de sorte que les cavités affectent la forme de canaux longs et étroits, remplis de petites cellules à noyaux disposées à la suite les unes des autres. Meckauer a vu de ces cellules qui avaient 0,125 ligne de long. Je suis quelquefois parvenu à remarquer, dans les longues séries, des ponts étroits de substance fondamentale, qui formaient les séparations entre chaque couple de cellules. Les cellules d'une série sont carrées ; les terminales sont parfois triangulaires, avec leur base tournée vers la cellule précédente, et leur pointe dirigée en dehors. Tout près de la surface libre du cartilage articulaire, les cavités ont leur plus grand diamètre dans un plan parallèle au bord libre. Elles sont plus nombreuses que dans l'intérieur, plus courtes et un peu aplaties, de sorte que, sur une coupe perpendiculaire à la surface libre, elles n'ont que 0,0025 ligne de hauteur, tandis que le diamètre le plus étroit des conduits profonds a rarement moins de 0,006 ligne. Dans la profondeur et dans le point d'union avec l'os, les cavités deviennent plus longues, et leur axe longitudinal est la plupart du temps perpendiculaire à la surface libre, ou du moins très peu oblique. Quelquefois les cavités, quoique séparées par de larges intervalles, sont rangées au-dessus les unes des autres, de telle sorte que la supérieure semble être la continuation de la plus profonde, ou qu'une inférieure semble se diviser en deux autres placées au-dessus d'elle, et figurant une sorte de bifurcation. J'ai vu parfois les contours de la cavité se continuer d'une

série longitudinale de cellules à la série la plus prochaine, et le tout
offrir la même apparence que si une partie de la cavité, avec les
cellules incluses, avait été enlevée par la section. Il est bien possible
que ces cavités fassent partie d'un système de canaux allongés, qui,
affectant une forme onduleuse, et peut-être même quelquefois bifurquée, parcourent le cartilage depuis sa face inférieure jusqu'à la

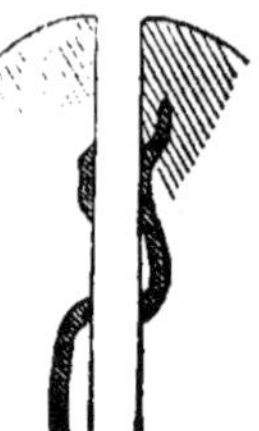

supérieure, et qui, lorsqu'on pratique une coupe, se
divisent en deux portions, dont l'une demeure dans
un segment, et l'autre dans l'autre segment. Cette
structure explique suffisamment pourquoi les cartilages articulaires ont une cassure fibreuse, et pourquoi les anciens observateurs les croyaient composés
de fibres qui en parcourent perpendiculairement l'é-
paisseur. Près de la surface libre, ils sont plus lamelleux, et on peut
les arracher par feuillets minces (Meckauer). Les cellules aplaties
de cette couche ont la plus grande ressemblance avec les cellules
épithéliales de la membrane synoviale, avec lesquelles elles se continuent souvent d'une manière insensible; mais, en général, une
couche de tissu cellulaire marque la limite entre les deux ordres de
formations.

Dans les revêtements cartilagineux des petits os, le nombre des
cavités est plus considérable, et la couche superficielle de cellules
plates n'est pas si prononcée; les plus extérieures de ces cellules
sont petites à la vérité, mais arrondies; il ne s'en trouve que peu, au
voisinage de l'os, qui aient une forme elliptique; la couche moyenne
offre des cavités rondes, avec des cellules simples ou multiples (1).

Cartilages figurés.

Dans tous les autres vrais cartilages, qui jouissent d'une plus grande
indépendance, et que Meckauer appelle *cartilages figurés* (*cartilagines figuratæ*), on trouve, immédiatement à la surface libre, une
couche de cavités aplaties, qui a une puissance relative d'autant plus
grande que le cartilage est plus large, et qui, par exemple dans les
cartilages terminés en pointe des côtes inférieures, reste presque exclusivement dans les pointes (Meckauer). Après cette couche corticale
viennent les cavités, serrées les unes contre les autres, qui sont plus
grandes et contiennent plus de cellules qu'à une profondeur plus

____

(1) MECKAUER, *loc. cit.*, p. 10.

considérable. Dans les disques cartilagineux minces, ceux par exemple de l'aile du nez, ainsi que dans la poulie de l'œil, cette différence entre la substance périphérique et la substance centrale n'existe pas, tout l'espace compris en dedans des cellules aplaties étant uniformément rempli de cellules rondes, pour la plupart simples, entre lesquelles la substance fondamentale ne forme que des ponts étroits. Dans les cartilages costaux, les cavités se rangent vers l'axe en séries longitudinales qui, sur une coupe transversale, s'étendent en rayonnant de l'axe vers la périphérie; là aussi elles sont un peu aplaties, mais de telle manière que les surfaces larges occupent un plan parallèle à la face de réunion du cartilage avec l'os. Cette disposition explique pourquoi les côtes se cassent aisément en travers, et pourquoi, après une macération très prolongée, elles se détachent transversalement en lamelles minces (1).

Fibres dans les vrais cartilages.

J'ai déjà dit que, chez l'adulte, il se développe assez constamment des fibres dans la substance fondamentale de quelques vrais cartilages. Ici se rangent particulièrement les cartilages costaux et le cartilage thyroïde. La substance fondamentale commence par se montrer, de distance en distance, parsemée de stries fines et brillantes, qui rappellent l'asbeste; les stries sont à peu près parallèles entre elles; dans le cartilage thyroïde, elles marchent en ligne droite de la face externe à l'interne; dans ceux des côtes, elles se portent en rayonnant de l'axe vers la périphérie. Sur la coupe transversale, par exemple sur une petite lamelle provenant de la côte, et dont les faces sont parallèles à la surface externe et interne de l'os, elles se comportent comme de petits granules arrondis. Elles forment des faisceaux, qui s'écartent les uns des autres pour admettre entre eux les cavités du cartilage. L'aspect fibreux se manifeste d'abord sur quelques points, à partir desquels il s'étend. Pour les cartilages costaux, il commence à l'axe; pour le thyroïde, c'est dans quelques unes des lamelles, et sur des coupes qui ne sont pas parfaitement planes, on voit alterner ensemble des parties claires, amorphes, et des parties fibreuses. D'abord les fibres sont pâles, extrêmement fines, et l'on ne parvient à en isoler aucune; plus tard, elles font parfois saillie au bord; elles sont rigides; leur épaisseur

---

(1) Hérissant, dans les *Mém. de l'Acad. de Paris*, 1748, p. 355.

ne dépasse pas celle des fibrilles du tissu cellulaire; on dirait quelquefois qu'elles sont composées de granulations rangées en long à la suite les unes des autres. Là où elles se trouvent accumulées en certaine quantité, leur coloration en jaune devient frappante, et il est très évident que la couleur jaune qu'offrent parfois les cartilages précités sur leur tranche tient uniquement à elles. L'acide acétique étendu fait ressortir davantage tant les cellules que les fibres, et paraît n'attaquer qu'une substance intermédiaire. L'acide concentré lui-même demeure sans action sur les fibres. Il est digne de remarque qu'en même temps que les fibres se développent, les noyaux des cellules cartilagineuses se convertissent en grande partie en graisse, de sorte que les deux opérations semblent avoir du rapport l'une avec l'autre. Les cartilages qui ne deviennent pas fibreux n'ont jamais non plus de cytoblastes contenant de la graisse. Mais la tendance à produire des fibres paraît avoir aussi de l'affinité avec celle à s'ossifier; les cartilages dont la substance fondamentale se résout en fibres sont en même temps ceux qu'il est le plus ordinaire de trouver ossifiés chez les personnes d'un âge avangé, tandis que je n'ai jamais rencontré aucune trace de fibres dans les cartilages qui ne s'ossifient jamais, comme ceux des articulations et du nez (1). Il ne faut pas confondre ces fibres avec d'autres, moins prononcées, plus pâles, et parallèles, qui semblent indiquer une stratification de la substance homogène faisant la base du cartilage; la distance qui sépare ces dernières stries est beaucoup plus grande; je les ai observées dans des cartilages costaux en partie ossifiés, et je reviendrai sur leur compte dans le chapitre suivant (2).

(1) Les fibres perpendiculaires que Meckauer (*loc. cit.*, p. 10) a trouvées dans le cartilage articulaire du fémur, au voisinage de l'insertion du ligament rond, paraissent être des fibres de tissu cellulaire, et appartenir soit à ce ligament, soit à la membrane synoviale.

(2) Suivant Krause (*Anatomie*, 2ᵉ édit., t. I, p. 80), la substance intercellulaire du vrai cartilage se sompose de fibrilles serrées les unes contre les autres, raboteuses, quoique non granulées. Il ajoute, entre deux parenthèses, *ou de lamelles*. Elles ont 0,002 ligne de diamètre. Elles s'étendent d'une des faces larges du cartilage à l'autre, soit en ligne droite, soit en décrivant de légères flexuosités. On ne les aperçoit pas sur des coupes faites dans une autre direction. Je présumerais que ces fibrilles correspondent réellement aux coupes des couches dont je viens de parler, si Krause n'ajoutait pas qu'elles sont plus marquées que partout ailleurs dans les cartilages articulaires; mais je ne puis découvrir dans ces derniers ni fibres ni stries.

Fibro-cartilages.

A la classe des fibro-cartilages proprement dits, appartiennent les ligaments intervertébraux, les synchondroses, les cartilages de l'oreille, l'épiglotte, les cartilages de Santorini, ceux de Wrisberg, le cartilage de la trompe d'Eustache, le cartilage interarticulaire de l'articulation sterno-claviculaire, et les revêtements cartilagineux des surfaces de l'articulation temporo-maxillaire (1). Ces fibro-cartilages diffèrent des véritables cartilages par un haut degré de flexibilité et d'élasticité, ainsi que par une teinte jaune plus ou moins prononcée. Du reste, leur composition est la même, quant aux points essentiels ; les fibres ont même, en certains points de la trompe d'Eustache et des ligaments intervertébraux, une grande analogie avec celles, moins développées, qui se produisent dans la substance fondamentale des vrais cartilages précédemment décrits. D'ailleurs, les fibres des fibro-cartilages sont généralement beaucoup plus obscures, plus raboteuses et plus grosses.

Dans la trompe d'Eustache, le revêtement de l'articulation temporo-maxillaire, la symphyse des os pubis et le cartilage interarticulaire de l'articulation de la clavicule avec le sternum, elles marchent encore assez parallèlement les unes aux autres ; dans les ligaments intervertébraux et la symphyse pubienne, elles s'étendent perpendiculairement, à ce qu'il paraît, d'une face à l'autre des os correspondants ; dans le cartilage de l'oreille et l'épiglotte (2), elles sont fréquemment courbées à angle, comme entrelacées, et difficiles à suivre sur une certaine étendue. Les cellules des fibro-cartilages sont plus faciles à séparer de leur substance fondamentale fibreuse que de la substance fondamentale homogène des vrais cartilages ; elles sortent plus aisément des vides dans lesquels elles sont logées, ou peuvent en être extraites à l'aide d'une pression modérée. Ces cellules sont également tantôt simples, avec un noyau simple (3), tantôt garnies de plusieurs noyaux (4), ou de noyaux avec des cellules. On y trouve des noyaux de cellules et des cellules contenant de la graisse,

(1) Meckauer prétend à tort que ces surfaces sont dépourvues de revêtement cartilagineux ; il y est seulement très mince, et on ne peut le démontrer qu'en raclant.

(2) Pl. V, fig. 7, *a*, *a*.

(3) Pl. V, fig. 7, A, B.

(4) Pl. V, fig. 7, C.

qui y sont même bien plus abondants que dans les véritables cartila-ges. C'est peut-être au hasard que je dois de n'avoir aperçu jusqu'ici que dans les fibro-cartilages deux formations particulières de cellules. J'ai trouvé quelquefois, dans les ligaments intervertébraux, des cellules arrondies, avec le noyau ordinaire, excentrique, qui pa-raissaient pleines d'une substance déposée en couches concentri-ques; on voyait courir presque jusqu'au centre de la cellule des stries concentriques au bord et incluses les unes dans les autres. L'épiglotte m'a offert aussi de grandes cellules ovales et rondes, ayant jusqu'à 0,015 ligne dans leur plus grand diamètre, et pré-sentant encore, dans leur intérieur, une étroite cavité oblongue (1), d'où partaient de petits conduits rameux, qui s'étendaient en tous sens presque jusqu'à leur surface. La paroi de la cellule avait dû ici s'épaissir, et à mesure qu'il s'y déposait de nouvelle substance, laisser les vides, qui apparaissaient comme autant de canaux. Quel-ques unes de ces cellules avaient une trace de cytoblaste sur un point de leur surface (3), tandis que la tache obscure (2), qu'au premier coup d'œil on aurait pu prendre pour le noyau, se trouvait manifestement dans leur intérieur. L'analogie des canalicules qui en partent avec les canaux poreux des cellules végétales saute aux yeux; mais le fait a surtout de l'importance pour l'explication de ce qu'on appelle les corpuscules osseux et des conduits qui charrient les sels calcaires dans les os.

La proportion entre la substance fondamentale fibreuse et les cel-lules offre aussi quelques différences dans les fibro-cartilages. La substance fondamentale prédomine dans les ligaments interarti-culaires, surtout à leur pourtour extérieur; là souvent on n'aperçoit, au milieu d'une multitude de fibres parallèles, qu'un petit nombre de cellules, la plupart du temps réunies en amas arrondis. Dans le cartilage de l'oreille, au contraire, il y a des points où les fibres ne forment qu'un réseau très délié pour recevoir les cellules; celles-ci sont isolées, et ont un diamètre moyen de 0,0058 ligne; le plus grand diamètre de celles qui sont ovales va jusqu'à 0,008. Le noyau, visible dans un petit nombre seulement d'entre elles, est grenu ou plein de graisse, et a un diamètre de 0,0035 lignes. Les ponts entre les cellules ne sont larges que de 0,0018 à 0,005 ligne.

(1) Pl. V, fig. 8, a.
(2) Pl. V, fig. 8, b.
(3) Pl. V, fig. 7, 8, a.

Les cellules dominent encore davantage dans les parties les plus minces du cartilage de l'oreille. Enfin, dans l'épiglotte de l'homme, elles ne sont même point séparées les unes des autres par des ponts de substance fondamentale, même lorsqu'elles ne se trouvent pas dans une cellule commune, et constituent souvent de grands amas, où elles sont très pressées les unes contre les autres (1).

Les fibres des fibro-cartilages proprement dits diffèrent beaucoup de celles du tissu cellulaire. Donc, parmi les cartilages compris dans cette catégorie, il ne s'en trouve aucun qui puisse être considéré comme un degré intermédiaire entre le cartilage et le tissu cellulaire, ainsi qu'on le fait fréquemment. Toutefois il est un petit nombre de points dans lesquels on peut constater ces sortes de transitions. Déjà les minces couches de tissu cellulaire de la membrane synoviale qui revêt les surfaces articulaires offrent toujours çà et là des cellules cartilagineuses éparses, et dans le cartilage interarticulaire de l'articulation sterno-claviculaire, la substance du fibro-cartilage est parcourue par quelques faisceaux épars de tissu cellulaire. D'un autre côté, on rencontre des cellules de cartilage dans le disque ligamenteux de l'articulation temporo-maxillaire, là par conséquent où, si l'on regarde ces cellules comme la partie essentielle, la substance intercellulaire serait en quelque sorte refoulée par le tissu cellulaire.

Analyse chimique du cartilage.

On n'a point encore entrepris l'analyse chimique des diverses parties qui constituent le cartilage. Cependant les cellules paraissent différer de la substance fondamentale sous le rapport de la composition. Les cartilages entiers, quand on les fait bouillir avec de l'eau, se dissolvent et se convertissent en chondrine. Si on les examine avant que la masse soit complétement dissoute, on trouve les cellules encore intactes (2), d'où il suit que la coction n'altère pas ces cellules, ou qu'au moins elle agit sur elles avec beaucoup plus de lenteur que sur la substance fondamentale. Voilà pourquoi les véritables cartilages, dont cette dernière forme la principale partie constituante, se réduisent complétement, au bout de quinze à dix-huit

(1) La masse dite fibro-cartilagineuse qui remplit les vides entre le sphénoïde, le rocher et l'occipital, à la base du crâne, a été, comme les disques ligamenteux décrits dans un chapitre précédent, rangée à tort parmi les cartilages, car elle ne se compose que de tissu cellulaire pur.

(2) MECKAUER, *loc. cit.*, p. 4.

heures de coction, en chondrine susceptible de se prendre en gelée ; quant aux fibro-cartilages, dans lesquels les cellules prédominent sous le rapport de la masse (cartilage des oreilles, épiglotte), ce n'est qu'après quarante-huit heures de coction qu'ils donnent une petite quantité d'extrait, qui ne se prend point en gelée , mais dont cependant les réactions ressemblent tout-à-fait à celles de la chondrine (1). La même chose a lieu pour les cartilages du fœtus, qui sont encore composés en grande partie de cellules. Les cellules commencent par se renfler dans le suc gastrique , et par se séparer de la substance fondamentale grenue ; ensuite elles se dissolvent , et ne laissent pour résidu que les cytoblastes , qui tombent au fond , avec d'autres petits globules , sous la forme de flocons (2).

Les fibro-cartilages à cellules peu nombreuses, comme les ligaments intervertébraux , paraissent n'avoir pas encore été analysés jusqu'ici. A la vérité , Muller dit que ces organes , parmi lesquels il range les ligaments précités , les disques ligamenteux des articulations , et les cartilages tarses, ne donnent de la colle qu'après une longue ébullition , et ne fournissent que de la colle commune. Mais cette assertion repose uniquement sur l'examen des cartilages interarticulaires du genou , qui sont formés de tissu cellulaire ordinaire. La chondrine qu'on obtient des cartilages est trouble , peut-être à cause de cellules ou de noyaux non dissous qu'elle renferme. Traités par l'eau froide , les cartilages donnent les mêmes matières extractiformes que la viande , à l'exception de la substance colorante. Les parties constituantes inorganiques du cartilage qui, d'après Fromherz et Gugert (3) , formaient 3,402 pour 100 dans les cartilages costaux d'un jeune homme de vingt-deux ans, contenaient , sur 100 , carbonate sodique, 35,068 ; sulfate sodique. 24,241 ; chlorure sodique, 8,231 ; phosphate sodique , 0,925 ; sulfate potassique, 1,200 ; carbonate calcique 18,327 ; phosphate calcique , 4,056 ; phosphate magnésique 6,908 ; oxide ferrique (et perte) 0,999. Chez une femme de soixante-trois ans , la cendre du même cartilage contenait les mêmes matériaux, en moins grande quantité : seulement la proportion du phosphate calcique surpassait celle du carbonate. Berzelius pense que l'acide sulfurique provient de la combustion du soufre qui entre

(1) J. MULLER, dans POGGENDORFF, *Annalen*, t. XXXVIII, p. 314.

(2) WASMANN , *De digestione* , p. 28.

(3) SCHWEIGGER, *Journal* , t. L, p. 187. — RASPAIL , *Nouveau Système de chimie organique*. Paris, 1838, t. II, p. 385.

dans la composition du cartilage. Il y a trois cinquièmes d'eau dans la substance de ce dernier suivant Chevreuil. Par la dessiccation, il devient translucide, mais non aussi jaune que les tendons. Au dire de Bichat, les ligaments intervertébraux se comportent comme les véritables cartilages; ils ont peu de tendance à tomber en putréfaction.

Vaisseaux des cartilages.

La plupart des cartilages manquent de vaisseaux. Ceux des articulations sont en contact, par leur surface adhérente, avec l'os, qui reçoit beaucoup de ces vaisseaux ; à leur surface libre, ils sont revêtus de la membrane synoviale, dans le tissu cellulaire de laquelle on peut encore, chez le nouveau-né, et même parfois aussi chez l'adulte, suivre des vaisseaux jusqu'à une certaine distance du bord, et les rendre visibles par l'injection. Peut-être couvrent-ils d'abord la surface entière, et s'oblitèrent-ils plus tard vers le bord à partir duquel la membrane synoviale se réfléchit sur le ligament capsulaire. Mais, chez l'adulte, il n'y a pas une seule branche qui pénètre, soit de l'os, soit de la membrane synoviale, dans le cartilage. La surface libre des vrais cartilages indépendants est revêtue d'une membrane composée d'un tissu cellulaire dense, et à laquelle on donne le nom de *périchondre*. Cette membrane reçoit des vaisseaux, dont quelques rares ramifications se rendent à la substance cartilagineuse elle-même, dans certains grands cartilages. C'est ce qui arrive surtout aux cartilages costaux chez l'adulte (1). De sa surface concave émanent des canaux qui, pour la plupart, se portent transversalement vers le milieu, et qui ensuite marchent quelque temps selon l'axe du cartilage (2). E.-H. Weber, qui cite ce fait, regarde les canaux, non pas comme des vaisseaux sanguins, malgré la couleur rouge qui les distingue, mais comme des espèces de conduits médullaires, le long des parois desquels le sang se distribue dans des artérioles et des veinules. Les côtes en train de s'ossifier, chez des personnes âgées, m'ont offert une cavité médullaire centrale bien prononcée, avec d'abondants vaisseaux sanguins. Bruns n'a jamais vu, chez les petits enfants, avec quelque perfection qu'eussent réussi les injections, aucun vaisseau pénétrer du périchondre dans la substance du cartilage (3). Parmi les fibro-cartilages, on cite les

(1) Lauth (*Manuel de l'anatomiste*, p. 13) les a injectés.
(2) MECKEL, *Archiv*, 1827, p. 237.
(3) *Allgemeine Anatomie*, p. 217.

synchondroses du bassin comme ayant des vaisseaux, du moins pendant la grossesse, et devenant alors turgescentes, par le sang qui y afflue.

On ne connaît point de nerfs dans les cartilages : on a beau les irriter, il ne résulte de là aucun signe de douleur (1).

Développement du tissu cartilagineux.

Chez les plus jeunes embryons de mammifères qui aient été examinés par rapport au développement des cartilages (embryons de cochon longs de trois pouces et demi), la substance intercellulaire est molle, de manière que les cellules cèdent à la moindre pression, et ces cellules sont tellement serrées les unes contre les autres, que l'espace occupé par elles est à la substance intermédiaire à peu près dans la proportion de 2 à 1. Les cellules contiennent un liquide clair, au-dedans d'une paroi faiblement grenue, et un cytoblaste ovale ou arrondi, non aplati. Après le traitement par l'acide acétique, on peut quelquefois, même dans les cellules enveloppées de tous côtés par la substance intercellulaire, distinguer le double contour et par conséquent l'épaisseur de la paroi (2). Vers cette époque, la substance intercellulaire est évidemment le reste d'un cytoblastème, qui, suivant toute probabilité, existait avant les cellules, et en remplissait les intervalles, comme fait plus tard le cartilage. Ce qui me porte à penser ainsi, c'est la considération des lois générales du développement, et surtout cette circonstance que la substance intercellulaire forme le bord du cartilage, qu'elle s'étend même sur les cellules les plus extérieures, qui sont couvertes par elle d'un mince revêtement (3). On ignore comment les premières cellules se manifestent dans le cytoblastème. Quant à celles qui se produisent de nouveau à une époque plus éloignée, pendant que le cartilage croît, il paraît que c'est le noyau qui arrive le premier à maturité ; car on voit des noyaux mûrs, dont les uns sont nus, et les autres entourés de cellules, étroites et larges. Cependant Schwann a observé, dans la corde dorsale des poissons et des têtards de gre-

(1) DOERNER, *De gravioribus quibusdam cartilaginum mutationibus*, Tubingue, 1798, in-8.

(2) SCHWANN, *Mikroskopische Untersuchungen*, p. 114. Les observations communiquées ici ont été faites sur des cartilages qui, plus tard, se convertissent en os. Cependant, jusqu'à une certaine époque, le développement est le même pour le cartilage d'ossification et pour le cartilage permanent.

(3) SCHWANN, *loc. cit.*, p. 112.

nouille, de jeunes cellules qui n'avaient pas de noyau, ou qui, au lieu de ce noyau, offraient un petit corps analogue au nucléole (1). Le noyau lui-même, ou se dépose, comme masse grenue, autour du nucléole primaire, ou se produit de granulations homogènes, auquel cas le nucléole peut manquer (2). De même que dans d'autres tissus, le noyau continue encore pendant quelque temps de croître avec la cellule ; puis celle-ci augmente rapidement de volume, et en même temps se sépare d'une manière plus prononcée en enveloppe et en contenu.

Dans la corde dorsale et quelques autres cartilages des poissons et des reptiles, les cellules s'étendent parfois au point de venir à se toucher, et de refouler entièrement la substance intercellulaire, ou du moins de ne laisser entre elles que de très petits espaces (3). Chez les animaux vertébrés supérieurs, à mesure que les cellules augmentent de volume, les ponts intermédiaires de substance intercellulaire s'élargissent aussi. Outre l'augmentation des cellules en volume, leur multiplication et l'accroissement de la substance intercellulaire contribuent aussi à la crue des cartilages. Les deux opérations peuvent être conçues de deux manières différentes.

1° De nouvelles cellules peuvent se former, soit dans l'intérieur des anciennes, soit entre elles, dans la substance intercellulaire. Schwann (4) a observé ce dernier cas dans les cartilages branchiaux des poissons et des jeunes têtards de *Pelobates rufus*. Les nouvelles cellules naissent en plus grande quantité qu'ailleurs dans la couche la plus extérieure du cartilage ; cependant il s'en produit aussi entre celles de formation récente. Leur forme se règle sur l'espace qui est disponible pour leur accroissement en volume. La production de cellules dans l'intérieur d'autres cellules a été démontrée dans la corde dorsale, les cartilages branchiaux et les cartilages crâniens des têtards de grenouille. Ordinairement on trouve, dans une cellule primaire, une à trois jeunes cellules à des degrés divers de développement, qui parfois s'aplatissent l'une contre l'autre, faute d'espace. Quelques jeunes cellules offrent même dans leur intérieur un second noyau un peu plus pâle, qui est peut-être le commence-

---

(1) *Loc. cit.*, p. 15. — L. MANDL, *Anatomie microscopique.* Paris, 1842, X^e livraison in-fol.

(2) Pl. V, fig. 6, B, *f*.

(3) SCHWANN, *loc. cit.*, p. 14, 17.

(4) *Loc. cit.*, t. III.

ment d'une troisième génération (1). Les faits anatomiques relatés ci-dessus annoncent que le développement endogène des cellules continue encore dans les cartilages permanents de l'adulte. L'emboîtement des cellules est même, suivant Meckauer (2), plus facile à voir chez l'adulte que chez le fœtus ou le nouveau-né. On peut donc douter que la production de cellules endogènes contribue à l'accroissement du cartilage, et il est permis d'émettre diverses conjectures à ce sujet. Comme, dans les cartilages à maturité, les cellules sont souvent réunies par groupes de deux à quatre, on pourrait admettre que deux à quatre cellules développées dans une autre remplissent peu à peu cette dernière, la détruisent, deviennent indépendantes, qu'alors des languettes de substance intercellulaire se forment entre elles, et que chacune reproduit ensuite de jeunes cellules dans son intérieur, etc., jusqu'à ce que le cartilage ait atteint le terme de son développement typique. Admettons que deux noyaux naissent dans une cellule-mère (3), et qu'autour de chacun d'eux se forme une cellule, nous aurions, après la résorption de la paroi de la cellule-mère, deux cellules (4), que la production de substance intercellulaire entre elles séparerait ensuite l'une de l'autre (5). Mais la marche peut aussi être précisément inverse; il est possible que l'étroit pont de substance intercellulaire entre deux cellules (6) soit résorbé, que les cellules viennent alors à se toucher (7), et que, par la destruction de la cloison intermédiaire, celles-ci se confondent en une seule cellule à plusieurs noyaux (8). Enfin on peut admettre encore que le groupement des cellules dans l'intérieur de la substance fondamentale n'a aucune relation avec la génération endogène, que les cavités et les ponts de substance intercellulaire sont constants dès l'origine, et que les cellules sœurs ne sont point destinées à former des cavités de cartilage indépendantes, mais naissent et périssent dans leur cellule-mère. A l'égard des cellules de cartilage qui contiennent plusieurs noyaux (9), nous

(1) Schwann, *loc. cit.*, p. 14, 23, 29.
(2) *Loc. cit.*, p. 3.
(3) Pl. V, fig. 7, C.
(4) Comme en D.
(5) Comme en B.
(6) Comme en B.
(7) Comme en D.
(8) Comme en C.
(9) Fig. 6, B, c; fig. 7, C.

demeurons également incertains de savoir si l'un des noyaux appartient à la cellule primitive et l'autre à une cellule qui doit se produire, ou si tous deux sont les germes de nouvelles cellules dans une cellule-mère déjà privée de noyau, ou si chaque noyau a déjà eu auparavant sa cellule propre et distincte. Jamais les cavités de véritables cartilages qui renferment de jeunes cellules ne m'ont offert un noyau, alors même que leurs parois étaient encore manifestement distinctes de la substance intercellulaire ; ce noyau a pu être résorbé à une époque antérieure.

2° L'augmentation de la substance intercellulaire a lieu, soit d'une manière immédiate, comme par un dépôt de nouvelles couches à la surface pendant que les cartilages grossissent, soit d'une manière indirecte, ou, pour mieux dire, apparente, les parois des cellules s'épaississant aux dépens de la cavité, ou en même temps que celle-ci s'agrandit, et leurs parois épaissies se confondant avec la substance intercellulaire. Les cavités qui restent dans le dernier cas, ne sont plus alors séparées de la substance intercellulaire par des parois membraneuses, et ne constituent que de simples vides dans la substance fondamentale. Schwann (1) a observé dans la corde dorsale des poissons des cellules à parois épaissies. J'ai reconnu, sur des cadavres humains, que l'épaississement peut avoir lieu par couches superposées et avec formation de canalicules poreux. Schwann a vu, à l'extrémité des rayons branchiaux d'un poisson, les cavités cellulaires séparées par de minces cloisons ; plus loin, vers la racine, les parois intermédiaires des cavités cellulaires devenaient de plus en plus épaisses, et les cavités de plus en plus petites. On distinguait que la substance intermédiaire était formée par les parois propres des cellules adossées. Chaque cavité cellulaire se montrait effectivement entourée d'un anneau épais, sa paroi propre ; en dehors, entre ces anneaux, il restait des espaces triangulaires ou carrés, pleins d'une substance homogène, correspondant à la substance intercellulaire primitive. Plus près encore de la racine il n'y avait plus ou presque plus moyen de distinguer aucune paroi propre, et il ne restait que l'apparence d'une substance homogène, avec des cavités séparées les unes des autres (2). Autour de quelques unes de ces cavités, était encore resté un anneau mince, que Schwann considère comme une trace de la paroi primitive de la cel-

(1) *Loc. cit.*, p. 16.
(2) *Loc. cit.*, p. 18.

lule ; les choses lui parurent être comme si la substance intermédiaire tout entière pouvait être formée par les parois de cellules seulement ; c'est pour cela qu'il admet que la substance intercellulaire va en augmentant vers la racine du rayon branchial, et qu'elle s'oppose au contact mutuel des parois de cellules. Mais je crois qu'on peut tirer des mêmes faits une tout autre conclusion. Ce que Schwann prend pour la paroi entière de la cellule, à la racine du rayon branchial, n'était que la couche le plus récemment déposée dans l'intérieur de la cavité cellulaire, tandis que les couches plus anciennes, avec les parois primitives, étaient déjà soudées entre elles et avec la substance intercellulaire, sans qu'il fût praticable de les séparer. Comment eût-il été possible sans cela que les cavités cellulaires devinssent de plus en plus petites? Ces observations ne prouvent donc pas qu'une nouvelle formation de substance intercellulaire s'accomplisse dans l'intérieur du cartilage, et elles semblent, au contraire, parler en faveur de l'épaississement des parois des cellules par des couches stratifiées. Le noyau de cellule, qui se trouve d'abord en dehors, sur la paroi de cellule épaissie, doit avoir été résorbé avant la fusion de cette paroi avec la substance intercellulaire. L'augmentation de la substance intercellulaire par épaississement des parois des cellules paraît n'avoir jamais lieu dans les fibro-cartilages, et ne s'effectuer que rarement dans les cartilages permanents, puisqu'ici les cavités du cartilage conservent la plupart du temps leurs parois distinctes ; au contraire, elle est un phénomène fort ordinaire dans les cartilages d'ossification, comme je le démontrerai plus amplement dans le chapitre suivant.

Que la substance intercellulaire soit primitive, ou qu'elle doive naissance aux parois épaissies des cellules, il se produit en elle des fibres par un travail que nous ne pouvons expliquer, mais qui n'a rien de commun avec la formation des fibres de tissu cellulaire et autres fibres naissant aux dépens de cellules. A aucune époque, pas même dans les premiers commencements de l'apparition des fibres, on ne découvre ni cellules ni noyaux qui leur correspondent. Il va sans dire qu'on doit exclure ici les cartilages dans lesquels les cellules propres sont mêlées avec de véritables fibres de tissu cellulaire.

Les revêtements cartilagineux des articulations ne sont d'abord point séparés de la portion du cartilage de l'os qui doit s'ossifier. Pendant l'ossification, on trouve, entre le cartilage et la portion osseuse déjà formée, une couche considérable de vaisseaux, qui permet de séparer aisément ces deux parties l'une de l'autre. Toutes deux ont des surfaces inégales, offrent des saillies et des enfoncements, par le moyen desquels elles s'engrènent ensemble. A mesure que l'ossification s'avance vers les épiphyses, la couche vasculaire disparaît, et l'adhésion devient plus intime (1). Chez le nouveau-né encore, des canaux assez larges, mais peu ramifiés, contenant des vaisseaux sanguins, se portent de la surface extérieure et de celle que tapisse la membrane articulaire, dans le cartilage, où ils s'enfoncent assez pour atteindre jusqu'au cartilage d'ossification de l'épiphyse (2). Suivant Meckel, Seiler et E.-H. Weber (3), les synchondroses du bassin doivent naissance aux revêtements cartilagineux des os adossés. Chez le nouveau-né, une lame membraneuse mince et opaque sépare les cartilages des deux os pubis.

Nutrition du cartilage.

Lorsque la formation du cartilage est achevée, les vaisseaux qui y pénétraient se retirent, et, chez l'adulte, sa nutrition n'a plus lieu que par ceux de l'os voisin et du périchondre ; peut-être aussi, dans les cartilages articulaires, s'opère-t-elle d'une manière médiate par la synovie provenant des vaisseaux de la partie libre de la membrane synoviale et de ce qu'on appelle les glandes de Havers. Le plasma du sang s'y trouve donc admis par imbibition, et les cavités des cartilages semblent avoir une utilité toute spéciale à cet égard. Lorsqu'on plonge les ligaments intervertébraux dans l'eau, ils se gonflent davantage à la partie moyenne que sur les bords, où le nombre des cellules est moins considérable. On sait que les cartilages soumis à la macération prennent souvent une couleur rouge par l'effet de l'imbibition, et cette teinte est d'autant plus intense que les cellules l'emportent davantage sur la substance intercellulaire, de sorte qu'elle est plus prononcée que partout ailleurs dans les cartilages du fœtus. Lorsque le sang charrie, pendant la vie, des substances colorantes anormales, par exemple du pigment biliaire, ces substances pénètrent aussi dans les cartilages : en conséquence, ceux-ci deviennent jaunes dans la jaunisse (Bichat). Comme les cartilages sont dépourvus de vaisseaux, ils ne sont sujets à aucune

(1) BICHAT, *Anat. générale*, t. III, p. 192.
(2) E.-H. WEBER, dans MECKEL, *Archiv*, 1827, p. 235.
(3) *Ibid.*, p. 238.

des maladies qui dépendent d'une anomalie de la circulation ; ils ne peuvent ni s'enflammer ni s'hypertrophier : par la même raison, comme ils n'ont pas besoin de vaisseaux, la compression n'en détermine point aussi facilement l'atrophie que celle des os. Quand un anévrysme détruit les corps des vertèbres, en raison de la pression qu'il exerce sur eux, les ligaments intervertébraux persistent longtemps, sans subir aucune altération. Les cartilages ne s'atrophient qu'autant que le sang ne peut plus affluer dans les parties dont les vaisseaux amènent les matériaux nécessaires à leur nutrition ; voilà pourquoi les cartilages des articulations malades, et surtout enflammées, paraissent comme détruits par la macération, présentent une surface raboteuse, en quelque sorte corrodée, et finissent par se dissoudre (1). Il n'y a qu'un seul cas où des vaisseaux sanguins se forment dans la substance des cartilages, c'est quand ceux-ci passent à l'état d'os : le phénomène a donc lieu d'une manière régulière dans les cartilages d'ossification ; dans d'autres, par exemple le cartilage thyroïde et les cartilages costaux, il a lieu très fréquemment chez les sujets avancés en âge : certains cartilages, ceux surtout des articulations, ne s'ossifient jamais, et il paraît que l'ankylose doit toujours être précédée de la destruction des revêtements cartilagineux des surfaces articulaires.

Cartilages accidentels.

La substance cartilagineuse ne se régénère point. Quand elle a subi une fracture, il ne s'opère pas d'exsudation ; la réunion n'a lieu que d'une manière incomplète, et principalement par adhésion des couches superposées de tissu cellulaire (2).

Mais la formation de substance cartilagineuse accidentelle est un phénomène très commun, quoique tout ce qu'on a coutume de désigner sous le nom de cartilages accidentels puisse fort bien ne pas avoir les caractères réels de cette substance. La cartilaginification semble précéder souvent les ossifications, par exemple dans les revêtements séreux des viscères (3) ; cependant elle n'en est pas tou-

(1) DOERNER, *loc. cit.* — SCHUMER, *De cartilaginum articularium ex morbis mutatione*, Groningue, 1836. — GERDY, dans *Archives générales*, 1836, février.

(2) *Consultez* à ce sujet E.-H. WEBER, dans HILDEBRANDT, *Anatomie*, t. I, p. 305.

(3) BICHAT, *loc. cit.*, p. 198.

jours la première phase. Assez souvent il se développe, dans les tumeurs fibreuses et autres, des noyaux épars de substance cartilagineuse, qui s'ossifient plus tard. Des masses de cartilage se produisent à la face externe des membranes synoviales, pénètrent dans les articulations sous la forme de tumeurs pétiolées, et finissent par y devenir libres de toute adhérence avec l'organisme. J. Muller (1) a décrit, sous le nom d'*enchondrome*, une tumeur qui ressemble au tissu cartilagineux, par ses caractères microscopiques et chimiques.

Usages des cartilages.

L'utilité des cartilages tient à l'association toute particulière qu'ils offrent de la solidité et de l'élasticité, et qui fait qu'ils servent de soutien aux parties molles, sans mettre obstacle à certains mouvements déterminés soit par des muscles, soit par une pression extérieure. Les synchondroses forment des connexions très solides, quoique un peu compressibles et extensibles, entre les os. Les cartilages articulaires modèrent la compression à laquelle les surfaces osseuses sont exposées.

Différences chez les animaux.

J'ai déjà fait connaître incidemment quelques différences que les cartilages des animaux vertébrés inférieurs offrent eu égard à la structure, particulièrement en ce qui concerne le rapport entre les cellules et la substance fondamentale (2).

Les cartilages squelettiques des animaux sans vertèbres, par exemple des céphalopodes, n'ont point encore été examinés au microscope. J. Muller n'a point obtenu de colle du cartilage céphalique des calmars. Certains tissus sont comptés parmi les cartilages, à cause de leur dureté et de leur apparence extérieure, comme les mâchoires des gastéropodes, leur dard génital, les ligaments qui servent à fermer la coquille des bivalves, etc. Le microscope et l'analyse chimique pourront seuls décider si ce rapprochement est fondé.

Histoire des cartilages.

Malgré la facilité avec laquelle le tissu cartilagineux se prête à l'observation microscopique, et celle que présente la démonstration

(1) *Bau und Formen der krankhaften Geschwuelste*, p. 31.
(2) *Comp.* J. MULLER, dans POGGENDORFF, *Annalen*, t. XXXVIII, p. 337.

de ses fibres et de ses cellules, non seulement sa texture microscopique était demeurée inconnue jusqu'aux temps les plus rapprochés
de nous, mais encore, chose assez surprenante, on ne s'en était pas
même occupé. Lassône (1) parle de la structure fibreuse des cartilages articulaires ; mais il la conclut uniquement de ce que ces cartilages se réduisent en fibres par la macération, et de ce que leur
cassure paraît fibreuse, ce qui dépend, comme je l'ai dit, de la situation et de la disposition des cellules creusées dans leur intérieur.
E.-H. Weber (2) a reconnu aussi une cassure fibreuse dans les cartilages du larynx et de l'oreille. Krause (3) a vu, entre des fibres parallèles, de petits intervalles irréguliers, remplis d'une substance cartilagineuse molle, dans laquelle existaient des canaux, les uns ronds,
les autres un peu aplatis, d'un diamètre de 0,0011 à 0,0027 ligne.
R. Wagner (4), en examinant des tranches minces, a trouvé, au milieu d'une masse homogène, une multitude de petites granulations,
rondes et anguleuses, du volume des globules du sang de l'homme.
Purkinje a fait la première observation qui se rapporte ici, sur le
cartilage servant de base à l'os, après l'extraction des sels calcaires (5).
Il a trouvé des corpuscules oblongs, terminés en pointe à leurs deux
extrémités, qui, depuis, ont été désignés sous le nom de *corpuscules
osseux*. Je parlerai de leur signification dans le chapitre suivant ; ici,
je me contenterai de faire remarquer, par anticipation, qu'ils ne
correspondent pas aux cellules elles-mêmes des cartilages, mais aux
vides qui restent après la fusion des parois épaissies des cellules avec
la substance intercellulaire. Valentin (6) identifie avec eux, sous le
nom de corpuscules osseux ou cartilagineux, les cavités du cartilage,
qui ont une forme plus arrondie, renferment dans leur milieu plusieurs granules cartilagineux, et sont tantôt isolées, tantôt groupées
deux à deux ou plus ensemble. Il a reconnu, dans la substance intermédiaire du cartilage, des fibres qui refoulaient quelquefois les
granules cartilagineux. G. et F. Arnold (7) ont trouvé, dans une

1) *Mém. de l'Acad. de Paris*, 1752, p. 170.
(2) Meckel, *Archiv*, 1827, p. 233.
(3) *Anatomie*, t. I, 1833, p. 18.
(4) *Vergleichende Anatomie*, 1834, p. 62.
(5) Deutsch, *Ossium structura*, 1834, p. 20.
(6) *Entwickelungsgeschichte*, 1835, p. 265. — Hecker, *Neue Annalen*,
t. II, p. 75.
(7) Tiedemann, *Zeitschrift fuer Physiologie*, t. V, cah. 2, 1835, p. 227.

substance fondamentale consistant en globules, des espaces de forme arrondie ou globuleuse, et, dans ces espaces, de petits amas de vésicules, d'un volume variable, qui paraissaient être en partie des vésicules adipeuses. Le cartilage thyroïde d'un homme de quarante ans leur a offert des points fibreux, qui semblaient être un commencement d'ossification. Miescher (1) a également observé des fibres dans l'intérieur des cartilages costaux. Meckauer (2) a donné, sous la direction de Purkinje, une description complète et exacte de tous les cartilages du corps humain. Sous le nom d'*acini*, il comprend tant les cavités que les cellules incluses et les noyaux de cellules du cartilage. Il fait déjà remarquer que les amas d'*acini*, dont quelques uns renferment des *acini* plus petits, peuvent être également contenus dans une enveloppe commune. L'*acinus* central peut être, suivant lui, une vésicule pleine de substance oléagineuse. Mais il a prouvé que les *acini* ne sont pas de simples excavations du cartilage, ce qu'avait déjà fait avant lui Miescher ; et il se fonde pour cela sur la saillie qu'ils font au bord de la tranche. Quant à la signification de ces *acini*, et à l'explication tant de leurs rapports avec la substance fondamentale que de ceux qu'ont entre elles leurs diverses parties, on n'y put arriver qu'après la publication des recherches de Schwann sur le développement du tissu cartilagineux, recherches dont j'ai précédemment donné un aperçu.

Il est nécessaire de jeter un coup d'œil sur la classification des cartilages, et principalement sur les diverses acceptions qui ont été attachées au mot fibro-cartilage. Déjà Galien distinguait des ligaments une classe d'organes, qu'il appelait νευροχονδρωδες συνδεσμοι, à cause de leur apparence cartilagineuse. Vésale et Weitbrecht le suivirent, tandis que Haase (3) regardait ces ligaments comme une variété des cartilages, qu'il appela *cartilagines ligamentosæ*. Bichat fut le premier qui réunit les ligaments cartilaginiformes avec les cartilages interarticulaires et les cartilages des organes des sens et de la trachée, pour en faire un tissu à part (tissu fibro-cartilagineux), tenant le milieu entre le cartilagineux et le fibreux, et renfermant de la substance cartilagineuse éparse en quelque sorte dans un tissu fibreux. Les modernes ont adopté, pour la plupart, cette manière de voir, et n'ont différé qu'à l'égard des parties qu'ils vou-

(1) *Infl. oss.*, 1836, p. 26.
(2) *Cartilag. structura*, 1836.
(3) *De fabrica cartilaginum*, 1767.

laient rapporter au système fibro-cartilagineux, dont ils ont fait un genre tantôt de la classe des tissus fibreux, tantôt de celle des tissus cartilagineux proprement dits. Béclard réunit de nouveau les cartilages tarses, ceux de l'oreille, ceux du nez, l'épiglotte et les anneaux de la trachée-artère, en un tissu cartilagineux spécial, qu'il appela *cartilages membraniformes*. Il laissait, par conséquent, dans la classe des fibro-cartilages, les ligaments intervertébraux, les symphyses, les cartilages interarticulaires, les bourrelets attachés au bord des cavités glénoïde et cotyloïde, et les poulies des tendons. Miescher soutint que ces parties sont fibreuses à proprement parler, et les sépara totalement des cartilages; mais il divisa ceux-ci en deux sections, les vrais cartilages, analogues à ceux d'ossification, avec des corpuscules cartilagineux, et les spongieux ou jaunes (cartilage de l'oreille, épiglotte); ces derniers étaient composés d'un réseau dont les mailles contenaient une substance homogène, outre, parfois aussi, un corpuscule arrondi ou oblong. Meckauer rangea aussi le cartilage tarse parmi les cartilages jaunes; il reconnut la densité des cellules du cartilage spongieux et des corpuscules cartilagineux; mais il soutint, contre Miescher, l'existence de ces corpuscules dans les fibro-cartilages. Il les a trouvés dans les ligaments intervertébraux, et il croit les avoir vus dans les cartilages sémilunaires du genou, ayant vraisemblablement été induit en erreur par les lamelles d'épithélium de la membrane synoviale, qui sont situées sur le disque ligamenteux. J. Muller (1) appela l'attention sur la différence chimique entre le cartilage et le fibro-cartilage, le premier donnant de la chondrine, tandis que le second fournit de la colle et se comporte comme les tendons; mais il dit que le développement de substance cartilagineuse dans les fibro-cartilages est une chose accidentelle, parce que le cartilage peut aussi se former dans les tendons proprement dits. A cela on peut répondre qu'il a pris pour ses expériences chimiques les cartilages interarticulaires, qui ne sont certainement que du tissu fibreux. Le cartilage tarse lui semble appartenir aux fibro-cartilages. Gerber (2) donne les vrais cartilages de Miescher pour des cartilages celluleux, et les cartilages jaunes de ce même anatomiste pour des cartilages réticulés; il traite des fibro--cartilages ou cartilages filamenteux en parlant du tissu

---

(1) *Archiv*, 1837, p. XCII.
2) *Allgemeine Anatomie*, p. 96.

cellulaire , parce qu'ils se composent principalement de fibres élastiques.

Mais il était impossible d'arriver à des notions précises sur la place que doivent occuper les fibro-cartilages , tant qu'on accumulait dans cette classe des organes d'une structure si hétérogène. Lauth est le seul qui ait eu égard à la diversité des fibres (1). Les unes, dit-il, sont parallèles, lisses, semblables aux fibres tendineuses; les autres tortueuses, raboteuses, peut-être composées de globules. Les fibres des ligaments inter-articulaires sont, comme je l'ai dit, insolubles dans l'acide acétique; celles de presque tous les autres prétendus fibro-cartilages sont de véritables fibres de tissu cellulaire. Or comme, en général, les cellules cartilagineuses manquent aussi dans ces derniers, et qu'elles se comportent chimiquement de la même manière que le tissu cellulaire, il n'y a plus d'autre motif que leur forme pour les séparer des ligaments proprement dits. Au contraire , les fibres des cartilages intervertébraux ne sont point du tissu cellulaire. Elles ressemblent parfaitement à celles qui peuvent se former dans la substance fondamentale des vrais cartilages , et qui ne manquent jamais dans les cartilages spongieux de Miescher. On pourrait plutôt , à l'exemple de Krause (2), les rapporter , d'après leurs propriétés chimiques , au tissu élastique, et regarder les cartilages spongieux et jaunes, ou les fibro-cartilages, comme un genre intermédiaire entre les tissus cartilagineux et élastique ; cependant comme, dans tous les tissus , il peut se produire , tant aux dépens des noyaux, que dans la substance intercellulaire, des fibres qui ressemblent aux fibres élastiques par leurs réactions chimiques , par leur couleur, et même par leur forme ; comme, en outre, il se développe aussi de pareilles fibres dans le véritable cartilage, cette place assignée aux fibro-cartilages ne me semble pas être non plus celle qui leur convient. On pourrait supprimer la classe intermédiaire entre le tissu cellulaire et le cartilage, si l'épaisseur entière du cartilage interarticulaire de la mâchoire n'offrait pas un mélange de tissu cellulaire et de corpuscules cartilagineux. Ce cas suffit pour prouver que le degré intermédiaire est possible, et peut-être se rencontre-t-il , sur d'autres points encore, soit accidentellement chez l'homme, soit normalement chez les animaux. Il est digne de remarque que l'articulation temporo-maxillaire se montre encore

1) *Manuel de l'anatomiste*, 1835, p. 14.
2) Muller, *Archiv*, 1839, p. CXVI.

anormale sous le point de vue de la structure fibro-cartilagineuse des revêtements qui la couvrent.

CHAPITRE XIV.

DU TISSU OSSEUX.

On divise les os, d'après leur forme, en longs ou cylindriques, plats ou larges, et courts ou irréguliers. La partie moyenne des os cylindriques a reçu le nom de corps ou *diaphyse*, pour la distinguer des extrémités, qu'on appelle *épophyses*, et qui sont complétement distinctes dans les premiers temps de la vie. Les épophyses sont plus épaisses, plus irrégulières, la plupart du temps pourvues de prolongements diversement configurés ; quand on les considère à part, elles ressemblent aux os courts.

Structure des os.

Aux différences dans la configuration des os en correspondent d'autres dans leur texture. Presque tous les os sont lisses à la surface, ou n'y offrent que de faibles stries et de petites ouvertures. Mais, dans l'intérieur, la substance est tantôt dense, uniformément compacte, tantôt percée de trous plus ou moins grands, ou formée de lamelles, de trabécules, comme une éponge. Dans la plupart des os courts, par exemple les corps des vertèbres, les lamelles sont extrêmement minces, et affectent les directions les plus variées par rapport les unes aux autres : à la surface seulement elles forment une lame continue, qui bouche les cellules osseuses en dehors, sans cependant les clore toujours d'une manière complète. Dans les os plats, la substance spongieuse n'existe qu'à l'intérieur ; on la nomme *diploé*, et à la surface se trouve une couche plus ou moins épaisse de tissu compacte. Enfin, dans les os longs, les cellules intérieures sont pour ainsi dire confondues en une seule grande excavation, la cavité médullaire, qui n'est parsemée de trabécules osseuses que vers les extrémités. Lorsque les épophyses sont soudées avec la diaphyse, le tissu compacte des extrémités du tube se transforme peu à peu en tissu spongieux, la couche extérieure de substance compacte s'amincit du côté de la surface articulaire, les ponts de substance osseuse entre les trous de l'intérieur des épophyses, diminuent insensiblement d'épaisseur, et les lamelles deviennent plus minces. On peut donner à la substance spongieuse l'épithète de celluleuse ou de réticulaire, suivant que les intervalles communiquent ensemble par des ouvertures plus ou moins larges. Les intervalles eux-mêmes sont appelés *cellules médullaires*. De même que ceux du tissu cellulaire, ils communiquent tous ensemble. Lorsqu'on verse du mercure dans un trou pratiqué à l'extrémité d'un os long ou à la surface d'un os plat ou court, le métal parcourt tous les espaces cellulaires, et s'échappe par les ouvertures qui existent naturellement à la surface de l'os. Si l'on scie un os en travers, à l'une de ses extrémités, qu'on en recouvre la surface d'une substance qui bouche les pores, et qu'on expose la pièce à la chaleur, toute la moelle s'écoule peu à peu par le bout ouvert (1).

Canalicules de la moelle.

La substance compacte et les lamelles de la substance spongieuse sont parcourues par d'étroits canaux cylindriques, que de petites ouvertures mettent en libre communication, soit avec la cavité médullaire s'il s'agit d'os longs, soit avec les cellules médullaires s'il est question d'os plats, et qui s'ouvrent librement aussi à la surface extérieure de l'os. Ces canalicules, qu'on nomme *canaux médullaires*, forment un réseau analogue à ceux des vaisseaux capillaires, dont les mailles sont plus ou moins larges, et arrondies ou allongées (2). On ne trouve de canaux terminés en cul-de-sac que dans les os longs, au voisinage des extrémités articulaires revêtues de cartilage. Leur diamètre varie beaucoup; les plus petits, de 0,005 à 0,02 ligne (3), sont situés immédiatement à la surface extérieure de l'os; dans le voisinage de la cavité médullaire, ils sont trois à quatre fois plus larges, et quelques uns d'entre eux se dilatent en cellules ou vésicules, qui s'ouvrent dans la cavité médullaire, soit immédiatement, soit par des canalicules plus étroits. On voit quelquefois des canaux dilatés se réunir en grandes cellules, et l'on acquiert la conviction que des canalicules aux cellules médullaires il y a une transition insensible. Toujours aussi les petits canaux prennent plus d'ampleur auprès des ouvertures extérieures et avant de s'ouvrir dans la cavité ou dans les cellules médullaires, et

(1) BICHAT, *Anatomie générale*, t. III, p. 25.
(2) GERBER, *Allgemeine Anatomie*, fig. 61—66.
(3) 0,06 ligne, Howship. — 0,014 à 0,037, Mischer. — 0,01 à 0,04, Krause. — 0,014 à 0,060, Bruns.

souvent ils s'abouchent en manière d'entonnoir avec ces dernières (1). Sur une coupe transversale, les canalicules médullaires sont ou parfaitement ronds, ou elliptiques, rarement ont-ils une forme irrégulièrement prismatique. Les réseaux qu'ils produisent sont assez uniformes dans la plupart des os plats ; mais, dans les cylindriques, le plus grand diamètre des mailles est parallèle à l'axe longitudinal de l'os, et surpasse de beaucoup le diamètre transversal, de sorte qu'on croit avoir sous les yeux des canaux parallèles et longitudinaux, qui ne communiquent ensemble que de distance en distance, par des anastomoses transversales. Dans les os pariétaux, les canaux longitudinaux se portent en divergeant de la bosse pariétale vers les bords ; dans les frontaux, du bord susorbitaire à la suture coronale ; dans l'omoplate, du col à la base.

Ce sont les canalicules qui, lorsqu'ils affectent particulièrement une direction déterminée, donnent à l'os l'apparence striée ou fibreuse qu'on distingue déjà sans le secours de verres grossissants. Pour se convaincre du caractère tubuleux de ces fibres apparentes, et apprendre à en bien connaître le trajet, on se procure des tranches d'os longitudinales et transversales, et on les amincit, en les usant, jusqu'à ce qu'elles puissent être examinées sous le microscope à la lumière transmise, ou bien on enlève, en divers sens, de minces lamelles à des os qu'on a ramollis par l'immersion dans l'acide chlorhydrique. Les canaux qu'on a ouverts en travers, par exemple sur des coupes transversales d'os cylindriques, apparaissent ou comme des trous, ou comme des taches obscures, entourées d'un rebord saillant (2) ; lorsque la pièce n'est pas extrêmement mince, on aperçoit vaguement aussi l'ouverture inférieure à côté de la supérieure (3). En général, il existe dans le canal une masse raboteuse, amorphe, qui est obscure à la lumière transmise, d'un blanc brillant à la lumière incidente, et qui tantôt remplit entièrement le canal, tantôt ne garnit que les parois, laissant alors une ouverture libre dans le milieu. Il n'est pas rare que la coupe qui intéresse un canal longitudinal tombe précisément à l'endroit où celui-ci fournit une branche transversale d'anastomose. Cette branche est alors ouverte en totalité ou partiellement, ou bien elle apparaît, à travers les parties qui la recouvrent (4), sous la forme d'une

(1) MIESCHER, *Infl. oss*, p. 38.
(2) Pl. V, fig. 9, *a*.
(3) Pl. V, fig. 9, *b*.
(4) MIESCHER, *loc. cit.*, tab. I, fig. 5.

large strie homogène, obscure quand la lumière vient de bas en
haut, claire et brillante dans le cas contraire. Les coupes longitudinales pratiquées sur des os longs offrent souvent de ces stries, qui
affectent une direction longitudinale pendant un certain espace, et
qui s'unissent par des branches transversales (1) ; mais il est rare
alors de trouver une branche transversale qui ait été coupée en
travers.

Moelle des os.

La cavité centrale des os longs, les cellules des os plats et spongieux et les canalicules osseux contiennent un tissu cellulaire lâche,
qui est très riche en vaisseaux sanguins, et qui renferme fréquemment des cellules adipeuses dans ses mailles. C'est ce qu'on appelle
la *moelle*. Cette moelle forme, dans l'intérieur des os longs, une
masse cohérente, qui, à l'instar de tout tissu cellulaire chargé de
graisse, peut être divisée en lobes, et elle envoie des prolongements en
forme de cordons dans les canalicules médullaires (2). Le tissu cellulaire paraît manquer dans ces derniers, et suivant Miescher (3),
la moelle n'y serait même plus renfermée dans des cellules. S'il y
avait réellement de la graisse libre dans les canalicules médullaires,
on serait obligé d'admettre que la membrane cellulaire aurait été
dissoute ; mais ce cas ne peut à coup sûr arriver qu'exceptionnellement. La moelle du diploé et des os spongieux contient, au lieu de
graisse, un liquide gélatiniforme rougeâtre. Ce liquide est composé,
suivant Berzelius (4), de 75,5 parties d'eau et 24,5 de matières solides, absolument les mêmes que celles qui sont extraites de la
viande par l'eau, savoir de l'albumine, de la matière colorante, de
l'extrait de viande, avec les sels ordinaires, et des traces seulement
de graisse, qui probablement n'y est pas plus abondante que celle dont
les combinaisons de protéine ont coutume d'être accompagnées. La
graisse s'élevait à 96 pour cent dans un humérus non bouilli de
bœuf ; le reste se composait de membranes et de vaisseaux (1 pour

(1) *Ibid.*, fig. 6.
(2) Autrefois on appelait membrane médullaire, ou périoste interne, la
couche extérieure de tissu cellulaire du tissu médullaire, qui limite ce
dernier du côté de la face interne de la substance compacte. Il va sans dire
que ce n'est jamais qu'à l'aide de l'art qu'on parvient à la séparer du reste
du tissu médullaire.
(3) *Loc. cit.*, p. 53.
(4) *Traité de chimie*, t. VII, p. 486.

cent), et d'un liquide (3 pour cent), dont les parties constituantes ne différaient pas des matières que l'eau froide extrait de la viande de bœuf.

Périoste.

La face externe des os, à l'exception des surfaces articulaires encroûtées de cartilages, est couverte d'un tissu fibreux serré, mais riche en vaisseaux sanguins, qu'on appelle *périoste*, et dont j'ai déjà précédemment décrit en détail la texture. Un périoste très délicat tapisse aussi quelques cellules ou cavités osseuses qui communiquent librement avec le nez et la caisse du tympan, comme les sinus ethmoïdaux, sphénoïdaux et frontaux, les antres d'Highmore et les cellules de l'apophyse mastoïde. Sur la surface libre du périoste se trouve ici une couche de cellules d'épithélium, pavimenteux dans l'apophyse mastoïde, vibratile dans les cavités accessoires du nez ; ces cellules donnent à la surface le caractère d'une membrane muqueuse, ce qui fait qu'on a coutume d'admettre qu'une membrane muqueuse et une membrane fibreuse sont unies ensemble, sur ces divers points, de manière à ne pouvoir pas être séparées l'une de l'autre. Le périoste manque, comme je l'ai dit, dans les endroits qui sont revêtus de cartilages articulaires. Ici la surface de l'os est rugueuse ; elle offre une multitude de petites élévations, serrées les unes contre les autres, auxquelles correspondent de légers enfoncements de la surface du cartilage. Dans chaque élévation de l'os pénètre un canal médullaire, qui s'y termine en cul-de-sac, de sorte que la moelle, avec ses vaisseaux, s'étend jusque immédiatement à la face inférieure du cartilage articulaire (1).

Vaisseaux des os.

Du réseau vasculaire du périoste partent de nombreux petits troncs, la plupart très grêles, qui s'introduisent dans les canalicules médullaires, par les ouvertures dont j'ai parlé précédemment, et y dégénèrent en réseaux capillaires. Ceux-ci se répandent sur les parois des canalicules et entre les cellules adipeuses qu'ils renferment, ou suivent l'axe des canaux les plus étroits. Les petits troncs qui viennent du périoste sont, pour la plupart, artériels ; quand ils n'ont point été injectés, et qu'on cherche à détacher le périoste de l'os, ils se présentent comme autant de fibres délicates, qui unissent ensemble ces deux organes, et se déchirent aisément. Les réseaux

---

1) Miescher, *loc. cit.*, p. 42.

qu'ils produisent dans l'intérieur des canalicules médullaires, communiquent avec les réseaux capillaires de la moelle dans les cellules osseuses et le tube médullaire, et peuvent par conséquent amener du sang à ces parties ; mais la plus grande partie du sang de la moelle lui arrive par des artères plus volumineuses, celles qu'on appelle *artères nourricières*. Les os cylindriques n'ont en général qu'une seule artère nourricière, qui s'insinue par un canal oblique de la diaphyse, plus près de l'extrémité supérieure que de l'autre, pénètre sans se ramifier jusque dans la cavité médullaire, et alors envoie des branches tant en haut qu'en bas. Les os spongieux ont des vaisseaux nourriciers nombreux, mais moins considérables.

Les plus grosses artères nourricières sont accompagnées de veines, qui ramènent une partie du sang des vaisseaux des canalicules médullaires de la substance corticale. Il y a en outre des veines, affectant un cours particulier, qui vont gagner, séparément des artères, la surface externe de l'os, et s'abouchent avec celles du périoste. Breschet a longuement décrit ces dernières veines (1). Il a trouvé, dans l'intérieur surtout des os larges, un grand nombre de canaux larges, à parois compactes, qui se réunissent en branches et en troncs, à la manière des vaisseaux ordinaires. Les parois de ces canaux sont percées d'ouvertures, par lesquelles ils reçoivent les petites ramifications veineuses. Ils parcourent le tissu spongieux, puis la substance corticale, et s'ouvrent à la surface, par un trou toujours plus étroit que le canal auquel il appartient. Le meilleur moyen de les démontrer est de prendre des os secs, des os plats surtout, ceux du crâne par exemple, d'enlever la table compacte extérieure avec le ciseau, d'ouvrir les canaux sur un point quelconque, et de les suivre. La préparation présente des difficultés dans les os spongieux, parce qu'ici les canaux ne s'étalent point en surface, comme dans les os plats, mais affectent toutes sortes de directions. Les canaux sont tapissés d'une membrane transparente et délicate, qui tient solidement à la paroi osseuse, et qui représente en même temps la paroi de la veine. Cette membrane n'est perceptible que dans les os frais ; là on voit qu'elle forme des plis, qui ressemblent aux valvules des veines pour la forme et la force. Les valvules manquent dans les veines du diploé, qui offrent seulement, comme les sinus de la dure-

(1) *N. A. N. C.*, t. XIII, P. I, p. 361. — *Recherches anat., physiolog. et pathol. sur le système veineux*, Paris, 1829, in-fol., fig.

mère, un grand nombre de filaments tendus en travers. Les tubes à paroi mince, d'une part se prolongent en vaisseaux déliés, qui naissent de la moelle, d'autre part, se continuent, à la surface des os, avec les veines du périoste. Des causes jusqu'ici inconnues ne permettent point qu'on les injecte par les artères; mais presque toujours, après la mort, on les trouve pleins de sang noir, ou d'un caillot, qui s'étend jusque dans les veines voisines. Deutsch (1) prétend que les veines ne remplissent pas leurs canaux, mais qu'elles laissent un espace qui est occupé par de la moelle. C'est pourquoi il compare les canaux de Breschet aux tubes médullaires des os compactes. Mais les conduits qu'il a observés dans le pariétal diffèrent aussi par leur cours des canaux veineux décrits par Breschet; il les donne comme naissant d'une large excavation située sous la bosse pariétale, et comme se rendant, au nombre de quatre, vers les quatre angles de l'os, où ils se terminent en cul-de-sac. Évidemment c'est là toute autre chose que les canaux de Breschet; peut-être s'agit-il tout simplement de cellules médullaires accidentellement amplifiées. Miescher (2) n'a pu les retrouver; mais il confirme les assertions de Breschet, d'après ses propres recherches (3).

J'ai déjà parlé des vaisseaux lymphatiques des os, dont l'existence est encore douteuse aujourd'hui. Van Heekeren (4) dit que Brugmans en a vu dans les cavités des os d'une cigogne.

Nerfs des os.

Peu d'anatomistes ont observé des nerfs qui pénétrassent dans les cavités des os. Ces nerfs accompagnent les vaisseaux nourriciers, suivant Duverney (5), Monro (6), Klint (7) et Murray (8). Leur existence est prouvée par la sensibilité de la moelle nerveuse (9), et par les ostéites dont le point de départ se trouve à l'intérieur.

(1) *Oss. structura*, p. 25.
(2) *Loc. cit.*, p. 58.
(3) On trouve des figures des canaux veineux dans Breschet, *loc. cit.* — *Voy.* aussi BICHAT, *Anat. gén.*, t. III, pl, 3.
(4) *De osteogenesi præternaturali*, Leyde, 1797, p. 3.
(5) *Mém. de l'Acad. de Paris*, 1700, p. 196.
(6) *Traité d'ostéologie*, p. 12.
(7) *Comment. anat. de nerv. brachii*, Gœttingue, 1784, p. 6.
(8) LUDWIG, *Script. neurolog. min.*, t. IV, p. 252.
(9) Les observations ont été réunies par Miescher (*loc. cit.*, p. 55).

Analyse chimique du tissu osseux.

Après avoir examiné les cavités des os et les parties qui se trouvent dans leur intérieur, je passe à la description du tissu osseux proprement dit. Les éléments constitutifs de ce tissu ont la même forme dans toutes les parties; ils y sont également dépourvus de vaisseaux et de nerfs (1). Chimiquement, on peut, à l'aide d'une opération facile, le séparer en deux substances, une base organique, qui ressemble à la substance cartilagineuse sous presque tous les rapports, mais qui consiste en un tissu donnant de la colle, et en un sel calcaire mixte. Ce dernier se dissout dans l'acide chlorhydrique étendu, dans lequel, par conséquent, il suffit de laisser tremper un os pour que celui-ci s'en trouve dépouillé. Le cartilage osseux, qui conserve la forme de l'os, reste mou, flexible et élastique; plongé dans l'eau, il devient translucide et brunâtre; par la dessiccation, il se resserre sur lui-même, et acquiert de la fragilité : il se dissout dans l'eau bouillante, à cela près d'un faible résidu de masse fibreuse, qui se compose peut-être de vaisseaux. On peut détruire le cartilage en brûlant l'os, ou le dissoudre en faisant macérer celui-ci dans une dissolution chaude de potasse. On obtient alors les parties terreuses seules, également sous la forme de l'os, mais très friables et de couleur blanche pure. Lorsqu'après avoir dépouillé un os de ses sels calcaires par l'action de l'acide chlorhydrique, on le met en digestion dans de l'eau chaude, de manière que le cartilage commence à se dissoudre aussi, il reste seulement le contenu des canalicules médullaires, de la graisse et des vaisseaux, sous la forme d'une pluche blanche, que le moindre attouchement déchire et fait tomber au fond du vase.

La terre des os se compose principalement de phosphate et de carbonate calciques, avec de petites quantités de carbonate et de phosphate magnésiques et de fluorure calcique. Lorsqu'on l'obtient par la calcination des os à blanc, elle est mêlée avec des sels provenant du cartilage osseux et des liquides animaux, notamment du carbonate potassique et sulfate sodique, qui s'est formé aux dépens

(1) Deutsch (*loc. cit.*, p. 15) a remarqué, sur des coupes transversales et longitudinales d'os ramollis, des lignes très fines et rameuses, qu'il regarde, sans preuve suffisante, comme des vaisseaux capillaires. Miescher (*loc. cit.*, p. 57) a cherché en vain ces lignes, et il pense qu'elles doivent naissance à la dessiccation, ou qu'elles tiennent à ce que la surface n'est point unie.

du soufre contenu dans le cartilage. Si, prenant une quantité quelconque d'os bien sec, on en dissout la moitié dans de l'acide chlorhydrique, en se servant d'un appareil disposé de manière à permettre de déterminer, par le poids, la perte due au gaz acide carbonique qui se dégage, qu'on brûle l'autre moitié, et qu'on y détermine la quantité de chaux libre, c'est-à-dire non combinée avec de l'acide phosphorique, on trouve que les poids de ces substances sont dans le même rapport que dans le carbonate calcique. Le phosphate calcique des os est un sous-sel qu'on peut fabriquer de toutes pièces, en versant peu à peu du chlorure calcique dans du phosphate sodique, ou traitant du phosphate calcique neutre par un excès d'ammoniaque. Il se compose, d'après Berzelius, de huit atomes d'oxyde calcique et de trois atomes d'acide phosphorique; selon Mitscherlich, de trois atomes du premier et d'un atome du second. Il est incristallisable, et insoluble dans l'eau; mais il se dissout aisément dans les acides, sans même excepter le lactique. On le précipite en dissolvant des os calcinés dans l'acide chlorhydrique, filtrant la liqueur, et saturant l'acide par l'ammoniaque. La chaux libre, qui provenait du carbonate calcique, reste dissoute. Ce qui prouve la présence du fluor dans les os, c'est qu'en les traitant par l'acide sulfurique étendu, après les avoir calcinés, et soumettant le tout à la distillation, on obtient un produit qui contient de l'acide fluorhydrique, et qui, par conséquent, attaque le verre. Quant à la magnésie, on la sépare en dissolvant des os brûlés dans de l'acide nitrique, saturant la dissolution avec de l'ammoniaque, et précipitant l'acide phosphorique par l'acétate plombique : la liqueur filtrée est débarrassée du plomb par le sulfide hydrique, saturée avec de l'ammoniaque, privée de chaux par l'oxalate ammoniaque, filtrée de nouveau, et évaporée à siccité ; la masse rougie, traitée ensuite par l'eau, laisse un résidu de magnésie. Quelquefois on trouve, dans le résidu, des traces d'oxyde ferrique et d'oxyde manganique, qui proviennent vraisemblablement du sang. D'après Berzelius, 66,70 parties de matières inorganiques, provenant d'os humains, contenaient 53,04 de sous-phosphate calcique, avec un peu de fluorure calcique, 11,30 de carbonate calcique, 1,16 de phosphate (?) magnésique, et 1,20 de soude, avec très peu de chlorure sodique (1).

Suivant Denis (2), le carbonate calcique était au phosphate, dans

----

(1) *Traité de chimie*, t. VII, p. 474.

(2) *Recherches expér. sur le sang*, p. 33.

les os d'un enfant de trois ans, comme 10,00 à 23,32 ; dans ceux d'un homme de vingt ans, comme 6 à 53 ; et dans ceux d'un homme de soixante-dix-huit ans, comme 12,8 à 44,9.

Dans les os soumis à l'analyse par Berzelius, la matière organique s'élevait à 33,30 pour cent, mais ne se composait pas tout entière de cartilage ; 1,13 pour cent consistait en une substance insoluble dans l'eau chaude, que l'auteur dit être des vaisseaux ; la matière soluble dans l'eau chaude ne comprend pas seulement le cartilage, mais encore le tissu cellulaire et la matière extractive de la moelle renfermée dans les canalicules. La proportion entre les parties constituantes terreuses et organiques des os varie aux diverses époques de la vie et dans les maladies ; elle n'est pas non plus la même dans les différents os d'un squelette. Au reste, elle est déterminée non pas uniquement par la quantité de chaux existante dans le cartilage osseux, mais encore par le nombre et l'ampleur des canalicules médullaires microscopiques. Plus ces derniers l'emportent, plus la quantité des sels terreux diminue en apparence, et la différence devient d'autant plus sensible que l'os est moins sec, parce que l'eau appartient spécialement au contenu des canalicules médullaires. C'est par là que je crois expliquer comment Berzelius avait pu trouver la proportion des matières animales aux principes terreux égale dans les os spongieux et les os compactes, tandis que Rees (1), qui, d'ailleurs, évalue bien plus haut la proportion des matières organiques, quoiqu'il ne desséchât pas minutieusement les os, a remarqué qu'elle présentait d'assez notables différences dans les divers os, comme on en peut juger d'après le tableau suivant.

	Matières inorganiques.	Matières organiques
Omoplate.	54,51	45,49
Sternum	56,00	44,00
Métatarsien du gros orteil. . .	56,53	43,47
Vertèbre	57,42	42,58
Côte.	57,49	42,51
Clavicule	57,52	42,48
Ilion.	58,79	41,21
Tibia	60,01	39,99
Péroné.	60,02	39,98
Cubitus.	60,50	39,50
Radius.	60,51	39,49

(1) *Lond. and Edimb. philos. Magazin*, 1838, août.

Fémur. . . . . 62,49 . . 37,51
Humérus. . . . . 65,02 . . 36,98
Temporal. . . . . 63,50 . . 36,50

Il y avait dans la substance diploïque :

Côte. . . . . 53,12 . . 46,88
Tête du fémur . . . . . . 60,81 . . 39,19

C'est à des recherches microscopiques comparatives qu'il faudra recourir pour savoir si le nombre des canalicules médullaires diminue dans la proportion indiquée, ce qui est assez probable, à en juger d'après l'aspect extérieur, ou si la quantité de la chaux dans le cartilage augmente. Nul doute que cette terre ne puisse augmenter et diminuer dans les maladies ; cependant il conviendrait de rechercher si la proportion des canalicules médullaires ne change point aussi dans l'ostéomalacie. Je parlerai plus tard des différences que la composition chimique des os offre suivant l'âge.

Propriétés physiques des os.

Les propriétés physiques de la substance osseuse dépendent principalement de la proportion entre les matériaux terreux et les matériaux organiques. Au mélange exact de ces principes constituants, l'os est redevable non seulement de sa couleur, mais encore du degré particulier de dureté et d'élasticité qui le met en état de supporter une pression considérable sans fléchir, et, quand cette pression devient plus forte, d'y céder sans casser sur-le-champ. Chez les enfants, et dans les maladies où la chaux diminue, la flexibilité des os augmente, et ils se courbent sous le poids du corps ou par l'action des muscles. Chez les vieillards, et dans les maladies qui font prédominer la chaux, les os deviennent extrêmement fragiles. Leur pesanteur spécifique est d'autant plus considérable qu'ils contiennent davantage de matière organique. Elle est de 1,91 à 1,97 (Schuebler et Kapff) pour les os secs, de 1,87 (Krause) pour ceux qui sont frais et parfaitement nettoyés ; les os rachitiques sont plus légers spécifiquement. La combinaison du cartilage osseux avec la chaux le garantit de la putréfaction ; on le trouve conservé dans les momies d'Égypte et même dans certains os fossiles.

Cartilage d'ossification.

L'os étant cartilagineux durant les premières périodes de la vie,

et un procédé très simple suffisant pour le ramener à cet état cartilagineux, on le considère avec raison comme un cartilage qui n'est,
jusqu'à un certain point, qu'imprégné de sels calcaires. Nous allons
en étudier la texture sur des os ramollis, dépouillés de leur terre ;
après quoi nous examinerons comment cette dernière y est déposée,
ou se trouve unie avec lui.

En contemplant des couches transversales minces d'un os cylindrique ramolli (1), on aperçoit les lumières des canalicules médul-

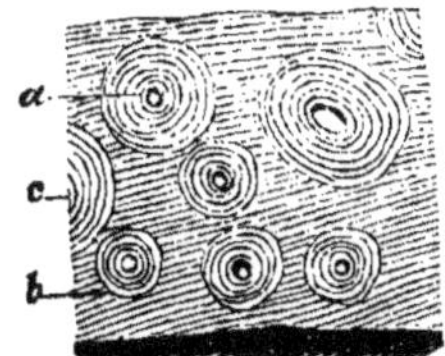

laires (a), entourées de lignes concentriques,
au nombre de quatre à douze et plus (c), et
dont le nombre est d'autant plus considérable
que le canal lui-même a plus d'ampleur. Lorsqu'un espace reste entre ces systèmes de cercles concentriques, il est rempli de lignes pa-
rallèles (b), qui décrivent également des arcs, mais beaucoup plus
surbaissés, et concentriques au contour extérieur ou à la coupe de
la cavité médullaire de l'os (d).

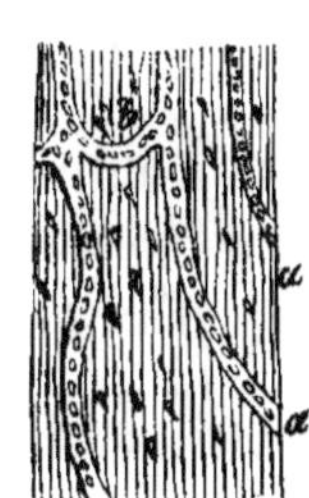

En examinant la coupe longitudinale d'un os cylindrique, on voit des stries analogues, à égale
distance les unes des autres, mais la plupart longitudinales, et parallèles aux canalicules médullaires longitudinaux (aa) : lorsqu'un canalicule de jonction,
comme en b, a été coupé en travers, ce qui arrive
rarement, il se montre également ici entouré de stries
concentriques. De là suit que les stries concentriques
et parallèles sont les contours de lamelles qui entourent les canalicules médullaires ou la cavité médullaire : on peut se figurer la cavité médullaire enveloppée par un système de tubes emboîtés, qui
s'écartent les uns des autres ou sont interrompus, pour admettre
entre eux les canalicules médullaires, dont les parois sont également
formées d'un certain nombre de tubes emboîtés. Au moyen de la
méthode que j'ai indiquée, nous apprenons qu'immédiatement auprès de la surface extérieure des os cylindriques se trouvent plusieurs lamelles disposées en cercles non interrompus, et que les lamelles appartenant aux canalicules médullaires ne commencent que
plus en dedans. Dans les os plats, l'écorce extérieure se compose de

(1) On se procure aisément des tranches aussi minces que possible en raclant des os endurcis par la dessiccation.

lamelles plates superposées (1). Dans les os courts et spongieux, le cours des canalicules médullaires, et par conséquent aussi des lamelles, est irrégulier, quoique cependant on puisse ici également très bien reconnaître les couches parallèles dans certaines plaques (2). Pour mesurer l'épaisseur des lamelles, il faut comprimer un peu des tranches très minces, ce qui fait que les coupes des lamelles s'écartent comme des fibres plates, et peuvent être vues isolées. Le diamètre de ces fibres est de 0,0020 à 0,0035 ligne (3). C'est aussi la distance qui sépare l'une de l'autre deux stries parallèles.

Les lamelles de la substance corticale des os longs et plats, qui couvrent une grande étendue sans interruption, peuvent être séparées les unes des autres à l'aide de diverses méthodes. Quand on traite l'os par l'acide chlorhydrique étendu et chaud, il se manifeste un dégagement sensible d'acide carbonique, qui fait éclater la masse, et la divise en feuillets, dont chacun se compose d'un certain nombre de lamelles plus petites. Les feuillets qu'on se procure ainsi présentent, comme les paillettes de mica, le phénomène des couleurs entoptiques, qui devient encore plus prononcé lorsqu'on les imbibe d'huile essentielle d'écorce de *Laurus cassia* (4). Par l'exfoliation, qui entraîne la décomposition lente de la base organique, et par la calcination, les os plats s'écaillent à la surface, et se réduisent en parcelles, dont chacune est composée d'un grand nombre de lamelles extrêmement minces. Enfin, après avoir fait macérer le cartilage d'ossification, on parvient aisément à détacher de sa surface, avec le secours d'un couteau, des plaques minces, qui à la vérité se composent encore presque toujours d'une masse de lamelles superposées, mais qui parfois cependant ne sont formées que d'une seule, surtout près des bords. Dans les plaques composées encore de plusieurs lamelles, les canalicules médullaires ressemblent à des fibres longitudinales, qui courent entre les lamelles et en percent quelques unes (5). La réduction d'un os en feuillets s'accomplit avec d'autant plus de facilité que la couche de lames parallèles est

(1) MIESCHER, *loc. cit.*, pl. I, fig. 7, *a.*

(2) DEUTSCH, *loc. cit.*, fig. 5.

(3) 0,006 à 0,012, E.-H. Weber (os de bœuf). — 0,027, Deutsch (c'est sans doute une faute d'impression). — 0,0027, Miescher. — 0,003 à 0,007, Krause. — 0,003 à 0,004, Bruns.

(4) MARX, *Isis*, 1826, p. 1038.

(5) MIESCHER, *loc. cit.*, p. 37.

plus puissante, et que les canalicules médullaires commencent plus loin en dedans. Les os de bœuf n'offrent, au-dessous de leur surface, que de rares canaux médullaires (1), et c'est pour cette raison qu'on est parvenu à y démontrer la structure lamelleuse de meilleure heure que dans les os humains. Parmi ces derniers, les plus propres à cette démonstration sont les os longs, les phalanges et les os plats du crâne, tant à leur surface extérieure qu'à leur surface interne.

Lorsqu'avec l'instrument on enlève des couches minces, transversales ou longitudinales, à un os cylindrique, de manière à obtenir des tranches également minces, transversales ou longitudinales, des lamelles, et qu'on écarte celles-ci les unes des autres par une douce pression, les bords de la coupe de chaque lamelle paraissent plus ou moins régulièrement onduleux, à peu près comme les fibres du noyau du cristallin (2). En travers, au-dessus de la coupe, d'un bord onduleux à l'autre, s'étendent des stries fines et très serrées, qu'on aperçoit difficilement sur la tranche isolée d'une lamelle unique, mais qui deviennent très prononcées lorsque plusieurs tranches de lamelles concentriques sont réunies ensemble. La coupe transversale d'un os cylindrique offre ensuite des stries rayonnantes, partant du bord des canalicules médullaires, et traversant les stries concentriques qui entourent ces derniers. La coupe longitudinale laisse voir des stries, qui coupent à angle droit les contours des lignes longitudinales correspondantes aux lamelles (3). On serait tenté, d'après cela, d'admettre que chaque lamelle est, d'une face à l'autre, traversée par de courtes fibres ou percée par d'étroits canalicules. Cette dernière disposition a plus de probabilités que l'autre en sa faveur, parce qu'on ne voit jamais les stries faire saillie sur le bord d'une lamelle; nous trouverons encore d'autres motifs pour l'admettre quand nous en serons à la description des plaques osseuses qui n'ont point été dépouillées de leurs sels calcaires. Le diamètre des canalicules égale à peine la grosseur d'une fibrille de tissu cellulaire, et la distance qui les sépare les uns des autres n'est souvent pas beaucoup plus considérable que leur diamètre. Les lamelles, examinées à plat, m'ont paru généralement hyalines ou finement grenues, mais parfois aussi fibreuses; et les fibres sont ou pâles, comme composées de grains, ou obscures et raboteuses; jamais on ne parvient à les

(1) BRUNS, *Allgemeine Anatomie*, p. 239.
(2) Pl. II, fig. 3, C.
(3) DEUTSCH, *loc. cit.*, fig. 3—5.

isoler dans une certaine étendue, car elles sont rameuses, entrelacées, et en un mot parfaitement identiques avec les fibres des fibro-cartilages (1). Les cartilages ossifiés par anomalie, ceux des côtes, par exemple, le thyroïde, etc., sont ceux dans lesquels on rencontre le plus souvent des fibres de cette espèce. En général, lorsqu'on contemple à un fort grossissement la surface de lamelles ordinaires homogènes, on y découvre de petits points un peu obscurs, séparés les uns des autres par des espaces, et répandus uniformément sur la surface entière. Leur diamètre s'élève à peine à 0,0006 ligne, et les intervalles ont un peu plus d'étendue. Je regarde, avec Deutsch (2), comme prouvé, que ces points sont les surfaces terminales ou les ouvertures des fibres ou canalicules qui viennent d'être décrits; mais je ne puis me persuader qu'ils aient la forme d'un triangle, comme les représente Deutsch.

Corpuscules osseux.

Entre les lamelles du cartilage de l'os on aperçoit, en nombre plus ou moins considérable, des taches particulières, ou des corpuscules épars, qui ont des contours clairs, bien marqués, et qui d'ailleurs sont plus clairs que la substance cartilagineuse proprement dite. Leur forme et leur situation sont plus faciles à observer sur des disques osseux bien polis, à la description desquels je passe.

Sur des coupes transversales bien polies d'os cylindriques on voit une ligne irrégulière concentrique à la lumière de chaque canalicule médullaire; mais cette ligne est fort éloignée de la lumière du canalicule; elle marque l'extrême limite de sa paroi, ou du système de tubes emboîtés qui lui appartient; entre elle et la lumière du canalicule on ne découvre pas les stries concentriques qu'offre le cartilage de l'os. Il n'est pas possible non plus d'observer la moindre trace de structure lamelleuse, soit dans la substance osseuse qui remplit les vides entre les canalicules, soit dans l'écorce extérieure des os cylindriques, soit enfin dans les coupes longitudinales de ces derniers; mais il s'en produit une sorte d'indice par la disposition des corpuscules dont je viens de parler, et qu'on est dans l'usage de désigner sous le nom de *corpuscules osseux*.

Les corpuscules osseux (3) sont parfois ronds ou polygones, et alors à côtés presque égaux, mais bien plus souvent ovales, terminés en

(1) Pl. V, fig. 7.
(2) *Loc. cit.*, p. 17.
(3) Pl. V, fig. 9, *c*, *c*, *c*; fig. 10.

pointe aux deux bouts, et aussi fort allongés, de manière que leur largeur n'est qu'un sixième de leur longueur. Lorsqu'ils sont plus longs que larges, leur plus grand diamètre, sur des coupes transversales, se trouve dans une ligne concentrique au pourtour du canalicule médullaire, ce qui fait que, quand elle a une certaine longueur, elle décrit un arc dont la concavité regarde le canalicule; sur des coupes longitudinales on la voit, la plupart du temps, parallèle au plus grand diamètre de l'axe longitudinal de l'os, ou un peu incliné sur cet axe. Son plus petit diamètre est toujours dans un plan qui coupe l'axe du canalicule médullaire à angle droit. Sa forme correspond, par conséquent, à un disque ou à une lentille, dont les faces planes sont parallèles aux faces des lamelles du cartilage osseux, et qu'on peut se figurer pour ainsi dire comprimées entre ces lamelles. La grandeur qu'affectent les corpuscules osseux sur la plaque osseuse polie varie beaucoup; cette particularité tient déjà un peu à ce qu'un des diamètres rencontre les corpuscules lenticulaires tantôt dans le milieu, tantôt au voisinage de la périphérie; cependant on trouve aussi des maxima de valeur assez constante dans différents os. Ainsi, par exemple, dans la côte d'un homme adulte, la plupart des corpuscules osseux n'avaient pas plus de 0,004 ligne de long, sur environ 0,002 de large ; dans les os cylindriques d'un bœuf, leur longueur était de 0,0025 à 0,0083, et leur largeur un peu plus que double; dans un os du crâne humain, la première était de 0,006 à 0,013, et la seconde de 0,0010 à 0,0022 (1). Fréquemment il n'y a pas moyen de méconnaître une certaine régularité dans l'arrangement réciproque des corpuscules et dans leur distance les uns des autres. Ainsi, dans la figure 9, les plus extérieurs paraissent à des distances égales, et comme rangés en série, sur une ligne concentrique au canalicule médullaire; une seconde serie analogue semble exister plus en dedans; souvent j'ai vu de ces séries concentriques à des distances beaucoup plus régulières encore, de 0,007 à 0,010 ligne, mais toujours bien plus écartées les unes des autres que les lamelles du cartilage de l'os ne sont minces.

Il est rare que les corpuscules osseux paraissent clairs, avec des

---

(1) 0,0084 ligne de long, sur 0,0048 de large dans le cubitus (Valentin). — 0,0048 à 0,0072 dans le plus grand diamètre ; 0,0017 à 0,0030 dans le plus petit, sur la coupe transversale d'un fémur (Miescher). — 0,0058 à 0,02 de long, sur 0,004 à 0,0076 de large (Krause). — 0,0038 à 0,0132 de long, sur 0,0016 à 0,0045 de large (Bruns).

contours obscurs, ou faiblement grenus (1), et alors ils ressemblent
parfaitement aux corpuscules correspondants du cartilage de l'os ;
la plupart d'entre eux sont d'un blanc éclatant et grenus à la lumière incidente, et d'un jaunâtre foncé à la lumière transmise;
souvent aussi le milieu est clair, tandis que les bords ou les pointes
sont obscurs; fréquemment le contraire a lieu, c'est-à-dire que les
bords et les pointes sont clairs, le milieu ressemblant à une masse
obscure. La substance grenue qui rend les corpuscules opaques se
dissout dans l'acide chlorhydrique, avec dégagement de gaz. Il est
donc certain que ces corpuscules contiennent de la terre des os, non
pas à l'état de combinaison chimique, mais sous la forme d'un
précipité pulvérulent, et que cette terre existe non pas seulement
dans les parois, mais même encore dans le milieu ; il devient vraisemblable par là que ce sont des cavités ou des vides de la substance, d'autant plus qu'on ne les voit jamais saillir au bord des
tranches des cartilages osseux, comme font les cellules des cartilages
permanents.

Canalicules calcaires.

Tant que les corpuscules osseux sont encore remplis de la substance grenue, on en voit partir, dans toutes les coupes, et par
conséquent de tous côtés, des fibres extrêmement déliées, qui ne
tardent point à se ramifier après leur origine, et qui sont autant de
prolongements immédiats des corpuscules osseux, dont elles ont
l'aspect microscopique. Le corpuscule osseux dégénère peu à peu
en fibres à ses pôles pointus; mais les fibres naissent immédiatement de ses bords convexes, avec un diamètre d'environ 0,0005
ligne (2), et bientôt deviennent un peu plus grêles encore (3). Les
fibres qui émanent d'un corpuscule se rencontrent et s'unissent fort
souvent avec celles de corpuscules voisins (4). A quelque distance
des corpuscules, toutes les fibres prennent une marche parallèle ;
dans les coupes transversales, elles sont placées à angle droit sur la
périphérie des canalicules médullaires (5) : dans les coupes longi-

(1) Pl. V, fig. 10, A, B.
(2) 0,0006 à 0,0008 ligne (Krause).
(3) 0,0002 à 0,0003 ligne (J. Muller). — 0,0004 (Krause). — 0,0007 à
0,0009 (Bruns).
(4) Pl. V, fig. 10, C.
(5) Pl. V, fig. 9.

tudinales, elles le sont à angle droit sur l'axe longitudinal de l'os (1).
Cette marche et ce diamètre prouvent qu'elles sont identiques avec
les canalicules déliés qui ont été démontrés dans les lamelles du
cartilage de l'os. L'analogie devient complète lorsqu'on traite les
plaques osseuses par l'acide chlorhydrique , qui dépouille les
fibres de leur couleur blanche , comme il fait à l'égard des corpuscules osseux. Les stries continuent encore d'être visibles ; mais leur
connexion avec les corpuscules s'efface , de même qu'elle est à peine
perceptible sur les coupes du cartilage de l'os. La plupart des corpuscules paraissent avoir des bords lisses ou tout au plus un peu
dentelés (2). Ils se comportent absolument de même dans les os
frappés de ramollissement par l'effet de la maladie (3).

Terre calcaire combinée.

Ainsi, nous avons reconnu , dans le cartilage de l'os, un système
particulier de vides et de canalicules qui en émanent, et nous avons
appris en même temps que la terre calcaire est déposée dans ces
vides et ces petits tubes , sous la forme d'un précipité pulvérulent.
Mais probablement la terre calcaire ainsi déposée n'est qu'une partie
de celle que contiennent les os ; une autre paraît se trouver combinée chimiquement avec le cartilage, de la même manière et peut-être
seulement en d'autres proportions que la chaux dont les acides dépouillent les cartilages non susceptibles de s'ossifier, et même la colle
et la chondrine. Les circonstances suivantes prouvent que les canalicules ne renferment pas la totalité de la terre des os : 1° on trouve
un plus ou moins grand nombre de canalicules vides dans des os
qui, à l'extérieur, paraissent n'avoir subi aucun changement morbide ; 2° la terre calcaire ne manque pas entièrement dans les os
frappés de ramollissement, où , suivant J. Muller, les canalicules
calcaires sont parfaitement clairs ; elle y a seulement diminué ;
3° lorsqu'on dépouille des plaques osseuses minces de la matière
organique par la calcination, ou par l'ébullition avec de la potasse ,
elles deviennent toutes blanches , et, indépendamment des corpuscules et canalicules , la chaux apparaît sous la forme d'une poudre
fine, dans tous les espaces compris entre ces derniers (4). Mais il

<hr>

(1) Pl. V, fig. 10, D.
(2) Pl. V, fig. 10, A.
(3) J. Muller, *Archiv*, 1836, p. vi.
(4) Miescher, *loc. cit.*, p. 42. — J. Muller, *loc. cit.*, p. ix.

n'était pas possible qu'elle affectât cet état avant l'opération , parce qu'alors elle aurait été aussi facile à voir que la terre calcaire l'est dans l'intérieur des canalicules. Après la destruction de la substance organique , elle est restée comme cendre.

Suivant Krause (1) , les parois des canalicules médullaires sont parsemées de trous extrêmement rapprochés les uns des autres, dont le diamètre est de 0,0006 ligne. Il présume que les canalicules calcaires s'abouchent par ces ouvertures dans la cavité des canalicules médullaires. En admettant qu'on puisse réellement distinguer des points aussi petits sur les parois des canalicules médullaires , il n'en doit pas moins être fort difficile de décider s'ils correspondent à des ouvertures ou à des culs-de-sac des canalicules calcaires dans la paroi du canalicule médullaire.

Développement du système osseux.

Pendant les premiers temps de la vie embryonnaire, on trouve , à la place des os, des cartilages solides, qui ont, à peu d'exceptions près, la forme extérieure que les os eux-mêmes présentent chez l'adulte, mais qui , sous le point de vue chimique, diffèrent du cartilage faisant la base de ce dernier ; car l'ébullition, au lieu de les réduire en colle, les convertit en chondrine (2). Si la chondrine ne s'obtient qu'avec lenteur et en petite quantité, et si elle ne se prend point en gelée par le refroidissement, c'est, comme je l'ai déjà dit , en traitant des cartilages, à cause de la prédominance des cellules, proportionnellement à la substance intercellulaire. Les anciens anatomistes admettaient que les os naissent ou de cartilages ou de membranes. L'aspect membraneux que les os du crâne présentent peu de temps encore avant leur ossification , fut ce qui contribua surtout à faire supposer une conversion immédiate des membranes en os. E.-H. Weber (3) fait remarquer à cet égard que les parties membraneuses qui tiennent la place des os du crâne dans le principe ne deviennent point cartilagineuses tout-à-coup, et dans toute leur étendue, mais d'une manière successive et partielle, à mesure qu'elles acquièrent les conditions nécessaires pour leur ossification ;

(1) *Anatomie*, 2e édit., p. 71.

(2) MULLER, dans POGGENDORFF, *Annalen*, t. XXXVIII, p. 316. — SCHWANN, *Mikroskopische Untersuchungen*, p. 32.

(3) HILDEBRANDT, *Anatomie*, t. I, p. 333.

et Miescher (1) s'est convaincu, par l'examen microscopique, que la portion ossifiée est garnie d'un étroit rebord cartilagineux.

Eu égard à la structure microscopique, il n'y a d'abord aucune différence entre les cartilages d'ossification et les cartilages permanents ; c'est pourquoi on peut appliquer aux premiers ce qui a été dit précédemment du mode de développement des seconds. Nous avons suivi ceux-ci jusqu'à l'époque où l'on découvre, dans une substance fondamentale homogène, soit des cellules éparses renfermant une nouvelle génération, soit des vides, qui sont les restes des cellules primitives, remplies par l'épaississement stratiforme de la paroi. Nous avons vu, en ce qui concerne les cellules-mères renfermées dans les cartilages de la première espèce, qu'elles ont quelquefois une paroi indépendante, et que, dans d'autres cas, leur paroi ne saurait être séparée de la substance intercellulaire. C'est pourquoi je les ai appelées cavités du cartilage.

Développement du cartilage d'ossification.

Le premier pas vers l'ossification est la formation de canaux anastomosés ensemble dans l'intérieur du cartilage solide. Valentin décrit cette opération de la manière suivante (2). Il apparaît d'abord des cavités isolées, de forme absolument sphérique, qui se montrent vers le milieu de la masse, un peu plus près cependant de la surface extérieure que de la ligne centrale elle-même. Ces cavités ne tardent pas à s'allonger, de manière à acquérir la forme d'un canal arrondi aux deux bouts ; puis elles viennent à se rencontrer : elles semblent ne croître que fort peu dans le sens de la largeur. Pendant ce temps, il s'est déjà produit aussi des conduits transversaux, provenant, d'après Valentin, de ce que deux canalicules voisins envoient des prolongements latéraux : je présume plutôt qu'une cavité située entre deux canalicules s'étend peu à peu en travers, et finit par s'ouvrir dans ces deux conduits. Plus l'embryon est jeune, plus les canalicules sont gros, proportionnellement au cartilage : cependant ils ne dépassent que de fort peu le diamètre des canalicules médullaires de l'adulte (3). La substance spongieuse du cartilage doit naissance aux nombreuses anastomoses des canalicules qui s'agrandissent, en

(1) *Loc. cit.*, p. 15.

(2) *Entwickelungsgeschichte*, p. 261.

(3) Raspail (*Chimie organ.*, pl. XII, fig. 5) en donne une figure d'après les os du crâne d'un fœtus humain de deux à trois mois.

sorte que les vides deviennent plus considérables que leurs intervalles. Mais les cavités arrondies de Valentin, qui, en s'allongeant et se confondant ensemble, représentent le réseau de canaux, ne sont autre chose que les cellules-mères ou les cavités du cartilage : nous en avons la preuve formelle dans les descriptions et les figures de Miescher (1), de Meckauer (2) et de Gerber (3). Tous disent que les corpuscules osseux sont accumulés dans la diaphyse en train de s'ossifier, tandis qu'on ne les trouve qu'isolés dans les extrémités, encore purement cartilagineuses, et que, sur le premier de ces deux points, un amas de corpuscules est entouré d'une ligne ronde ou ovale, la paroi de la cellule-mère. Miescher et Meckauer trouvent, dans les os plats, les groupes de cellules rangés à la suite les uns des autres, suivant la même direction qu'affecte ensuite la marche des canalicules médullaires. Les interstices entre ces groupes se solidifient par un dépôt de terre calcaire, et alors les groupes de cellules doivent paraître comme autant de vides. Gerber a fait voir que les jeunes cellules, renfermées dans l'intérieur de la cellule-mère, disparaissent aussi à mesure que l'ossification de la substance intermédiaire fait des progrès (4). Suivant la description de Miescher (5), le contenu des canalicules médullaires, après la disparition des jeunes cellules, est une masse transparente, demi-liquide, gélatineuse et visqueuse, la plupart du temps incolore, parfois aussi rendue brunâtre ou trouble par de la matière colorante du sang dissoute. Un grand nombre de vaisseaux sanguins de nouvelle formation (6) parcourent cette masse ; les petits troncs sont situés, la plupart du temps, dans le milieu des canalicules, parfois plus près des parois, et ils envoient des branches déliées à travers la substance gélatineuse. Les troncs communiquent avec les vaisseaux sanguins du périoste par des ouvertures à la surface du cartilage. La substance gélatineuse, à laquelle Miescher donne le nom très convenable de *moelle du cartilage*, peut être extraite des canalicules, avec les vaisseaux san-

(1) *Loc. cit.*, p. 14, tab. I, fig. 1-4.
(2) *Cart. structura*, p. 12.
(3) *Allgemeine Anatomie*, p. 101, fig. 58, 60, 69.
(4) Fig. 69, E, F.
(5) *Loc. cit.*, p. 17.
(6) Pour les injecter, ce qui ne réussit pas toujours, Miescher emploie un moyen indiqué par Krause ; il introduit alternativement des dissolutions de chromate potassique et d'acétate plombique, d'où résulte un précipité de chromate plombique dans les vaisseaux eux-mêmes.

guins, sans qu'elle se résolve en liquide : cependant cette particularité ne me semble pas encore prouver qu'elle soit entourée d'une membrane.

Les corpuscules osseux vides et les canalicules calcaires sont visibles, dans la substance intermédiaire, dès avant que la chaux commence à se déposer ; les canalicules se montrent, d'après Miescher (1), sous la même forme que dans le cartilage de l'os chez l'adulte ; on ne peut donc conserver aucun espoir de démontrer, chez l'embryon, la connexion qu'ils ont avec les corpuscules osseux, puisque la chose est impraticable, chez l'adulte, après l'extraction des sels calcaires.

Trois opinions différentes ont été émises relativement aux corpuscules osseux et à leurs branches.

1° On regarde les corpuscules comme des cellules, la masse fondamentale comprise entre eux comme de la substance intercellulaire, et les canalicules calcaires comme autant de prolongements des cellules, qui, par conséquent, devraient pousser de ces dernières, à peu près comme les prolongements poussent des cellules étoilées du pigment. Cette hypothèse est celle que Schwann (2) regarde comme la plus probable, et Krause (3) l'adopte. Le noyau de cellule disparaîtrait plus tard : suivant Schwann (4), on en apercevrait encore des traces, même chez l'adulte, après l'extraction de la chaux par l'acide chlorhydrique, et Krause dit également qu'on observe, dans l'os parvenu à son entier développement, des corpuscules osseux épars et plus clairs, qui contiennent un noyau obscur, rond, excentrique, bien délimité, et ayant 0,0025 ligne de diamètre.

2° Les corpuscules osseux sont considérés comme noyaux des cellules élémentaires primitives, et les canalicules comme prolongements de ces noyaux. Telle est l'opinion de Gerber (5), de Bruns (6) et de E.-H. Mayer (7). Gerber a vu, sur un disque très mince d'une dent molaire de cheval, les cellules osseuses faire saillie à moitié dans l'émail, et chacune d'elles contenir un noyau ou deux. Mayer

(1) *Loc. cit.*, p. 37.
(2) *Mikroskopische Untersuchungen*, p. 35, 115.
(3) *Anatomie*, 2ᵉ édit., t. I, p. 71.
(4) *Loc. cit.*, p. 29.
(5) *Allgemeine Anatomie*, p. 104.
(6) *Allgemeine Anatomie*, p. 240, 252.
(7) MULLER, *Archiv*, 1841, p. 210.

a trouvé, sur les surfaces suturales des os du crâne, des cellules sphériques, dans lesquelles les corpuscules osseux existaient comme autant de noyaux. Les cartilages ossifiés des côtes ou du larynx offraient, immédiatement en dedans des cavités cartilagineuses aplaties de la couche externe, des cellules arrondies, dont chacune renfermait un noyau. Près du bord, ces cellules étaient isolées ; plus en dedans, elles étaient groupées par deux ou par trois ; plus loin encore, on voyait des cellules simples, à deux ou trois noyaux, qui formaient elles-mêmes aussi des groupes de deux ou trois. Ces groupes se confondent également plus tard ensemble, et produisent par là des cellules simples. Tandis que les cellules se fondent plus ou moins les unes avec les autres, les noyaux de toutes celles qui éprouvent la fusion restent isolés à côté les uns des autres, ou bien ils commencent à se réunir entre eux dès le début de la réunion des cellules. Au bord de l'ossification, tous les noyaux d'une cellule composée sont constamment confondus en un seul, qui entoure une cellule simple, arrondie et oblongue. Quelquefois une cellule de ce genre contient deux noyaux composés ; mais alors elle est toujours un peu plus volumineuse et plus allongée. Les cellules ont, avec une forme ronde, plus ou moins oblongue, un diamètre de 0,009 à 0,014 de ligne ; celui des noyaux composés est de 0,004. D'après cette description, il me paraît qu'on ne saurait révoquer en doute une fusion de cellules et de noyaux dans les cartilages qui s'ossifient ; mais ce que Mayer a observé se rapporte, je pense, aux canalicules médullaires, dans l'histoire desquels un vide serait rempli par là, et non à la formation des corpuscules osseux. Nous apprenons par ces détails que les groupes de cellules se convertissent en cavités simples avant de se réunir en un réseau de canaux. Suivant Mayer, les cellules et les noyaux confondus diminueraient beaucoup de grosseur, pendant la dernière métamorphose ; immédiatement au-devant du bord de l'ossification, les cellules n'auraient plus que 0,0032 à 0,0048 ligne, et les noyaux 0,0008. Mais il doit s'être glissé quelque erreur dans cette indication, car les mesures auxquelles elle se rapporte conviennent à peine aux cellules simples et à leurs noyaux. Nulle part on ne trouve aucun cytoblaste d'un diamètre de 0,0008 ligne. Peut-être sont-ce là des nucléoles, et alors ce que Mayer a pris pour des cellules serait des noyaux.

3° On considère les corpuscules osseux comme les cavités des cellules, dont les parois épaissies et confondues, tant ensemble qu'avec la substance intercellulaire, forment la substance fondamentale, et les canalicules osseux sont regardés comme des tubes qui pénètrent de la cavité de la cellule dans les parois épaissies de cette dernière, comme font les canaux poreux des cellules végétales. Schwann a aussi songé à cette interprétation, et le seul motif qui lui fait préférer la première, c'est que nulle part ailleurs, chez les animaux, il ne connaissait rien qui eût de l'analogie avec la formation des canaux poreux. J'ai déjà, en faisant l'histoire du développement du cartilage, rapporté les arguments en raison desquels je regarde comme des restes de la cavité cellulaire les petits vides épars, analogues aux corpuscules osseux, qu'on découvre dans certains cartilages, et qu'il ne faut pas confondre avec des cavités de cartilage contenant des cellules. J'ai cité aussi des exemples de cellules à travers la paroi épaissie desquelles se répandent des canaux rameux qui partent de la cavité centrale. Je n'hésite donc point à embrasser cette troisième hypothèse. Dans les endroits où la surface de la substance osseuse se trouve à découvert, on voit les contours des cellules autour des corpuscules osseux ; dans ce cas, il n'est guère possible de prendre ces derniers pour des noyaux de cellules, comme Gerber et Mayer l'ont fait, le premier eu égard à la substance osseuse des dents, le second en ce qui concerne les os du crâne. Les noyanx proprement dits des cellules semblent généralement être situés en dehors, sur les parois épaissies des cellules, et disparaître, par résorption, avant et pendant l'épaississement. Dans la très grande majorité des cas, les corpuscules osseux ne contiennent point de noyaux. Quelquefois, comme le dit aussi Meckauer (1), ils sont entourés d'une bandelette claire (la dernière couche déposée), et alors le contour extérieur de cette bandelette peut paraître une paroi de cellule, et l'interne la limite du noyau. Si les noyaux que Schwann et Krause ont décrits dans les corpuscules osseux ne se rapportent point à une illusion de ce genre, on doit accorder de deux choses l'une, ou que, par exception, le noyau peut occuper la paroi interne des cellules osseuses et être repoussé plus en dedans par les nouvelles couches déposées, ou qu'il se forme de nouveaux cytoblastes dans l'intérieur des cellules épaissies (2).

(1) *Cartil. structura*, p. 14.

(2) Suivant Meckauer (*loc. cit.*, p. 12), on trouve dans l'embryon des corpuscules osseux d'une forme particulière, qui représentent de courts filaments noueux, et sont très abondants à la surface du cartilage. Ce sont peut-être des fibres de noyaux du périoste.

Si le cartilage des os se compose d'abord d'une masse de cellules homogènes, on peut concevoir les métamorphoses qui précèdent le dépôt de la matière calcaire, en admettant qu'une partie des cellules se distendent, qu'elles produisent de nouvelles cellules dans leur intérieur, et qu'elles deviennent par fusion un système de tubes, tandis que les autres, situées dans les intervalles, s'épaississent jusqu'à ce qu'il ne reste plus dans chacune qu'une petite excavation, avec des canaux poreux, et qu'elles se confondent tant ensemble qu'avec la substance intercellulaire. Cependant il reste encore bien des particularités à éclaircir, et notamment à savoir si les cellules du cartilage proprement dit se développent isolément les unes des autres dès le principe, ou si elles se multiplient d'abord pendant quelque temps par génération endogène; si, après la formation des canalicules médullaires, il se produit encore de nouvelles cellules dans la substance intermédiaire, comme on semblerait devoir l'admettre d'après l'exposé de Gerber, etc.

Tant que le cartilage de l'os représente une masse solide, on ne remarque aucune trace de division en lamelles semblable à celle qui s'aperçoit chez l'adulte. Cette lamellation n'apparaît qu'après la formation des canalicules médullaires. On ne saurait décider si elle tient à ce que la substance augmente ensuite par couches, à partir des canalicules, ou à ce que la substance compacte se divise ; mais le second cas me semble plus vraisemblable que l'autre, parce que les petits canaux calcaires se prolongent souvent sans interruption à travers plusieurs couches, ce qui serait difficile à concevoir s'il se produisait des couches l'une après l'autre aux dépens d'une masse cellulaire spéciale. Il faudrait aussi, dans cette dernière hypothèse, que les corpuscules osseux fussent placés au milieu de l'épaisseur des couches, tandis que le plus souvent c'est entre chaque couple de lamelles qu'on les rencontre. Toutefois, de quelque manière que s'opère le développement de la structure lamelleuse, elle paraît précéder le moment où la terre calcaire commence à se déposer. J'ai trouvé un indice de lamelles dans la partie cartilagineuse de cartilages costaux qui étaient en train de s'ossifier. Des pièces à peine ossifiées de très jeunes embryons de cochon (longs de trois pouces et demi) se réduisaient, après l'extraction de la chaux par la coction, en petites écailles, qui montraient le même jeu de couleurs que produisent, suivant Marx, les disques minces du cartilage de l'os des adultes (1).

(1) Schwann, *loc. cit.*, p. 31.

Déposition de la chaux

Immédiatement après que les canalicules médullaires et les vaisseaux sanguins se sont formés dans le cartilage, commence la déposition de la chaux; on aperçoit à l'œil nu les germes osseux; et à l'aide de verres grossissants, on découvre un squelette spongieux de substance osseuse, dans les mailles duquel sont placés les amas de cellules dont j'ai parlé précédemment (1). Schwann a étudié et décrit en détail le travail de l'ossification sur des têtards de *Pelobates rufus* (2). La chaux se dépose d'abord dans la substance cartilagineuse proprement dite; elle apparaît sous la forme de grains isolés, obscurs, extrêmement petits, qui parfois sont réunis en amas irréguliers. Schwann laisse indécise la question de savoir si ces points ou amas sont de la chaux pure, non combinée avec le cartilage, et par conséquent de simples dépôts préparatoires, qui ne se répartissent uniformément que plus tard dans la substance osseuse, ou si cette chaux est déjà combinée avec le cartilage, et si l'aspect homogène du cartilage ossifié dépend de ce que peu à peu la substance entière se combine de la même manière avec la chaux. D'autres cartilages du même animal ne lui ont point offert de chaux déposée en tas; elle y était répartie uniformément dans la substance. L'acide chlorhydrique rend le cartilage ossifié plus clair, et quand on observe l'action de ce menstrue sous le microscope, on voit la limite jusqu'à laquelle la chaux est dissoute former une ligne bien tranchée, qui s'avance peu à peu du bord de la préparation en dedans. Lorsque cette ligne atteint un corpuscule osseux, elle subit là, pendant la première période de l'ossification, une échancrure égale au volume du corpuscule, parce que celui-ci ne contient point de chaux; à une époque postérieure, c'est le contraire qui arrive, le corpuscule reste sous la forme d'une sorte de bourrelet obscur de la ligne, celle-ci elle-même continue d'avancer, et laisse le corpuscule représentant une tache obscure, de laquelle partent en rayonnant les canalicules, qui sont obscurs comme lui. Au bout de quelque temps, on voit d'abord les canalicules disparaître, puis le corpuscule pâlir. De là suit que la substance cartilagineuse est la première à s'imprégner de chaux, et qu'ensuite le reste de la cavité de la cellule et les canaux poreux se remplissent d'un dépôt de cette terre.

(1) MIESCHER, *loc. cit.*, tabl. I, fig. IV.
(2) *Loc. cit.*, p. 32.

Points d'ossification.

L'ossification régulière commence, dans tous les cartilages d'os, à partir d'un ou plusieurs points, qu'on nomme *points d'ossification*. Aux os cylindriques, le premier point d'ossification est au milieu, dans l'axe, et le dépôt de la chaux s'étend vers la surface et les extrémités. Les os plats et pairs ont la plupart du temps un point d'ossification au centre, d'où la métamorphose s'étend peu à peu de tous les côtés. Les impairs en ont deux ou plusieurs symétriques. La même chose a lieu pour les os courts. Fréquemment les ossifications qui partent de plusieurs points demeurent séparées chez l'adulte, et il se forme des sutures dans des parties de squelette qui, à l'état cartilagineux, ne formaient qu'une seule masse cohérente. C'est ce qui arrive, par exemple, aux os du crâne et au sternum. Dans d'autres cas, l'ossification réunit en un seul tout des cartilages qui auparavant étaient distincts. Ainsi, long-temps encore après la naissance, les épiphyses des os cylindriques sont isolées des diaphyses; dans l'état primitif, celui de cartilage, ces pièces paraissent séparées les unes des autres par du périchondre; plus tard, quand elles sont devenues os, il se trouve entre elles une couche de cartilage, qui ne s'ossifie qu'au moment où l'accroissement est terminé. L'os sacrum, tant qu'il est cartilagineux, se compose de vertèbres distinctes; l'hyoïde provient de cinq pièces cartilagineuses, la base, les grandes et les petites cornes, qui, chez le nouveau-né, sont encore cartilagineuses et articulées les unes avec les autres. Enfin il y a des os qui ne forment d'abord qu'une seule pièce, mais que l'ossification divise en plusieurs, et qui finissent par se souder de nouveau ensemble; tel est l'os des iles (1). Beaucoup de trous et de canaux dans la continuité des os sont limités par plusieurs pièces distinctes, avant l'entier développement, et s'agrandissent par la crue qu'éprouve quelqu'une de ces pièces : tel est le cas, par exemple, du trou occipital, du trou obturateur, du canal vertébral. Cependant cette loi n'est pas aussi générale que le prétend Serres, et il suffit, pour le prouver, de rappeler les trous nourriciers des os cylindriques. Les os qui, chez l'adulte, se rencontrent par des surfaces articulaires, sont déjà distincts dès le principe.

Valentin a déjà distingué la base cartilagineuse des corps des ver-

____

(1) E.-H. WEBER, dans MECKEL, *Archiv*, 1827, p. 239.

tèbres et des côtes (1) chez un embryon humain long de six lignes ;
c'est chez un embryon de trente jours que Béclard (2) a reconnu
les premiers points d'ossification. Sœmmerring et Meckel placent le
commencement de l'ossification dans le second mois. Suivant Béclard, les os qui s'ossifient les premiers sont la clavicule et les mâchoires, puis l'humérus et le fémur, l'avant-bras et la jambe, les
côtes, les vertèbres, les os du crâne ; les rotules et les os du carpe
s'ossifient les derniers, l'os pisiforme à l'âge seulement de six à
douze ans. Les noyaux osseux apparaissent de meilleure heure dans
les diaphyses des os cylindriques que dans les épiphyses. Cette succession subit diverses modifications dans certains cas particuliers.
Mais on voit que l'ossification ne suit pas la même progression que
la formation des cartilages.

Accroissement des os.

Les premiers germes osseux ont partout, même dans les os cylindriques, la texture des os spongieux. Leur surface est d'abord irrégulière ; mais elle ne tarde pas à se couvrir d'une lamelle osseuse
lisse, qui établit une ligne de démarcation bien tranchée entre elle
et les portions cartilagineuses. C'est pourquoi, le moindre effort
suffit pour que celles-ci se détachent de la partie ossifiée, avec une
surface qui paraît lisse à l'œil nu, absolument comme la pulpe de
la portion d'une dent qui est en train de se former se détache du
petit disque dentaire déjà produit. Les noyaux osseux des os cylindriques s'étendent bientôt en épaisseur jusqu'à la surface du cartilage préexistant, et représentent ensuite de courts cylindres à extrémités lisses (3). Albinus avait déjà observé l'écorce extérieure
de substance compacte sur les noyaux osseux d'os spongieux, tels
que corps des vertèbres, os du tarse, etc. (4). Les points d'ossification grandissent parce qu'à la surface les couches se transforment
successivement en os, tandis qu'à l'intérieur, les progrès incessants
de la fusion des cavités et l'absorption des cloisons font passer à l'état
spongieux la substance auparavant compacte ; les cellules de la sub-

(1) *Entwickelungsgeschichte*, p. 258.
(2) *Anatomie générale*, p. 471. — E.-H. Weber (HILDEBRANDT, *Anatomie*, t. I, p. 333) fait remarquer à cet égard que Béclard estime à trente ou
trente-cinq jours l'âge d'un embryon long de quinze lignes.
(3) E.-H. WEBER, dans HILDEBRANDT, *Anatomie*, t. I, p. 337.
(4) *Acad. adnotat.*, L. VII, c. 6.

stance spongieuse s'élargissent, et elles finissent par se réunir, dans les os longs, en un seul tube, rarement interrompu. L'os continue de croître de la même manière, mais avec plus de lenteur, lorsque la base cartilagineuse primitive semble être complétement métamorphosée; à la surface, entre l'os et le périoste, se forment des couches nouvelles de cartilage, qui s'ossifient ensuite, et en même temps disparaissent les anciennes couches, celles qui sont situées du côté de la cavité médullaire, en sorte que celle-ci s'agrandit. On est arrivé à ce résultat en nourrissant avec de la garance des animaux qui se développaient.

Il existe entre la garance et le phosphate calcique une affinité chimique telle que ce dernier sel, quand il se précipite d'une dissolution contenant de la garance, entraîne avec lui la matière colorante. Lorsque de la garance vient à être introduite dans le sang par le moyen des aliments, elle s'unit avec le phosphate calcique, au moment où celui-ci pénètre dans le cartilage, et tout os qui s'est formé pendant la présence de cette matière dans le sang, se fait remarquer par une couleur rouge. Le phénomène a lieu avec une rapidité extraordinaire. Flourens (1) a vu le squelette d'un jeune pigeon devenir d'un rouge vif après une seule prise de garance s'élevant à six grammes, et cinq heures seulement après l'ingestion de cette dose. Duhamel est le premier qui se soit servi de la garance pour apprendre à connaître la manière dont les os croissent (2). Après avoir nourri pendant quelque temps de jeunes animaux avec de la garance et des aliments ordinaires, alternativement, il vit les os cylindriques formés de couches alternatives blanches et rouges, qui se succédaient depuis la cavité médullaire jusqu'à la surface, dans le même ordre qu'on avait suivi à l'égard des deux modes d'alimentation. La couche la plus interne était donc aussi la plus ancienne, et la plus externe s'était produite en dernier lieu. Flourens, qui a répété l'expérience avec le même résultat, a observé, en outre, qu'à mesure qu'il se déposait de nouvelles couches à l'extérieur, les internes disparaissaient. En sciant transversalement le fémur d'un cochon de lait qui avait pris de la garance pendant vingt jours, on découvrait sur la tranche un cercle intérieur blanc et un cercle extérieur rouge; le même os d'un autre cochon de lait nourri pendant un mois avec de la garance, était devenu rouge d'outre en outre, la

(1) *Annales de la chirurgie française*. Paris, 1841, t. III, p. 257; t. IV, p. 228.
(2) *Acad. de Paris*, 1742, p. 351; 1743, p. 138.

couche interne de substance osseuse non colorée ayant été résorbée. Lorsqu'après avoir soumis un animal pendant très peu de temps à l'action de la garance, on reprenait la nourriture ordinaire, on apercevait, suivant que cet animal survivait plus ou moins long-temps, d'abord un cercle rouge à l'extérieur, puis un cercle rouge entre deux cercles blancs, puis enfin un cercle rouge intérieur, dont la largeur allait toujours en diminuant jusqu'à ce qu'il dis-parût complétement. Ce fait explique sans peine pourquoi, dans une expérience faite par Duhamel, un fil de fer qui avait été tourné autour de l'os, à l'extérieur, fut trouvé quelque temps après dans la cavité médullaire. C'est aussi par apposition de nouvelles couches que les os cylindriques croissent en longueur. Duhamel et Hunter (1) avaient déjà rendu ce phénomène probable, en remarquant que les trous qu'on perce dans la diaphyse ne s'écartent pas les uns des au-tres par les progrès de l'accroissement de l'os. Flourens (2) l'a dé-montré par l'alimentation avec la garance, de même que ce moyen lui avait servi à prouver que l'augmentation des os en épaisseur a lieu aussi par apposition. La résorption des couches anciennes rend la cavité médullaire plus longue. Cette méthode d'expérimentation n'a point été essayée sur d'autres os que les cylindriques. Duhamel dit seulement (3) qu'on ne peut point distinguer de couches dans les os plats.

Chez les animaux adultes, les os deviennent également rouges après l'usage prolongé de la garance ; mais ils acquièrent moins de brillant, et se colorent d'autant plus tard que l'animal est plus avancé en âge. Les pigeons adultes n'ont offert à Flourens aucune trace de coloration au bout de dix-huit à vingt-deux jours, et au bout de deux mois les os étaient à peine d'un léger rose (4). Ceci prouve que la terre calcaire continue de se renouveler chez l'adulte, mais avec beaucoup plus de lenteur (5). Quand le corps a atteint

(1) *Transactions of the Society for the improvement of medical and chirur-gical Knowledge*, t. II, p. 277.

(2) *Annales de la chirurgie*, t. III, p. 257.

(3) *Acad. de Paris*, 1743, p. 106.

(4) *Loc. cit.*, t. III. p. 257.

(5) Gibson (MECKEL, *Archiv*, t. IV, p. 482) a cherché à réfuter les résul-tats des expériences de Duhamel, et à interpréter autrement la manière dont la garance passe dans les os. Il a trouvé que les os d'un jeune pigeon deve-naient en très peu de temps rouges de part en part, ce qui lui a fait admettre que la matière colorante se combine avec la chaux déjà déposée, et qu'elle

les dimensions qui lui sont assignées par son type, il ne se forme plus de couches nouvelles; mais la résorption des couches internes et des lamelles qui séparent les canaux médullaires n'est point encore achevée. La substance corticale devient plus mince avec l'âge, les cellules de la substance spongieuse s'agrandissent, et la quantité de la moelle augmente (1).

Nutrition des os.

Des vaisseaux du périoste et de la moelle s'épanche le plasma qui est indispensable à l'accroissement, à la nutrition et au renouvellement des os; l'existence de ceux-ci est donc liée à l'intégrité de ces deux tissus, dont la circulation ne peut être troublée sans que leur forme subisse des altérations. Quand l'afflux du sang par l'un ou l'autre côté se trouve supprimé peu à peu, il ne résulte de là aucun inconvénient, parce que tous les vaisseaux d'un os communiquent les uns avec les autres, et que les branches d'anastomose peuvent se dilater lentement. Bichat (2), en injectant un cadavre, trouva le trou nourricier du tibia complétement oblitéré, et l'artère nourricière convertie en un ligament; cependant sa bifurcation dans la cavité médullaire était pleine de sang, sans doute à cause de ses anastomoses avec les vaisseaux de la substance spongieuse dans les épophyses. Lorsque des vaisseaux s'oblitèrent peu à peu à la surface de l'os, sans que du sang y soit amené par des artères collatérales, il s'ensuit une atrophie de l'os entier; c'est ce qu'on observe, par exemple, dans le cas de compression exercée sur le périoste par des tumeurs, des anévrysmes, etc. Quand la circulation dans le périoste ou la moelle éprouve une interruption brusque et qui porte sur une grande étendue, comme par l'effet d'une inflammation ou d'une

l'abandonne plus tard, parce qu'elle a davantage d'affinité pour le sérum du sang que pour le phosphate calcique. Il tire cette conclusion de ce que du sérum mis en contact avec des os rougis, à une température de 98 degrés F., se teignait en rouge, tandis que les os pâlissaient dans la même proportion. Mais ce phénomène pouvait tenir au développement dans le sérum d'acide lactique, qui dissolvait à la fois et le sel calcaire et la garance. Si les os rougissaient de part en part sous l'influence de la garance, c'était probablement parce qu'au moment de l'expérience le phosphate calcaire n'avait point encore achevé de se déposer dans les parties déjà ossifiées.

(1) SEILER, *Anatom. corp. hum. senilis specimen*, Erlangue, 1800. — RIBES, dans MECKEL, *Archiv*, 1820, p. 446. — CHAUSSARD, *Recherches sur l'organisation des vieillards*, Paris, 1822.

(2) *Anatomie générale*, t. III. p 44.

exsudation, l'os meurt dans toute la portion soustraite à l'influence du sang; cette portion est frappée de nécrose. Enfin, s'il circule une plus grande quantité de sang dans les vaisseaux de l'os, en sorte que l'exsudation acquière plus d'activité, sans que les vaisseaux eux-mêmes soient obstrués, l'exsudation se convertit en tissu osseux, l'os s'hypertrophie, il devient plus compacte, plus pesant, plus épais. Mais cet effet n'a lieu qu'autant que l'exsudation n'est pas très considérable; dans le cas contraire, il n'y en a qu'une partie qui puisse se transformer en tissu osseux, et le reste devient du pus.

Après une perte de substance, ou une solution de continuité, il se produit de nouveau tissu osseux dans l'exsudation que fournissent les vaisseaux du périoste, de la moelle et des canalicules médullaires. Ce nouveau tissu devient d'abord du cartilage, puis des cavités et des vaisseaux s'y développent, et la terre calcaire qui vient s'y déposer le transforme en os. Macdonald (1) a remarqué, sur les animaux nourris de garance, que dès le troisième jour après la destruction d'un os cylindrique, la gelée déposée autour de lui acquérait une couleur rouge. L'expérience avait été faite sur de jeunes pigeons. D'après les recherches de Miescher, la formation du nouvel os n'a d'autre point de départ que l'ancien os, soit sa surface, soit, dans le cas de fracture, ses deux bouts. La guérison complète d'une fracture dont les deux bouts sont suffisamment rapprochés l'un de l'autre, s'opère par la fusion des deux substances osseuses de nouvelle formation qui partent de ces bouts; dans le cas contraire, la substance intermédiaire se convertit en tissu cellulaire, et il se produit une fausse articulation. Cependant Vrolik (2) a vu, dans le tissu cartilagineux qui formait une plaie du frontal, l'ossification commencer par des points épars, et B. Heine (3) a observé la reproduction d'une côte, même la régénération complète du péroné, chez des chiens auxquels il avait enlevé le premier de ces os par exarticulation, et le second avec son périoste. Dans ces cas, la formation nouvelle de l'os avait dû partir des parties molles. L'ouvrage souvent cité de Miescher, qui d'ailleurs est complet sous le point de vue littéraire, donne de plus amples détails sur les phénomènes qui accompagnent l'inflammation et la régénération du tissu osseux.

(1) *Dissertatio de necrosi et callo*, Edimbourg, 1795.
(2) *Bemerkungen ueber die Weise, wie die OEffnung im Schaedel nach der Trepanation ausgefuellt wird*, Amsterdam, 1837.
(3) GRÆFE, *Journal*, 1836, p. 513.

Ossification accidentelle.

La formation accidentelle d'os est un des phénomènes pathologiques les plus communs. On l'observe surtout à la surface des os eux-mêmes (exostoses), dans les vrais cartilages permanents, où elle est toujours, comme dans ceux d'ossification, précédée d'une formation de canaux et de vaisseaux, dans les membranes fibreuses et séreuses, dans des tumeurs de diverse espèce; peut-être est-elle susceptible d'avoir lieu dans tous les tissus. Cependant il ne se produit pas de véritable substance osseuse dans tous les cas qu'on rapporte aux ossifications accidentelles. Miescher (1) en a trouvé dans les cartilages permanents, dans les plaques osseuses de la dure-mère, dans des tendons ossifiés; Valentin (2) dans les ossifications de l'œil, et dans l'éparvin du cheval. Mais le premier de ces anatomistes n'a découvert, dans une épiglotte ossifiée, que des points osseux disséminés, sans que l'organe offrît la véritable structure des os. Les ossifications des artères n'offrent jamais les éléments microscopiques des véritables os. Ce sont d'abord des amas de globules arrondis ou irréguliers, blancs à la lumière incidente, et d'un diamètre de 0,0012 ligne (3); plus tard, lorsque ces amas sont devenus plus denses, ils ont une cassure lamelleuse, et la substance organique qui reste après qu'on les a traités par les acides, ne présente aucune trace de texture déterminée (Miescher).

Usages des os.

Les os servent, les uns à former des cavités pour loger des viscères, ce qui est surtout l'office de ceux d'une figure aplatie, les autres à donner un soutien aux parties molles, et à constituer un système de leviers, au moyen desquels le sujet parvient à mouvoir son propre corps, à saisir et à retenir d'autres corps. Ils sont mis en mouvement par des muscles, aux tendons desquels ils offrent pour attache des aspérités ou des enfoncements. La nature des mouvements possibles dépend de la situation et de la direction des muscles, du point d'insertion des tendons, et de la forme des surfaces osseuses articulaires et encroûtées de cartilage qui jouent l'une sur l'autre.

(1) *Infl. ossium*, p. 45.
(2) *Repertorium*, 1836, p 317
(3) *Repertorium*, 1837, p. 268.

Différences chez les animaux.

Les os des animaux vertébrés varient beaucoup eu égard aux proportions respectives non seulement de leurs éléments organiques et inorganiques, mais encore de ces derniers eux-mêmes. Du reste, ils se ressemblent absolument sous le point de vue de la structure microscopique. J. Muller a constaté que les corpuscules et les canalicules osseux manquent chez beaucoup de poissons (1), ce dont C. Mayer (2) a constaté l'exactitude. Il a découvert des corpuscules osseux et des canalicules étoilés qui en partent, même dans la mince couche osseuse qui revêt la plupart des cartilages des plagiostomes. On sait que les cavités des os des oiseaux ne contiennent pas de moelle, mais de l'air, comme les cellules mastoïdiennes chez les animaux supérieurs (3).

Les tests ou squelettes extérieurs, analogues aux os, qu'on rencontre chez beaucoup d'animaux sans vertèbres, les crustacés et les échinodermes, sont, ainsi que les coquilles de mollusques, différents des os proprement dits par la prédominance du carbonate calcique. On n'en a encore étudié que fort peu la structure. J'ai déjà parlé précédemment des cellules et des canalicules du test des écrevisses; suivant Muller, les éléments inorganiques sont déposés sous la forme de cristaux microscopiques dans les écailles d'huîtres, tandis que le test des oursins se rapproche, par sa structure, des os des animaux supérieurs (4).

Histoire du tissu osseux.

Les découvertes relatives à la structure intime des os appartiennent presque toutes aux temps les plus rapprochés de nous. Les anciens anatomistes n'ont connu des éléments microscopiques de ce tissu que les canalicules médullaires, et Leeuwenhoek est le seul à l'égard duquel on ne puisse guère douter qu'il a vu aussi les canalicules calcaires et les corpuscules osseux. Il distingue (5) quatre espèces de tubes dans les os. Ceux de la première espèce sont si petits

(1) *Archiv*, 1836, p. viii.

(2) Froriep, *Neue Notizen*, no 5.

(3) Berzelius, *Traité de chimie*, t. VII, p. 475. — Sebastian et Barros, dans Berzelius, *loc. cit.*, p. 476. — J. Muller, dans Poggendorff, *Annalen*, t. XXXVIII, p. 347.

(4) Gmelin, *Theoretische Chemie*, t. II, p. 1475. — Valentin, *Repertorium*, 1836, p. 122. — J. Muller, *loc. cit.*, p. 351.

(5) *Anatomia s. inter. rerum*, 1687, p. 201.

et si serrés qu'on les aperçoit avec peine. D'abord il les considéra comme des coupes transversales de globules, ce qui lui fit admettre que les os étaient composés de globules. Ensuite il les reconnut pour *summitates tubulorum illorum, e quibus os componitur.* On pourrait les regarder comme des canalicules médullaires très déliés. Mais, ailleurs (1), Leeuwenhoek dit avoir vu dans l'os des tubes analogues à ceux des dents, moins droits cependant, ce qu'on ne saurait rapporter aux canalicules médullaires. Les tubes de la seconde espèce étaient six fois aussi gros que les premiers : ils paraissaient comme des taches obscures. Ce sont vraisemblablement des corpuscules osseux. Ceux de la troisième espèce étaient beaucoup plus gros, rangés dans un ordre déterminé, et disposés en cercles concentriques, comme les gros vaisseaux des arbres. Ceux de la quatrième espèce étaient très gros et rares.

Les parties que Leeuwenhoek avait désignées sous le nom de gros tubes furent appelées fibres par les observateurs contemporains et subséquents, qui dédaignèrent l'usage du microscope. Suivant Gagliardi (2), qui a fait ses recherches sur des os calcinés, bouillis et exfoliés par la décomposition spontanée, l'os se compose de lamelles (*squamulæ s. bracteæ*), et chaque lamelle de filaments, qui sont rayonnants au crâne, parallèles au fémur. Il décrit, sous le nom de *claviculi ossei,* les canaux d'anastomose entre les longitudinaux, disant qu'ils s'insinuent dans des trous des lamelles, et qu'ils servent à unir celles-ci ensemble. Les lamelles de Gagliardi et de ceux qui ont marché sur ses traces, sont des feuillets qui contiennent un grand nombre de lamelles élémentaires. C'est ainsi que Havers (3) a pu citer même l'exfoliation des pièces nécrosées comme un argument en faveur de la structure lamelleuse des os. Ce dernier anatomiste prouve la texture fibreuse des lamelles par les stries qui se voient à la surface des os cylindriques ; il signale les canalicules médullaires comme des pores dirigés en long dans l'écorce, en travers au voisinage du canal médullaire, et charriant, non du sang, mais de la moelle (4). Il ne tarda pas à être généralement admis que les os sont formés de lamelles, et les lamelles de fibres. Les travaux de

(1) *Philos. Transact.*, no 140, p. 1002.
(2) *Anatom. oss.*, 1689, p. 11.
(3) *Osteologia nova*, 1691, p. 41.
(4) *Ibid.*, p. 46.

Duhamel (1), de Lassone (2) et de Fougeroux (3) donnèrent encore plus de poids à cette opinion. Duhamel expliqua la stratification des os par leur manière de croître, disant que le périoste se convertit, couche par couche, en os. Il cite aussi pour preuve de la texture lamelleuse les couches alternantes de substance osseuse rouge et blanche qu'on remarque chez les animaux qui ont été nourris avec de la garance. L'épaisseur des lamelles est, suivant lui, de cinq à six lignes chez l'adulte. Il a observé les fibres avec le secours du microscope ; il les donne comme s'anastomosant ensemble et contenant de la masse cartilagineuse (4). Après l'alimentation avec la garance, un fort grossissement fait apercevoir un réseau de fibres (5). Lassone mit en évidence les lamelles des os d'adulte au moyen du traitement par l'acide chlorhydrique ; les fibres y sont pour la plupart longitudinales ; il y en a cependant aussi d'obliques. Du reste, il considérait comme fibres osseuses les filaments de la substance spongieuse. Fougeroux réduisait les os en lamelles, en les plongeant dans de l'eau chaude après l'extraction de la chaux, ce qui faisait que les couches se détachaient spontanément les unes des autres. Reichel (6) distinguait des fibres et des tubes : ceux-ci percent les lamelles obliquement, et sont assez amples pour admettre un crin de cheval. Albinus (7) croit que les lames de la couche corticale sont produites par l'affaissement de la substance d'abord spongieuse, et que les anciennes cellules restent sous la forme de conduits dans lesquels on trouve non seulement de la moelle, mais encore des vaisseaux : ce sont les canalicules médullaires qu'il figure comme étant les vaisseaux des os (8).

Malpighi (9) concevait la base des os sous l'aspect d'un réseau uniforme de fibres, dans les mailles duquel se dépose le suc osseux destiné à s'endurcir. Scarpa (10) rejeta les lamelles et les fibres : ces

(1) *Acad. de Paris*, 1739, p. 1 ; 1742, p. 354 ; 1743, p. 99.
(2) *Ibid.*, 1751, p. 98.
(3) *Mém. sur les os*, Paris, 1760.
(4) *Loc. cit.*, 1743, p. 126.
(5) *Loc. cit.*, 1739, p. 8.
(6) *De ossium ortu atque structura*, 1760, dans SANDIFORT, *Thes.*, t. II, p. 181.
(7) *Adnot. acad.*, L. VII, 1766, c. 16.
(8) *Loc. cit.*, L. III, tab. V, fig. 2.
(9) *Opera posthuma*, 1697, p. 47.
(10) *Penit. oss. structura*, 1799.

dernières sont des lignes courtes et branchues, qui se rencontrent sous des angles plus ou moins aigus ; l'os consiste en une substance réticulaire celluleuse, qui, dans les os plats et les os cylindriques, est parfaitement homogène, et qui, dans le tissu compacte, est seulement plus dense que dans le tissu spongieux. Bichat (1) adopta l'opinion de Malpighi, et soutint que la séparation des os en lames était purement artificielle. Howship (2) admit celle de Scarpa ; en même temps il décrivit les canalicules médullaires avec plus d'exactitude que n'avaient fait ses prédécesseurs. Il les avait vus s'ouvrir à la surface de l'os et dans la cavité médullaire : tapissés d'une membrane riche en vaisseaux, ils étaient pleins d'une matière blanche, semblable à de la cire.

Cependant la structure lamelleuse des os fut de nouveau soutenue par Caldani (3) et Medici (4), qui se servirent principalement d'os d'animaux pour leurs recherches. Marx (5) la prouva par les couleurs entoptiques des minces lamelles osseuses, et E.-H. Weber (6) l'accorda au moins pour les animaux, quoiqu'elle ne lui semblât pas démontrée chez l'homme.

Une nouvelle ère pour l'histoire du tissu osseux date des travaux de Purkinje, sous la direction de qui Deutsch (7) écrivit sa dissertation. C'est ici pour la première fois que les lamelles élémentaires et leur stratification sont représentées d'après des tranches d'os ramollis. Deutsch découvrit les canalicules calcaires vides dans les lamelles élémentaires ; il décrit les corpuscules osseux, d'après les observations de Purkinje, sur des os traités par les acides, comme des taches ovales ou rondes, qui ont parfois de l'analogie avec certains infusoires, attendu que d'un corps rond on voit sortir une ligne courte, en forme de queue. La signification de ces corpuscules ne lui parut pas claire ; les canalicules des lamelles étaient pour lui les réceptacles de la chaux, sans cependant qu'il les eût vus à l'état de réplétion : loin de là même, il présume que c'est cette réplétion qui l'a empêché de les découvrir dans l'os frais. Treviranus (8) consi-

<hr>

(1) *Anatomie générale*, t. III, p. 23, 28.
(2) *Medico-chirurg. Trans.*, t. VI, 1815, p. 268 ; t. VII, P. II, 1816, p. 393.
(3) *Struttura delle ossa*, 1804.
(4) *Opusc. scientif. de Bologna*, t. II, 1818, p. 93.
(5) *Isis*, 1826, p. 1038.
(6) HILDEBRANDT, *Anatomie*, t. I, 1830, p. 320.
(7) *De penitiori ossium structura*, 1834.
(8) *Beiträge*, t. II, 1835, p. 93.

dérait les corpuscules osseux comme des espaces entre les lamelles, qui sont séparées les unes des autres par un liquide. Miescher (1) fit voir qu'ils sont remplis de chaux, et dentelés sur les bords, *ut coronæ radiatæ passim exorialur species*. Il a trouvé les canalicules découverts par Deutsch dans des lamelles osseuses fraîches, et dans celles dont la matière organique avait été détruite par la potasse (2) : cependant il hésite à les regarder comme des réservoirs de la chaux. Dans des os auxquels le cartilage avait été enlevé, la chaux apparaissait, sous la forme d'une fine poudre blanche, entre les corpuscules osseux. Le passage des corpuscules dans les canaux, qui permet de considérer les uns et les autres comme des parties d'un même système charriant de la chaux, a été démontré par J. Muller (3). Ce physiologiste a prouvé d'une manière péremptoire que le cartilage contient de la chaux en dehors des canalicules; quant à ce qui concerne le mode de combinaison, il lui paraît que la chaux n'est que très divisée, et non à l'état d'union chimique dans le cartilage. Cependant je ne pense pas que ses objections suffisent pour réfuter l'opinion d'une combinaison chimique de cette substance, qui est plus vraisemblable, si du moins l'on en juge d'après l'examen microscopique. Muller dit qu'on remarque quelque chose de finement grenu dans la partie transparente des lamelles osseuses soumises à un fort grossissement; mais la même chose se voit aussi dans le cartilage d'ossification après l'extraction de la chaux. La coloration des os par la garance n'a besoin, pour être expliquée, que de la combinaison qui s'opère entre cette substance colorante et la chaux contenue à l'état de liberté dans les canalicules; elle ne prouve donc pas que toute la chaux soit libre. Dans l'hypothèse d'une combinaison des molécules du cartilage avec celles du phosphate calcique, pour produire des molécules composées, Muller regarde comme impossible que le cartilage conserve sa forme, sa solidité et sa cohésion, après l'extraction du sel calcaire. Mais nous voyons, comme Miescher en a déjà fait la remarque, que ce dernier effet a lieu pour le bois qu'on brûle, et auquel cependant la combustion a enlevé une grande partie de ses éléments, qui étaient unis aux éléments restants, et constituaient avec eux des molécules composées. A la vérité, l'os se distingue d'autres combinaisons de substances

(1) *Infl. ossium*, 1836, p. 42.
(2) *Loc. cit.*, p. 37.
(3) MIESCHER, *loc. cit.*, p. 267. — *Archiv*, 1836, p. VI.

organiques et minérales par la facilité avec laquelle les acides lui enlèvent sa terre : toutefois il est très possible que l'acide s'empare seulement de la terre contenue dans les canalicules, ou que le cartilage, qui est sursaturé de chaux, en laisse échapper aisément une portion, et n'en retienne qu'autant qu'on en trouve dans toutes les substances qui donnent de la colle. Muller a le premier appelé l'attention sur la structure fibreuse du cartilage de l'os. Les travaux récents n'ont eu pour objet que le développement des os et la signification des corpuscules osseux (1).

CHAPITRE XV.

Des dents.

Chaque dent se compose de deux parties, la *racine* et la *couronne*. La racine est enclavée dans une cavité de la mâchoire ; la couronne fait saillie au-dessus du rebord de cette dernière. Entre l'une et l'autre on peut encore distinguer, sous le nom de *collet*, la portion qui, bien que située en dehors de l'alvéole, est cependant couverte par la gencive. La couronne est simple et pointue ou tranchante dans les incisives et les canines, divisée en deux à quatre pointes dans les molaires ; la racine de celles-ci est également plus ou moins profondément partagée, et par conséquent simple ou multiple. La racine et une partie de la dent sont creuses ; la cavité s'ouvre au sommet de la racine, par un trou délié ou par plusieurs (Havers, Raschkow). Elle contient une substance molle, riche en nerfs et en vaisseaux, qu'on appelle le *germe dentaire*, qui fait corps avec le périoste de l'alvéole, et qui pénètre dans la dent par l'ouverture située à l'extrémité de la racine. Les dents à plusieurs racines contiennent une cavité centrale simple, à laquelle chaque racine envoie un canal, et renferment en outre un germe simple, avec des prolongements ou des cornes qui correspondent aux racines.

La couronne est composée principalement de deux substances. L'externe, plus solide et brillante, revêt l'interne en manière d'écorce. On la nomme *émail*, et celle-ci *os dentaire*. La racine est en grande

(1) Je citerai encore les figures suivantes de corpuscules et canalicules osseux : J. Muller, dans Miescher, *Infl. oss.*, tab. IV, fig. 1 et 2, et Poggendorff, *Annalen.*, t. XXXVIII, tab. IV, fig. 1. — Valentin, *Repertorium*, t. I, tab. II, fig. 43, 44. — Gurlt, *Vergleichende Physiologie*, tab. II, fig. 2. — Gerber, *Allgemeine Anatomie*, tab. III, fig. 70.

partie formée intérieurement d'os dentaire, qui se continue sans interruption avec celui de la couronne. Mais l'enduit d'émail se termine au collet de la dent, et sur la racine il est remplacé par une substance particulière, qu'on appelle *cément*. Celle-ci se prolonge aussi en une couche mince sur l'émail de la couronne.

Cément.

Le cément ne diffère en rien du tissu osseux sous le rapport de sa structure intime. Il possède les mêmes cavités pleines de chaux, avec des prolongements stelliformes et des canalicules, que la substance osseuse. La grandeur moyenne des cavités est de 0,0062 ligne, et le diamètre des canalicules de 0,0002 à 0,0004 (Retzius). La couche de cément est plus épaisse que partout ailleurs à la racine, vers son sommet, et à la *surface alvéolaire* (*superficies alveolaris*), dans l'enfoncement creusé entre deux racines. Ce nom de surface alvéolaire est donné par Purkinje à la surface de la dent opposée à celle par laquelle s'opère la mastication; on ne l'aperçoit pas dans les dents à racine simple, parce qu'elle se confond avec cette dernière; quand il y a plusieurs racines, elles ne naissent pas immédiatement l'une à côté de l'autre, et entre leurs origines reste un certain espace, qui est précisément la surface alvéolaire. La couche de cément de la racine est d'autant plus mince que la dent est plus jeune; dans les dents anciennes, elle devient plus épaisse, et forme ce qu'on appelle des exostoses. Linderer (1) assure que les racines adhérentes offrent aussi du cément au point où l'adhérence a lieu. S'amincissant peu à peu à partir du sommet, elle se soustrait à la vue là où l'enduit émaillé commence sur la couronne; cependant Fraenkel (2) l'a suivie une fois jusqu'à une certaine distance sur l'émail, et Nasmyth (3) a décrit, sous le nom de capsule dentaire persistante, une couche mince, tapissant l'émail des dents humaines, qui ne peut être autre chose que du cément. Après le traitement par l'acide chlorhydrique, elle représentait une membrane délicate, qui s'enfonçait dans l'alvéole, et revêtait la dent entière, comme une capsule. On ne la voit jamais mieux que sur des dents qui viennent d'être cassées en travers; mais on en trouve aussi des débris sur celles qui ont été usées. La couche extérieure de la pelli-

(1) *Zahnheilkunde*, p. 171, tab. XI. fig. 3.
(2) *Dent. structura*, p. 7.
(3) *Medico-chirurg. Trans.*, t. XXII, p. 312.

cule est fibreuse, dit-on, et l'interne réticulée, en quelque sorte formée de cellules hexagones, qui sont peut-être des impressions produites par des fibres d'émail superposées. Nasmyth n'a point trouvé de corpuscules osseux chez l'homme. Dans les dents humaines dont la terre calcaire a été dissoute par l'acide chlorhydrique, on peut aisément, à la racine, détacher le cartilage de la substance corticale, sous la forme d'une membrane. Suivant Fraenkel, il est lamelleux, et semble avoir moins de consistance que celui de l'os dentaire. Sur les coupes transversales, les corpuscules osseux apparaissent, dans le cément de la dent, en forme d'anneaux concentriques (Retzius). Lassaigne dit le cément composé de matière animale 42,18, phosphate calcique 53,84, et carbonate calcique 3,98 (1).

Os dentaire.

L'*os dentaire*, ou *ivoire*, se rapproche beaucoup des os quant à sa composition. Il se compose également d'une base organique qui, après l'extraction des sels calcaires, se convertit aisément en colle par la coction, et qui est formée des mêmes sels que l'os ordinaire, seulement dans des proportions différentes. Suivant Berzelius, l'os dentaire humain contient 28,00 de cartilage, 64,30 de phosphate et de fluorure calciques, 5,30 de carbonate calcique, 1,00 de phosphate magnésique, 1,40 de soude et de chlorure sodique. Pepys (2) lui assigne la composition suivante : gélatine 28, phosphate calcique 58, carbonate calcique 4, eau et perte, 40. La proportion de la substance animale à la terreuse, et celle du carbonate calcique au phosphate, est, par conséquent, un peu moins considérable que dans les os.

L'os dentaire est formé d'une base homogène et de fibres qui sont probablement creuses. De la terre calcaire est déposée, sous forme pulvérulente, dans les fibres, et la substance homogène n'en est pas moins pénétrée non plus que la base des os. L'ébullition avec de la potasse caustique enlève le cartilage, et les parties terreuses restent sous la forme d'une masse agglutinée de petites granulations qui se laissent aisément écraser. Le conduit du germe dentaire peut même être considéré comme un canal médullaire central, d'où partent d'autres canalicules qui parcourent la substance de la dent.

(1) Rousseau, *Anat. comp. du syst. dent.*, Paris, 1839, p. 262.
(2) Fox, *Hist. nat. et maladies des dents*, Paris, 1821, p. 101.

Canaux calcaires de l'os dentaire.

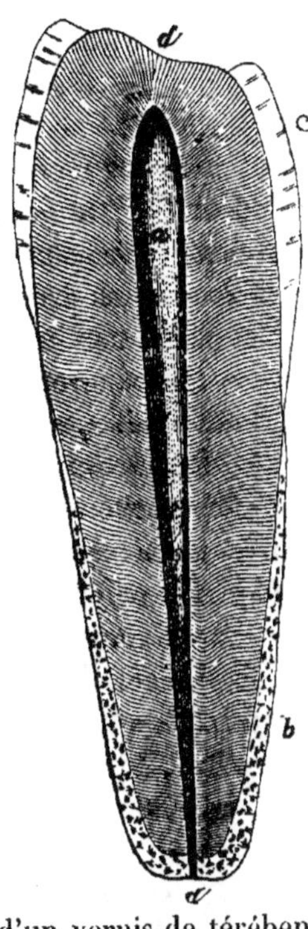

D'après la description de Retzius, avec laquelle s'accordent les observations les plus récentes, la cavité dentaire (*a*) est percée, sur toute sa surface interne, d'une multitude de petites ouvertures conduisant dans des canaux qui traversent obliquement l'os dentaire (*d*) jusqu'à sa superficie, où il confine tant à l'émail (*c*) qu'au cément (*b*). On aperçoit ces canaux, sous forme de fibres parallèles, quand on examine des tranches minces du cartilage dentaire, qu'on a préalablement traitées, mais pas trop longtemps, par l'acide chlorhydrique, afin de leur enlever les sels calcaires; on les découvre aussi sur des lamelles de ce même os à l'état solide, après les avoir amincies par l'usure, ou détachées par le raclage. Pour que ces dernières soient susceptibles d'être observées au microscope, il est nécessaire d'en rendre la surface unie et uniforme en les enduisant d'eau, d'huile ou d'un vernis de térébenthine. Mais quand l'imbibition est complète, les tubes disparaissent, à partir des branches les plus déliées, et à mesure que le liquide les remplit. Chez l'homme, ces tubes, placés tout auprès les uns des autres, sont parallèles entre eux; tous se dirigent en rayonnant vers la cavité de la dent, ceux qui aboutissent à la face triturante d'une manière perpendiculaire, et ceux des parties latérales d'une manière horizontale. Dans les dents

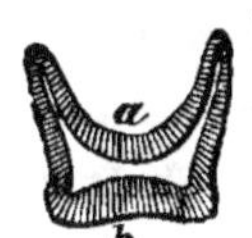

à plusieurs racines, les fibres, tant de la surface triturante (*a*) que de la surface alvéolaire (*b*), ont une direction perpendiculaire eu égard à la cavité, de sorte qu'elles semblent n'être qu'interrompues par cette dernière (1). La meilleure manière de se faire une idée de leur marche dans la couronne des molaires est de considérer ces dents comme autant de canines confondues ensemble qu'elles offrent de tubercules et de

---

(1) Fraenkel, *loc. cit.*, p. 10.

pointes. C'est probablement aux interruptions du cours des fibres qu'il tient que, comme l'a observé Rudolphi (1), les dents se fendent en certains endroits, après l'action de l'acide chlorhydrique. Cependant Meckel fait remarquer avec raison (2) que les fissures n'ont pas la régularité dont parle Rudolphi, et qu'elles ne sont pas non plus bornées à la couronne, mais s'étendent aussi à la racine. Là cependant elles semblent être purement accidentelles. On peut prolonger la division à l'infini. Il n'y a qu'un petit nombre de points, d'ailleurs inconstants, dans lesquels les tubes se rendent en droite ligne de la cavité dentaire à la face extérieure. Ces points sont ceux qui correspondent à la pointe ou aux pointes de la couronne et au commencement du tiers inférieur de la racine. Partout ailleurs, la plupart des tubes ont la forme d'une ligne courbe à trois inflexions; la première, tout près du canal médullaire, tourne sa concavité vers la surface triturante de la dent; celle de la seconde regarde la racine, et celle de la troisième la surface triturante. Quelquefois on observe une quatrième inflexion, parallèle à la seconde. Dans la racine, les tubes, qui sont plus courts, n'offrent qu'une simple courbure en S. Les inflexions des points correspondants des deux côtés d'une dent parachevée paraissent tendre à une certaine symétrie, d'où il suit que vers le milieu de la couronne les médianes arrivent à être divergentes. Les plus régulières sont celles qu'on trouve dans de petits disques de dents de devant, qu'on a détachés d'avant en arrière, parallèlement à l'axe de la dent. Elles produisent là un brillant satiné, ou une série de stries chatoyantes, concentriques à la cavité dentaire, et que Schreger avait déjà remarquées (3).

Les grandes inflexions ne sont pas les seules qu'on découvre quand on a recours à un grossissement plus fort; on s'aperçoit alors que les tubes possèdent d'autres courbures placées à la suite les unes des autres, sous la forme d'une ligne onduleuse (4). Il y a jusqu'à deux cents de ces courbures sur la largeur d'une ligne. En général, elles sont moins nombreuses dans les dents de lait; elles sont en outre moins prononcées du côté des extrémités externes des tubes que vers leur partie moyenne. Enfin on observe, surtout dans les dents avancées en âge, des courbures grandes et petites, qui se correspondent

(1) REIL., *Archiv*, t. III, p. 401.
(2 MECKEL., *Archiv*, t. III, p. 171.
(3) ISENFLAMM et ROSENMULLER, *Beitrage*, t. I, p. 2.
(4) RETZIUS, dans MULLER, *Archiv*, 1837, tab. XVI, fig. 2.

dans une série de tubes placés à la suite les uns des autres, et forment ainsi des stries concentriques au plan de la face interne de la dent, stries qui pourraient sembler produites par des tubes longitudinaux. La pression efface les inflexions sur les tranches minces du cartilage dentaire (1).

Dans tout le trajet des tubes de dedans en dehors, on aperçoit des divisions dichotomiques, et l'on voit des branches déliées s'échapper de chaque côté, en sorte que la lumière des tubes diminue, surtout à partir du milieu du dernier tiers, à mesure qu'elle se rapproche de l'extrémité externe. Les branches se subdivisent à leur tour, et les unes remplissent les interstices entre les tubes les plus voisins, tandis que les autres passent sur ces derniers et paraissent serpenter dans l'espace qui vient après (2). Tout auprès de la cavité dentaire, les branches sont plus rares, et ne semblent souvent que comme de petites inégalités ou pointes. Il ne paraît pas que les ramifications de différents tubes s'anastomosent ensemble, si ce n'est peut-être à leurs extrémités. Jamais, chez l'homme, je n'ai trouvé le diamètre des tubes supérieur à 0,001 ligne (3), même au voisinage immédiat de la cavité dentaire ; ils deviennent incommensurables à leur extrémité, ou y dégénèrent en petites cellules éparses, rondes ou irrégulières. La distance qui les sépare les uns des autres est à peu près, dans le milieu, triple du diamètre de chacun d'eux ; à leur origine, ils sont plus rapprochés.

Les canaux sont remplis d'une substance terreuse qui, à la lumière transmise, apparaît en grumeaux composés de petits grains. Leurs coupes transversales, vues sur un fond obscur, ressemblent à de petits points blancs, qu'un acide étendu rend transparents ; les fragments de tubes qui font saillie au bord des pièces fracturées sont également blancs et rigides ; on peut, à l'aide des acides, les rendre flexibles et transparents (4), et suivre de l'œil les progrès de la dissolution qui s'opère dans leur intérieur. Il semble que leur paroi elle-même soit imprégnée de sels calcaires, et que leur cavité en contienne aussi des dépôts, qui cependant ne l'emplissent pas entièrement, puisque les liquides colorés, l'encre par exemple, s'y introduisent

(1) FRAENKEL., *loc. cit.*, p. 13.
(2) RETZIUS, *loc. cit.*, tab. XXII.
(3) 0,0023 ligne, Retzius. — 0,0008 à 0,0015, Linderer. — 0,0007 à 0,0023, Krause. — 0,0013 à 0,0016, au voisinage de la cavité dentaire, Bruns.
(4) Pl. V, fig. 11, *b*, *b*.

par l'effet de la capillarité (1). Sur des coupes transversales minces de l'os dentaire, les lumières des tubes forment des figures, les unes rondes, les autres ovales (2), suivant que les tubes eux-mêmes ont été coupés en droite ligne ou obliquement. Souvent la coupe a passé par le milieu de la lumière d'un tube, et alors on aperçoit une sorte d'échancrure à son bord (3). Les tubes qui ont été coupés droit laissent passer la lumière, comme je l'ai déjà dit; ceux dont la coupe a été oblique sont obscurs en partie ou en totalité. Sur les plaques transversales polies, la lumière de beaucoup de tubes est entourée d'un second cercle, et l'anneau qui la limite est un peu plus obscur et jaunâtre que la substance fondamentale de la dent (4). Purkinje et Retzius regardent cet anneau comme la tranche de la paroi du tube, et voient en lui une preuve que la matière qui forme cette paroi n'est pas absolument la même que la substance fondamentale homogène de l'os dentaire.

Les faits précités permettent à peine de douter que les canalicules qui viennent d'être décrits méritent réellement le nom de canaux, et sont creux; mais je regarde leur paroi comme incommensurable, et je n'ai pu me convaincre que les anneaux obscurs qu'on aperçoit sur la coupe transversale ne proviennent point d'une illusion d'optique. On ne les distingue pas sur le cartilage dentaire après l'extraction de la chaux. Sur les coupes longitudinales de ce cartilage ou de l'os dentaire, les canalicules font souvent une petite saillie : ils sont blancs, brillants et rigides, dans l'os dentaire, obscurs et légèrement sinueux ou arqués, comme des fibres minces de tissu élastique, après qu'on a extrait la chaux. Leur diamètre est égal à celui de la lumière sur les coupes transversales pratiquées au même endroit; mais on conçoit qu'il devrait être bien plus considérable, si les anneaux qui entourent cette lumière appartenaient à la paroi des canalicules.

J'ai dit que la substance fondamentale de l'os dentaire était homogène. C'est ainsi qu'elle a été décrite jusqu'à présent par la plupart des observateurs : c'est également ainsi qu'elle apparaît sur des lamelles bien polies d'os dentaire taillées, soit en long, soit en travers, et que, sur la coupe transversale du cartilage dentaire, on voit, entre les canalicules, un réseau de fibres déliées, qui in-

(1) D'après Purkinje et Muller. *Voyez* MIESCHER , *Infl. oss.*, p. 272
(2) Pl. V, fig. 12.
(3) Pl. V, fig. 12, *a*.
(4) RETZIUS, *loc. cit.*, tab. XXI, fig. 3, *b*.

dique une texture plus complexe. Mais, sur des coupes longitudinales, il est facile de reconnaître que le cartilage dentaire entier se
compose de fibres affectant la même direction que les canalicules,
en sorte que chacun de ceux-ci marche entre deux fibres (1). Si l'on
fait macérer le cartilage dans de l'eau, pendant quelque temps, il
se laisse déchirer sans peine en fibres, dont la longueur et le volume
vont fréquemment en augmentant de la cavité dentaire vers la surface, de manière à représenter des espèces de cônes. Chacune de ces
fibres est un faisceau de fibres microscopiques (2), ayant beaucoup
d'analogie pour la couleur avec celles de la tunique moyenne des
artères, pour la forme avec les fibres extérieures du cristallin. Elles
sont un peu aplaties, pâles, grenues, et raboteuses, presque déchi-
quetées, principalement sur les bords latéraux, par lesquels elles se
touchent ; leur largeur va jusqu'à 0,0029 ligne. L'acide acétique
les rend un peu plus pâles, mais ne les dissout point. Je ne les ai
jamais vues ni se bifurquer ni se ramifier, de sorte que si cette disposition se présente quelquefois, je dois au moins la regarder comme
une chose rare. Donc, si les faisceaux de fibres qu'on arrache grossissent de dedans en dehors, ce ne peut point être la suite d'une
augmentation du nombre des fibres par scission, et je crois bien
plutôt qu'entre les fibres qui naissent immédiatement de la cavité
dentaire, s'insinuent, de distance en distance, des fibres nouvelles,
ou, ce qui revient au même, que toutes les fibres ne s'étendent pas
depuis la surface de la dent jusque dans la cavité dentaire. Ainsi
que je l'ai dit, l'espace compris entre deux fibres est généralement
occupé par un canalicule dentaire. Ce canalicule fait souvent saillie,
sur la tranche, au-delà des bouts coupés des fibres, mais fréquemment aussi il est déchiré plus haut que les fibres dentaires, et l'intervalle se trouve ainsi mis à nu. On rencontre encore assez souvent
des fibres entre lesquelles il n'y a point de canalicules, ou dont les
intervalles ne renferment que des fragments courts et interrompus
de ces mêmes canalicules. Je ne chercherai pas à déterminer si cet
état est naturel, ou si le tube a été détaché par l'effet de la préparation qu'on a dû faire subir à la pièce.

On pourrait présumer que la séparation de la substance dentaire
en fibres est purement artificielle, et qu'elle tient au cours des canaux, puisqu'une substance homogène doit se déchirer plus facile-

(1) Pl. V, fig. 11.
(2) Pl. V, fig. 11, *a, a.*

ment que partout ailleurs là où elle est amincie par la pression des tubes reposant sur elle. Mais si l'on compare les fragments du cartilage dentaire avec d'autres tissus fibreux, si l'on pèse, par exemple, l'analogie des fibres dentaires avec les fibres proprement dites de la tunique moyenne des artères, l'analogie aussi des canalicules dentaires avec les fibres de noyaux de cette tunique (les bifurcations et la ramescence appartenant aux uns comme autres), on ne saurait douter que la formation ne soit primitive. L'histoire du déveveloppement du tissu dentaire nous en fournira une preuve décisive.

La texture fibreuse de la substance fondamentale ne s'étend pas à tout l'os dentaire. Lorsque, sur une racine, on opère une déchirure dirigée de la cavité dentaire vers la couche de cément, les fibres se brisent irrégulièrement à la face interne de ce dernier, qui reste, sous la forme d'une lamelle solide. Une lamelle analogue, seulement beaucoup plus fine, et non fibreuse, existe à la couronne dentaire, comme limite entre l'ivoire et l'émail : c'est la couche mince dans laquelle les canalicules dentaires se réduisent en ramifications des plus déliées et dégénèrent en véritables corpuscules osseux. Là le cartilage dentaire est tout aussi dépourvu de structure que celui de l'os et celui du cément (1).

Email.

L'émail est encore plus pauvre en substances animales que l'os dentaire. Après avoir été traité par des acides très affaiblis, il laisse un tissu membraneux beaucoup plus délicat, dans lequel on distingue une structure faiblement fibreuse. Si l'acide agit pendant long-temps, ce tissu se resserre en une membrane brune, que Berzelius croyait n'exister qu'au côté interne de l'émail, entre lui et l'ivoire, et dans laquelle Retzius a reconnu, au microscope, une multitude de petits trous, fort rapprochés les uns des autres. Suivant Berzelius, la substance animale ne s'élève pas à plus de deux pour cent de l'émail, auquel ce chimiste assigne la composition suivante : phosphate et fluorure calciques 88,5, carbonate calcique 8,0, phosphate magnésique 1,5, matière organique, alcali et eau 2,0. Lassaigne évalue bien plus haut la proportion de la substance animale : phosphate calcique 72, carbonate calcique 8, matière ani-

---

(1) J. R. DUVAL, *Note sur la sensibilité des substances dures des dents.* — *Observ. anat. sur l'ivoire.* (Mém. de l'Acad. roy. de Méd., Paris, 1833, t. II, p. 197 ; t. VII, p. 524.)

male 20. L'analyse de Pépys s'accorde avec la sienne : phosphate calcique 78 , carbonate calcique 6, eau et perte 16.

Fibres de l'émail.

L'émail est composé de prismes solides , à quatre ou six pans, ou de fibres dont l'une des faces terminales repose sur l'os dentaire, et l'autre est libre à la surface de la dent. La surface de l'os dentaire est rugueuse; elle offre une multitude de petites aspérités et de petits enfoncements, dans lesquels s'insinuent les extrémités internes des fibres de l'émail. Les extrémités externes, celles qui regardent le dehors de la dent , sont un peu arrondies ; dans les dents usées , ou polies en travers, elles sont polygones , carrées selon Purkinje , hexagones suivant Reztius (1). Tant que la dent est encore cachée dans son follicule , l'émail est mou , et facile à séparer en prismes , qui affectent la forme de petites aiguilles anguleuses, d'un diamètre de 0,002 ligne (2) à peine plus épaisses à leur extrémité externe qu'à l'interne. Sur quelques unes on remarque de petites stries transversales , serrées les unes contre les autres , qui tantôt s'étendent sur le prisme entier , et tantôt n'en occupent qu'une partie (3). Linderer (4) , ne les a pas vues. Il m'a semblé que c'étaient les extrémités de prismes superposés et coupés obliquement. Quand la dent a percé, et que l'ivoire est devenu consistant, il faut, pour apercevoir les prismes , polir de minces disques taillés le long de la cavité dentaire et près de l'axe. Les prismes deviennent plus distincts lorsqu'on plonge les disques pendant un certain laps de temps dans un acide étendu d'abord et ensuite dans de l'eau (Fraenkel). Alors on voit aussi les stries transversales, qui ne se succèdent pas à des distances égales , et qui tantôt se prolongent sur plusieurs fibres , tantôt alternent ensemble sur deux fibres contiguës.

La direction des fibres de l'émail est en général celle des canalicules dentaires, c'est-à-dire perpendiculaire à la surface de la cavité dentaire , en sorte que ces fibres sont verticales sur la surface triturante, et qu'elles se rapprochent de plus en plus de l'horizon vers le collet de la dent; mais elles ne se prolongent pas dans la même direction que les canalicules dentaires, et forment avec eux un angle

(1) *Loc. cit.*, tab. XXI, fig. 9.
(2) 0,0015 à 0,0023, Krause. — 0,0013 à 0,0021, Bruns.
(3) FRAENKEL , *loc. cit.*, fig. 6. — RETZIUS , *loc. cit.*, tab. XXI.
(4) *Zahnheilkunde*, p. 185.

obtus, ouvert du côté de l'axe de la dent. Des fibres voisines d'émail marchent parallèles les unes aux autres, décrivant souvent des flexuosités, et même de grands zigzags ; quelquefois les flexions des fibres différentes vont en sens inverse les unes des autres, et une portion se termine par des surfaces tronquées, qui s'adossent aux autres, sans arriver jusqu'à l'extérieur de la dent. Quant aux molaires, leur partie extérieure offre des systèmes de fibres, en quelque sorte enclavées, qui ne s'étendent pas jusqu'à la surface de l'os dentaire ; aux couronnes et aux enfoncements des dents à plusieurs pointes, ces fibres partent d'un certain nombre de points, comme des tourbillons.

Stries de l'émail.

A la surface de l'émail et sur ses coupes, on découvre, soit à l'œil nu, soit avec la loupe, des stries ou des dessins, dont les causes ne sont pas encore bien connues. Des stries transversales fort régulières et onduleuses parcourent la face antérieure, et font le tour de la couronne ; elles sont si serrées, sur les incisives et les canines surtout, que Retzius en a compté jusqu'à vingt-quatre dans l'espace d'une ligne. Leeuwenhoek (1) les regardait comme les traces du passage des dents à travers la gencive, passage qui, suivant lui, devait s'effectuer peu à peu et à plusieurs reprises. Suivant Retzius, elles proviennent de ce que les fibres de l'émail sont déposées sous la forme de ceintures distinctes, qui montent obliquement de la couronne vers le sommet, et dont toujours l'une couvre, à la façon des tuiles d'un toit, une partie de celle qui se trouve immédiatement au-dessous. Krause (2) distingue, dans l'émail, des fibres bleuâtres et des fibres d'un blanc de craie, formant des couches plates de couleur correspondante. Les couches reposent les unes sur les autres par leur plat ; elles ont leurs bords tournés vers la face interne et la face externe de la couche d'émail, en sorte qu'elles apparaissent à la surface extérieure, mais qu'on les découvre aussi, sur des coupes transversales polies, affectant la forme de stries annulaires alternantes, qui ont l'épaisseur de deux couches, c'est-à-dire un vingt-sixième de ligne. Cette striation m'a paru produite de la même manière que la division rubanée des fibres tendineuses et nerveuses, par une flexion onduleuse ou en zigzag des fibres de l'émail, flexion qu'il

(1) *Opera*, t. I, C, p. 5.
(2) *Anatomie*, 2ᵉ édit., t. I, p. 152.

serait facile d'observer sur des plaques minces de l'émail encore
mou qui garnit la surface des jeunes dents.

Un second dessin consiste en des traits parallèles, la plupart du
temps brunâtres, qui sont concentriques au bord de l'os dentaire
dans les pointes, et presque parallèles à l'axe de la dent sur les
côtés (1). A l'œil nu, on n'en aperçoit qu'un petit nombre, entre
lesquels la loupe en fait découvrir de plus fins. Schreger les regarde comme les limites de trois différentes couches de l'émail (2).
Retzius est tenté de les attribuer à la rencontre des traits transversaux les plus prononcés des fibres de ce dernier. Purkinje (3) croit
qu'ils doivent naissance à des flexions onduleuses; Linderer qu'ils
sont produits par des interruptions dans la formation de l'émail.

Des stries d'une troisième espèce, les stries fibreuses de Schreger (4), se voient sur les fractures longitudinales de l'émail, quand
on les contemple à la loupe sur un fond obscur. Elles sont courtes,
blanches, la plupart arquées, et affectent tantôt la même direction
que les fibres de l'émail, tantôt des directions différentes. Retzius les
attribue également à la rencontre des ombres parallèles des stries
transversales des fibres de l'émail. Krause les faisait dépendre d'une
inflexion plus courte de séries entières de ses fibres (5). Purkinje
en donne une explication qui me semble plus juste (6); elles sont
dues, suivant lui, à ce que les flexions des fibres onduleuses et parallèles se trouvent coupées en partie, d'où il suit que les surfaces
réfléchissent la lumière de différentes manières.

Sur la limite de l'os dentaire et de l'émail, ce dernier offre, à
des distances assez régulières, des fentes qui partent des points saillants de l'os, et s'étendent jusqu'à une certaine profondeur dans
l'émail, en se ramifiant (7). On ignore ce qu'elles signifient. Des
fissures qui divisent les fibres en gros faisceaux se voient aussi dans
l'émail mou du fœtus.

(1) FRAENKEL, *loc. cit.*, fig. 1, C; fig. 2, 4. — RETZIUS, *loc. cit.*, tab. XXI,
fig. 7, d, d. — LINDERER, tab. XII, fig. 2, f, g, o.
(2) *Loc. cit.*, p. 3, fig. 5.
(3) FRAENKEL, *loc. cit.*, p. 16.
(4) *Loc. cit.*, p 5, fig. 7, 8.
(5) *Loc. cit.*, p. 153.
(6) FRAENKEL, *loc. cit.*, p. 17.
(7) FRAENKEL, p. 17. — LINDERER, p. 183.

Pulpe dentaire.

Chez l'homme et les mammifères, aucun vaisseau ni aucun nerf ne passe de la cavité centrale dans la substance de la dent. La pulpe qui, à l'extrémité de la racine, fait corps avec le périoste de l'alvéole, n'est qu'enfermée dans cette cavité, d'où l'on peut la retirer sans qu'elle se déchire. Au microscope, elle offre des contours parfaitement nets. On la déchire aisément, dans le sens de sa longueur, en filaments grêles qui, indépendamment de nerfs et de vaisseaux, contiennent des fibres claires, à grains fins, un peu aplaties, ayant le volume et l'aspect des fibres nerveuses gélatineuses, et sur lesquelles reposent des noyaux de cellules tantôt ovales, tantôt, et plus fréquemment, allongés en fibres courtes et minces, onduleuses, obscures. Les fibres claires ne se fendent point en fibrilles, et les corpuscules obscurs provenant des noyaux ne se réunissent point en fibres de noyaux. Sur la surface de la pulpe dentaire se trouve un tissu qui ressemble à celui des membranes muqueuses, dont je donnerai plus loin la description. Ce tissu possède, dans une base homogène, de petites granulations obscures, des cytoblastes isolés, et même des cytoblastes avec d'étroites cellules. Mais il n'existe pas d'épithélium proprement dit. Les troncs vasculaires parcourent l'axe de la pulpe ; leurs branches capillaires forment des mailles longitudinales. Il a été parlé précédemment des plexus et des anses terminales des fibres nerveuses (1).

Glandes gingivales.

Serres (2) a découvert, dans la gencive du fœtus et du nouveau-né, près du bord maxillaire, des granulations réunies en groupes, ayant le volume d'un grain de millet, qui ressemblent aux glandes de Meibom, et qui sont pleines d'une substance blanche. Ces granulations pouvaient être vidées par la pression ; au microscope, quelques unes d'entre elles montraient un petit point noir dans le mi-

______

(1) Les anciens anatomistes, et Fraenkel encore (*loc. cit.*, p. 3), parlent d'une membrane interne de la dent (distincte du périoste, appelé par eux membrane externe de la dent) ; ils entendent par là une membrane riche en vaisseaux, qui tapisse intérieurement la cavité dentaire. Rien de semblable n'existe. Quand on a enlevé la pulpe, l'os dentaire reste à nu.

(2) *Essai sur l'anat. et la phys. des dents*, Paris, 1817, p. 28.

lieu. Serres les regarde comme des glandes qui évacuent leur sécrétion soit par le petit point, en supposant que celui-ci soit une ouverture, soit par transsudation à travers les parois. Il leur assigne pour usage de sécréter le tartre, après la sortie des dents, ce qui fait qu'il les désigne sous le nom de *glandulæ tartaricæ*. Raschkow (1), Fraenkel (2) et Linderer (3) ont examiné le contenu de ces vésicules avec le secours du microscope ; ils ont trouvé, dans un liquide clair, de minces et petites plaques polygones, à noyau arrondi, ressemblant aux cellules épithéliales aplaties, et remplies en partie d'une substance grenue. Suivant Raschkow, les vésicules sont closes de toutes parts. On ignore encore si elles persistent chez l'adulte. Blandin (4) le prétend ; mais Meckel ne les a vues que vers le temps de l'éruption, et il les regarde comme des abcès. Rousseau (5) et Linderer ne les ont pas trouvées chez l'adulte. Avant que ce point soit éclairci, il serait prématuré de chercher à déterminer quelle fonction elles remplissent. Cependant l'opinion de Serres à leur égard n'est pas très vraisemblable. Je présume que ce sont des glandes muqueuses, et de l'espèce la plus simple, qui naissent çà et là comme vésicules closes, puis s'ouvrent et disparaissent. Fréquemment on peut, surtout le matin, avant de s'être nettoyé les dents, faire sortir, par la compression de la gencive, une matière blanche et visqueuse, qui s'échappe entre celle-ci et le collet de la dent, et qui n'est composée que de globules de mucus. Probablement cette substance provient de glandes simples qui s'ouvrent autour du collet de la dent.

Développement des dents.

Vers le milieu du troisième mois, on rencontre, à l'intérieur du bord épaissi de la mâchoire, une série de cellules ou vésicules blanchâtres, opaques, et formées d'une membrane molle, dont chacune renferme les premiers rudiments d'une dent de lait. Déjà Hérissant (6) a décrit des ouvertures dans la gencive, avec lesquelles les follicules dentaires communiquent par des canaux qui, suivant lui,

(1) *Meletemata*, p. 11, fig. 12.
(2) *Loc. cit.*, p. 4.
(3) *Loc. cit.*, p. 67, tab. III, fig 4, 6.
(4) *Anatomie du système dentaire*, Paris. 1836, p. 61.
(5) *Anat. comp.*, p. 11.
(6) *Académie des sciences de Paris*, 1754, p. 133.

s'élargissent lors de la sortie des dents. Bonn (1) paraît avoir vu ces ouvertures ; mais il ne put y faire pénétrer des soies de cochon qu'à une faible profondeur. Delabarre (2) a trouvé que les canaux indiqués par Hérissant sont pleins dans l'état naturel ; mais, après le traitement des mâchoires par l'acide nitrique étendu, il a vu dans la gencive de petites fossettes, au fond desquelles existaient, correspondant à l'attache des cordons, un point blanchâtre, à partir duquel on pouvait introduire une sonde déliée dans le sac dentaire. Arnold (3) a conclu d'observations analogues que les follicules dentaires sont des appendices digitiformes de la membrane muqueuse de la bouche : des embryons de neuf semaines lui ont offert, dans le bord tranchant de chaque mâchoire, un sillon avec des fossettes, et, un peu plus tard, autant d'ouvertures, qui conduisaient aux follicules, et permettaient l'introduction d'une soie de cochon. Ces ouvertures, dit-il, ne tardent pas à se fermer ; cependant le follicule de la seconde dent molaire communiquait encore librement avec la cavité orale au troisième mois.

Cette observation, contradictoire avec la plupart de celles qui avaient été faites autrefois, a été aussi ou passée sous silence ou contredite dans ces derniers temps. Purkinje et Raschkow (4) nièrent l'existence des fossettes et des ouvertures, et prétendirent que le follicule dentaire est complétement libre dès le principe, qu'il n'a aucune connexion avec la gencive. D'un autre côté, Linderer (5) a retrouvé les ouvertures dans le bord des mâchoires. Enfin Goodsir (6) a publié une description détaillée des premières phases du développement des dents, qui prouve qu'Arnold a bien vu, quoiqu'il n'ait pas donné une explication parfaitement juste de ce qu'il a observé.

Origine des germes et des follicules dentaires.

Suivant Goodsir, les follicules et les germes dentaires naissent de la manière suivante. D'abord, chez un embryon de la sixième semaine à peu près, qui avait sept lignes et demie de long depuis le

<hr>

(1) *De contin. membranarum*, dans SANDIFORT, *Thes.*, t. II, p. 276.

(2) *Odontologie ou Observ. sur les dents humaines*, Paris, 1815, p. 10.

(3) *Salzburger Zeitung*, 1831, p. 236.

(4) *Meletemata*, p. 20.

(5) *Zahnheilkunde*, p. 68.

(6) *Edinb. med. and surg. Journal*, t. XXXI, p. 1.

vertex jusqu'à l'extrémité du coccyx, on trouve, entre les lèvres à peine indiquées, d'étroits et profonds sillons remplaçant les mâchoires, et une languette lisse, en fer à cheval, qui correspond, dans la mâchoire supérieure, au premier rudiment de la voûte palatine. Bientôt, dans le sillon, entre la lèvre et la languette, s'élèvent deux espèces de remparts l'un derrière l'autre ; l'antérieur ou externe est le plus voisin de la lèvre, le postérieur ou interne se rapproche de la languette. Entre ces deux remparts règne un fossé peu profond, le sillon dentaire primitif. Les remparts s'élèvent de plus en plus, et le fossé se creuse à proportion. Il faut, pour les apercevoir, écarter la lèvre en devant et la languette en arrière.

Chez un embryon de la septième semaine, long d'un pouce, le rempart extérieur était entièrement formé à la mâchoire supérieure ; l'interne ne l'était que sur le côté. Le rempart extérieur (*a*) présentait trois courbures à son bord interne, et divisait par là le fossé en trois régions, dont la postérieure (*b*) se trouvait comprise entre les deux remparts, tandis que la moyenne et antérieure était ouverte en devant. À la mâchoire inférieure du même embryon, c'était, au contraire, le rempart extérieur qui manquait ; l'interne séparait le fossé de la cavité orale, et s'étendait çà et là au-dessus de lui en manière de voûte.

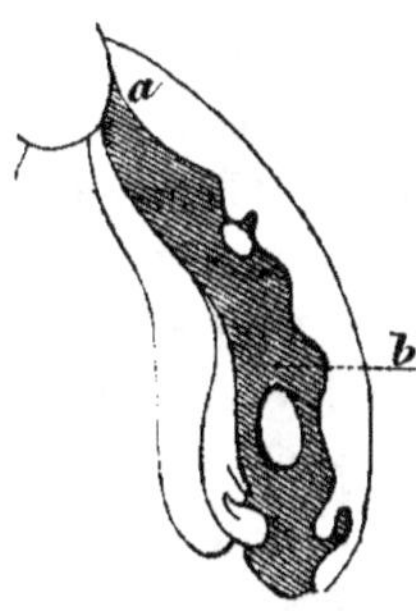

Chez un embryon âgé de deux mois, le rempart interne s'étendait plus loin, en avant et en arrière, à la mâchoire supérieure et à l'inférieure, dont le fossé était aussi mieux limité et plus profond. Au fond de la portion postérieure du fossé de la mâchoire supérieure se voyait une espèce de petite verrue isolée, couverte en dehors par une lamelle procédant du rempart. Au côté correspondant de la mâchoire inférieure, il y avait deux verrues, constituées absolument de même. Dans la neuvième semaine, les deux papilles (1 et 2) avaient grossi, et, derrière la postérieure (1), les remparts se touchaient presque. En même temps on apercevait, à chaque mâchoire, de chaque côté du frein de la lèvre, deux petits renflements (3, 4), placés l'un à côté de l'autre, et couverts chacun en devant d'un rebord élevé. Le plus rapproché de la ligne médiane

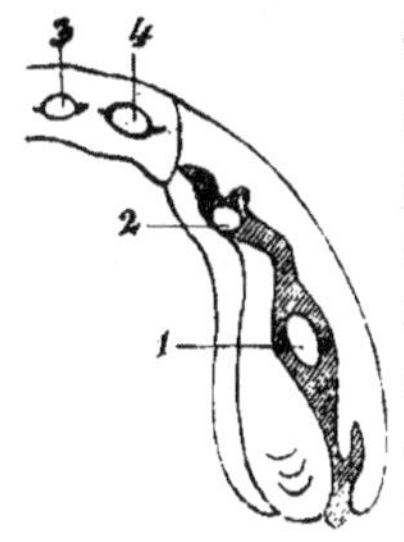

était le plus gros, et paraissait s'être produit le premier. Chez un fœtus de dix semaines, les papilles 1 et 2 s'étaient déjà retirées dans les petits sacs qui s'étaient élevés de leur base sous la forme de lamelles ; mais on pouvait encore les apercevoir à travers les ouvertures des sacs : les rebords autour des papilles 3 et 4 étaient plus marqués. Ces rebords ne tardent pas non plus à se convertir en sacs ouverts, par l'effet de leur rencontre avec des rebords analogues, qui surgissent à la face postérieure des papilles. Dans l'angle le plus externe du fossé, derrière la papille 1, on découvre, au fond, un nouveau renflement, d'abord à la mâchoire supérieure, puis, huit ou quinze jours plus tard, à la mâchoire inférieure. De la onzième à la douzième semaine, les bords des remparts se confondent ensemble dans les intervalles des petits sacs, et il ne reste qu'une suture interrompue par les ouvertures qui conduisent dans la cavité de ces derniers. Les remparts constituent alors la paroi antérieure et la paroi postérieure de l'apophyse alvéolaire ; l'apophyse alvéolaire de chaque mâchoire renferme dix petits sacs, et chaque sac une papille. Chaque papille est fixée par sa base au fond du petit sac, et, durant la treizième semaine, son sommet fait encore saillie à l'ouverture de celui-ci, comme on le voit dans la figure ci-contre, représentant une coupe longitudinale de la mâchoire, où les papilles dentaires sont désignées par les ramifications vasculaires qui vont s'y rendre. Chaque papille a déjà la forme de la couronne de la dent à la formation de laquelle elle est destinée. La forme du germe dentaire correspond aussi, jusqu'à un certain point, à celle des ouvertures des petits sacs. Le bord des petits sacs des dents incisives porte de chaque côté une échancrure, de sorte qu'il est bilobé ; celui du follicule de la canine a un lobe externe et deux lobes internes ; les follicules des molaires sont à quatre ou cinq lobes ; chaque lobe correspond à un tubercule de la couronne, et chaque échancrure à un sillon de cette dernière.

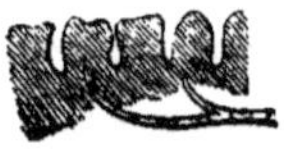

A dater de ce moment, les papilles croissent moins vivement que les autres parties de la mâchoire, ce qui fait qu'elles semblent rentrer dans les follicules, dont, en même temps, les ouvertures se resserrent. Immédiatement derrière celles-ci, on aperçoit, à chaque dent, un enfoncement semi-lunaire, dont la concavité regarde l'ouverture, et dont j'aurai encore plus loin l'occasion de reparler. Ce n'est qu'à la seizième semaine que les bords et les parois des deux remparts sont assez solidement unis ensemble pour qu'on ne puisse plus les séparer : les coupes transversales n'offrent non plus aucune trace de l'ancienne scissure, si ce n'est une cicatrice ferme et foncée, qui descend en ligne droite de l'ancienne ouverture du follicule dentaire au raphé de la gencive.

Parmi les dents de lait, c'est donc la molaire antérieure supérieure qui se développe la première. Viennent ensuite, à la mâchoire supérieure, la canine, puis l'incisive interne, l'incisive externe, et, en dernier lieu, la molaire postérieure. Les germes apparaissent dans le même ordre à la mâchoire inférieure, seulement un peu plus tard.

Les follicules sont d'abord serrés les uns contre les autres, immédiatement au-dessus des troncs des vaisseaux alvéolaires et du nerf, séparés seulement par une substance molle, qui file entre les doigts. Vers le milieu de la vie embryonnaire, les parois qui les séparent, et qui en garnissent le fond, deviennent plus fermes, plus fortes, s'ossifient peu à peu, et arrivent ainsi à constituer des alvéoles. L'ossification commence par le fond, après quoi elle gagne la cloison, depuis le fond jusqu'au rebord alvéolaire. Les follicules s'attachent au revêtement cartilagineux de l'alvéole, au cartilage gingival, par de larges pédicules riches en vaisseaux, tandis que, du côté opposé, des vaisseaux ou des nerfs se réunissent en cordon pour passer du canal alvéolaire aux follicules. La cavité de ces derniers est remplie d'un liquide visqueux, rougeâtre, puis, plus tard, blanc-jaunâtre, qui, d'après l'analyse de Meissner (1), contient un peu d'albumine, du phosphate calcique, des chlorures, des sulfates, plus, chez l'homme, un acide libre (lactique), et, chez le veau, un alcali à l'état de liberté ; mais la masse principale se compose d'un mucus qui, lorsqu'on le mêle avec de l'eau, se partage en deux portions, dont l'une reste suspendue pendant quelque temps, sous la forme de légers flocons, tandis que l'autre gagne le fond du vase. Ce mucus est coagulé par les acides. Nul doute qu'il ne soit constitué par des cellules analogues aux corpuscules muqueux, qui nagent librement dans le sérum du contenu du follicule, ou se détachent des parois par l'effet de la macération. La quantité du phosphate calcique a paru augmenter au moment où les dents commencent à se développer ; mais la quantité absolue du liquide diminue à mesure que le germe dentaire croît.

____

(1) MECKEL, *Archiv*, t. III, p. 642.

Germe dentaire.

Le face interne du follicule dentaire est lisse, comme une membrane séreuse. A l'endroit où les vaisseaux alvéolaires y pénètrent s'élève le germe dentaire, qui a des connexions immédiates avec le follicule. C'est un corps solide, formé de cellules, dans lequel se développent plus tard des vaisseaux, et plus tard encore des nerfs. Sa surface est revêtue d'une pellicule ferme et transparente, la *membrane préformative*, qui ne reçoit pas de vaisseaux, et qui, dans une base dépourvue de structure, contient des grains ronds ou des cavités. Les cellules situées immédiatement au-dessous forment des séries plus régulières que les internes; elles sont tirées en long, et se dirigent vers la surface sous des angles droits ou à peu près. Toutes contiennent un noyau (Schwann). Dans la profondeur, il n'y a que des cellules arrondies, entre lesquelles et les formes cylindriques de la surface on observe toutes les transitions possibles, comme dans un épithélium à cylindres, ce qui fait que je crois pouvoir me dispenser d'en donner une description plus détaillée. Mais, à mesure que le germe dentaire croît, de nouvelles couches de cellules rondes passent à la forme cylindrique au-dessous de la surface, se placent en long à la suite les unes des autres, et deviennent ainsi des fibres qui s'étendent, comme autant de rayons, de l'axe de la pulpe à la surface, couvertes de leurs noyaux, entre lesquels subsistent des distances régulières. Ces derniers, d'abord ronds, deviennent ovales peu à peu, se transforment en corpuscules courts et onduleux, et finissent par se réunir également en fibres, qui offrent aussi des branches transversales.

Lorsque l'ossification est sur le point de commencer, la membrane préformative se soulève en plusieurs monticules, qui sont la base des élévations sur lesquelles s'applique la couche d'émail de la dent à maturité.

Organe producteur de l'émail.

Vis-à-vis du germe dentaire, et, à ce qu'il paraît, tenant également au follicule, se développe l'organe producteur de l'émail (*pulpe extérieure* de Hunter, *organon adamantinæ* de Purkinje). D'abord, quand le germe dentaire est à peine indiqué, cet organe représente un corps sphérique, à surface un peu raboteuse, et se compose intérieurement de granules, qui acquièrent peu à peu une forme polygone et sont unis par des fibres (1). Peut-être les granules correspondent-ils aux corpuscules osseux, et les fibres aux canalicules qui partent de ces derniers. A mesure que le germe dentaire croît et s'avance dans la cavité du follicule, il se dessine, dans l'organe producteur de l'émail, situé en face de lui, un enfoncement qui peu à peu devient de plus en plus profond; lorsque le germe dentaire (*a*), revêtu de la membrane préformative (*c*), s'est converti en une sorte de papille affectant la forme de la dent future, l'organe producteur de l'émail (*b*) est resserré à la base et plus large au milieu que partout ailleurs; il représente ainsi une sorte de capuchon qui coiffe le germe, dont il répète exactement la forme en creux, et dont on peut le détacher. Une fois qu'il a acquis cette forme, sa cavité, qui repose sur la surface du germe dentaire, se couvre d'une couche de cellules allongées, régulières (*b*), qui sont toutes perpendiculaires à sa surface. Ces cellules sont cylindriques ou polygones, et tronquées aux deux bouts; elles ressemblent à celles de l'épithélium à cylindres, et, comme elles, sont pourvues de noyaux (2). Elles naissent de la même manière que les fibres du germe dentaire, par allongement de cellules, et deviennent des fibres par la fusion des cellules allongées. Mais les noyaux semblent disparaître de bonne heure. On ne voit que des faisceaux de fibres d'émail, séparés par des lignes obscures, dans lesquelles on ne remarque aucune fibre de noyau. D'abord la couche de fibres la plus superficielle est exactement unie avec l'organe producteur de l'émail; peu à peu elle s'en détache de plus en plus, et devient une membrane distincte, à laquelle on peut donner le nom de *membrane de l'émail* (*membrana adamantinæ*). Partout elle se détache aisément du parenchyme de l'organe sécréteur de l'émail, si ce n'est toutefois dans les cavités de la couronne des dents molaires, où cet organe conserve une épaisseur considérable jusqu'à la sortie de la dent.

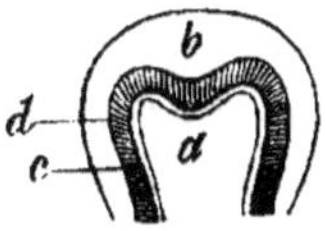

A chaque follicule dentaire se rend une branche de l'artère dentaire. Cette branche se répand en partie sur la surface extérieure du follicule, et s'anastomose avec des ramifications provenant de la gencive; du réseau partent ensuite des ramuscules déliés, qui traversent la paroi du follicule, et gagnent sa face interne. Les principales

(1) RASCHKOW, *loc. cit.*, fig. 7, α.
(2) SCHWANN, *Mikroskopische Untersuchungen*, tab. III, fig. 4.

branches de l'artère dentaire se rendent à la pulpe, dans l'intérieur de laquelle elles forment un plexus. La membrane de l'émail est dépourvue de vaisseaux. La couche externe du follicule devient aussi peu à peu plus ferme, plus pauvre en vaisseaux, et se convertit en périoste de l'alvéole, ou se confond avec lui; alors le germe dentaire se trouve renfermé dans le follicule clos, du fond duquel il s'élève; cependant il a pris exactement la forme de la future couronne dentaire, et aux molaires il offre autant de tubercules qu'en aura la dent parvenue à maturité. La couche la plus extérieure du germe dentaire constitue la membrane préformative, dont la forme est répétée exactement par la membrane de l'émail (1); enfin celle-ci revêt encore, sur quelques points, le parenchyme aminci de l'organe producteur de l'émail, qui reçoit ses vaisseaux de la surface gingivale, tandis que la pulpe tire les siens du canal alvéolaire.

Ossification des dents.

Dès que ces parties molles ont atteint le terme de leur développement, l'ossification commence, et voici l'ordre qu'elle suit, selon Meckel (2) : l'incisive interne, la molaire antérieure, l'incisive externe, la canine, la molaire postérieure. La pulpe reçoit beaucoup de sang, et dépose sur la couche la plus extérieure de petites écailles osseuses, qui s'étendent peu à peu vers la racine. Dans les dents à plusieurs tubercules, il se produit une squamule sur

(1) Dans la discussion qui s'est élevée à l'égard du nombre des tuniques du follicule dentaire et de la manière dont les vaisseaux s'y comportent, la membrane de l'émail a été décrite tantôt comme une partie de ce follicule, tantôt comme un organe spécial. Hunter admet deux lamelles dans le follicule dentaire, l'une externe, sans vaisseaux, l'autre interne vasculaire. Il a décrit fort exactement l'organe producteur de l'émail et la membrane de l'émail, comme une substance pultacée extérieure. Suivant Blake, au contraire, le feuillet externe du follicule est spongieux, vasculaire, et l'interne solide, non susceptible de recevoir les injections; ce feuillet interne est la membrane de l'émail. Serres (*loc. cit.*, p. 13), Fox (*Hist. nat. des dents*, p. 26), Meckel et E.-H. Weber, disent les deux membranes vasculaires, de sorte qu'ils ont séparé le follicule en deux feuillets, et n'ont pas vu la membrane de l'émail. Suivant Dietrich (*Anleitung das Alter der Pferde zu erkennen*, 1822, p. 72), le follicule s'ossifie : ici la membrane de l'émail a été prise pour lui. Bichat (*Anat. gén.*, t. III, p. 114), et d'après lui Delabarre (*Odontologie*, p. 10), attribuent au follicule une couche interne sans vaisseaux, qui se réfléchit, à la manière des membranes séreuses, sur le germe, et le tapisse.

(2) *Archiv*, t. III, p. 562.

chaque tubercule. Les squamules s'avancent vers les enfoncements de la surface triturante et vers les parois latérales ; elles ne tardent pas à se rencontrer dans les enfoncements. A mesure qu'elles augmentent d'épaisseur, de dehors en dedans, la pulpe se rapetisse, se rétrécit, s'éloigne de la surface triturante, et peu à peu elle se réduit au volume qu'elle conserve dans la dent parachevée. Comme dans cette dernière, de même aussi au commencement de l'ossification, la paroi interne de l'os et la paroi externe de la pulpe paraissent n'avoir ensemble que des rapports de simple contiguïté, sans connexions immédiates, et la plus petite squamule déjà ossifiée peut être détachée de la pulpe sans qu'on éprouve de résistance sensible. A mesure que les squamules croissent de dehors en dedans sur la pulpe dentaire, des couches minces d'émail se déposent sur leur surface externe, et s'épaississent par de nouveaux dépôts extérieurs. L'accroissement de l'épaisseur de l'émail fait que la membrane qui le produit diminue de volume, et quand lui-même est au complet, celle-ci a disparu en totalité ou presque entièrement.

Ces faits, qui ont été vérifiés par un grand nombre d'observateurs, et qui sont faciles à constater, ont reçu des interprétations très diverses. Il s'agissait de savoir si l'os dentaire et l'émail sont simplement des dépôts à la surface de la pulpe et de la membrane de l'émail, en quelque sorte des substances excrétées par ces organes, et si le rapetissement des organes excréteurs n'est qu'une circonstance accidentelle, un phénomène produit par la pression qu'exercent les substances déposées et endurcies ; ou si la pulpe et la membrane de l'émail s'ossifient elles-mêmes, comme le cartilage des os, et si, en conséquence, leur rapetissement marche nécessairement d'un pas égal avec la production de l'ivoire et de l'émail. Les recherches les plus modernes ont décidé que cette dernière théorie est conforme à la réalité ; elle avait déjà pour elle et les résultats de l'analyse chimique, et la comparaison du tissu dentaire avec le tissu osseux (1).

(1) Les premiers observateurs admirent également cette opinion, notamment Volcher Coiter (*Corp. part. tab.* 1573, p. 59), Lassone (*Acad. des sc. de Paris*, 1752, p. 165), Jourdain (*Essai*, 1766, p. 55) et Berger (*De dentibus*, 1788, p. 4). Jourdain fait remarquer que quand on enlève la squamule et qu'on l'examine avec une forte loupe, on aperçoit des filaments déliés, tant à son côté interne que sur la membrane cornée qui vient après. Bichat (*Anat. gén.*, t. III, p. 118) et Sœmmerring adoptèrent encore cette manière de représenter l'origine des dents. Hérissant (*Acad. des sc. de Paris*, 1754, p. 433)

La ressemblance entre le germe dentaire du fœtus et le cartilage dentaire de l'adulte n'est certainement pas moindre que celle entre le cartilage de l'os avant l'ossification et le même cartilage après cette opération. L'os dentaire est donc le germe dentaire ossifié. La différence entre l'ossification du cartilage et celle du germe dentaire consiste principalement en ce que le premier dépose de la chaux dans son intérieur d'abord, tandis que le second la dépose en premier lieu à sa surface (1), et en ce que, dans le premier, les

marque le passage d'une époque à l'autre ; car il regardait bien l'os dentaire comme la pulpe ossifiée, mais il voyait dans l'émail une sécrétion, pour laquelle il croyait à l'existence, dans les follicules, de glandes ayant la forme de petites vésicules, et visibles avec une loupe de trois à quatre lignes de foyer. Bourdet (*Art du dentiste*, 1757, t. I, pag. 25), **Blake et Delabarre** (*Odontol.*, 1815, p. 11) marchèrent sur ses traces, sans toutefois admettre les glandes particulières de Hérissant. Hunter considère la pulpe de l'émail elle-même comme une glande qui sécrète l'émail ; mais, d'après son opinion, la formation de l'os dentaire a lieu aussi par sécrétion et superposition successive de couches, à partir de la pulpe. Cette théorie a été soutenue par toutes les autorités jusqu'à ces derniers temps. Je citerai seulement Rosenthal (Reil, *Archiv.*, t. X, p. 319), Cuvier (*Diction. des sc. méd.*, art. *Dent*), Fox (*Hist. natur.*, p. 26), Meckel (*Archiv*, t. III, p. 566), Serres (*Essai*, p. 62), Burdach, E.-H. Weber (Hildebrant, *Anatom.*, t. I, p. 206), J. Muller (*Physiologie*, t. I, p. 387), Blandin (*Système dentaire*, p. 52). Le cément a même été regardé comme un précipité de la salive (Rousseau, *Anat. comp.*, p. 208). Muller a observé l'ossification sur des dents de raie, mais il la croit une exception. Purkinje (Raschkow, *Meletem.*, p. 7) ne s'exprime pas d'une manière claire. A la vérité, il dit que la membrane préformative s'ossifie ; il prétend que des couches des fibres dentaires se déposent entre elle et le germe, *germinis dentalis parenchymate materiam suppeditante*, et il ajoute (pag. 8) que les cellules de la membrane de l'émail sont des glandes qui sécrètent les fibres. Valentin (*Entwickelungsgeschichte*, p. 483) dit qu'il lui a semblé que les globules dissous (de la pulpe) se réunissaient en fibres, et Schwann (*Mikroskopische Untersuchungen*, p. 124) termine l'exposition du développement du tissu dentaire par ces mots : « Je serais tenté de me ranger à l'ancienne opinion que la substance dentaire est la pulpe ossifiée ; » la facilité avec laquelle elle se sépare n'est point une objection, car il reste en réalité un peu de pulpe adhérente à la dent, et la séparation doit être d'autant plus facile que la différence de consistance est plus grande. Léveillé (Blandin, *Syst. dent.*, p. 94) et Owen (*Odontography*, Londres, 1840, 1re part.) furent les premiers, parmi les modernes, qui revinrent à cette opinion.

(1) Raschkow (*Meletem.*, p. 5) a observé, dans les molaires du lièvre, du cochon et du cerf, des masses pierreuses, ayant la forme de granules translucides, ovales ou arrondies, qui formaient plusieurs séries irrégulières dans l'axe de la dent, vers son sommet. J'en ai vu aussi de pareilles dans la pulpe dentaire d'hommes adultes. Elles paraissent être des dépôts amorphes, qui n'ont aucun rapport avec l'ossification régulière.

cavités et les tubes destinés aux vaisseaux ne se développent qu'au moment de l'ossification, tandis que dans le germe dentaire les vaisseaux s'oblitèrent à mesure que l'ossification fait des progrès.

Je ne saurais dire si la membrane préformative s'ossifie plus tôt ou plus tard que les fibres de la pulpe. En tout cas, elle paraît être la base de la couche de corpuscules osseux qu'on remarque, dans la dent à maturité, entre l'émail et l'os dentaire fibreux. Les fibres du germe s'ossifient de dehors en dedans; à mesure qu'elles reçoivent extérieurement de la chaux, les vaisseaux se retirent de la surface, et, dans les parties profondes, les cellules arrondies se transforment en cellules cylindriques, puis celles-ci en fibres. Les parties ossifiées ne tiennent que faiblement à celles qui sont encore molles, et elles peuvent, comme on sait, être détachées aisément, sous la forme de squamules. Mais ces squamules ont leur face interne couverte çà et là d'une couche de cellules cylindriques, analogues à celles de la surface de la pulpe, et les fibres de la substance osseuse nouvellement produite se continuent immédiatement avec ces cellules, de même que les canalicules font probablement corps avec les fibres de noyaux de la pulpe dentaire, ce que je n'ai toutefois point encore réussi à démontrer. Les fibres dentaires proprement dites paraissent être solides, et les sels calciques sont combinés chimiquement avec la matière organique qu'elles contiennent; mais les fibres des noyaux renferment ces sels à l'état de particules perceptibles au microscope, et sont vraisemblablement des tubes pleins d'un liquide du sein duquel la chaux se précipite. On n'a point encore trouvé comment s'opère leur abouchement d'une part avec la cavité dentaire, d'autre part avec les cavités des cellules du cément.

Dès que l'os dentaire a acquis une certaine force, l'ossification de la membrane de l'émail commence, également à partir de la surface, c'est-à-dire tout auprès de la membrane préformative. Aux couches d'émail qu'on détache adhèrent extérieurement des fragments de fibres ou de cellules non ossifiées, et il est digne de remarque que les cellules d'où naissent les fibres de l'émail sont déjà pour la plupart ployées en zigzag les unes à l'égard des autres, en sorte que quand une série de cellules qui vient de s'ossifier s'incline de gauche à droite, la couche encore molle de cellules qui y adhère est dirigée de droite à gauche.

Ainsi l'ossification, qui part de la membrane préformative, s'effectue de dehors en dedans dans le germe dentaire, où elle s'étend jusqu'à l'axe, dont une partie reste sans s'ossifier, et de dedans en dehors dans l'émail, où elle va jusqu'à la pulpe de cet émail, qui finit par se convertir en cément. Peut-être le follicule lui-même prend-il part à la formation du cément. Purkinje (1) présume que la couche corticale de la racine doit naissance à l'ossification du follicule, et Nasmyth (2) a montré qu'elle fait corps avec la couronne, même chez l'homme; d'après cette circonstance, elle doit provenir du follicule. L'ossification s'étend en quelque sorte plus loin dans l'émail que dans les autres substances de la dent; car la matière organique y diminue bien davantage. Schwann (3) présume que cet effet est le résultat d'une dissolution chimique opérée par les liquides de la bouche; cependant on n'entrevoit pas pourquoi cette dissolution demeurerait bornée à l'émail, et ne s'étendrait pas aussi à l'os dentaire ou au cément.

Formation des racines.

Les racines ne commencent à se développer que vers le temps de la naissance, et quand la formation de la couronne est terminée. La pulpe dentaire, avec le follicule, se prolonge vers le fond de l'alvéole; cette portion de la pulpe s'ossifie alors également de dedans en dehors, et à sa surface s'applique le follicule qui, en s'ossifiant aussi, devient la couche de cément. Pour les dents à plusieurs racines, l'ossification commence à la surface alvéolaire, dès que la couronne est achevée, et s'y montre d'abord sous la forme de ponts, qui divisent la pulpe en plusieurs prolongements. Elle débute au milieu de la surface alvéolaire, et se prolonge, tant en devant qu'en arrière, vers le bord de la couronne, de sorte qu'à une certaine époque le pont situé entre les racines représente une petite plaque rhomboïdale, dont les sommets s'appliquent en avant et en arrière au bord de la couronne.

Après la formation des racines, et, à ce qu'il paraît, déterminée par elle, la sortie des dents de lait a lieu ordinairement dans l'ordre suivant : d'abord les incisives antérieures inférieures, puis les autres incisives, les molaires antérieures, les canines et les molaires

(1) Raschkow, *Meletemata*, p. 7.
(2) *Loc. cit.*, p. 312.
(3) *Mikroskopische Untersuchungen*, p. 122.

postérieures (1). Leur sortie est précédée d'une résorption de la gencive. Hérissant (2) distingue une gencive transitoire et une autre permanente : la première se dessèche après l'éruption, tombe par petits lambeaux, et laisse la gencive permanente.

Origine des dents de remplacement.

Nous possédons, eu égard à la manière dont naissent les dents permanentes, des observations nombreuses, mais qui ne s'accordent point encore parfaitement ensemble. Déjà Fallope avait décrit des ouvertures situées dans l'apophyse alvéolaire, derrière les dents de lait, ouvertures par lesquelles passe un prolongement du follicule permanent, qui se rend à la gencive, et qu'il nomme *iter dentis*. Albinus (3) dit que les alvéoles des incisives de remplacement s'ouvrent au-dehors derrière les dents de lait, ceux des molaires de remplacement dans les alvéoles des dents de lait correspondantes, ceux des canines permanentes tantôt d'une manière et tantôt de l'autre. Serres (4) s'accorde avec lui ; il regarde l'*iter* ou *gubernaculum dentis* comme un conduit creux. Mais Meckel (5) place également les ouvertures des alvéoles des molaires de remplacement derrière les alvéoles des molaires de lait correspondantes, dans la paroi postérieure de la mâchoire, du moins jusqu'à la troisième année. Il en est de même de Linderer (6). Suivant Goodsir, les premiers préparatifs pour le développement des dents permanentes ont lieu dès la quatorzième ou la quinzième semaine. Les impressions semi-circulaires, mentionnées précédemment, qui se trouvent derrière les ouvertures des follicules des dents de lait, deviennent des cavités de réserve pour les dents de remplacement correspondantes. Elles se creusent, et leur parois se rapprochent, sans se confondre ensemble. Au cinquième mois de la vie embryonnaire, on aperçoit, dans le milieu de leur profondeur, un pli, le futur germe dentaire, et au voisinage de l'ouverture deux autres plis, aux dépens desquels le follicule se forme. Lorsque celui-ci est achevé, les dents permanentes sont placées immédiatement

---

(1) MECKEL, *Archiv*, t. III, p. 573. — BLANDIN, *Syst. dent.*, p. 105.
(2) *Académie de Paris*, 1754, p. 429.
(3) *Adnot. acad.*, t. II, p. 14.
(4) *Essai*, p. 36, 109.
(5) *Archiv*, t. III, p. 558.
(6) *Zahnheilkunde*, p. 71.

derrière les parois postérieures des follicules des dents de lait, dans des enfoncements des mêmes alvéoles, de sorte qu'on pourrait croire qu'elles sont en quelque sorte nées de ces dernières (1). Plus tard, lorsque les dents de lait ont percé, les follicules de celles de remplacement se rétractent dans la direction opposée; leurs alvéoles s'agrandissent, et finissent par ne plus communiquer qu'au moyen d'une espèce de col avec ceux des dents de lait. A travers le col passent les cordons de jonction, ou gouvernails des dents permanentes, qui, d'ailleurs, ne sont pas tubuleux. En ce qui regarde les trois dernières molaires permanentes, une partie du sillon dentaire primitif demeure ouvert derrière la dernière molaire de lait; c'est là qu'on voit apparaître le germe et le follicule de la troisième molaire de remplacement. Le follicule se ferme, les bords du sillon se soudent aussi; mais les parois ne se réunissent point, de sorte qu'entre le follicule de la troisième molaire permanente et la gencive, il reste une cavité tapissée de membrane muqueuse. Sept ou huit mois seulement après la naissance, cette cavité se prolonge en arrière, et il paraît dans son fond une papille, qui est celle de la quatrième molaire permanente; la portion de la cavité qui contient cette papille se resserre, et dans la portion restante se forme en dernier lieu l'embryon de la dent de sagesse.

Chute des dents de lait.

A l'époque de la seconde dentition, les racines des dents de lait sont résorbées, comme on sait; après quoi les couronnes se détachent et tombent. Cette espèce de mortification est précédée de l'oblitération du ramuscule de l'artère dentaire qui se distribue aux dent de lait. Le canal osseux dans lequel passe l'artériole se rétrécit, et durant le cours de la neuvième année il se remplit (2). Hunter et Albinus (3) ont déjà réfuté l'opinion que les nouvelles dents détruisent les racines des anciennes par la pression qu'elles exercent sur elles. Suivant Retzius (4), le follicule de la canine de remplacement se renfle, au point de contact, en un corps épais et vasculaire, qui sécrète un liquide propre à dissoudre la racine

<hr>

(1) Meckel, *Archiv*, t. III, p. 557. — Bell, *Anat. of the teeth*, p. 6.
(2) Serres, *Essai*, p. 17.
(3) *Adnot. acad.*, t. II, p. 112.
(4) Muller, *Archiv*, 1838, p. cxviii.

de la dent de lait. Cette explication serait insoutenable si , comme le dit Hunter , les dents de lait tombaient alors même qu'il n'y en a point de remplacement; mais Nasmyth (1) nie le fait , et affirme qu'alors les dents de lait persistent. Il ajoute que la capsule dentaire devient riche en vaisseaux et absorbe les racines des dents de lait.

Les dents de remplacement suivent la même succession que celles de lait dans leur éruption.

Usure des dents.

Les dents changent peu à peu par l'usage. L'émail de la surface triturante s'use, les saillies s'effacent, et souvent l'os dentaire lui-même, mis à découvert, paraît comme une strie jaune sur la surface de la couronne. Suivant Prochaska (2), la cavité de la dent, lorsqu'elle est mise ainsi à nu , se remplit de nouvelle substance osseuse. Chez certains animaux , la perte que la couronne éprouve est réparée par une crue progressive continuelle à partir de la racine; on voit les taches s'avancer, et une dent qui ne peut plus s'user parce que son opposite a été arrachée, acquiert une longueur monstrueuse, ce qui arrive par exemple aux incisives des rongeurs (3). Chez l'homme, cette réparation progressive n'a point lieu.

Changements des dents chez les vieillards.

Quelques vieillards conservent leurs dents ; mais elles tombent si généralement, chez des individus jouissant d'ailleurs d'une bonne santé, que leur atrophie peut être considérée comme un phénomène normal. Les connexions entre l'émail et l'os dentaire deviennent aussi plus lâches chez les personnes avancées en âge ; ces deux parties se séparent beaucoup plus aisément que dans des dents jeunes, lorsqu'on cherche à polir des plaques minces (4). En général , la chute paraît être précédée d'une ossification de la pulpe dentaire, qui est peut-être la cause prochaine de la mort de la dent. La substance osseuse qui se produit ainsi ressemble , d'après Frænkel (5), à l'os

(1) *Loc. cit.*, p. 318.
(2) *Adnot. acad.*, p. 14.
(3) LAVAGNA , *Carie des dents* , p. 151. — TÉNON , *Mémoires de l'Institut* , an VI, p. 558.
(4) FRÆNKEL , *loc. cit.*, p. 10.
(5) *Loc. cit.*, p. 15.

dentaire dans la couronne, au cément dans la racine. Nasmyth (1) la compare à l'os dentaire, disant toutefois qu'elle n'est point aussi régulière, et qu'elle contient des corpuscules osseux. Après la chute de la dent, l'alvéole est en partie résorbé, en partie comblé par des sels calciques.

Les exemples d'une troisième dentition chez les vieillards ne sont point absolument rares. Aux cas qui ont été réunis par E.-H. Weber il faut ajouter un autre exemple dont parle Hunter, et un aussi dont Linderer fait mention (2).

Nutrition des dents.

Il n'y a ni vaisseaux ni nerfs dans la dent ossifiée. C'est pourquoi il est arrivé souvent qu'on a regardé les dents, aussi bien que les tissus cornés, comme des parties devenues inorganiques, et n'ayant plus aucune relation avec les liquides nourriciers du corps. A la vérité, les fissures de leur tissu ne se comblent pas, les pertes de substance qu'elles éprouvent ne se réparent point, et si jamais il s'y opère quelque formation nouvelle, ce n'est qu'à la surface de la pulpe. La carie des dents commence ordinairement aussi à leur sur-face, par une dissolution des sels calciques; l'altération occupe plus d'étendue à l'extérieur que partout ailleurs, et la partie détruite re-présente d'abord, tant dans l'émail (a) que dans l'os dentaire (b), un

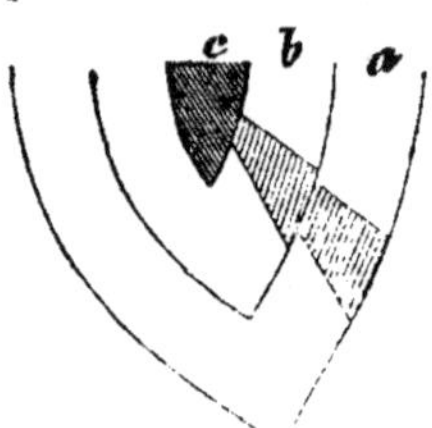

cône dont la base est dirigée en dehors et le sommet en dedans, vers la cavité (c); en outre, la base de la portion cariée de l'os dentaire est ordinairement un peu plus large que le sommet de la portion cariée de l'émail qui s'y adosse, quoiqu'elle soit plus étroite que la base de cette dernière (3). D'après cela, il paraît qu'on est fondé à conclure que la carie des dents diffère totalement de celle des os, et qu'elle ne consiste qu'en une dissolution opérée par un corps qui agit du dehors, c'est-à-dire à partir de la cavité buccale. Mais si la dissolution des sels calciques par les liquides de la bouche était l'unique et suffisante cause de la carie dentaire, toutes les dents devraient se carier en même temps, puisque toutes sont également exposées à l'action de la cause. En effet, ce phénomène a lieu quel-

(1) *Loc. cit.*, p. 325.
(2) *Loc. cit.*, p. 246.
(3) REGNART, cité par DONNÉ, *Hist. de la salive*, p. 47.

quefois, dit-on, par l'effet d'une salive acide (1). Cependant, comme on l'observe rarement, il doit y avoir une cause prédisposante pour certaines dents plutôt que pour d'autres ; et ce qui prouve que cette cause est interne, c'est que la carie frappe souvent des dents symétriques. Or, une cause semblable ne peut résider que dans la manière dont les dents se nourrissent. Un défaut de nutrition ne suffit pas pour occasionner la carie ; car les dents de lait et celles des personnes âgées restent souvent branlantes pendant long-temps, puis tombent sans avoir été attaquées ; et les dents artificielles, quoique atteintes quelquefois, ne le sont néanmoins que rarement (2). Mais quand un renouvellement continuel de matériaux ne combat pas l'influence nutritive exercée sur la substance dentaire, celle-ci se détruit. Cette influence extérieure est communément regardée comme étant de nature chimique ; on prétend surtout que l'acidité des liquides buccaux exerce une action dissolvante sur les sels. On ne saurait nier *à priori* qu'une salive acide ne puisse attaquer les dents ; mais celles qu'on traite par un acide ont un tout autre aspect que celles qui sont frappées de carie. A coup sûr, la partie organique des dents joue un rôle principal dans leurs maladies. L'apparence toute spéciale des dents cariées, et l'odeur putride qu'elles exhalent dans beaucoup de cas, font soupçonner que des animaux ou des végétaux parasites peuvent amener ce genre de destruction, surtout quand on sait combien d'organismes inférieurs des deux règnes sont constamment nichés même dans les dents tenues le plus proprement (3). Cette hypothèse explique sans peine pourquoi les dents voisines contractent la maladie, et pourquoi on peut arrêter les progrès de celle-ci en enlevant les parties atteintes.

Une autre circonstance encore prouve qu'il continue de s'opérer un renouvellement de matériaux dans les dents adultes ; c'est le changement qu'elles subissent chez les personnes atteintes de phthisie, où elles acquièrent une sorte de demi-transparence. Il ne paraît pas s'opérer là un renouvellement de la chaux, et, sous ce point de vue,

(1) Linderer, *loc. cit.*, p. 167.

(2) Linderer, *loc. cit.*, p. 488.

(3) Leeuwenhoeck (*Opera*, t. III, p. 40) a le premier appelé l'attention sur les vibrions et sur une espèce de filaments immobiles qui se trouvent entre les dents. Ces derniers ont été décrits plus exactement par Buhlmann (Müller, *Archiv*, 1840, p. 442). Il est très probable, pour moi, qu'ils sont de nature végétale, et on ferait bien de rechercher s'ils ne concourent pas à la production du tartre.

les dents différeraient des os , dont les sels calcaires se renouvellent, bien qu'avec lenteur. La garance, dont on nourrit de jeunes animaux, ne colore que les couches dans lesquelles s'accomplit une ossification, mais n'exerce aucune influence sur la dent parachevée (1). Les dents sont épargnées dans le rachitisme , maladie qui fait perdre aux os leurs sels calcaires.

Les sources de la nutrition des dents sont les suivantes : 1° la pulpe, qui est en quelque sorte leur matrice, parce que le suc nourricier circule et se renouvelle dans son intérieur : le plasma peut exsuder en petite quantité dans la cavité dentaire, et de là parcourir la dent, peut-être de préférence ses canalicules, par imbibition. Voilà pourquoi la congestion et l'exsudation des vaisseaux de la pulpe entraînent les mêmes suites pour la dent que celles qui ont lieu à la peau pour l'épiderme. On conçoit, d'après cela, pourquoi des douleurs précèdent parfois pendant longtemps la carie, ce qui ne pourrait arriver si celle-ci n'était qu'une destruction opérée du dehors, et si la douleur ne dépendait que de l'irritation causée par l'air ou par la substance dentaire détruite. L'immunité remarquable des incisives inférieures tient peut-être au cours de leurs nerfs et de leurs vaisseaux. 2° Le périoste : il fournit principalement le suc nourricier destiné aux racines. De là vient que les racines sont bien plus rarement frappées de carie que les couronnes, et se conservent souvent alors même que celles-ci sont totalement détruites. 3° Le liquide contenu entre la gencive et la dent, qui suinte par l'effet de la pression, et qui, par sa richesse en granules de mucus, annonce qu'il est une substance vivante, plastique. Il entoure de toutes parts la dent, qui devient agacée lorsqu'il se coagule ou que ses éléments se dissolvent. L'agacement des dents ne peut point être la suite d'une atteinte portée à l'émail, comme on l'admet ordinairement ; autrement il ne se dissiperait pas avec autant de promptitude qu'il le fait. Le tissu dentaire n'est point susceptible de se régénérer. On peut soutenir, à l'égard des balles qui, dans certaines dents d'éléphant, sont en-

(1) *Voyez* Hunter, Blake, Linderer (*loc. cit.*, p. 194), Flourens (*Ann. de la Chirurgie*, Paris, 1841, t. II, p. 257. Suivant Hunter et Flourens, la garance ne rougit pas l'émail ; mais Blake et Linderer l'ont trouvé également coloré. Les deux premiers ont probablement fait leurs expériences à une époque où l'émail était déjà ossifié. Flourens dit avoir remarqué, sur des cochons nourris de garance , que les couches extérieures des dents disparaissent à mesure qu'il s'en applique en dedans de nouvelles.

tièrement développées par la substance dentaire, qu'elles ont pénétré dans la pulpe molle au moment de la formation. On trouve des dents accidentelles dans certaines tumeurs enkystées, spécialement dans des kystes de l'ovaire; mais elles n'ont point encore été examinées avec soin sous le rapport de leur structure. Les dents transplantées aussitôt après leur arrachement peuvent reprendre, à la faveur d'une exsudation fournie par la pulpe (?). Hunter est parvenu à en planter une dans la crête d'un coq, de manière qu'il fut possible plus tard d'en injecter la pulpe.

Des dents chez les animaux.

Parmi les différentes formes que revêtent les dents des animaux, l'une des plus remarquables est celle des dents à émail plissé qu'on trouve chez les ruminants et les pachydermes. Ici, la pulpe et l'organe sécréteur de l'émail se divisent, dès l'origine, en un certain nombre de lobules qui s'engrènent les uns dans les autres. L'organe sécréteur de l'émail se compose d'une couche dépourvue de vaisseaux, correspondante à la membrane de l'émail, et d'un parenchyme très riche en vaisseaux, qui correspond à la pulpe de cet organe. La membrane de l'émail est située immédiatement à la surface du germe dentaire, et devient émail; la pulpe de l'émail, en s'ossifiant peu à peu des sommets vers la base ou le rebord dentaire, produit le cément, qui existe en si grande quantité dans les dents à émail plissé (1).

Dans les incisives des rongeurs, les canines de certains pachydermes et les molaires des ruminants, qui, comme je l'ai déjà dit, continuent encore de croître après leur éruption, la membrane de l'émail ne cesse pas brusquement à la racine, mais s'étend dans l'alvéole, s'ossifie toujours en dehors, et continue de croître en dedans. Sur la face interne de la gencive, qui s'applique aux molaires des ruminants, il existe, chez les jeunes animaux, une couche de fibres perpendiculaires semblable à celle qu'on trouve dans la membrane de l'émail (2).

De grandes variétés règnent, eu égard à la proportion entre la substance dentaire proprement dite et celle qui ressemble au tissu osseux. Chez l'homme, la couche à corpuscules osseux n'occupe que la surface externe de la couronne et de la racine; chez beau-

(1) BLAKE, *Diss. de dentium formatione*, Édimbourg, 1780.
(2) RASCHKOW, *Meletem.*, p. 11.

coup d'animaux, la couronne entière est parsemée de corpuscules osseux et de branches qui en partent comme autant de rayons, de sorte qu'ici le cément occupe, à proprement parler, la place de l'os dentaire. Chez le lynx et la brebis, il y a des corpuscules osseux entre les canalicules, et ceux-ci se recourbent autour d'eux. Chez le cheval, l'éléphant et le rhinocéros, on trouve des séries concentriques de corpuscules osseux autour de la cavité dentaire. Chez le morse, l'émail est remplacé par de la substance corticale, et la substance entière de la dent est parcourue par une multitude de canaux médullaires, grêles et longitudinaux, qui charrient du sang. On rencontre aussi de ces canaux dans le cément du cheval (Gerber), dans les dents du brochet et d'autres poissons. Nasmyth a observé, extérieurement, sur le cément, chez le bœuf, l'éléphant et autres mammifères, une couche lamelleuse particulière, dont la couleur variait du jaune clair au brun obscur. C. Mayer a appelé l'attention sur le pigment des dents, par exemple des incisives du castor, des molaires des ruminants; ce pigment est combiné avec la surface de l'émail, sans former une couche spéciale : une limite bien tranchée le sépare au bord de la gencive. Il paraît être produit par la nourriture végétale.

Chez les poissons cartilagineux, les germes dentaires se développent, comme chez les animaux supérieurs, dans une gouttière de la membrane muqueuse de la bouche; mais il ne se forme ni follicules, ni alvéoles, pour enfermer les germes dentaires : ceux-ci restent à nu, acquièrent la forme des dents, s'ossifient, et sortent alors peu à peu de leur sillon sur le bord de la mâchoire, pour tomber, tandis que de nouvelles papilles se forment dans le sillon (1).

(1) F. CUVIER, *Dents des mammifères*, Paris, 1820. — HEUSINGER, *Histologie*, p. 199.—ROUSSEAU, *Anat. comp. du syst. dentaire*, Paris, 1839.— RETZIUS, *loc. cit.*, p 498. — LINDERER, *loc. cit.*, p. 257. — OWEN, *Annales des sc. naturelles*, 2ᵉ série, t. XII, p. 210; *Odontography*, Londres, 1840, P. I (poissons). — NASMYTH, *loc. cit.*, p. 315. — C. MAYER, *Metamorphose der Monaden*, p. 24. — GERBER, *Allgemeine Anatomie*, p. III, fig. 67, 68. — Chez l'ornithorhynque, quelques cétacés et les oiseaux, les dents sont remplacées par des parties qui ont la structure du tissu corné. — CAMPER, *Observat. sur la structure des cétacés*, p. 63. — HEUSINGER, *Histologie*, p. 197 (ornithorhynque, baleine). — ROUSSEAU, *loc. cit.*, p. 167, pl. XVI, fig. 9, 10 (ornithorhynque). — ROSENTHAL, *Abhandlungen der Berliner Akademie*, p. 127 (baleine). — BRANDT, *Abhandlungen der Petersb. Akademie*, 1832. — HESSE, *De ungularum, barbæ balænæ, dentium ornithorhynchi structura*, Berlin, 1839.

Histoire des dents.

Parmi les anciens observateurs, Leeuwenhoek est le seul qui ait eu connaissance de la structure de l'os dentaire (1). Suivant lui, les dents sont composées de tubes droits, minces et transparents, qui ont leur origine dans l'alvéole, et qui s'étendent jusqu'à la périphérie, tubes six à sept cents fois plus déliés que des cheveux : sur une coupe transversale, ils ressemblent à des granulations ; dans l'ivoire, ils sont ployés en zigzag. Quant à la structure de l'émail, elle a été, au contraire, fréquemment observée. Gagliardi (2) en reconnut les fibres après la calcination. Malpighi (3) le désigna sous le nom de substance filamenteuse, et affirma qu'il finit à la racine ; il prétendit que l'écorce qu'on observe sur la racine est plutôt un dépôt tartareux composé de filaments. Delabire (4) ajouta que les fibres sont perpendiculaires sur la surface triturante, et Broussonnet (5), qu'elles sont horizontales sur les côtés. Hérissant (6) dit que l'émail diffère de l'os en ce qu'il ne laisse pas de cartilage après avoir été traité par l'acide chlorhydrique, et que ses fibres doivent, par conséquent, être des cristaux. Hunter aussi le croit cristallin, et le compare aux calculs biliaires et vésicaux.

Schreger (7) découvrit les stries concentriques de l'os dentaire, que j'ai décrites précédemment. Cuvier (8), Heusinger (9) et E.-H. Weber (10) conclurent de là que cet os a une structure lamelleuse. Ce fut en 1835 seulement qu'on le soumit de nouveau à l'examen du microscope : ses canalicules furent découverts une seconde fois par Purkinje (11), qui en décrivit les ramifications. Purkinje découvrit en outre la structure du cément et son affinité avec les os, comme aussi la texture intime des fibres de l'émail. J. Muller (12) fit voir que la chaux est contenue dans les canalicules, mais

(1) *Opera*, t. I, c, p. I.
(2) *Anat. oss.*, 1689, p. 61.
(3) *Opera posthuma*, 1697, p. 52.
(4) *Acad. des sciences de Paris*, 1699.
(5) *Ibid.*, 1787, p. 555.
(6) *Ibid.*, 1758, p. 334.
(7) Isenftlamm et Rosenmuller, *Beitrœge*, 1800, p. 2.
(8) *Dict. des sc. médicales*, art. Dent, 1814.
(9) *Histologie*, 1822, p. 201.
(10) Hildebrandt, *Anatomie*, t. I, p. 206.
(11) Frænkel, *Struct. dentium*.
(12) *Archiv*, 1836, p. 11.

que la substance intermédiaire en renferme aussi; il décrivit les fibres de l'émail, d'après une couche d'émail de formation récente, comme étant composée d'aiguilles pointues aux deux extrémités (1). Retzius (2), en publiant les résultats de ses recherches, faites en même temps que celles de Purkinje, a donné une description fort exacte des canalicules de l'os dentaire et des fibres de l'émail, que j'ai reproduite d'une manière détaillée. Linderer (3) confirma ces résultats par ses propres observations. Schwann (4), à qui nous devons des renseignements plus précis sur la formation du tissu des dents, constata le premier la structure fibreuse de l'os dentaire chez le fœtus, sans toutefois reconnaître les relations des canalicules avec les fibres. Krause (5) remarqua, sur des dents qui avaient été traitées long-temps par l'acide chlorhydrique, une apparence semblable à celle qui aurait lieu si l'os dentaire était composé de fibres d'un diamètre de 0,0023 à 0,004 ligne. Nous connaissons, par les travaux de Nasmyth (6), la couche de cément qui existe à la couronne des dents humaines, et la manière dont elle se développe des follicules dentaires.

CHAPITRE XVI.

Des pierres auditives.

On trouve dans le labyrinthe des céphalopodes et de tous les animaux vertébrés, à l'exception des cyclostomes, des amas d'une substance blanche, terreuse, qui ont été désignés sous le nom de pierres auditives, ou *otolithes*. Ce sont tantôt des corps solides, ayant réellement la dureté de la pierre, tantôt des masses fragiles, pulvérulentes après la dessiccation. Breschet (7) a réservé la dénomination d'otolithes pour les premières, et il donne aux secondes celui d'*otoconies*, que Lincke (8) traduit par *sable auditif*. Cette distinction me paraît superflue, et propre seulement à induire en erreur; car les pierres auditives des poissons osseux ne sont, comme les amas

(1) POGGENDORFF, *Annalen*, t. XXXVIII, p. 352, tab. IV, fig. 2.

(2) MULLER, *Archiv*, 1837, p. 486.

(3) *Zahnheilkunde*, 1837, p. 168.

(4) *Mikroskopische Untersuchungen*, p. 117.

(5) *Anatomie*, 2ᵉ édit., 1841, p. 147.

(6) *Medic. chirurg. Trans.*, t. XXII, 1839, p. 31.

(7) *Recherches sur l'organe de l'ouïe et sur l'audition de l'homme et des animaux vertébrés*, Paris, 1836, p. 9.

(8) *Handbuch der theoretischen und praktischen Ohrenheilkunde*, Leipzick, 1837, t. I, p. 203.

calcaires mous des animaux vertébrés supérieurs, que des dépôts composés d'une base organique et de matériaux inorganiques. C'est aux quantités relatives de ces deux principes constituants que tiennent les différences de dureté, et celle-ci paraît diminuer peu à peu à mesure qu'on remonte des animaux inférieurs à ceux des ordres supérieurs.

Chez la seiche et le calmar, la pierre auditive est dure, comme chez les poissons osseux, facile à écraser, et composée, suivant Carus et R. Wagner (1), de beaux rhomboïdes aigus, comme un cristal de spath calcaire. Chez le poulpe, elle est un peu plus molle que chez les autres céphalopodes (2). Les otolithes des poissons osseux, dont on compte trois dans chaque labyrinthe (3), ont l'apparence d'os; leurs surfaces sont planes et à peu près lisses; leur forme varie beaucoup : il y en a de rondes, de carrées, d'oblongues, de cylindriques et de plates, avec des bords lisses ou dentelés, simples oumunis de divers prolongements (4). Les coupes bien polies de ces pierres sont striées, d'après la description de Krieger (5), et paraissent offrir des couches alternativement claires et obscures : la pulvérisation les réduit en petits corpuscules fibriformes, semblables à ceux qui résultent de l'action prolongée des acides affaiblis, lesquels dissolvent la terre calcaire avec effervescence. Les fibres sont beaucoup plus longues que larges, terminées en pointe aux deux bouts, et d'un volume fort inégal; mais, sous l'influence des acides, les plus grosses mêmes se divisent de manière qu'elles deviennent semblables à de courts et grêles bâtonnets. Les plus grosses sont parfois moins épaisses dans le milieu, dentelées à leurs deux extrémités, et striées en long : probablement il y a encore là plusieurs bâtonnets les uns sur les autres, qui s'étalent des deux côtés en façon d'éventail; souvent elles sont disposées de manière à converger vers un point, en forme de croix ou d'étoile. Krieger estime la longueur des bâtonnets à 0,001 — 0,01 ligne, et leur largeur à 0,0001 — 0,001. On ne peut pas juger, d'après cette des-

(1) *Vergleichende Anatomie*, p. 447.

(2) E.-H. WEBER, *De aure et auditu*, p. 11. — *Voyez*, sur la situation et la forme de ces concrétions, l'ouvrage de Weber, et BRANDT et RATZEBURG, *Medicinische Zoologie*, t. II, p. 309.

(3) BRESCHET, *Rech. sur l'organe de l'ouïe des poissons*, Paris, 1838, pl. I, fig. 2. — KRIEGER, *De otolithis*, p. 21.

(4) On en trouve des figures dans E.-H. WEBER, *loc. cit.*; OTTO, dans *Zeitschrift fuer Physiologie*, t. II, tab. VI; KRIEGER, *loc. cit.*, tab. II.

(5) *Loc. cit.*, p. 12.

cription, si ce sont des fragments de fibres incrustées, comme les fibres d'émail, ou des cristaux (1) : il sera nécessaire de répéter l'observation, en ayant égard à la structure de l'émail, et d'examiner avec plus de soin la substance qui reste après l'extraction des sels calciques. Krieger se borne à dire qu'elle conserve la forme des otolithes, et qu'elle ressemble à une membrane celluleuse. On pourrait l'appeler cartilage de l'otolithe, en ce sens qu'elle forme la base organique de la chaux ; mais il ne faudrait pas entendre par là qu'elle a la structure du cartilage.

Parmi les poissons cartilagineux, les esturgeons ont des otolithes mous et faciles à écraser. Ceux des plagiostomes se composent d'une substance gélatineuse et d'une substance crétacée. R. Wagner (2) a trouvé, dans les noyaux pierreux du vestibule des *Squatina,* de petits rognons glandulaires, avec de grandes masses anguleuses et arrondies, et des corps de teinte plus foncée. Les tubes membraneux qui s'étendent de l'occiput au labyrinthe renferment également, chez les poissons cartilagineux, une masse crétacée, consistant en petits cristaux fort réguliers. Les corpuscules qui constituent les otolithes par leur réunion sont ovales, un peu pointus aux deux bouts, de manière que leur longueur surpasse peu la largeur ; ils varient beaucoup eu égard au volume : leur longueur ne dépasse point 0,006 ligne, et elle est la plupart du temps de 0,005 ; leur largeur, de 0,003 (3).

Huschke a découvert, dans les petites masses crétacées des reptiles, notamment de la grenouille, du crapaud et de l'orvet, des cristaux qu'il crut d'abord lancéolés et elliptiques (4), mais qu'après un examen plus attentif (5) il reconnut être des prismes à six pans, terminés de chaque côté par des sommets trièdres (6). Valentin fait remarquer que ces cristaux ne sont pas déposés sans ordre, comme on pourrait le croire au premier aperçu (7). L'oto-

(1) J. Muller avait déjà reconnu (*Archiv*, 1838, p. cxviii) que les fibres des otolithes sont des corpuscules d'émail. Mais alors on ne regardait pas encore les fibres d'émail comme des cristaux.

(2) *Vergleichende Anatomie*, p. 453.

(3) Krieger, *loc. cit.*, p. 13.

(4) *Isis*, 1833, p. 675.

(5) *Ibid.*, 1834, p. 107.

(6) *Voyez* sur les variétés de cette forme fondamentale dans les cristaux plus volumineux des reptiles et des oiseaux, Krieger, *loc. cit.*, p. 17.

(7) *Repertorium*, t. 1, p. 20.

lithe du lézard, de la grenouille et de la couleuvre, est un corpuscule rond ou oblong et plat, en apparence dépourvu de forme cristalline régulière; mais, quand on le contemple sur un fond noir, à un fort grossissement, et à la lumière incidente, on remarque que des milliers de petits cristaux sont accolés ensemble de manière à produire une surface sphérique des plus lisses. Suivant Krieger (1), il y a bien une petite pierre dans l'appendice arrondi et en forme de sac du vestibule membraneux, mais le reste du vestibule est plein d'un liquide laiteux et épais, qui, desséché, laisse un résidu pierreux, affectant la forme de la cavité embrassante. Ici donc les cristaux seraient non pas seulement disséminés dans le cartilage de l'otolithe, mais encore libres dans l'eau du labyrinthe; ce liquide ressemblerait à celui qu'on rencontre dans les espaces vides de la pie-mère cérébrale, ainsi que tout le long de la moelle épinière, notamment à la sortie des nerfs (2), et qui s'écoule sur-le-champ lorsqu'on pratique une piqûre sur ces points. Les cristaux qu'il renferme ne sont point différents de ceux du labyrinthe. Ils ont ordinairement 0,0012 ligne de large, sur 0,002 de long, chez les reptiles, suivant Krieger; Huschke dit que ceux de la grenouille varient entre 0,0005 et 0,014.

Chez les oiseaux, les cristaux otiques ont à peu près le même volume, selon Krieger. Huschke, qui le premier aussi a décrit ceux de ces animaux (3), assigne à la plupart une longueur de 0,005 à 0,01 ligne; beaucoup cependant n'ont que 0,001 ligne; leur largeur, terme moyen, est de 0,001 à 0,004. Ils lui ont paru un peu plus petits chez les oiseaux de faible taille que chez les gros. Un tissu cellulaire lâche les unit en un seul amas, mais si légèrement qu'ils se détachent au moindre effort; dans la bouteille, ils sont étalés sur une membrane ayant la forme d'une demi-lune.

Enfin, pour ce qui concerne les cristaux otiques des mammifères et de l'homme, tous les observateurs s'accordent à dire qu'ils sont plus petits que ceux des classes précédentes. De là vient aussi qu'on a plus de peine à en déterminer la forme. Cependant Huschke a conclu de la forme des parties obscures et des parties claires, qu'ils sont cristallisés de la même manière que ceux des grenouilles. Sui-

(1) *Loc. cit.*, p. 25.
(2) FRORIEP, *Notizen*, t. XXXIII, p. 33.
(3) *Isis*, 1834, p. 107.

vant Krause (1), ils sont presque toujours, chez l'homme, plus longs que larges et épais, en général dans la proportion de 0,0040 à 0,0027 ou de 0,0016 à 0,0012 ; dans quelques uns, peu nombreux et plus gros que les autres, cette proportion est de 0,0081 à 0,0040 ; et dans un certain nombre, de la plus petite taille, elle est de 0,0012 à 0,0008. Leurs angles et arêtes sont tellement tronqués qu'on ne peut reconnaître avec certitude la forme originelle qu'ils affectaient ; la plupart semblent être des prismes terminés par des pyramides ; cependant on en rencontre aussi qui sont octaédriques. Wharton Jones (2), qui leur refuse d'ailleurs une forme cristalline régulière, estime la longueur de la plupart d'entre eux à 0,004 chez l'adulte. Krieger porte la longueur des cristaux, chez les mammifères, à 0,0012, et la largeur à 0,001.

Les opinions sont encore partagées relativement à la situation et aux connexions de ces cristaux. Ils forment, dans les saccules du labyrinthe, deux petits amas qu'avant Huschke on regardait comme des masses de pulpe nerveuse ; mais une fois aussi cet observateur à trouvé, dans l'eau du limaçon d'un enfant, des cristaux microscopiques, longs d'environ 0,0006 ligne, qui étaient des prismes à huit pans, terminés par des pyramides à quatre faces (3). Suivant Breschet, l'oreille des mammifères contient deux otolithes (4), l'un dans le sac, l'autre dans le sinus médian ; ils ressemblent à de petits nuages brillants, suspendus dans le liquide ; Breschet les a représentés isolés de l'oreille de plusieurs mammifères (5). Il dit avoir plusieurs fois trouvé, dans des limaçons desséchés et non macérés de fœtus humains, de petits amas de matière crétacée, déposée près du sommet du limaçon (6). Krause, en contradiction avec ces observateurs, prétend (7) que les cristaux sont, les uns libres et en suspension dans le liquide, les autres adhérents aux parois des saccules, et même en petite quantité à celles des ampoules. C'est ce qu'il a remarqué dans l'organe auditif de l'homme, où la connexion entre les cristaux avait peut-être été détruite par un commencement de putréfaction. Valentin a également vu, chez le veau, les cristaux

(1) Muller, *Archiv*, 1837, p. 1.
(2) Todd, *Cyclopædia of Anatomy*, art. *Hearing*.
(3) *Isis*, 1833, p. 676.
(4) *Loc. cit.*, p. 73, pl. **IV**.
(5) *Ibid.*, pl. **V, VI**.
(6) *Ibid.*, p. 113.
(7) *Repertorium*, 1838, p. 33.

former des amas réguliers et mous à la face interne du vestibule membraneux.

Les otolithes des poissons ont été analysés par Barruel (1) et Krieger (2) ; les cristaux de l'oreille des oiseaux, par Huschke et Wackenroder (3) ; ceux de la cavité vertébrale des grenouilles, par H. Rose (4). De tous ces travaux, il résulte que ces corps sont composés principalement de carbonate calcique et d'une matière animale dont on ne s'est point attaché à déterminer la nature. Barruel a obtenu des otolithes du turbot : matière animale, 22,60 ; carbonate calcique, 74,51 ; perte, 5,89 ; — de la substance pulvérulente otolithique de plusieurs raies : matière animale, 75 ; carbonate calcique, 25 ; — de la matière pulvérulente qui se trouve dans l'oreille de la raie rousse : matière animale, 22,60 ; carbonate calcique, 74,51 ; perte, 2,89 ; — de celle qui existe chez la raie bouclée : matière animale, 25,00 ; carbonate calcique, 73,80 ; carbonate magnésique, 1,20.

D'après l'analyse de Wackenroder, il y a des traces d'acide phosphorique dans les cristaux otiques des oiseaux. Rose et Krieger n'en ont pas découvert dans les cristaux des grenouilles, non plus que dans les otolithes des poissons. Ayant exposé à une haute température les cristaux desséchés du liquide rachidien des grenouilles, je vis la surface de la poudre ne pas tarder à se noircir pour quelques instants, après quoi reparut la couleur blanche. Ce phénomène prouve qu'une petite quantité de matière animale existe à l'état de combinaison dans les cristaux isolés ; cependant elle pourrait fort bien provenir du liquide. Lorsqu'on traite les cristaux par l'acide chlorhydrique sous le microscope, il reste, après leur dissolution, une substance membraneuse conservant à peu près la même forme qu'eux. Krieger, auteur de l'observation, regarde cette substance comme une membrane celluleuse dans laquelle le cristal était renfermé, et voici les raisons sur lesquelles il se fonde (5).

1° La forme elliptique des corpuscules isolés, à travers lesquels les lignes droites des surfaces du cristal ne font que percer, prouve que celui-ci est entouré d'une matière non cristalline.

(1) BRESCHET, *Organe de l'ouïe des poissons*, p. 73.

(2) *Loc. cit.*, p. 18.

(3) FRORIEP, *Notizen, loc. cit.*

(4) POGGENDORFF, *Annalen*, t. XXVIII, p. 467.

(5) *Loc. cit.*, p. 14.

2° Lorsqu'on emploie l'acide chlorhydrique, les corpuscules ne commencent à se distendre un peu qu'au moment où la dissolution elle-même commence à s'effectuer.

3° Si l'on ajoute une dissolution très étendue de chromate potassique ou d'acide chromique, la surface des corpuscules devient striée et opaque, et ressemble à une lamelle de tissu cellulaire.

4° Les cristaux se produisent à une époque où le corps entier est encore formé de cellules; ils doivent donc prendre naissance dans l'intérieur de cellules.

A part ce dernier argument, qui précisément suppose ce dont on devrait fournir la preuve, les autres phénomènes s'expliqueraient tout aussi bien dans l'hypothèse où le cristal serait tout simplement couvert par un dépôt de la matière organique, ou par un reste de la substance gélatiniforme dans laquelle il était pour ainsi dire empâté. On aurait de la peine à concilier avec l'opinion de Krieger la variabilité extrême du volume des corpuscules; car les formations organiques proprement dites sont très constantes dans leurs proportions de grandeur. Au reste, d'après mes recherches, la grande majorité des cristaux libres de la moelle épinière des grenouilles se dissout complétement, et sans laisser de résidu, dans l'acide chlorhydrique. Krieger aussi a trouvé des cristaux libres; mais il admet qu'ils le sont devenus après la déchirure de la cellule.

La relation des cristaux avec la base organique reste aussi à examiner dans les classes supérieures du règne animal.

Chez un fœtus de brebis, long de six à sept pouces, les cristaux otiques paraissent déjà comme de petits corpuscules de forme arrondie et oblongue. Trois ou quatre d'entre eux sont appliqués à un noyau, à peu près comme des nucléoles. Le nombre des gros est, dit-on (1), plus considérable, relativement à celui des petits, chez le fœtus que chez l'adulte. Carus a vu ces cristaux dans des embryons de serpent longs de deux pouces (2).

Il n'est pas douteux que les otolithes (3) jouent un rôle par rapport à la propagation du son, puisque, dans le labyrinthe membraneux, ils sont attachés précisément en face de l'expansion des nerfs. Ils fortifient le son, dont les ondes ont plus d'intensité quand

(1) VALENTIN, *Repertorium*, 1838, p. 33. — WAGNER, *Physiologie*, p. 138.
(2) MULLER, *Archiv*, 1841, p. 217.
(3) Consultez, pour la littérature ancienne et l'histoire de la découverte des otolithes, Breschet (*loc. cit.*, p. 60) et Krieger (*loc. cit.*, p. 32).

elles traversent des parties solides que lorsqu'elles sont transmises par l'eau (1).

CHAPITRE XVII.

Des glandes.

La classe des glandes est une de celles qu'une science crée légèrement lorsqu'elle est encore dans l'enfance, et qui, plus tard, lui coûte beaucoup de peine pour la justifier et en assigner les limites. On ne s'occupa d'abord que des formes extérieures, et tout organe mou, arrondi, parsemé de vaisseaux qui le rendaient rougeâtre ou rouge, fut appelé une glande, de même que le tissu de ces sortes d'organes fut nommé tissu glanduleux. La plupart des glandes sont destinées à verser des liquides sur la surface ou dans des cavités béantes du corps, et pourvues, à cet effet, de conduits excréteurs. Ce caractère ne tarda pas à acquérir, avec raison, plus d'importance que la configuration; alors on sépara des glandes les organes dans lesquels on n'apercevait pas de canal excréteur, et auxquels on ne pouvait attribuer une fonction sécrétoire, comme les glandes lymphatiques, la glande pituitaire, la glande pinéale et les glandes dites vasculaires sanguines, la rate, la thyroïde, les capsules surrénales, le thymus. Par contre, on y réunit les petits enfoncements cachés dans l'épaisseur des membranes, qui n'ont pas la forme extérieure des glandes, mais qui en possèdent le rôle physiologique. Il faut encore y joindre les cavités ou vésicules sécrétantes qui, habituellement closes, ne s'ouvrent que d'une manière temporaire à la surface externe ou interne du corps, et les organes qui renferment des cavités de ce genre, notamment les ovaires. Dans un organe qui a pour destination de sécréter, la substance sécrétante est la chose essentielle, et la manière dont le produit sécrétoire est amené au-dehors a moins d'importance. Ainsi il arrive qu'une même glande, par exemple l'ovaire ou le testicule, est munie d'un conduit excréteur régulier et permanent dans tel genre d'animaux, tandis que, dans tel autre, elle se compose de vésicules closes, qui laissent échapper leur contenu par déhiscence; de même, au moment du premier développement, beaucoup de glandes se forment à distance de leur conduit excréteur, après quoi les deux organes marchent à la rencontre l'un de l'autre. Mais si le conduit excréteur n'est pas ce

(1) MULLER, *Physiologie du système nerveux*, trad. par A.-J.-L. Jourdan, t. II.

qu'il y a d'essentiel dans une glande, rien non plus n'empêche de compter au nombre des glandes les ganglions vasculaires sanguins, sauf l'exception qui sera signalée plus tard. La substance qui se forme dans les cellules de ces ganglions pourrait arriver également, par rupture des cellules, dans les vaisseaux sanguins ou lymphatiques, ou agir sur le sang à travers les parois de ces mêmes cellules.

Il ne reste donc plus d'autre caractère commun aux glandes que leur énergie physiologique, le pouvoir de soustraire certaines substances au sang, même de métamorphoser ces substances, non dans l'intérêt de leur propre nutrition, mais pour les transmettre plus loin, soit immédiatement à la surface du corps, soit dans des cavités au contenu desquelles elles se mêlent, et d'où, quand ces cavités communiquent avec l'extérieur, elles sont portées au dehors, en partie ou en totalité. Cette définition, pour la formule de laquelle j'emploie les termes consacrés par l'usage, sur la convenance ou li'nconvenance desquels on ne peut se prononcer qu'après avoir fait connaître en quoi consiste le travail de la sécrétion, cette définition, dis-je, embrasse tous les organes susceptibles d'être mis au nombre des glandes; mais elle ne trace pas une ligne rigoureuse de démarcation entre celles-ci et d'autres tissus, parce qu'il y a impossibilité d'en établir aucune. Lorsqu'on considère deux organes, le cerveau et le rein, par exemple, dans leur relation avec le sang, il semble bien que, dans le premier, le sang existe à cause de l'organe, et, dans le second, l'organe à cause du sang; le but du conflit paraît être, là de nourrir l'organe, ici de purifier la masse du sang. Mais, ailleurs, la chose n'est point aussi claire : on ne peut pas dire, par exemple, que l'unique usage des cellules épithéliales soit de fournir une enveloppe protectrice, ou d'imprimer un mouvement à des liquides par leurs vibrations, et en général chaque organe sert à l'organisme, non pas uniquement par ce qu'il accomplit quand il est parvenu à son état parfait, mais encore par l'influence qu'il exerce sur la masse des humeurs pendant sa propre nutrition.

Je distribue les glandes en deux grandes classes. La première comprend les glandes de la peau et des membranes muqueuses dont la cavité communique avec la surface du corps, soit toujours, soit seulement à certaines époques, et tantôt d'une manière indirecte, c'est-à-dire par des canaux, tantôt d'une manière immédiate. A la seconde se rapportent les glandes vascilaires, ou les organes analogues aux glandes, qui n'ont point de communication avec la surface du corps, mais qui en ont peut-être avec la lumière des vaisseaux. Fréquemment aussi on a mis les poumons au nombre des glandes, et ils s'en rapprochent effectivement sous certains rapports. Au point de vue anatomique, les ramifications des bronches peuvent être comparées à celles du conduit excréteur des grosses glandes; sous le rapport physiologique, le poumon, comme organe secrétoire d'acide carbonique et d'eau, tient de près aux glandes. Mais la sécrétion qu'il accomplit a lieu d'une tout autre manière que dans les autres glandes; elle se fait en vertu de lois purement physiques, par un échange des gaz contenus dans le sang contre les gaz contenus dans l'atmosphère; il n'y a point, dans le poumon, d'autres éléments que les cellules de l'épithélium, les fibres musculaires des bronches et le tissu cellulaire qui enveloppe celles-ci à l'extérieur : or tous ces éléments ayant été déjà décrits, je crois superflu d'insister ici sur leur structure.

ARTICLE PREMIER.

DES GLANDES DE LA PEAU ET DES MEMBRANES MUQUEUSES.

On trouve dans presque toutes les membranes muqueuses des vésicules ou cellules d'un diamètre de 0,012 — 0,03 ligne, qui sont tantôt claires comme de l'eau, tantôt pleines d'une substance grenue, à laquelle elles doivent une couleur blanche. Des membranes muqueuses, qu'on regarde comme entièrement dépourvues de glandes, sont parsemées çà et là de ces vésicules, mais qui n'ont rien de constant eu égard à leur siége et à leur nombre; tantôt, en effet, elles sont éparses, et tantôt elles forment des amas par leur rapprochement ; elles semblent apparaître et disparaître en différents temps et en différents lieux. Elles sont rondes ou ovales, parfaitement closes, formées d'une membrane sans structure, et tellement plongées dans l'épaisseur de la membrane muqueuse, qu'elles ne soulèvent point cette dernière, et qu'elles ne laissent pas non plus d'enfoncements appréciables dans la tunique nerveuse lorsqu'on vient à enlever la membrane muqueuse.

Follicules clos.

On connaît depuis long-temps, dans diverses membranes muqueuses, des follicules analogues, mais plus gros, ronds et clos, qui sont reçus dans de petites fossettes du tissu cellulaire sous-muqueux ou de la tunique nerveuse. En tous temps, ces follicules ont été regardés comme des glandes. Tels sont les glandes tartareuses de la gencive, que j'ai décrites précédemment, les glandes agminées et solitaires de l'intestin grêle, peut-être aussi les glandes lenticulaires à l'entrée de l'estomac, et les œufs de Naboth au col de la matrice. Parmi ces organes, les glandes de l'intestin grêle sont ceux qu'on connaît le mieux, d'après les recherches de Bœhm (1).

Les glandes solitaires sont éparses dans toute la longueur de l'intestin grêle. Elles contiennent une substance claire, ou blanche et grenue. Suivant leur degré de réplétion, elles font une saillie plus ou moins prononcée, par-dessus laquelle passe sans interruption la membrane muqueuse, avec ses villosités. Suivant Krause (2), elles ont entre 0,1 et 0,8 ligne de diamètre; la lumière de la cavité est grande à peu près de moitié, et la paroi d'une épaisseur proportionnée. Lorsqu'on les contemple à plat, leur bord semble entouré d'une couronne régulière de petites ouvertures (3), qui mènent à de courts canalicules; ceux-ci pénètrent dans la profondeur, et obliquement, eu égard au follicule, jusqu'à ce qu'ils atteignent la face externe de ce dernier; on peut les retirer de la membrane muqueuse, tenant encore au follicule; cependant Boehm n'a découvert aucune communication entre la lumière du follicule et celle des canalicules; il a seulement vu au pourtour du follicule des points un peu plus clairs, correspondant aux petits canaux, et il se demande d'après cela si ceux-ci ne seraient pas identiques avec les petites glandes de Lieberkuhn, qu'on trouve partout dans l'intestin grêle. Ils n'en diffèrent que par la forme fréquemment oblongue de l'orifice. Dans les maladies, ils sont aussi souvent altérés que les glandes de Lieberkuhn, mais ils ne le sont pas plus fréquemment. Les glandes dites de Peyer ne diffèrent des glandes solitaires que parce que les vésicules, avec leur couronne de petits tubes, sont réunies en tas (4).

Sprott Boyd (5), après avoir rapporté les diverses opinions contradictoires qui ont été émises au sujet des glandes lenticulaires de l'estomac, dit qu'on les rencontre tantôt au cardia, tantôt au py-

(1) *Gland. intest.*, p. 9, 39.
(2) Muller, *Archiv*, 1837, p. 8.
(3) Boehm, *loc. cit.*, tab. I, fig. 7.
(4) Muller, *Gland. sec.*, tab. I, fig. 11. — Boehm, *loc. cit.*, tab. I, fig. 2.
— Berres, *Œsterreichische Jahrbuecher*, t. XXXI, p. 556, fig. 6.
(5) *Structure of the stomach*, p. 26.

lore, et qu'elles manquent aussi quelquefois. Dans certains cas, il a vu la membrane muqueuse du cardia soulevée par de petits corpuscules ronds ou ovalaires, qui résidaient dans le tissu sous-muqueux, paraissaient glanduleux, mais ne s'ouvraient pas à la surface de la membrane muqueuse. Bischoff (1), qui a trouvé les glandes lenticulaires au même endroit, et Pappenheim (2), n'ont également point pu découvrir d'ouvertures.

On sait que l'œuf se développe dans des follicules clos, appelés follicules de Graaf, et que ceux-ci sont situés dans le parenchyme de l'ovaire, corps solide et riche en vaisseaux, d'une structure particulière. Immédiatement à la surface se trouve une couche considérable de fibres de tissu cellulaire, couverte par l'épithélium du péritoine, et que les anatomistes décrivent comme une capsule fibreuse, confondue avec la membrane séreuse. Au-dessous, le tissu cellulaire devient plus lâche, de manière qu'on ne peut point établir de limite proprement dite entre la capsule et le parenchyme, appelé *stroma* par Baer : les mailles sont pleines d'innombrables petites cellules et noyaux de cellules, qu'on peut faire sortir par l'expression, et qui ressemblent alors à un suc blanc (3). Les principaux troncs vasculaires sanguins sont situés, chez la plupart des animaux, dans l'axe de l'ovaire, entourés par un tissu cellulaire lâche, et ils envoient leurs nombreuses ramifications à la rencontre de celles que fournissent les troncs d'un moindre calibre qui pénètrent par la surface. Les plus jeunes vésicules de Graaf, celles qu'on peut, d'après leur contenu, reconnaître positivement pour telles, et distinguer des cellules constituant le parenchysme du stroma (*ovisac* selon Barry) (4), ont une membrane simple, sans structure : dans cet état, elles sont encore cachées entièrement sous la capsule de l'ovaire. Plus tard, elles s'étendent vers la surface de l'organe, repoussent la capsule devant elles, et l'amincissent ; elles deviennent même, chez les oiseaux et quelques mammifères, des cellules pétiolées. La membrane de ces grosses vésicules se compose de fibres de tissu cellulaire plus ou moins nettement séparées, et

(1) MULLER , *Archiv*, 1838, p. 511.

(2) *Verdauung*, p. 16.

(3) BERNHARDT, *Symbolæ* , p. 5. — Gerber en donne une figure qui n'est pas tout-à-fait conforme à la nature (*Allgemeine Anatomie*, tab. II, fig. 27, 28).

(4) *Philosoph. Trans.*, 1838, P. II, p. 310.

réduites en fibrilles, entre lesquelles les noyaux de cellules, obscurs, étendus et onduleux, sont situés, à la suite les uns des autres, en plusieurs séries concentriques au pourtour de la vésicule. Entre ces noyaux et à leur surface, on aperçoit un réseau de vaisseaux capillaires déliés (1). Les petites vésicules, formées d'une membrane sans structure, ont, suivant Barry, un diamètre de 0,01 à 0,02 ligne, tandis que celui des plus grosses s'élève à environ quatre lignes, chez la femme. Les vésicules d'un diamètre de 0,5 ligne peuvent déjà très aisément être distinguées des fibres de tissu cellulaire.

Déhiscence des follicules clos.

Nul doute, à l'égard de plusieurs vésicules dont j'ai parlé jusqu'ici, qu'en certaines circonstances elles percent à la surface, et qu'après avoir laissé échapper leur contenu, elles se convertissent pendant plus ou moins long-temps en fossettes simples, dont les parois se continuent, par une ouverture plus ou moins large ou étroite, avec la membrane au-dessous de laquelle elles se sont développées. On sait surtout que, par suite de la congestion qui succède à un coït fécond, les vésicules de Graaf se gonflent d'abord, puis crèvent, tandis qu'en même temps elles s'emplissent de sang, qui peu à peu se décolore, s'organise, et se convertit en une cicatrice, dont les traces finissent par disparaître plus tard. Au reste, quant à savoir si toutes les vésicules de Graaf, quand elles ont atteint leur plein développement, persistent, ou crèvent, ou s'affaissent, c'est un problème pour la solution duquel on n'a pas encore réuni beaucoup de données. Les cas peu nombreux dans lesquels des corps jaunes, nom sous lequel on désigne les extravasations en train de se décolorer et de s'organiser, ont été trouvés sans coït préalable, notamment pendant la menstruation (2), ne peuvent nous arrêter en présence de la masse des faits négatifs. Il serait possible d'ailleurs que, dans ces cas, la rupture des vésicules eût été déterminée par une excitation et une congestion analogues à celles qui sont la conséquence de l'union des sexes. D'un autre côté, on doit considérer que les corps jaunes sont plutôt une suite de la conges-

---

(1) Berres, *OEsterreichische Jahrbuecher*, t. XXXI, p. 556.

(2) Home, *Philos. Trans.*, 1819, P. I, p. 64. — Plusieurs faits nouveaux, recueillis par Jones, Lee, Reid, Paterson et Bischoff, sont consignés dans Muller, *Archiv*, 1840, p. CXLIII.

tion que de la déhiscence des vésicules, et que cette métamorphose
si remarquable pourrait ne pas avoir lieu après une déhiscence pour
ainsi dire calme et tranquille. Dans les congestions et les états inflammatoires du canal intestinal, le revêtement ou le couvercle des
glandes solitaires et des glandes de Peyer disparaît, de manière que
ces glandes deviennent des fosses ouvertes (1); mais elles paraissent
pouvoir aussi s'ouvrir en certains temps sans avoir besoin du concours d'aucune condition pathologique ; du moins l'admission de
cette hypothèse concilierait-elle les assertions contradictoires d'observateurs également consciencieux. Nous avons vu que Bœhm
n'avait pu découvrir de conduits excréteurs, et que, dans des cas
fort rares seulement, quelques vésicules s'étaient offertes à lui marquées d'une dépression dans le milieu (2) ; Krause, au contraire,
assure (3) qu'il existe parfois un véritable orifice au centre, et que
les canalicules disposés en rayons autour du follicule communiquent librement avec lui; leurs orifices à la surface de la membrane muqueuse, sont, dit-il, beaucoup plus grands que ceux des
glandes de Lieberkuhn, puisqu'ils ont un diamètre de 0,05 à 0,07
ligne, tandis que ces dernières n'en ont qu'un de 0,03, et même de
0,02, que les premiers sont oblongs et vaguement délimités, parce
qu'ils s'élèvent obliquement de la surface des follicules. Krause
présume que la communication des follicules avec les canalicules
n'a point été aperçue par Bœhm précisément à cause de cette circonstance, qui empêche la lumière de passer à travers les conduits
excréteurs; il est parvenu à exprimer le contenu des canalicules à
travers les glandes, et quand il introduisait un liquide coloré dans
une glande ouverte par son côté externe, il voyait ce liquide couler
sur la paroi interne de l'intestin, par les orifices des petits canaux,
plutôt que de colorer la paroi entière de la glande par imbibition.
A la vérité, il y a possibilité d'une illusion dans ces sortes d'expériences; la pression peut déchirer la mince paroi entre les follicules
et les tubes, le couvercle des follicules doit être pénétré par le liquide avec plus de rapidité sur ces points que sur d'autres, et de
nouvelles observations sont nécessaires pour décider lequel des
deux a décrit exactement, de Bœhm ou de Krause, ou bien s'il
n'arrive pas aux follicules de tantôt communiquer et tantôt ne pas

(1) Boehm, *Gland. intest.*, p. 19 ; *Kranke Darmschleimhaut*, p. 68.
(2) *Gland. intest.*, p. 18.
(3) Muller, *Archiv*, 1837, p. 8.

communiquer avec les canalicules. Mais, dans tous les cas, l'observation faite par Krause, d'une ouverture centrale aux follicules glanduleux, tant isolés qu'agminés, est une chose importante. Berres figure aussi une ouverture aux glandes de Peyer, tandis qu'il déclare positivement que les canalicules disposés tout autour de la glande sont des glandes de Lieberkuhn (1). Cette ouverture établit une ressemblance parfaite entre les glandes et les simples follicules mucipares ouverts du gros intestin (2 , qui sont également dispersés entre des canalicules et isolés ; la seule différence tient à ce que ces derniers sont pour la plupart plus gros, leur diamètre étant de 0,5 à 0,6 ligne, suivant Krause. A l'égard des glandes tartareuses de la gencive, nous avons encore à mentionner les ouvertures punctiformes qu'exceptionnellement Serres y a remarquées. Enfin je dois conclure des indications de Berres (3), Krause (4) et Rœmer (5), que les petites vésicules dont j'ai parlé en premier lieu peuvent aussi être pourvues d'un conduit excréteur dans diverses membranes muqueuses, quoique je n'aie jamais pu rien voir moi-même de semblable. Berres figure des glandes cutanées simples en forme de bouteille, dont il dit qu'elles ont 0,02 à 0,03 ligne à l'entrée ; Krause rapporte expressément que des follicules analogues aux follicules glandulaires arrondis de l'intestin existent dans toutes les membranes muqueuses, et il cite comme exemples la conjonctive et la membrane muqueuse des cavités accessoires du nez. Rœmer dit avoir exprimé un liquide jaunâtre des glandes muqueuses de la conjonctive, par l'effet de la compression (6).

Je regarde comme l'élément morphologique du tissu glandulaire les vésicules qui viennent d'être décrites, et auxquelles je donnerai le nom de *vésicules glandulaires*. En s'accumulant, s'arrangeant suivant des types divers, et s'ouvrant les unes dans les autres, elles donnent naissance aux glandes composées. Avant d'aller plus loin, je vais examiner plus en détail la texture, le mode de production, et surtout le contenu de ces vésicules.

(1) *OEsterreichische Jahrbuecher*, t. XXXI. p. 556, fig. 6, *b*.
(2) Boehme, *loc. cit.*, tab. II, fig. 9.
(3) *Mikroskopische Anatomie*, p. 140, pl. IV, fig. 25.
(4) *Anatomie*, 2ᵉ édit., t. I, p. 160.
(5) Ammon, *Zeitschrift*, t. V, p. 33, tab. I, fig. 7.
(6) Chez les grenouilles, on trouve, dans tous les points de la peau, des follicules simples, revêtus d'un épithélium, ouverts et *contractiles* (Ascherson, dans Muller, *Archiv*, 1840, p, 15, tab. II.)

Paroi des vésicules glandulaires.

La paroi des plus petites vésicules glandulaires est complétement claire et sans structure. D'autres plus grosses sont pourvues de plusieurs couches de noyaux de cellules, qui sont prolongés en corpuscules obscurs, arqués, onduleux, pointus aux deux bouts, et qui, de quelque manière qu'on contemple les vésicules, ont leurs axes longitudinaux situés sur des lignes concentriques au pourtour de ces dernières. Dans celles qui ont plus de volume encore, la substance comprise entre les noyaux est manifestement fibreuse et marquée de stries concentriques au pourtour. Le passage d'une membrane homogène et sans structure à une autre composée de faisceaux de fibres, s'opère donc ici, comme dans les vaisseaux, par un dépôt de noyaux, par l'allongement de ces mêmes noyaux, et par la disposition particulière que prend la substance fondamentale en se séparant, sous forme de faisceaux qui affectent la direction des noyaux. Je donnerai à la membrane le nom de tunique propre des vésicules glandulaires, qu'elle soit d'ailleurs dépourvue de texture ou réduite en fibres.

Il n'est guère permis d'émettre autre chose que des conjectures relativement à la formation et à la signification de la tunique propre. Comme elle est d'abord dénuée de structure, on serait tenté de penser que c'est une membrane celluleuse, formée à la manière ordinaire autour d'un noyau de cellule; mais je n'ai jamais aperçu de noyau, même dans les plus petites vésicules. On serait donc obligé d'admettre que ce noyau est résorbé de très bonne heure. Il est possible que la tunique propre soit primitivement la limite d'un vide survenu dans le cytoblastème solide, en d'autres termes, d'un espace intercellulaire, ou qu'elle résulte d'un assemblage de cellules, aplaties et confondues ensemble. Les recherches de Barry ont établi, à l'égard de la membrane propre des vésicules de Graaf, qu'elle se développe autour d'une masse de gouttelettes d'huile, ou de cellules, qui enveloppent la vésicule proligère, cellule simple et contenant un noyau. Dans cet état, la vésicule de Graaf (1) non à maturité,

(1) D'après la description que Valentin (MULLER , *Archiv*, 1838, p. 530) donne du développement des ovaires et des vésicules de Graaf, celles-ci devraient être considérées, non comme des glandes, mais comme un contenu de glandes; car il dit qu'elles naissent en séries dans des tubes terminés en cul-de-sac, qui sont d'abord contenus dans l'ovaire. Il compare ces tubes

l'ovisac de Barry, serait comparable à une cellule compliquée, et la tunique propre correspondrait à l'enveloppe extérieure des globules ganglionnaires.

Contenu des vésicules glandulaires.

Lorsque des particules appréciables au microscope sont mêlées avec le contenu des vésicules glandulaires, ce sont généralement des granulations élémentaires et ces sortes de cellules dont le noyau se compose d'un à trois granules, en lesquels on peut aisément le réduire. Les cellules (1) ne sauraient être distinguées des corpuscules du pus, dont j'ai donné une description exacte dans le premier volume. Leur diamètre moyen est de 0,005 ligne; celui des granulations de 0,001 à 0,002. Les différents degrés de développement sont mêlés ensemble dans les follicules glandulaires de l'intestin et ailleurs (2). Les cellules à maturité sont d'abord lisses; leur surface ne tarde pas, dans l'eau, à devenir raboteuse et comme hérissée de petites granulations; mais parfois elles contiennent réellement, dans leur intérieur, une multitude de petits granules obscurs, bien limités, qui ressemblent à des gouttelettes de graisse (3). Des vésicules de Graaf du lapin, qui ne contenaient point d'œuf, m'ont quelquefois offert de ces cellules pleines de graisse, et trois

aux conduits spermatiques du testicule. Comme ces derniers, ils se composent d'une membrane à fibres déliées, sur la face interne de laquelle se trouvent des globules d'épithélium arrondis et un peu granuleux. Les follicules primitifs, contenus dans les commencements des tubes, ont un diamètre moyen de 0,009 à 0,013 ligne. En grossissant et se multipliant, les tubes se pressent tellement les uns contre les autres, qu'un moment arrive où l'on ne peut plus reconnaître la formation primitive. Bischoff a combattu les résultats de ces observations (MULLER, *Archiv*, 1839, p. CLXXV).

(1) Pl. V, fig. 22.

(2) Bœhm assigne un diamètre de 0,0020-0,0037 ligne aux granulations des glandes de Peyer du lapin et du bœuf; Krause en donne un de 0,0018-0,0022 à celles de l'homme. Ce dernier observateur semble n'avoir eu sous les yeux que des granules élémentaires. Bœhm a mesuré des granules élémentaires et des cellules; quelques uns de ces granules contenaient des taches obscures. Bischoff (MULLER, *Archiv*, 1838, p. 511) a trouvé, dans les glandes lenticulaires de l'estomac, des granules parfaitement ronds, plus petits que les corpuscules du sang; Pappenheim (*Verdauung*, p. 16), des corpuscules de 0,0037 ligne, ovales, réniformes, et en forme de haricot, quelquefois pourvus d'un noyau.

(3) RASCHKOW, *Meletemata*, fig. 12. — LINDERER, *Zahnheilkunde*, tab. II, fig. 6, d, d, provenant des glandes tartareuses.

ou quatre fois aussi grosses que des corpuscules de mucus. Dans
les petites glandes de la gencive, les cellules sont plates, et larges
proportionnellement au noyau, comme des squamules d'épithélium ;
peut-être sont-elles réellement disposées en couches à la paroi interne de la tunique propre. Le fait est certain pour les cellules
de la vésicule de Graaf, qui paraissent être d'abord éparses sans
ordre dans la cavité, mais qui plus tard se réunissent en une couche
cohérente, membraniforme, analogue à l'épithélium des membranes
séreuses, tapissent la face interne de la tunique propre, et passent tant
par-dessus que par-dessous l'œuf, de sorte que celui-ci repose sur
la paroi de la vésicule, maintenu en place par une couche de cellules. Bischoff (1) a vu une fois, chez la chienne, les cellules prolongées sur l'œuf en petits cylindres qui ressemblaient à ceux de
l'épithélium de quelques membranes muqueuses. Le contenu proprement dit de la vésicule est liquide, clair, mêlé seulement de
gouttelettes de graisse et de granulations élémentaires (2). Je donnerai plus tard la description de l'œuf.

Conduit excréteur temporaire.

Pendant tout le temps que les vésicules glandulaires sont ouvertes,
on peut considérer comme canal excréteur la partie rétrécie par

1) MULLER, *Archiv*, 1833, p. CLXXI.

(2) C'est cette couche de cellules que Baer (HEUSINGER, *Zeitschrift*, t. II,
p. 146) et Bernhardt (*Symbolæ*, p. 10) citent, sous le nom de membrane
granuleuse, comme constituant une tunique spéciale de la vésicule de Graaf,
tandis qu'ils voient, dans la tunique propre, une capsule appartenant à
l'ovaire, et qu'ils la divisent même en deux couches. La *membrana cumuli*
de Valentin (*Repertorium*, 1838, p. 190) paraît être cette même couche de
cellules ; il représente la *membrana folliculi* comme une membrane fibreuse
ayant sa face interne garnie d'un épithélium celluleux, dont les cellules
rhomboïdales, disposées concentriquement, sont rangées à la suite les unes
des autres, en manière de filaments. Probablement il a pris les noyaux des
faisceaux de tissu cellulaire pour un épithélium. Pockels (MULLER, *Archiv*,
1836, p. 203) distingue même, autour de la membrane granuleuse, trois
couches, dont il compte deux (tab. VI. fig. II, 2 et 3) pour la capsule, tandis qu'il regarde l'interne (*Ibid.*, fig. 4) comme membrane externe de la vésicule de Graaf, qui, après l'expulsion de l'œuf, reste encore pendant
plusieurs jours au centre du corps jaune, sous la forme d'une vésicule pleine
de sérosité jaunâtre. Enfin, Berres (*OEsterreichische Jahrbuecher*, t. XXXI,
p. 554) divise la tunique propre en une capsule appartenant à l'ovaire,
et une membrane particulière, *matrix vesiculæ germinativæ* (1), qui est couverte d'un fin épithélium.

laquelle elles s'ouvrent à la surface de la membrane muqueuse.
Une dépression de cette dernière vient à la rencontre du canal,
et dans les glandes tant solitaires qu'agminées de l'intestin, peut-être
la membrane muqueuse offre-t-elle préformativement une dépression tubuliforme destinée à faire partie du conduit excréteur. Ce
rapport existe de toute évidence entre la vésicule de Graaf et la
trompe de Fallope, qui s'applique temporairement autour du bord
de la vésicule glandulaire ouverte, à l'égard de laquelle elle remplit
l'office d'un conduit excréteur complet et indépendant. Lorsque la
vésicule est ouverte, et qu'il y a un canal excréteur, l'épithélium
de la première se continue avec l'épiderme de la membrane muqueuse, et sa tunique propre avec le tissu de celle-ci, puis les vésicules deviennent des renversements en dedans de la membrane muqueuse, par le même acte qui fait que les follicules cutanés, d'abord
clos, se transforment en renversements apparents de la peau.

Glandes des follicules des poils.

J'ai déjà dit qu'on peut concevoir toutes les glandes produites par
une réunion de vésicules, consistant en une tunique propre, sans
structure ou formée de tissu cellulaire, et pleine de cellules qui,
dans l'occasion, deviennent épithélium. Il n'y a d'exceptions que
pour les petites glandes des follicules pileux, et, autant qu'on en
peut juger jusqu'à présent, pour le foie.

Les glandes des follicules pileux (1) sont généralement situées
deux à deux sur les côtés de chaque follicule, dans l'épaisseur de la
peau, et s'abouchent avec lui, par un court canal, immédiatement au-
dessous de son orifice. Elles se composent de petites cellules adipeuses,
d'un diamètre de 0,006 à 0,007 ligne, réunies en amas arrondis ou
un peu lobuleux, dont le diamètre s'élève à environ 0,033 ligne. Il
est rare que les cellules soient entièrement pleines de graisse; la
plupart du temps elles n'en contiennent que des gouttelettes isolées,
souvent assez uniformes, et d'environ 0,0018 ligne de diamètre. Au

---

(1) GURLT, dans MULLER, *Archiv*, 1835, tab. IX, fig. 2. — ARNOLD, *Icon.
anat.*, fasc. II, tab. XI, fig. 10. — R. WAGNER, *Icon. physiol.*, t. XIV, fig. 11, C.
— Malpighi (*Opera posthuma*, p. 95, tab. XVI, fig. 10) les a décrites le premier, mais d'une manière qui n'est pas parfaitement exacte. Leurs conduits
excréteurs ont été figurés par Delle Chiaje (*Epid. umana*, 1827, fig. I, 3). Il
est probable que les *espaces lymphatiques* de la peau, admis par Eichhorn
(MECKEL, *Archiv*, 1827, p. 48), ne sont non plus autre chose que des glandes
de folliculus pileux

premier coup d'œil, on ne voit que ces gouttelettes éparses dans une substance claire et en apparence homogène, et il faut examiner avec beaucoup de soin, surtout les contours extérieurs d'un amas, pour apercevoir les petites échancrures qui correspondent aux limites des cellules. Celles-ci ressemblent, pour la configuration et le volume, à celles qui, dans les grosses glandes sébacées, forment le contenu des vésicules glandulaires. Mais elles ne sont pas entourées d'une enveloppe commune, et leur conduit excréteur me semble par conséquent aussi n'être autre chose qu'une série longitudinale des cellules adipeuses, la plupart du temps uniformément pleines de graisse. En général, j'ai vu, chez l'adulte, les limites entre les cellules affecter la forme de stries transversales du conduit excréteur, absolument comme G. Simon les a figurées chez l'adulte (1); le conduit ne m'a paru que rarement être un conduit simple. La figure de R. Wagner offre aussi des indices de la division en cellules.

Foie.

Lorsqu'on dépouille le foie frais de son enveloppe péritonéale, quelque précaution qu'on emploie, il reste toujours des portions de parenchyme hépatique adhérentes à cette dernière; dans les points où la séparation semble avoir bien réussi, la surface de l'organe, auparavant lisse, est maintenant raboteuse; quelque part qu'on déchire un foie frais, on découvre partout de petits tubercules obtus. Si l'on pousse la lacération plus loin, la glande se résout en granules, ce qui arrive plus aisément encore si elle a subi la macération. Ces granules (*acini*) sont lamelliformes, mais non aplatis; ils ont plusieurs prolongements obtus; leur épaisseur est d'une demi-ligne, leur longueur de deux à trois (2); ils reposent,

(1) MULLER, *Archiv*, 1841, tab. XIII, fig. 7, 9.

(2) Ces granules ont été aperçus d'abord par Wepfer (*De dubiis anatomicis, epist. ad J.-H. Paulum*, Nuremberg, 1664), sur un foie de cochon cuit, puis par Malpighi (*De hepate*, c. III), sur le foie humain. Ce dernier observateur prétend qu'ils sont hexagones chez l'homme. Autenrieth les a décrits avec plus d'exactitude; il leur assigne la forme de feuilles étoilées ou ramifiées, rappelant un peu en petit celle des lamelles du cervelet. J. Muller (*Gland. secern.*, tab. XI, fig. 11) donne des figures grossies des granules qu'on aperçoit à la surface du foie de l'écureuil; ces grains, moins grossis seulement, me paraissent ailleurs (fig. 12, *b*) avoir été fournis par le foie du cabiai. Muller les regarde (p. 81) comme les ramifications des canalicules biliaires eux-mêmes. Les granules du foie humain ont été figurés, à un faible

comme des feuilles de vigne ou de chêne, sur les ramifications d'un vaisseau, auxquelles ils tiennent par de courts pétioles. Le vaisseau est la veine hépatique, et les pétioles sont des branches de cette veine ; de même que les nervures des feuilles, ils s'étendent le long de l'axe des granules jusqu'à leur extrémité, et chemin faisant envoient des ramuscules sur les côtés. Ces ramuscules communiquent, sur toute la surface des granules, avec un réseau capillaire formé par les branches les plus déliées de la veine porte. Le sang des réseaux capillaires de l'artère hépatique, qui appartiennent presque exclusivement aux parois des vaisseaux et des conduits biliaires, avait déjà été repris par les branches de la veine porte (1).

grossissement, par Muller (*loc. cit.*, fig. 13), Kiernan (*Phil. Trans.*, 1833, P. II, tab. XX, XXI) et Wagner (*Icon. physiol.*, tab. XVIII, fig. 1, A, où les plus importantes figures de Kiernan sont copiées). Muller (*Physiologie*, t. I, p. 443) a décrit les granules du foie de l'ours blanc séparés par la macération ; ils ressemblent exactement à ceux du foie de l'homme pour la forme.

Tant que la surface du foie est couverte par le péritoine, on y remarque tantôt des taches rondes et jaunes, d'environ une demi-ligne de diamètre, séparées les unes des autres par des stries un peu plus larges, rougeâtres et réticulées, tantôt des taches obscures, arrondies, encadrées par des stries plus claires. Cette différence de couleur, qui est plus ou moins frappante, détermina Ferrein à distinguer une substance corticale et une substance médullaire (*Mém. de Paris*, 1753, p. 51). Il trouva les granules clairs à l'extérieur, obscurs à l'intérieur, et appela écorce la substance claire, moelle la substance obscure. Autenrieth (REIL., *Archiv*, t. VII, p. 299), qui avait sous les yeux des taches claires, entourées de stries obscures, donne le nom de moelle aux parties jaunes, et celui d'écorce aux parties obscures. Il fut suivi en cela par Mappes (*De penitiori hepatis humani structura*, Tubingue, 1817) et Meckel Son opinion était que les taches jaunes correspondent aux extrémités des granules, dont les intervalles sont remplis par une substance plus molle, d'un brun rougeâtre. Si cette explication, qu'adopte aussi J. Muller (*loc. cit.*, p. 84), était exacte, la distinction des deux substances ne manquerait pas de fondement, quelque mal choisis que fussent les noms. Mais nous savons par Kiernan que les taches de couleur diverse ne correspondent point, à proprement parler, aux granules et à leurs interstices, mais que les granules eux-mêmes, suivant que leur centre ou leur périphérie est plus rempli de sang, ont une teinte plus foncée, tantôt au milieu et tantôt au pourtour (*Voyez* ses figures, tab. XXI, fig. 2-4. Les intervalles des granules sont si étroits, du moins chez les mammifères, que, même à la loupe, c'est à peine s'ils paraissent comme des lignes obscures, çà et là un peu plus larges.

(1) Malpighi a remarqué que les granules sont suspendus aux extrémités des vaisseaux. J. Muller (*loc. cit.*, p. 86) a décrit le vaisseau central des granules du foie et ses ramifications. Quant à la description de la manière dont les vaisseaux se répandent dans l'organe, nous la devons à Kiernan, au mémoire duquel j'ai emprunté ce que j'en ai dit.

Évidemment les granules sont la partie du foie dans laquelle s'accomplit la sécrétion de la bile ; mais malgré les nombreuses et pénibles recherches qui ont été faites à cet égard, nous ignorons comment ils sont organisés intérieurement, et surtout comment la sécrétion passe de leurs cavités dans les conduits excréteurs. Muller a trouvé, dans l'écureuil, les granules composés d'innombrables corpuscules allongés et cylindriques, qui se terminaient en cul-de-sac, et sans renflement, à la surface du foie ; il considère ces petits corps comme tubuleux, et comme étant les dernières ramifications du conduit excréteur. Plus tard (1), il est parvenu, chez le lapin, à remplir les canalicules par le canal biliaire ; après l'injection, ils avaient un diamètre de 0,012 à 0,013 ligne ; partis de la profondeur de chaque granule, ils gagnaient la surface en divergeant et se divisant, sans toutefois ni s'amincir sensiblement, ni devenir plus larges. Après avoir injecté les conduits biliaires, Krause parvenait (2) à les distinguer entre les granules jusqu'à ce qu'ils fussent réduits à un calibre de 0,05 à 0,026 ligne au plus, mais alors ils se soustrayaient d'une manière subite à l'aiguille qui les suivait, et semblaient avoir crevé. Une fois, sur le foie d'un hérisson, dans lequel l'air, poussé à l'aide d'une pompe, avait pénétré avec une grande violence, les granules parurent, à la surface de l'organe, distendus par de l'air, et à un grossissement modéré, ils se montrèrent composés de vésicules régulières, rondes, serrées les unes contre les autres, boursouflées d'air, et d'un diamètre de 0,021 à 0,025 ligne. On conçoit qu'il n'était pas possible de suivre bien loin ces vésicules pleines d'air avec l'instrument tranchant, de manière qu'en les regardant comme les extrémités dilatées des canalicules biliaires, Krause n'a émis qu'une simple assertion, qui, malgré tous ses efforts pour la rendre probable, n'en demeure pas moins une pure hypothèse. Dans aucun cas, d'ailleurs, ces vésicules ne seraient identiques avec celles qu'il a trouvées dans le foie frais, et dont j'aurai bientôt à parler ; mais je dois auparavant mentionner l'opinion de Kiernan (3), qui pense que la substance entière des granules du foie se compose d'un plexus de vaisseaux biliaires ; suivant lui, ces vaisseaux se réunissent en branches à la surface des granules, puis les branches s'abouchent dans les canalicules biliaires d'un plus gros volume, qui,

(1) HILDEBRANDT, *Anatomie*, t. IV, p. 306 ; *Physiologie*, t. I, p. 442.
(2) MULLER, *Archiv*, 1837, p. 13.
(3) *Philos. Trans.*, 1833, P. II, p. 741.

accompagnés des vaisseaux sanguins périphériques et entourés de tissu cellulaire, marchent dans les intervalles compris entre les granules, et se portent dans les parties profondes. Cependant Kiernan avoue, dans l'explication des planches (1), que sa description ne repose pas sur l'intuition. Jamais il n'a vu les canalicules biliaires contracter des anastomoses semblables à celles qui viennent d'être indiquées; il les admet uniquement parce que les injections passent du conduit biliaire d'un granule dans celui d'un autre, et parce que des conduits biliaires d'un certain calibre s'anastomosent ensemble dans le ligament latéral. En effet, d'après la découverte faite par Ferrein, de nombreux canalicules biliaires passent du bord du foie entre les lames du péritoine qui forment le ligament latéral gauche, et s'étendent même sur la face inférieure du diaphragme. Kiernan a reconnu qu'ils s'anastomosent fréquemment ensemble, retournent au foie en décrivant des arcades, et renferment des plexus de canalicules plus déliés; le tout ensemble représente en quelque sorte un rudiment de foie, la glande sous sa forme la plus simple.

Si les granules du foie étaient composés d'extrémités renflées en vésicules ou terminées en cul-de-sac, ou bien s'ils devaient naissance à des plexus de canalicules biliaires, ceux-ci seraient susceptibles d'être vus au microscope, sans le secours des injections, comme ils le sont dans d'autres glandes, d'après la description que je donnerai plus loin. Or le microscope ne fait rien découvrir de semblable; il nous apprend, au contraire, que les granules du foie sont construits tout autrement que ceux des autres granules glandulaires. Ce sont des amas de cellules à noyaux, serrées les unes contre les autres, et closes de toutes parts, qui remplissent entièrement les mailles entre les vaisseaux. En raclant un foie qu'on a laissé macérer pendant quelque temps, on peut obtenir ces granules en grand nombre et isolés; lorsqu'on déchire la surface d'un foie frais, on se les procure aisément disposés en séries simples et rameuses (2), et quand on examine une tranche mince d'un lobule, on voit qu'ils sont situés à l'extérieur des parois de vaisseaux pleins de sang, tantôt en amas irréguliers, tantôt en courtes séries longitudinales, placées régulièrement à côté les unes des autres, qui se comportent

(1) *Loc. cit.*, tab. XXIII, fig. 3. — Cette figure a été copiée par R. Wagner, *Icon. physiol.*, tab. XVIII, fig. 4.

(2) Pl. V, fig. 15.

comme de petits cœcums, lorsqu'on fait abstraction des divisions transversales. Les cellules ont un diamètre moyen de 0,007 ligne ; le noyau est parfaitement rond, quelquefois un peu aplati, d'un diamètre de 0,0030 à 0,0033 ligne, et pourvu d'un ou de deux nucléoles. La pression que les cellules exercent les unes sur les autres les rend polygones, la plupart du temps tétragones ou pentagones. Elles ont une couleur jaunâtre ; elles contiennent une multitude de corpuscules ponctiformes, qui semblent adhérer aux parois ; on y voit aussi fréquemment, chez l'homme et les mammifères, des gouttelettes de graisse plus ou moins volumineuses, qui néanmoins ne se rencontrent point dans les foies parfaitement sains. Il n'est pas rare de rencontrer des cellules plus petites, qui entourent étroitement le noyau, et d'autres plus grosses, munies de deux noyaux. On en rencontre aussi dont les cavités communiquent ensemble, ou du moins entre lesquelles on n'aperçoit aucun vestige de cloison. Hallmann en a trouvé qui étaient dénuées de noyaux (1). Outre ces cellules, on n'aperçoit que de la graisse dans les interstices des lobules, des fibres dans les parois des vaisseaux et conduits biliaires d'un certain calibre, et des cellules épithéliales cylindriques, qui se sont détachées de ces dernières. Jamais

(1) Purkinje a parlé le premier des vésicules du foie dans le Congrès scientifique de Prague (*Bericht*, 1838, p. 174). Sans avoir connaissance de sa découverte, je les décrivis en 1838 (*Journal de Hufeland*, 1838, mai, p. 8). De leur côté, Dujardin et Verger observèrent que les lobules du foie sont composés de corpuscules ovales, rangés en lignes droites, de la surface vers le milieu, formés d'une substance coagulable, et mêlés avec de petits corpuscules oléagineux. Hallmann (*De cirrosi hepatis*, 1839, p. 22) évalue leur diamètre moyen, d'après quarante-six mesures, à 0,0078 ligne : les extrêmes étaient 0,0055 et 0,0139. J. Vogel (*Anleitung zum Gebrauche des Mikroskops*, p. 448) l'a porté à 0,010 — 0,013 ; R. Wagner (*Physiologie*, p. 257), à 0,0066 — 0,012 ; il en donne une figure (*Icon. phys.*, tab. XVIII, fig. 1, B). La description que Krause a faite des granules du foie convient très bien en partie à nos cellules ; il a trouvé de petits amas de corpuscules ronds, serrés les uns contre les autres, jaunes ou d'un brunâtre terne, d'un diamètre de 0,013 ligne, la plupart oblongs, longs de 0,014, et épais de 0,010 ; quelquefois il distinguait un espace intérieur plus clair, entouré d'une paroi obscure. Comme il n'isolait pas les vésicules, le noyau a pu aisément échapper à l'observation. Mais Krause dit plus loin que les corpuscules tenaient les uns aux autres par des fibres délicates de tissu cellulaire, et aussi, à ce qu'il paraît, par des vaisseaux ; qu'en injectant les vaisseaux sanguins, leur paroi, épaisse de 0,0032 ligne, se colorait, et que cette coloration dépendait de capillaires n'ayant en partie que 0,0018 ligne de diamètre. Ceci ne saurait se rapporter aux cellules.

je n'ai pu voir de véritables fibres du tissu cellulaire, même à la surface des lobules, ou entre eux, et Vogel dit aussi que nulle part on n'en aperçoit distinctement aucune.

On ne saurait mettre en doute que les cellules qui viennent d'être décrites jouent un rôle essentiel dans la préparation de la bile. A la vérité, il n'y a pas moyen de prouver qu'elles contiennent un liquide, et que leur contenu soit de la bile; cependant l'analogie permet d'admettre le premier de ces deux points, et la couleur donne de la vraisemblance au second. Quand elles renferment de la graisse, on peut observer que celle-ci en sort par l'effet de la pression, après qu'elles ont été déchirées : autrement la pression ne fait que les rendre plus pâles, sans qu'on voie aucun liquide s'échapper (Hallmann). Souvent quelques unes d'entre d'elles sont obscures, en totalité ou en partie; elles paraissent jaunes ou brunâtres à la lumière incidente, et alors on distingue nettement leur paroi autour du contenu obscur (Hallmann). A l'inconstance de la présence de la graisse dans les cellules hépatiques correspondent les variations dans la quantité de cette substance que contient la bile. L'analyse chimique que Hallmann a faite des cellules hépatiques ne permet pas qu'on s'élève à aucune conclusion relativement à leur contenu : elles se conservent dans l'eau froide et bouillante, se rident et se resserrent un peu dans l'éther, l'alcool et les acides, et se dissolvent dans une dissolution étendue de potasse caustique; ces phénomènes s'expliquent tous par les réactions de la membrane formant la cellule.

En accordant que les cellules contiennent la sécrétion du foie, il reste encore à rechercher comment ce liquide arrive des cellules dans les conduits excréteurs, et quel est le rapport entre les conduits et les cellules. Je me contenterai de passer ici en revue quelques uns des cas possibles. Les cellules, disposées en séries, peuvent produire des tubes par leur fusion, et s'ouvrir ainsi tant les unes dans les autres que dans les culs-de-sac par lesquels commence le canal excréteur du foie. Quoique cette hypothèse soit celle qui s'accorde le mieux avec le résultat des injections de Muller, je ne l'en regarde pas moins comme peu vraisemblable, parce que si elle était juste, on devrait rencontrer bien plus fréquemment qu'on ne le fait des cellules confondues par séries les unes avec les autres. On concevrait encore que les cellules s'ouvrissent chacune à part, et sur tous les points, dans les conduits biliaires, et qu'alors elles s'appliquassent à ceux-ci comme autant de follicules : des follicules de ce genre sont décrits sur les conduits biliaires d'un certain calibre, où on les regarde comme des cryptes muqueux, et à la face interne des petits canalicules biliaires on découvre deux séries d'ouvertures très rapprochées les unes des autres, que Kierman (1) dit également être des orifices de follicules muqueux, sans énoncer les motifs sur lesquels repose son opinion. Si les canalicules biliaires les plus déliés forment réellement des plexus entre les lobules, on aurait à admettre que les cellules les plus extérieures de chaque lobule communiquent d'abord avec les canalicules, et se vident dans leur intérieur, puis que peu à peu d'autres croissent du milieu des lobules. Une troisième hypothèse, qui me semble plus probable que les autres, est

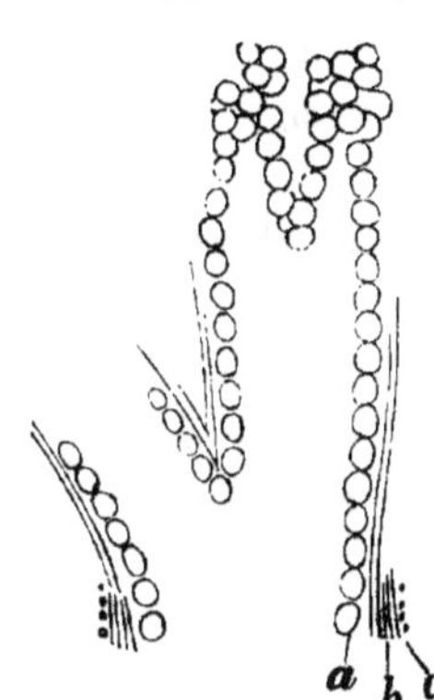

celle-ci : qu'on se figure le parenchyme du foie une masse compacte de cellules parcourue par des vaisseaux, et les cellules ne s'écartant les unes des autres qu'assez pour laisser des espaces creux cylindriques dans lesquels le produit excrété se rassemble. L'endroit que le produit occupe ne serait par conséquent d'abord qu'un simple conduit intercellulaire. Alors seulement que plusieurs conduits intercellulaires se réunissent, il se produit, pour leur servir de paroi, une membrane propre (*b*), au côté interne de laquelle les cellules (*a*) s'appliquent comme une sorte d'épithélium, tandis qu'extérieurement se forment de nouvelles couches, et enfin des fibres annulaires (*c*). Mais le liquide excrété qui remplit les conduits intercellulaires devrait ou être déposé par les cellules dans ces espaces, ou devenir libre par la dissolution graduelle des cellules croissant successivement les unes après les autres. Ici je dois appeler à mon secours l'analogie avec les glandes vésiculeuses des végétaux, dont Meyen dit (2) que le liquide sécrété se montre d'abord dans l'intérieur des cellules qui forment la glande, mais que, plus tard, les cellules s'écartent les unes des autres au milieu de celle-ci, et qu'il se produit par là une cavité, laquelle grandit par les progrès de l'âge, et s'emplit d'une sécrétion, que les cellules glanduleuses élaborent d'abord dans leur intérieur, mais que plus tard elles déposent aussi au-dehors.

(1) *Loc. cit.*, p. 728.
(2) *Pflanzenphysiologie*, t. II, p. 482.

Division des glandes.

Si nous laissons de côté ces formes anomales, nous pouvons réduire les autres glandes du corps humain à trois groupes : 1° glandes en forme de cœcum ; 2° glandes en forme de grappe ; 3° glandes rétiformes.

Nous nous représentons les premières comme composées de vésicules glandulaires, disposées à la suite les unes des autres, et s'ouvrant les unes dans les autres, dont la première forme le cul-de-sac du canalicule, tandis que la dernière, située tout près de la surface de la peau ou de la membrane muqueuse, s'ouvre à cette surface ou dans un conduit excréteur préformé. Je suis parvenu, dans les glandes stomacales, à démontrer ce mode de développement. Il est encore douteux à l'égard des autres glandes de la même classe, dont les plus courtes ne sont peut-être qu'une seule vésicule allongée.

Des glandes en grappe prennent naissance lorsqu'un grand nombre de vésicules glandulaires, réunies en tas, se confondent ensemble de manière qu'il ne reste, de chaque vésicule primitive, qu'une petite portion de la paroi (1). Les segments de sphère creux qui sont les résidus des cellules, limitent alors une cavité commune, et la lumière d'un lobule de glande offre une multitude d'évasements sphériques. Ce qui me porte à conclure que ces lobules, auxquels je donne l'épithète de primaires, se forment réellement ainsi, c'est non seulement la forme qu'ils affectent, mais encore cette circonstance qu'il m'est plusieurs fois arrivé de rencontrer des vésicules glandulaires closes (2) dans le tissu cellulaire qui entourait la glande, et de les voir en contact avec celle-ci.

Enfin les glandes rétiformes, parmi lesquelles je compte les reins et les testicules, sont composées de tubes, qui produisent des réseaux en s'anastomosant ensemble, et se terminent rarement ou jamais en cul-de-sac. On peut comparer ce mode de disposition à celui des canalicules médullaires ; dans une base homogène (qu'en raison de l'analogie avec l'ovaire, on devrait appeler *stroma*) naissent isolément des vésicules glandulaires, dont les unes communiquent directement ensemble dans le sens de la longueur, tandis que les autres le font à la faveur de vésicules transversales, jusqu'à

(1) Pl. V, fig. 14.
(2) Pl. V, fig. 14, D.

ce que le stroma soit totalement ou presque entièrement refoulé par les tubes.

On ne peut pas s'attendre à ce que ces trois groupes soient séparés l'un de l'autre par des limites rigoureuses. Des transitions tiennent à ce qu'une même glande affecte des formes diverses dans des parties différentes, et aussi à ce qu'il y a des formes tenant le milieu entre les trois qui ont été établies comme types. J'aurai occasion de revenir là-dessus.

Glandes en forme de cœcum.

Parmi les glandes en forme de cœcum, les plus simples, telles qu'on les rencontre partout dans la membrane muqueuse de l'intestin grêle et du gros intestin, tantôt isolées, tantôt réunies en tas, sont droites et lisses, d'une largeur égale dans toute leur longueur, et formées d'une tunique propre hyaline et complétement dépourvue de structure. Elles sont logées dans des vides de la membrane muqueuse, et souvent aussi de la tunique nerveuse, d'où il est facile de les extraire en grattant la surface de la membrane. J'ai représenté (1) l'extrémité en cul-de-sac d'une glande du gros intestin d'un chat, et j'ai figuré également (2) l'excavation de la membrane muqueuse dans laquelle elle était plongée. Quant cette excavation est complétement remplie par les cellules secondaires, on ne peut point reconnaître la tunique propre ; mais qu'on ajoute beaucoup d'eau ou de l'acide acétique étendu, l'absorption du liquide fait que la paroi claire s'éloigne du contenu, et que, dans les endroits où l'eau a pénétré (3), elle apparaît sous la forme d'une strie délicate (4). Les glandes de l'intestin grêle de l'homme et des mammifères, qui ont reçu le nom de Lieberkuhn, paraissent être les plus courtes ; cependant on ne les connaît pas encore bien (5).

(1) Pl. V, fig. 19.
(2) Pl. V, fig. 25, c.
(3) *Ibid.*, a, a.
(4) *Ibid.*, c.
(5) Suivant Krause (*Anatomie*, t. I, p. 497), leur profondeur n'est qu'à peu près le double de leur diamètre, la première de 0,05 ligne, le second de 0,02 à 0,03. Mais cet anatomiste n'avait pas la cavité entière sous les yeux ; car il a remarqué au fond, comme avait déjà fait Lieberkuhn (*De fabric. et act. villorum*, p. 14), une ou plusieurs vésicules, pleines d'un liquide blanc, qu'il prit pour des commencements de lymphatiques. Bœhm, avec raison, dit déjà (*Gland. intest.*, p. 34) que ce sont des particules du contenu accu-

Celles du gros intestin de l'homme deviennent d'autant plus longues qu'elles se rapprochent davantage de l'extrémité du canal alimentaire ; dans le rectum, elles sont déjà visibles à l'œil nu (1) ; leur extrémité en cul-de-sac est un peu renflée (2). J'ai souvent trouvé, chez le chat, cette extrémité bifurquée dans une certaine étendue, comme s'il y avait eu là primitivement deux vésicules glandulaires placées l'une à côté de l'autre, et qui eussent fini par se confondre ensemble latéralement. Je cite ce cas comme transition aux glandes en forme de grappe. Les glandes du gros intestin du cabiai ont 0,128 ligne de long, sur 0,028 de diamètre.

J'ai fait de nombreuses recherches sur le contenu de ces glandes, et j'ai acquis la conviction qu'il n'est pas toujours constitué de la même manière chez les sujets en santé. A certaines époques, le canalicule entier est plein d'une masse visqueuse, dans laquelle on ne distingue que des granules élémentaires, et seulement çà et là quelques points arrondis plus clairs. A la partie inférieure de la fig. 19 (pl. V), on aperçoit des noyaux de cellules bien marqués (*b*) ; plus haut, les noyaux de cellules sont entourés de bandes claires, et à la surface, on les voit dans la paroi de grandes cellules finement grenues (*ee*) ; *d* est une cellule saillante, dans laquelle le noyau se compose encore de deux granules élémentaires distincts. Dans d'autres cas, le développement du contenu de la glande prend une autre direction. La masse grenue offre aussi inférieurement des noyaux de cellules (fig. 20, A) ; mais plus haut, on trouve des corpuscules oblongs, coniques ou cylindriques (B), pourvus d'une espèce de nucléole, et privés de noyau, et, en outre, des formes diverses de cylindres d'épithélium, plus ou moins développés (C), qui sont en quelque sorte enveloppés par des granules élémentaires obscurs (*a*). On voit un cylindre régulier d'épithélium se développer, et quand il est achevé, il fait corps avec l'épithélium à cylindres de la surface de l'intestin ; la glande montre alors, quand elle est isolée et qu'on la regarde de côté, une cavité centrale et une

mulé. Les orifices des glandes de Lieberkuhn ont été figurés par Lieberkuhn (*loc. cit.*, tab. II, III), Bœhm (*loc. cit.*, tab. I, fig. 2, 4, 5, 7 ; *Kranke Darmschleimhaut*, tab. I, fig. 10, 11), et Henle, *Symbolæ*, fig. 12).

(1) Bœhm, *Gland. intest.*, tab. I, fig. 8, 9 (homme) ; tab. II, fig. 1 (lièvre).

(2) E.-H. Weber, dans Pusinelli, *Additamenta quædam ad pulsus normalis cognitionem*, Léipzick, 1838. — Suivant Weber, la longueur est de 0,1 à 0,12 ligne, et le diamètre de 0,037 à l'orifice, 0,053 au fond.

paroi épaisse, régulièrement striée en travers ; vue de haut, l'entrée de la glande représente un cercle étroit, qui est limité par les extrémités larges des cellules épithéliales ; de ce cercle partent des stries rayonnantes, qui correspondent aux contours latéraux des cellules, et se rendent à la paroi proprement dite de la glande, qui entoure la lumière comme un cercle plus large et concentrique. La lumière de la glande est d'autant plus étroite, et la paroi interne, formée d'épithélium, est d'autant plus épaisse, que les cylindres ont acquis plus de développement, que surtout l'extrémité située sous le noyau et terminée en pointe s'est prolongée davantage. J'ai vu des glandes d'un diamètre de 0,025 ligne, dont la lumière n'avait pas plus de 0,005 à 0,006 ligne de diamètre, de sorte que l'épaisseur de la couche d'épithélium, ou la longueur des cylindres, s'élevait presque à 0,010. Généralement ces cylindres sont plus courts (1).

Des glandes simples, analogues à celles qui viennent d'être décrites, existent en certains endroits de l'estomac. Chez le cochon, elles occupent, suivant Wasmann (2) la portion cardiaque, le cul-de-sac et les alentours du pylore. Elles ont un diamètre de 0,02 à 0,03 ligne ; mais leur lumière ne va qu'au quart de leur diamètre ; les cylindres d'épithélium régulièrement disposés en couche simple sur les parois doivent avoir, par conséquent, une longueur de 0,007 à 0,011 ligne (3).

Il y a encore, dans l'estomac, d'autres glandes en forme de cœcum, d'une espèce plus compliquée, qui semblent présider spécialement à la sécrétion du suc gastrique. Là où elles se trouvent placées, la membrane muqueuse est plus épaisse qu'ailleurs, plus foncée, plus lisse ; elle présente des renflements et des sillons profonds. Chez le cochon, ces glandes occupent, selon Wasmann, le milieu de la grande courbure et la région voisine des parois anté-

(1) Bœhm décrit le contenu des glandes du gros intestin de l'homme (*Gland. intest.*, p. 42), comme un liquide clair, avec des corpuscules amorphes, floconneux. Il a trouvé oblongs et irréguliers les corpuscules des mêmes glandes chez le lièvre (*loc. cit.*, p. 48). Il a vu, dans le choléra, l'épithélium à cylindres se détacher des glandes de Lieberkuhn de l'homme, et se résoudre en un liquide qui sortait des glandes.

(2) *De digestione*, p. 7, fig. 1 et 2.

(3) Suivant Pappenheim (*Verdauung*, p. 14), les cylindres d'épithélium de ces glandules ont 0,006 à 0,010 ligne de long, et 0,003 de large à la base ; il porte le diamètre des glandes à 0,035, et celui de la lumière à 0,012.

rieure et postérieure. Chez le lapin, je les ai trouvées dans le fond
de l'estomac, et là aussi seulement le liquide sécrété pendant la digestion offrait une odeur aigre et des réactions acides. Chez l'homme et
le chien, elles siégent à la portion pylorique, d'après Bischoff. En
raison de leur développement et de leur forme, on peut les considérer comme faisant le passage aux glandes en forme de grappe.
Chez le lapin, elles sont très longues, grêles, et en grande partie
formées d'une simple série de vésicules. Les vésicules, claires, faiblement grenues, arrondies ou anguleuses (1), sont pourvues d'un
noyau de cellule bien marqué, aplati dans quelques unes, mais
séparé et facile à isoler. J'ai parfois vu à leur extérieur et sur la
limite de deux d'entre elles, des noyaux de cellules libres. Vers le
haut, leurs cytoblastes deviennent plus pâles, le contenu devient
plus grenu, les limites s'effacent (2); plus haut encore, les cloisons disparaissent, et il se forme des tubes simples, un peu ren-
trés en dedans à l'endroit où existaient autrefois les cloisons résorbées, et consistant eux-mêmes en une paroi sans structure,
avec des noyaux de cellules apposés, çà et là, et un contenu grenu
continu (3). Enfin les noyaux de cellules et les cannelures des bords
s'effacent. Les granulations du contenu sont des granules élémentaires, qui se réunissent, comme d'ordinaire, deux à deux ou trois
à trois, s'entourent de cellules, et finissent par représenter d'assez
gros corpuscules muqueux, qu'on peut faire sortir des glandes par
la pression, et qui, pendant la digestion, enveloppent le contenu
de l'estomac d'une couche épaisse et comme membraneuse.

Auprès des glandes qui viennent d'être décrites, on en observe
d'autres (4), sur aucun point de la surface desquelles on ne peut
plus reconnaître nulle trace des cellules primitives; ce sont des
canalicules simples, terminés en cul-de-sac (5); mais les noyaux de
cellules appliqués à leur surface (6) et les varicosités ne permettent
pas de douter que le mode de formation n'ait été le même.

La glande représentée fig. 16 (pl. V) offre, exceptionnellement,
deux cellules placées à côté l'une de l'autre : par l'effet de la fu-

(1) Tab. V, fig. 16, a.
(2) Ibid., a.
(3) Ibid., b.
(4) Tab. V, fig. 17.
(5) Ibid., a.
(6) Ibid., b.

sion, ces cellules perdent non seulement la portion de leur paroi au moyen de laquelle elles touchaient les cellules précédentes et suivantes, mais encore celle à la faveur de laquelle elles se touchaient mutuellement. Qu'on imagine maintenant trois cellules et plus disposées, en manière d'anneau, autour de l'axe fictif d'une glande, puis se confondant ensemble, et l'on aura les glandes allongées, tubuliformes, et chargées d'excroissances en grappe, de l'homme, du cochon et d'autres animaux (1). Chez le cochon, chez le chat, et probablement aussi chez l'homme, il y a souvent, dans la couche la plus profonde, quelques cellules encore parfaitement closes, mais auxquelles on ne trouve pas aisément de noyau. Chez le cochon, le diamètre des petites glandes est de 0,026 ligne; celui d'un évasement semi-circulaire du bord, qui égale le diamètre d'une vésicule glandulaire avant la fusion, varie de 0,009 à 0,016. Suivant Krause, il y a des glandes fendues, et qui se terminent par deux culs-de-sac, dont R. Wagner porte même le nombre jusqu'à trois (2). La longueur de ces glandes, chez l'homme, est de 0,5 ligne, au dire de Wagner. Je suis obligé de laisser indécise la question de savoir si les cellules secondaires peuvent s'y développer en un épithélium pavimenteux ou à cylindres (3).

(1) *Comp.* la figure de Bischoff, dans MULLER, *Archiv*, 1828, tab. XV, fig. 3 (homme), fig. 12 (chien), fig. 15 et 16 (cochon).

(2) On trouve, chez les animaux, des glandes en cœcum bifurquées, divisées plusieurs fois, et même en bouquet. *Comp.* MULLER, *Gland. secern.*, tab. III, fig. 9; R. WAGNER, *Icon. Physiolog.*, tab. XVII, fig. 7. — La glande sous-maxillaire des oiseaux (WEBER, dans MECKEL, *Archiv*, 1827, p. 286, tab. IV. fig. 19-21) paraît être dans ce cas.

(3) La découverte des glandes en cœcum de l'estomac appartient aux temps modernes. Sprott Boyd les a décrites le premier, en 1836, dans sa dissertation inaugurale (*On the structure of the mucous membrane of the stomach*). Les organes qu'avant lui on appelait glandes de l'estomac, du moins chez l'homme et les mammifères, étaient, ou les glandes lenticulaires, qui sont inconstantes, ou de simples renflements et enfoncements de la membrane muqueuse. Sprott Boyd fit voir que, dans les petites fossettes de la membrane muqueuse, se trouvent les orifices des glandes en cœcum, dont chacune de ces fossettes renferme plusieurs. Il fixe à 0,04 ligne le diamètre des glandes chez le cochon. Il les dit cylindriques, filiformes, sans entrer dans les détails de leur texture intime et des différences que celle-ci peut présenter. Des glandes lisses du cardia naissaient les cylindres, et des glandes en grappe du cul-de-sac de l'estomac, les cellules arrondies qu'autrefois j'ai décrites à tort comme des cellules d'épithélium de la membrane muqueuse stomacale (*Symbolæ*, 1837, p. 10, 20). Un estomac humain et l'estomac d'un chat ma-

Parmi les glandes cutanées, celles de Meibom, aux paupières, et celles de la caroncule lacrymale, se rangent ici.

céré pendant huit jours, me fournirent des vésicules grenues et sans noyau, d'un diamètre de 0,006 à 0,007 ligne. Pour ce qui concerne l'estomac du chat, je crus les avoir fait sortir des follicules par expression ; elles tenaient toutes ensemble, sous forme de cylindres, et se séparaient par l'agitation dans l'eau. Aujourd'hui encore, je ne me hasarderais pas à décider si c'étaient des vésicules glandulaires ou des cellules du contenu des glandes ; dans cette dernière hypothèse, la disparition du noyau eût été un fait remarquable. Purkinje (*Bericht der Naturforscher in Prag*, 1838, p. 174, fig. 1-8) a indiqué la structure des glandes de l'estomac, mais il n'a parlé que de celles qui ont un épithélium à cylindres. Chaque glandule renfermait un contenu grenu, dont les granules étaient rangés concentriquement aux parois, et grossissaient vers l'extrémité de la glande, en un mot une substance composée de petites fibres dirigées vers un centre commun ; le long de l'axe restait un espace libre pour la partie liquide du contenu. Chaque granule était translucide et arrondi sur les angles ; il renfermait un noyau dans son intérieur. Bischoff (MULLER, *Archiv*, 1838, p. 513) distingua des glandules simples et des glandules terminées en grappe ; mais il paraît n'avoir examiné que le contenu de ces dernières, ce qui lui fait nier l'existence de cylindres et d'épithélium. Suivant lui, toutes les glandes de l'estomac du cochon sont en grappe. (Y en aurait-il exceptionnellement aussi de telles à la région du cardia ? Krause MULLER, *Archiv*, 1830, p. cxx) soutient, contre Bischoff, que, chez l'homme au moins, l'extrémité inférieure des glandes n'est jamais en grappe ; comme elles ne possèdent pas de paroi manifestement membraneuse, et qu'elles ne sont que des enfoncements dans le tissu de la membrane muqueuse, les granules qui, serrés les uns contre les autres, tapissent leur face interne sont l'unique cause de l'aspect raboteux qu'elles présentent Ces granules, qu'on peut, par la pression, faire sortir sous la forme de cordons cohérents, ont 0,004-0,007 ligne de diamètre, et des noyaux de 0,002-0,003, rarement de 0,0011 nucléoles . Pappenheim attribue l'apparence tuberculeuse des glandes de la région pylorique au resserrement de la gaîne (?); il a trouvé l'épithélium composé de cylindres, mais parfois aussi pavimenteux ; fréquemment il a remarqué des corps ovales, avec un noyau central (*Verdauung*, 1839, p. 18. Wasmann (*De digestione*, 1839) enseigne que l'épithélium à cylindres n'appartient qu'à une partie des glandes stomacales, celles qui sont lisses ; il donne une autre description de celles en grappe, spécialement chez le cochon. Aux endroits indiqués, la membrane muqueuse ne se compose pas de canalicules, mais de colonnettes pleines, ayant 0,03 à 0,05 ligne de diamètre. Ces colonnettes sont composées de grains (*acini*), ou de cellules d'un diamètre de 0,016 à 0,020, dont chacune est close de toutes parts et possède une paroi propre. Dans la profondeur, les colonnettes sont séparées par des cloisons de tissu cellulaire, qui disparaissent du côté de la surface libre : la couche superficielle de la membrane muqueuse est alors un agrégat uniforme de grains acini, ou de cellules. Les petites fossettes qu'on remarque sur la surface de la membrane muqueuse fraîche, correspondent,

Chaque glande de Meibom constitue, d'après la description d'E.-H.

pour la dimension, à des *acini*, qui se seraient peut-être vidés par déhiscence. Le contenu des *acini* est, à la partie inférieure, grenu et mêlé de corpuscules plus gros ; au-dessus, on découvre, dans les parois des *acini*, des cellules plus petites, dont chacune renferme un des corpuscules dont il vient d'être question, en guise de noyau. Plus on se rapproche de la surface libre de la membrane muqueuse, plus les cellules des *acini* deviennent volumineuses et nombreuses ; dans les interstices, on aperçoit encore, mais seulement en petite quantité, la matière grenue, entremêlée de noyaux libres, qui, à elle seule, remplit les *acini* profonds. Les parois de l'*acinus*, ou de la cellule-mère, deviennent en même temps d'autant plus amples et plus minces, qu'on se rapproche davantage de la surface libre, et de là vient qu'au premier aperçu les couches supérieures de la membrane muqueuse semblent n'être formées que de cellules entassées irrégulièrement. Wasmann a trouvé, dans la substance qu'on détache en raclant une membrane muqueuse fraîche, une matière grenue, des noyaux libres, et les cellules endogènes développées ; ces dernières, ovales ou arrondies, longues de 0,006 à 0,008 ligne, larges de 0,004 à 0,006, transparentes et peu grenues ; les noyaux aplatis, et ayant une largeur de 0,002 à 0,003 ligne. Après avoir séjourné quelque temps dans l'eau, les cellules deviennent grenues, se plissent, et semblent enfin se dissoudre : le noyau se divise en deux ou trois corpuscules. Ainsi, ces corps se comportent comme les corpuscules du mucus. La matière grenue est composée de granules et de petits bâtonnets (qui ne sont probablement que les granules plats vus de côté). Suivant Wasmann, ils se dissolvent dans l'eau pure et dans l'eau acidulée, ce dont je doute.

Les *acini* de Wasmann sont mes vésicules glandulaires. Entre ce qu'il dit et ce que j'ai observé, la seule différence consiste en ce qu'il prétend que les vésicules glandulaires s'étendent jusqu'à la surface, et s'y ouvrent séparément, tandis qu'elles m'ont paru se confondre en une glande tubuleuse. Wasmann a fait ses observations sur des tranches de membrane muqueuse stomacale desséchée après avoir été imbibée d'une dissolution de gomme. Des recherches ultérieures décideront s'il a été induit en erreur, ou si, dans les glandes fraîches, telles que je les ai eues sous les yeux, les limites des vésicules sont moins perceptibles, en sorte qu'elles aient pu m'échapper. Todd (*Lond. med. Gazette*, 1839, décembre, p. 429) donne (fig. 4) la figure de la coupe transversale d'une membrane muqueuse stomacale, qui semble parler en faveur de l'exposé fait par Wasmann : ce sont des taches rondes et anguleuses, réunies deux à huit ensemble, nettement séparées les unes des autres, avec un point central foncé, que Todd regarde comme des coupes transversales de canalicules ; mais, évidemment, on ne doit voir en elles que des coupes transversales des vésicules, et la ligne seule, qui enferme un amas, correspond à la paroi des canalicules, ou, suivant Wasmann, des colonnettes. Cependant il serait possible que la coupe de Todd eût été faite dans un point profond, où les vésicules étaient encore isolées. Wagner (*Icon. physiol.*, tab. XVI, fig. 1, B) représente les glandes stomacales de l'homme en forme de grappe ; mais il semble considérer cette forme comme un effet de la pression (*Physiologie*, p. 199).

Weber (1), adoptée par J. Muller (2), un utricule, dont les parois sont celluleuses tout autour et jusqu'au voisinage de l'ouverture, en sorte que les glandes ressemblent à des grappes de raisin, avec cette différence que les grains sont confondus ensemble et non attachés à de petits pédicules. Les cellules, desséchées, ont 0,031 à 0,038 ligne dans leur plus petit diamètre, et 0,069 à 0,076 dans le plus grand ; celui-ci correspond au diamètre transversal de la glande (3). En raison de cette forme, les glandes de Meibom se rapprochent des glandes en cœcum et en grappe de l'estomac. Mais leurs vésicules sont plus grosses ; la tunique propre est plus solide aussi ; son épaisseur est presque partout de 0,005 ligne ; elle est striée concentriquement au bord, et formée d'un véritable tissu cellulaire, qui ne diffère de celui du tarse que par la marche. On peut aisément se convaincre de toutes ces particularités en pratiquant des coupes longitudinales et transversales sur des paupières qui ne soient pas trop desséchées, et laissant les pièces se renfler pendant quelques heures dans l'eau sur le porte-objet. La lumière des vésicules est remplie de cellules carrées, un peu aplaties. Ces cellules en contiennent d'autres, grandes et petites, qui ressemblent parfaitement à des gouttelettes de graisse, et qui, par leurs contours obscurs, frappent beaucoup plus la vue que les cellules pâles dans lesquelles elles sont incluses. Au milieu de ces dernières, on aperçoit fréquemment une gouttelette de graisse plus volumineuse et ronde, qui pourrait sembler tenir lieu d'un noyau. Cependant les cellules moins pleines offrent un véritable cytoblaste pâle, avec des nucléoles.

(1) MECKEL, *Archiv*, 1827, p. 385.

(2) *Gland. secern.*, p. 51, tab. V, fig. 2.

(3) Berres représente à tort les glandes de Meibom (*Mikroskopische Anatomie*, p. 144, t. XIII, fig. 2, 4) comme si, du conduit excréteur central, naissaient des canalicules divisés en branches, servant de pédicules aux vésicules. Les vésicules ont, suivant lui, 0,06-0,096 ligne de diamètre, et les pédicules 0,008-0,009. Dans les figures d'Arnold (*Icon. anat.*, fasc. II, tab. I, fig. 10, 11), des vésicules isolées tiennent à de courts pédicules, qui tous aboutissent au conduit excréteur central ; mais la forme que la glande affecte sur la coupe transversale de la paupière (*Ibid.*, fig. 12) est plutôt propre à confirmer ce que disent Weber et Muller. Enfin, Gerber (*Allgemeine Anatomie*, p. 77, tab. VII, fig. 158) a représenté les glandes de Meibom du veau comme des lobules glandulaires, profondément divisés en cœcums, et qui, par le moyen d'un court canalicule, reposent sur le principal conduit excréteur central.

Des glandes en cœcum d'une autre espèce ont une apparence plus compliquée, et au premier abord ressemblent à celles en grappe, parce que la partie inférieure du canalicule se roule en paquet. Telles sont les glandes sudorifères de la peau et les glandes cérumineuses.

Les paquets des premières sont situés profondément dans la peau et même dans le pannicule adipeux ; leurs conduits excréteurs, c'est-à-dire la continuation non roulée du canalicule s'étend, en décrivant des tours de spire, jusqu'à la surface de l'épiderme. Breschet et Roussel de Vauzème (1) figurent des glandes sudorifères de l'homme dont les conduits excréteurs s'anastomosent ensemble par des branches transversales. Si cette disposition a réellement lieu, on pourrait voir en elle un passage aux glandes rétiformes. Burckhardt (2) a observé des anastomoses semblables entre les glandules en forme de cœcum qui s'ouvrent, à côté les unes des autres, sur la face interne de la matrice des ruminants, et E.-H. Weber (3) a déjà appelé l'attention sur l'analogie qui, d'après cela, existerait entre ces glandes muqueuses et les canalicules des reins et des testicules. La portion de la glande sudorifère qui forme le paquet et celle du conduit excréteur qui est placée dans le tissu adipeux, consistent en une membrane dépourvue de structure ; la portion du conduit excréteur qui traverse le derme et l'épaisseur de l'épiderme se comporte comme un canal sans parois propres. La glande contient une substance à grains fins et des corpuscules muqueux ; le conduit excréteur est revêtu d'un épithélium pavimenteux régulier (4).

Les glandes cérumineuses ont une conformation ressemblant parfaitement à celle des glandes sudorifères, quant aux points essentiels. La paroi de l'utricule contourné sur lui-même en manière

(1) *Annales des sc. naturelles*, 2ᵉ série, t. II, pl. X, fig. 33.
(2) *Observationes de uteri vaccini fabrica*, Bâle, 1834, fig. 1.
(3) MUEHLHAUSEN, *De asthmate thymico infantum*, Léipzick, 1837.
(4) A. Wendt a décrit (*De epid. humana*, 1833 ; MULLER, *Archiv*, 1834, p. 284, tab. IV, fig. 3) le conduit excréteur en spirale, d'après la découverte de Purkinje. Breschet et Roussel de Vauzème (*loc. cit.*, p. 192, pl X, fig. 15, 22, 32) ont découvert la glande proprement dite, qu'ils appellent un *sac légèrement renflé* ; mais la figure 22 en représente fidèlement les circonvolutions. Gurlt (MULLER, *Archiv*, 1835, p. 415, tab. IX, fig. 1, 5) a observé que la glande se compose d'un utricule contourné sur lui-même, ce qui lui donne de l'analogie avec la texture du testicule. — *Comp.* BERRES, *OEsterreichische Jahrbuecher*, t. XXXI, p. 416, fig. 5, *g*. — R. Wagner donne (*Icon. phys.*, tab. XVI, fig. 9) une belle figure de la glande, avec les vaisseaux sanguins. Il

de paquet ou de nœud, m'a paru marquée de stries longitudinales, et après le traitement par l'acide acétique, je l'ai vue couverte d'une couche multiple de noyaux, tous allongés en corpuscules onduleux, dans la direction de l'axe longitudinal du canal. La paroi striée avait 0,0025 ligne d'épaisseur, sur un utricule de 0,045 de diamètre. Le conduit excréteur, droit et court, avait un diamètre de 0,025 ; sa paroi, épaisse de 0,005 ligne, était formée de fibres de tissu cellulaire dirigées en long (1). Mais les cellules contenues dans l'intérieur diffèrent beaucoup des cellules endogènes des glandes sudorifères, et ressemblent à celles des glandes de Meibom. Elles sont arrondies et oblongues, d'un diamètre de 0,0052 à 0,0064 ligne, avec un noyau de 0,0025, et sont pleines de petites granulations obscures, la plupart anguleuses, dont les plus grosses ont 0,0018 de diamètre. Ces granulations brillent à la lumière incidente ; à la lumière transmise, elles communiquent une teinte jaune aux cellules ; elles sont fixées dans l'intérieur de ces dernières, mais au voisinage des parois, et font quelquefois saillie sur le bord. Tant que les cellules endogènes se trouvent dans l'intérieur de l'utricule glandulaire, on ne voit que ces granulations, et il faut exprimer le contenu pour se convaincre qu'elles ne sont libres nulle part, mais qu'elles sont contenues dans les cellules. Le cérumen sécrété en contient une quantité innombrable à l'état de liberté.

Les glandes dites sébacées des régions de la peau où il ne se trouve pas de poils, par exemple le gland et les petites lèvres, n'ont pas encore été assez bien étudiées pour qu'on puisse dire si leur structure ressemble à celle des glandes des follicules pileux, ou à celle des glandes sudorifères, ou enfin à celle des glandules mucipares dont nous allons parler (2). Dans tous les cas, ce ne sont pas des follicules simples, comme on l'a admis pendant longtemps. Les

évalue l'épaisseur des glandules, chez l'homme, à 0,16-0,25 ligne, le diamètre de l'utricule à 0,04, et celui du conduit excréteur à 0,06 (*Physiologie*, p. 250). Wagner a vu quelquefois le conduit excréteur bifurqué, ce qui est arrivé aussi à Giraldès (*Comptes-rendus*, t. XIII, 1841, n° 7).

(1) Dans la figure qu'Arnold donne des glandes cérumineuses (*Icon. anat.*, fasc. II, tab. V, fig. 18), on n'aperçoit que de faibles élévations globuleuses. Mes observations s'accordent parfaitement avec l'exposé de R. Wagner (*Icon. physiol.*, tab. XVI, fig. 11, A, B). Celles de Krause (MULLER, *Archiv*, 1839, p. CXVII) les confirment aussi. Suivant Krause, le diamètre de l'utricule est de 0,055 ligne.

(2) La figure d'A. Wendt (MULLER, *Archiv*, 1834, tab. IV, fig. 6) paraît représenter les glandes des nymphes telles qu'elles devaient être. Gurlt (*Ibid.*,

corps qu'on regardait comme des follicules sébacés simples, sont
les follicules pileux normaux ou distendus par une accumulation de
cellules pleines de graisse, follicules dont les poils étaient tombés
ou n'avaient point été aperçus.

Glandes en forme de grappe.

Avant de donner l'énumération et la description des glandes en
grappe, je dois faire remarquer que peut-être quelques unes des
vésicules glandulaires closes qui ont été passées en revue jusqu'ici,
ne sont pas simples, mais résultent de la fusion de plusieurs vésicules. Krause (1), en parlant des follicules des glandes solitaires et
agminées de l'intestin, dit qu'on trouve, à la face interne de leur cavité,
des compartiments moins profonds, séparés par de très faibles saillies;
et Bischoff fait observer, à l'occasion des glandes lenticulaires de
l'estomac (2), que la plupart sont composées de plusieurs sacs et
coupées par des cloisons.

La classe des glandes en forme de grappe comprend les petites
glandules mucipares des lèvres (3), des joues, du palais, de la langue,
de l'œsophage, du larynx, de la trachée-artère et des bronches,
les glandes de Brunner dans l'intestin grêle, les glandules muqueuses
du vagin, les amygdales, les glandes lacrymales et salivaires, le pancréas, les glandes mammaires, les glandes de Cowper des deux
sexes, et la prostate. Toutes se ressemblent exactement eu égard
à la disposition de leurs éléments, et elles ne diffèrent que sous
des points de vue moins essentiels, la masse, le volume, la ramescence du conduit excréteur, etc., particularités que je ferai
connaître plus tard. Les vésicules glandulaires, confondues ensemble de la manière qui a été exposée précédemment, forment
des lobules cylindriques, coniques, en cône renversé, creux dans
l'intérieur, et pourvus d'éminences latérales analogues à des grains
de raisin (4); suivant qu'une plus ou moins grande portion des vésicules a conservé son indépendance, le bord de chaque lobule n'offre
que de légères dépressions onduleuses (5), ou présente des échan-

1835, p. 410) figure les glandes du prépuce en même temps que les glandes
des follicules pileux.

(1) MULLER, *Archiv*, 1837, p. 8.

(2) MULLER, *Archiv*, 1838, p. 511.

(3) SÉBASTIAN, *Recherches sur les glandes labiales*. (Annales de la chirurgie,
Paris, 1842, t. VI, p. 5.)

(4) Pl. V, fig, 14.

(5) Comme en BB, et plus encore en C, de la figure précitée.

crures profondes. Des enfoncements superficiels et profonds se
voient à côté les uns des autres dans toutes les glandes indistinctement ; mais la vésicule qui forme le sommet d'un lobule conique (1)
est ordinairement séparée de celle qui l'avoisine par des limites
mieux marquées ; parfois même elle se prolonge dans la direction de
l'axe longitudinal du lobule ; on remarque aussi çà et là des vésicules ayant le double et le triple de la longueur des autres , droites
ou arquées, qui ressemblent à de courts cœcums, et qui, par un
ou deux étranglements dont elles sont munies , annoncent qu'elles
doivent naissance à des vésicules disposées à la suite les unes des
autres dans le sens longitudinal ; mais jamais une vésicule ne tient
aux autres par un pédicule plus mince. Dans les glandes qui ont un
bord droit, comme le pancréas du lapin (2), on peut, sans préparation préalable, voir les vésicules terminales des lobules rangées les
unes à côté des autres (3), lorsqu'on place le bord sous le microscope, et qu'on le rend transparent à l'aide d'un peu d'acide acétique
faible. Les extrémités des lobules sont ici tronquées en travers, ce
qui fait que les vésicules sont parfois anguleuses, profondément séparées les unes des autres, et un peu oblongues, de sorte qu'on
pourrait croire avoir sous les yeux des extrémités de cœcums. Le
diamètre transversal des vésicules glandulaires, qu'on doit mesurer
sur les protubérances hémisphériques, est assez constant dans une
même glande : il est de 0,015—0,022 ligne dans les glandules mucipares de la lèvre, de 0,020—0,025 au pancréas, de 0,045 à 0,054
dans une glandule de la membrane muqueuse bronchique. Les plus
petites cellules de la prostate humaine ont 0,06—0,08 ligne , d'a-
près E.-H. Weber. La plupart des lobules primaires ont environ
0,6 ligne de long , sur 0,2 de largeur dans le point le plus large ;
cependant on en trouve aussi de beaucoup plus petits et de bien
plus gros (4).

(1) Pl. V, fig. 14, A.
(2) Pl. V, fig. 13.
(3) Pl. V, fig 13, c, c.
(4) E.-H. Weber (MECKEL, *Archiv*, 1827, p. 276 ; MUEHLHAUSEN, *De asth.
thym.*), J. Muller (*Gland. secern.*, p. 42 ; *Physiologie*, t. I, p. 458), Krause
(*Anatomie*, aux endroits appropriés), et R. Wagner (*Physiologie*, p. 253), ont
donné des mesures de vésicules glandulaires, telles qu'on les observait à la
surface des glandes après avoir injecté du mercure ou de la cire. Je vais en
indiquer quelques unes : parotide de l'homme (Muller, 0,009 ligne ; parotide
du chien (Muller), 0,021 ; parotide d'un nouveau-né (Weber), 0,010 ; parotide

La cavité centrale d'un lobule glandulaire, dans laquelle les cavités appartenant à chaque vésicule figurent autant d'évasements,
occupe la place de la portion des vésicules primitives que nous nous
figurons avoir été résorbée lors de la fusion réciproque. On s'en
fera une idée d'après la figure ci-contre, dans laquelle les parois des

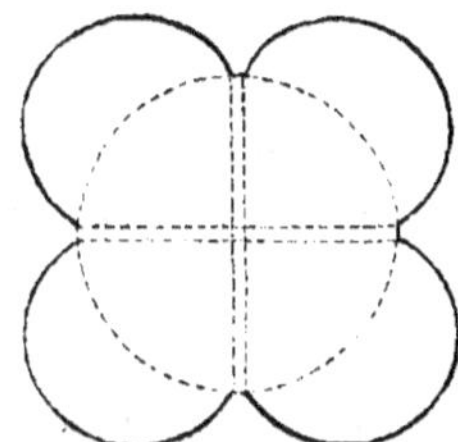

quatre vésicules, en tant qu'elles se touchaient
avant la résorption, sont indiquées, ainsi que
la cavité centrale imaginaire, par des lignes
ponctuées. Mais quelquefois la cavité centrale
est plus ample qu'elle ne devrait l'être d'a-
près ce calcul, ou il se trouve à son pourtour
plus de vésicules disposées en cercle qu'il ne

pouvait y en avoir en primordialement qui se touchassent. On se demande alors si la cavité s'est agrandie par expansion, si elle contenait primitivement dans son intérieur des vésicules glandulaires qui
ont été résorbées en entier, ou si de nouvelles vésicules se sont ac-
collées plus tard à ses parois. J'ai vu quelquefois la cavité centrale
limitée en apparence, des deux côtés, par des lignes obscures, longitudinales et irrégulièrement courbées. Ces lignes ne peuvent que
correspondre à la paroi saillante dans la cavité, entre deux vésicules,
et par conséquent celles-ci doivent être parfois rangées en séries
longitudinales régulières.

Dans les grandes vésicules glandulaires la tunique propre est quelquefois, bien que rarement, pourvue d'une couche de noyaux allongés. Je n'ai jamais vu cette tunique transformée en tissu cellulaire. Peut-être la transformation s'opère-t-elle dans les cellules de
la prostate, que je ne suis pas encore parvenu à isoler (1).

Quant à ce qui concerne le contenu des vésicules, on rencontre
là les mêmes éléments microscopiques que dans les glandes en forme
de cœcum ; des granules élémentaires, des cytoblastes et des cor-

d'un enfant (Wagner), 0,016-0,032 ; glande salivaire de l'homme (Krause),
0,014-0,029 ; glande mammaire de la femme (Weber), 0,034 ; (Wagner) 0,050-
0,066, (Krause) 0,032-0,071 ; glande de Cowper (Krause, 0,02-0,04 ; glande
bronchique de l'homme (Weber), 0,045-0,071 ; glande de Harder du lièvre
(Muller), 0,092.

(1) Berres a le premier examiné la structure de la paroi des vésicules des
glandes composées. Il la décrit en plusieurs endroits (*Mikroskopische Anatomie*, 1836, p. 138, 154, 160) comme une petite plaque cornée, parsemée de
molécules. J'ai représenté cette paroi (MULLER, *Archiv*, 1838, p. 105), abstraction faite des cellules, comme homogène ; mais j'avais exprimé aussi la con-

puscules de mucus sont les plus ordinaires. Tantôt ces éléments remplissent sans aucun ordre la vésicule entière, tantôt les cellules, rangées en un épithélium délicat, sont situées à la face interne de la paroi, et peuvent être retirées toutes à la fois sous la forme de vésicules creuses. J'ai trouvé dans la glande de Harder du lapin des cellules avec des gouttelettes de graisse, analogues aux cellules endogènes des glandes de Meibom. Les vésicules de la glande mammaire sont munies, hors du temps de l'allaitement, d'un épithélium de petites cellules plates, ayant un diamètre de 0,0035 ligne, et dont le noyau en a un de 0,0022. Chez une nouvelle accouchée, j'ai trouvé, au lieu d'épithélium, des globules de graisse détachés les uns des autres ; çà et là seulement la pression faisait sortir en même temps des noyaux de cellules. Mais H. Nasse a observé (1), dans un cas analogue, de petites plaques, de la grandeur des squamules de l'épiderme, auxquelles adhéraient des globules isolés de graisse.

Les plus petites glandules mucipares de la cavité buccale et des bronches, dont le volume ne dépasse pas celui d'un grain de millet, sont déjà composées de plusieurs lobules primaires ; même les glandes de Brunner, dans l'intestin grêle, qui sont en partie plus petites encore, résultent, d'après Bœhm (2), de lobules séparés, dont les conduits excréteurs se réunissent en un canal commun. Le seul exemple de glandes en grappe simples et s'ouvrant immédiatement à la peau, nous est fourni par celles des glandules de la langue auxquelles E.-H. Weber (3) donne l'épithète de simples. D'après sa description, ce sont des saccules, dont les orifices punctiformes sur le dos de la langue s'aperçoivent à l'œil nu, et dont la cavité intérieure est divisée, par des saillies membraneuses, en cinq ou six cellules et même plus. Cependant il est permis de douter que ces grandes cellules soient identiques avec les vésicules glandulaires microscopiques.

La manière dont les lobules primaires communiquent avec le canal excréteur, dans les glandes en grappe composées, n'est point

jecture qu'elle est composée de filaments de tissu cellulaire solidement unis ensemble. Pappenheim a objecté avec raison (*Verdauung*, 1839, p. 115) que la membrane ne se réduit point en fibres par la macération. Schwann (*Mikroskopische Untersuchungen*, p. 197) dit également que la tunique propre des reins paraît être un tissu élémentaire, et non un composé de tissu cellulaire.

(1) MULLER, *Archiv*, 1840, p. 264.
(2) *Gland. intest.*, p. 38.
(3) MECKEL, *Archiv*. 1827, p. 280.

facile à déterminer. Les injections mercurielles, celles de toutes qui
réussissent le mieux, ne permettent ensuite aucune sorte de préparation. Celles avec des liquides susceptibles de se solidifier procurent de meilleurs résultats, car elles permettent d'écarter les lobules
les uns des autres, et de les couper en différents sens. E.-H. Weber
est arrivé, par leur secours, à des données sur la structure intime
des glandes en grappe que je ne puis que confirmer à tous égards.
Avec un peu de patience, on parvient aussi, sur des glandes fraîches
et pleines de leur sécrétion naturelle, à suivre les ramifications
du conduit excréteur dans leur intérieur, à écarter leurs lobules
assez pour pouvoir examiner les pièces à un fort grossissement,
sous l'influence de la lumière transmise, et à prendre en même
temps une idée de la structure des parois. Une pression modérée
est avantageuse pour rendre l'objet plus transparent ; cependant elle
ne doit point être assez forte pour faire éclater les vésicules et sortir leur contenu, parce qu'alors ce dernier prend la forme de
filaments et de cordons, qui peuvent aisément donner lieu à des illusions.

Le principal conduit excréteur se divise, à la manière des vaisseaux, en branches de plus en plus grêles. Les ramifications les plus
déliées, qui continuent bien encore de se diviser, mais ne diminuent
plus de calibre, ont un diamètre d'environ 0,080 ligne, ou un peu
davantage ; elles sont, comme le conduit principal, pourvues d'é-
paisses parois musculeuses, ce qui les rend faciles à découvrir.
L'épaisseur de la paroi était de 0,028 ligne, sur une branche
de 0,085. On voit quelquefois ces branches se terminer précisément dans un lobule glandulaire, en sorte que la cavité centrale de celui-ci est la prolongation immédiate de la lumière du
conduit excréteur, et que la membrane musculaire de ce dernier
devient, en s'amincissant rapidement, la tunique propre du lobule.
Plus fréquemment, deux ou trois lobules et davantage, de volume
divers, sont implantés sur le sommet de la dernière ramification du
conduit excréteur. Mais on trouve aussi çà et là des lobules fixés
latéralement sur les branches minces du conduit, souvent même
plusieurs ensemble, et je crois avoir vu bien positivement une branche
du conduit excréteur ressortir, pour se subdiviser encore, d'un faisceau de lobules dont elle était enveloppée, et dans lequel elle semblait se terminer. Au reste, on rencontre aussi des lobules insérés
latéralement sur des ramifications plus volumineuses des conduits ;

le plus ordinairement elles s'abouchent aux endroits où un petit tronc se partage en deux branches, et immédiatement dans l'angle de la bifurcation. Les lobules primaires des glandes en grappe composées ne communiquent point directement ensemble, et les branches du conduit excréteur n'ont de connexion les unes avec les autres qu'en ce qu'elles tirent leur origine d'un tronc commun (1).

(1) J'ai évité d'employer le terme d'*acinus*, parce qu'on y a attaché des significations différentes. Les *acini* de Malpighi, que cet anatomiste disait être les extrémités en cul-de-sac des conduits excréteurs, ne sont point encore visibles à l'œil nu, qui peut-être ne distingue pas même les lobules primaires. E.-H. Weber (MECKEL, *Archiv*, 1827, p. 293) appelle *acini* les extrémités borgnes des conduits excréteurs, qui sont divisées par des saillies celluliformes, par conséquent mes lobules primaires, ou leurs sommets. La plupart des modernes rapportent ce nom aux vésicules glandulaires. En outre, on l'a appliqué aux lobules solides du foie, et même aux cellules dont ces lobules sont composés.

Après de longues discussions, pour savoir si les conduits excréteurs se terminent en cul-de-sac dans l'intérieur des glandes, ou dégénèrent en vaisseaux sanguins, les extrémités renflées en vésicules closes furent démontrées, pour la première fois, dans les glandes en grappe, ou, comme on les appelait vulgairement, dans les glandes conglomérées, par l'étude que Duvernoy (*Comment. Petropol.*, t. XIV, 1751, p. 200) et Mascagni (*Vasor. lymphat. hist.*, 1787) firent, le premier de la glande mammaire du hérisson pleine de lait, le second de cette même glande injectée avec du mercure chez la femme. Mais c'étaient des lobules, et non des vésicules élémentaires, que ces observateurs, sans avoir recours à aucun verre grossissant, apercevaient, sous la forme de petites vésicules, à la surface de la glande. On doit en dire autant, très probablement, des vésicules lagéniformes de Cruikshank, qui, réunies en manière de grappe, constituent le parenchyme de la glande mammaire, et des vésicules que Meckel dit être oblongues et disposées en forme de rayons. Mascagni ayant négligé de donner des mesures, on ne saurait décider s'il a décrit les vésicules élémentaires (*Prodromo*, 1819, p. 25). Chaque lobule de la glande mammaire, dit-il, se résout en *acini*, et les *acini* se réduisent finalement en cellules rondes, dont chacune est pourvue d'un canal. La première indication précise et certaine des vésicules élémentaires a été donnée par E.-H. Weber (MECKEL, *Archiv*, 1827, p. 276, 288), d'après la parotide humaine et le pancréas d'une oie. Déjà, dans ce travail, il s'exprime, mais d'une manière vague encore, au sujet de la connexion des vésicules les unes avec les autres. Chaque branche, dit-il, se termine dans une petite grappe de cellules, qui sont très rapprochées les unes des autres, en sorte qu'il n'y a que quelques unes d'entre elles qu'on voie munies d'un conduit excréteur, qui se réunit en un gros canal commun avec les conduits appartenant à la même grappe. D'ailleurs, le conduit excréteur du petit nombre de cellules qui en offrent un, est très court, et n'a pas un diamètre fort inférieur à celui de la cellule close dans laquelle il se termine. Dans beaucoup d'endroits,

Les différences extérieures des glandes en grappe tiennent à la ramification du conduit excréteur et à la disposition du tissu (*stroma*) qui unit les lobules. Plus le principal conduit excréteur d'une glande est grêle, moins il subit de divisions avant de se perdre dans le parenchyme de la glande. Voilà pourquoi, dans les plus petites glandules muqueuses, le conduit, qui n'a que 0,12 ligne

il semble que les cellules communiquent immédiatement ensemble, ou, en d'autres termes, que les grappes ne soient partagées en cellules qu'au moyen de rebords membraneux faisant saillie dans leur cavité.

Après ce petit nombre de travaux précurseurs, J. Muller fit paraître ses recherches étendues sur les glandes (*Glandul. secernent.*, 1830). Son premier soin fut d'établir que les glandes ne sont partout que des dépressions de la membrane, et que partout aussi les vaisseaux capillaires se répandent sur leur paroi. A l'instar de Weber, il leur assigna pour but principal de multiplier la surface sécrétoire dans le plus petit espace possible, et il fit connaître la grande diversité des formes de ramescence par lesquelles la nature arrive à cette fin. Il décrivit les vésicules terminales d'un grand nombre de glandes à grappe d'animaux vertébrés et sans vertèbres, qu'on n'avait point examinées avant lui, et partout où l'injection ne démontrait pas leur existence, il la rendit probable par l'histoire du développement. J. Muller considère ces vésicules comme les extrémités renflées des canalicules excréteurs, mais sans, la plupart du temps, insister beaucoup sur leurs rapports avec les conduits excréteurs ; il les a vues, dans la glande lacrymale des oiseaux, reposer sans pédicule sur le canal excréteur (p. 52); les vésicules pétiolées de la glande mammaire du hérisson (p. 48), qu'il examina, grossies quatre fois, et qui avaient jusqu'à 0,11 ligne, sont vraisemblablement des lobules primaires. Le quatrième ordre de son système (p. 115) renferme des glandes en grappe dans lesquelles la nature celluleuse des lobules glandulaires a été constatée (*Glandulæ ex cellularum contextu spongioso compositæ, extus in lobulos partitæ, ductibus excretoriis ramosis*). Les autres sont distribuées dans le sixième, le septième et le huitième ordre ; le sixième comprend des glandes dont les conduits sont couverts de grappes dès le commencement ; le septième et le huitième en renferment dont les extrémités des conduits sont seules renflées en vésicules, et la différence entre les glandes de ces deux derniers ordres ne tient qu'à la manière dont le conduit excréteur se ramifie.

Berres (*Mikroskopische Anatomie*, 1836, p. 138, 168, tab. IV, fig. 23, 24 ; tab. IX, fig. 2) affirma positivement que, dans les glandes salivaires, les lacrymales, les mammaires, la prostate et le pancréas, les grappes glandulaires reposaient sur les plus petites branches, chacune portée par un pédicule ; il mesura même le conduit excréteur d'un grain de 0,024 ligne, et l'évalua à 0,0024. E.-H. Weber s'éleva avec raison contre cette assertion (MUEHLHAUSEN, *Asth. thymic.*, 1837). L'examen des glandes muqueuses de la trachée, des bronches et de la glande mammaire, le convainquit que les parois des extrémités des conduits excréteurs se composent de cellules, qui s'abouchent avec la cavité commune par de larges ouvertures. Les parois des conduits

de diamètre, pouvait paraître non ramifié quand on n'écartait point
les lobules les uns des autres, tandis que les ramifications étaient
faciles à suivre dans les glandes plus volumineuses. Dans les petites
glandules mucipares, qui ont une forme plate pour la plupart, les
branches du conduit excréteur partent d'un seul point, comme les
rayons d'une ombelle, pour se porter de tous côtés ; ce qui distingue le pancréas, c'est que son canal excréteur suit presque en
ligne droite l'axe de la glande, depuis un bout jusqu'à l'autre. Les
glandes lacrymales, les glandes salivaires et la prostate ont plusieurs
conduits excréteurs. Ici manque jusqu'à un certain point le tronc du

excréteurs les plus déliés ont également été trouvées par lui semées de cellules
ayant la même forme, et il avoue qu'assez souvent les branches grêles ne
peuvent point être distinguées des extrémités des conduits excréteurs. Weber semble séparer, dans les lobules allongés, l'extrémité pointue de la partie inférieure cylindrique, et considérer cette dernière comme une continuation du conduit excréteur. C'est en cela que consiste l'unique différence entre
sa manière de voir et la mienne.

Outre les figures représentant les formes des conduits excréteurs les plus
déliés, des lobules et des vésicules, que j'ai déjà eu occasion de citer, j'in-
diquerai encore les suivantes : MULLER, *loc. cit.*, tab. II, fig. 10 ; tab. IV,
fig. 3-6 (glande mammaire) ; tab. V, fig. 6, 7 (glande de Harder) ; tab. VI,
fig. 7 (glande lacrymale), fig. 13 (glande salivaire) ; tab. XVII, fig. 4 (pancréas). — BERRES, *loc. cit.*, tab. XVI, fig. 2 (belle figure de la glande mammaire injectée, dans laquelle les lobules appliqués sur les côtés des conduits
sont représentés sans pédicules, en contradiction avec le texte). — GURLT,
Physiologie, tab. III, fig. 11, *a* (glandes muqueuses du palais). — BISCHOFF,
dans MULLER, *Archiv*, 1838, tab. XIV, fig. 6, 7 (glandes muqueuses de
l'œsophage et du duodénum). — R. WAGNER, *Icon. phys.*, tab. XVI, fig. 5
(glandes muqueuses de l'estomac). — TIEDEMANN, *Von den Duverney'schen,
Bartholin'schen oder Cowper'schen Druesen des Weibes*, Heidelberg, 1840,
tab. I, fig. 3.

A l'égard de la structure de la paroi glandulaire, je ne trouve qu'une seule
remarque consignée dans Berres, et dont j'ai déjà parlé, celle que les grains
sont composés d'une lamelle cornée et de molécules. Par lamelle cornée, il
faut entendre, sans le moindre doute, la membrane dépourvue de structure.
La pl. IX, fig. 4, représente les vésicules de la parotide. Purkinje (*Naturforscher in Prag*, 1838, p. 174) a observé des grains semblables à ceux de la
sécrétion, dans les derniers utricules des glandes salivaires, du pancréas et
des glandes muqueuses. Il les nomme grains d'enchyme. Je les ai décrits à
la même époque (MULLER, *Archiv*, 1838, p. 104) ; les ayant vus composés
d'un noyau et d'une enveloppe, et fréquemment réunis en portions de membranes, je les ai indiqués comme épithélium des vésicules glandulaires. Les
observations précitées prouvent qu'elles peuvent jouer l'un et l'autre rôle,
celui de contenu ou de sécrétion, et celui d'épithélium.

canal, qui commence de suite par ses branches, ou pour mieux dire, les lobules de plusieurs glandes, d'abord distincts, sont réunis en une seule masse. Entre les glandes conglobées et ces glandes confondues ensemble, se trouvent les glandes agminées, comme les amygdales, dans lesquelles des glandules muqueuses isolées, mais très serrées les unes contre les autres, s'abouchent sur un point légèrement enfoncé de la membrane muqueuse, point qui est parcouru par des plis peu saillants, et entouré d'une sorte de rebord (1). Le tissu qui, dans les glandes en grappe, remplit les vides entre les lobules, est du tissu cellulaire. Une couche mince enveloppe plusieurs lobules primaires, et les réunit en lobules secondaires, dont un certain nombre forment également des lobules tertiaires. Les cloisons de tissu cellulaire entre les lobules tertiaires sont déjà considérables; les lobules eux-mêmes sont irréguliers, arrondis ou à angles tronqués, et généralement faciles à séparer les uns des autres; leurs limites se voient à la surface, sans qu'on ait besoin de recourir à aucune préparation. Les glandules muqueuses les plus petites correspondent à un lobule tertiaire des grosses glandes conglomérées. La glande entière est enveloppée d'une couche continue et plus ou moins dense de tissu cellulaire. A la prostate, cette couche devient une forte membrane fibreuse, de sorte qu'on ne peut plus apercevoir de subdivisions ultérieures dans la glande. Aucune glande en grappe ne possède d'enveloppe séreuse.

Glandes rétiformes.

A la classe des glandes rétiformes appartiennent les reins et les testicules. Les canaux sécréteurs sont des tubes droits ou flexueux, qui communiquent les uns avec les autres par des anastomoses plus ou moins fréquentes. Ils sont pour la plupart parfaitement lisses et cylindriques; les canalicules urinaires seuls offrent des rétrécissements séparés les uns des autres par une distance à peu près égale au diamètre des tubes, mais cependant si rares et si peu profonds, que je ne puis les considérer comme une preuve que les canalicules doivent naissance à des cellules empilées à la suite les unes des autres. Il est facile d'isoler les petits tubes, pour

(1) Suivant E.-H. Weber (MECKEL, *Archiv*, 1827, p. 292), les différents conduits excréteurs des amygdales s'anastomosent les uns avec les autres.

en examiner la structure et le contenu. Les canalicules spermatiques, que l'œil nu discerne déjà sous la forme de minces fibres onduleuses et d'un blanc jaunâtre, s'écartent sans peine avec le secours d'aiguilles ; quant aux canalicules urinifères , on s'en procure
des lambeaux en grattant la coupe d'un rein , ou arrachant de petits
lambeaux de cet organe. La substance médullaire se déchire volontiers dans le sens de la longueur ; on peut la diviser, comme les
fascicules musculaires, en fibres de plus en plus déliées, dont les
dernières, visibles à la vue simple, sont encore des canalicules urinifères. La substance corticale ne se prête point à des divisions dans
un sens déterminé ; cependant , toutes les fois qu'on en écrase et
qu'on en écarte des parcelles, on est sûr d'apercevoir des canaux
urinifères, qui font saillie sur le bord, ou qui sont tendus entre deux
lambeaux écartés l'un de l'autre. Les canalicules de la substance
médullaire (1) sont parfaitement droits et parallèles les uns aux autres. Ceux de la substance corticale sont contournés et serpen-
tants (2) ; cependant il leur arrive souvent aussi de se trouver réunis
en faisceaux de six et plus. Entre les canalicules urinifères, on aperçoit , surtout dans la substance médullaire , de nombreux vaisseaux
capillaires (3) , qu'on reconnaît aisément, même lorsqu'ils ne sont
plus remplis de sang, à la faiblesse de leur diamètre et aux noyaux
de cellules ovales en long qui font saillie sur leurs parois.

Les canalicules urinaires et séminifères ont une membrane propre,
complétement hyaline et dépourvue de structure, qui s'affaisse après
l'expulsion du contenu , et forme alors des plis , qu'il ne faut pas
prendre pour des fibres. Dans les canalicules des reins, le bord de
cette membrane apparaît sous l'aspect d'une simple ligne obscure (4);
dans ceux du testicule, son contour est double de chaque côté, et
l'épaisseur de sa paroi, qu'on peut mesurer d'après la distance des
deux lignes parallèles , est de 0,001 ligne. De rares noyaux de cellules , obscurs et ovales en long, se trouvent parfois dans l'épaisseur
des canalicules spermatiques ; souvent même quelques uns d'entre
ces noyaux se suivent de près , puis laissent de longs espaces libres.
Il est encore plus rare qu'on rencontre de pareils noyaux à l'extérieur des canalicules urinifères.

(1) Pl. V, fig. 18.
(2) Huschke , *Isis*, 1836, tab. VIII, fig. 1.
(3) Pl. V, fig. 18, C.
(4) Pl. V, fig. 18, A, B.

Le diamètre des conduits urinifères est de 0,009 à 0,016 (1) chez l'homme, de 0,0054 à 0,0095 chez le chat ; dans la brebis, les plus petits ont 0,0096, et les plus gros 0,0148 (2). Chez l'homme et chez ces deux animaux, je ne puis pas trouver qu'ils soient plus larges dans la substance médullaire que dans la corticale, comme on le dit généralement, ni qu'ils soient constamment plus étroits dans la substance médullaire, comme l'ont observé E.-H. Weber et Krause. J'ai vu dans les papilles, comme aussi près de la surface extérieure, des canalicules du plus petit et du plus gros calibre les uns à côté des autres. Chez le cheval, au contraire, les tubes s'élargissent incontestablement du côté des papilles, d'après les mesures prises par Muller. Les canalicules spermatiques ont un diamètre de 0,05 à 0,06, et chez le lapin, hors du rut, un diamètre de 0,054 (3).

Les canalicules des reins sont tellement remplis par leur contenu, les cellules endogènes, qu'à peine aperçoit-on la membrane propre. Mais on peut exprimer ce contenu, ou écarter de lui la paroi, au moyen de l'acide acétique, qui, en s'introduisant du dehors, ne se mêle qu'au bout de quelque temps avec le contenu visqueux. Lorsqu'on exprime ce dernier, il apparaît en cordons solides, ayant la forme des canalicules, et conserve sa cohérence malgré même les efforts d'une pression modérée. Si l'on comprime davantage les cordons, ou qu'on fasse glisser sur eux le verre qui couvre l'objectif, ils se réduisent en particules. Ils sont composés de cellules à noyaux et de noyaux nus. Ces derniers (4) sont ronds, plats, manifestement grenus, comme formés de petits points, et d'un diamètre de

(1) 0,016, Ferrein (*Acad. de Paris*, 1749, p. 493). — 0,0195-0,022, dans la substance corticale, 0,013 dans la papille rénale, E.-H. Weber. — 0,009-0,012, Berres. — 0,017-0,055 (!) dans l'écorce, 0,014-0,027 dans la substance médullaire, 0,05 à la base de la papille, Krause. — 0,016 à 0,020, R. Wagner. — 0,016 à 0,033, Vogel.

(2) Suivant Muller, les canalicules du rein ont 0,017 ligne chez l'écureuil ; chez le cheval, leur diamètre est de 0,016 à 0,021 dans l'écorce, 0,059 dans le milieu de la substance médullaire, 0,156 au voisinage des papilles.

(3) Le diamètre des canalicules spermatiques de l'homme est de 0,06 ligne, suivant Monro (*De testibus*, p. 29); 0,056, selon Muller (0,128 après l'injection); 0,054-0,097, d'après Lauth (0,081 après l'injection); 0,006, suivant Berres; 0,079, quand ils sont pleins de semence, et 0,062, dans l'état de vacuité, d'après Krause; 0,066, selon R. Wagner. Ils ont 0,116 chez le hérisson, d'après J. Muller, et 0,174 chez l'écureuil.

(4) Pl. V, fig. 18, *a, a.*

0,0033 ligne; ils se distinguent des noyaux des corpuscules de mucus,
en ce qu'ils ne se détruisent pas dans l'eau ou l'acide acétique. Les
noyaux nus ne sont pas plus abondants dans les canalicules urinaires
de l'écorce que dans ceux de la substance médullaire ; les intervalles
qu'ils laissent entre eux sont pleins d'une matière claire, gélatiniforme, dans laquelle on aperçoit çà et là de petits points obscurs.
Autour de quelques uns d'entre eux règne un étroit bord clair ;
d'autres sont entourés de vésicules, petites (1) ou grosses (2). Les
cellules se dissolvent dans l'acide acétique, et non dans l'eau. Il
arrive assez souvent que, dans les étroits canalicules de la substance
médullaire, ces cellules se succèdent par paires pendant d'assez longs
espaces, avec la plus grande régularité, et elles se serrent tellement
du côté des faces par lesquelles elles se regardent, qu'elles refoulent
entièrement la substance intermédiaire. Dans les canalicules plus
amples, les cellules n'affectent pas la même régularité, mais elles
ne sont pas moins pressées les unes contre les autres. Quelques unes
d'entre elles, comme Schwann l'a vu aussi chez les embryons de
cochon (3), acquièrent assez de volume pour remplir totalement
les conduits, même ceux du plus gros calibre ; elles sont sphériques
et claires comme de l'eau ; aux endroits qu'elles occupent, on pourrait croire que le milieu du canalicule est plein de liquide, et que
les parois seulement sont garnies de petites cellules, figurant une
sorte d'épithélium. Les recherches que j'ai faites depuis peu n'ont
pu me convaincre qu'il en fût jamais réellement ainsi, et il me
semble que les canalicules sont remplis également jusque dans les papilles. A la vérité, on voit des canalicules vides dans ces dernières ;
mais la substance corticale en offre aussi, qui n'y sont pas plus abondants, de sorte qu'on n'est pas certain que le contenu n'ait point
été exprimé accidentellement lors de la préparation. La cire ou les
autres substances, dont on ne parvient à remplir les canalicules
urinifères que par une pression considérable au moyen de la pompe
à air, doivent ou refouler les cellules endogènes, ou se frayer une
voie entre elles, ou aussi les faire éclater, de manière que leur contenu se mêle avec la masse injectée (4).

(1) Pl. V, fig. 18, *b*, *b*.
(2) Pl. V, fig. 18, B, *c*.
(3) *Mikroskopische Untersuchungen*, p. 198.
(4) Berres (*Mikroskopische Anatomie*, 1836, p. 160) a remarqué que les
canalicules étaient composés d'une lamelle cornée et de vésicules. J'ai décrit

Les conduits des canalicules spermatiques sont différents suivant
l'âge du sujet, et chez les animaux qui n'entrent en chaleur qu'à
certaines époques, suivant le temps de l'année. Chez les lapins non
en rut, les testicules sont entièrement pleins de cellules qui ressemblent aux corpuscules du mucus. Il en est de même chez les jeunes
animaux et chez les enfants. Dans l'âge adulte, les parois des conduits élargis sont tapissées d'un épithélium à cylindres; la lumière se
trouve remplie par les éléments desquels se développent plus tard
les filaments spermatiques, et par un petit nombre de ces filaments
à l'état de développement complet. Je décrirai plus tard ces formations.

En employant la méthode que j'ai précédemment indiquée, et
au moyen de laquelle on ne peut mettre sur le porte-objet que des
portions de reins fort petites, mais bien isolées, je n'ai jamais vu
d'extrémités en cul-de-sac, et je n'ai observé que rarement des canalicules ramifiés. Cette dernière circonstance prouve que les canalicules ne se divisent ou ne contractent des anastomoses ensemble
qu'à des distances proportionnellement assez grandes. De la première, on devrait conclure qu'ils finissent tous par se confondre les
uns avec les autres, ou, ce qui revient au même, par s'infléchir en
forme d'anses. Cependant ce point est encore controversé. Lauth,
dans le cours de ses nombreuses recherches, n'a trouvé qu'une
seule fois l'extrémité en cul-de-sac d'un canalicule spermatique du
testicule humain (1), tandis que J. Muller (2) a pu, sur les conduits
séminiformes volumineux de l'écureuil, apercevoir ces extrémités
en cul-de-sac, et non renflées : souvent l'extrémité obtuse d'un
canalicule était attachée latéralement à un autre canal. Krause prétend aussi avoir rencontré, dans le testicule humain, des extrémités qui, au microscope, paraissaient arrondies et closes (3) :

(Muller, *Archiv*, 1838, p. 104) les cellules endogènes comme épithélium
des conduits urinaires. J. Vogel a fait de même (*Anleitung zum Gebrauche
des Mikroskops*, 1841, p. 454). Gluge (*Anat. mikroskop. Untersuchungen*,
1839, pl. I, fig. 5, B, g, h) les regardait comme des globules de pus. R. Wagner (*Icon. phys.*, 1839, tab. XI, fig. 4) représente la structure celluleuse des
canalicules urinifères, sans s'expliquer sur la signification des cellules. Purkinje, au contraire (*Naturforcher in Prag*, 1838, p. 175), dit que l'enchyme
de la substance centrale des reins est gélatineux, et il semble par conséquent
avoir observé des canalicules vides.

(1) *Mém. de la Soc. d'hist. nat. de Strasbourg*, t. I, p. 1.
(2) *Gland. secern.*, p. 108, tab. XV, fig. 10.
(3) Muller, *Archiv*, 1837, p. 21.

Berres (1) ajoute même qu'elles sont un peu boursouflées. La question est plus difficile encore à décider pour ce qui concerne les reins. Les anciens anatomistes (Ferrein, Schumlanski) avaient seulement remarqué que les conduits urinifères serpentent dans la substance corticale. Huschke (2) paraît supposer qu'ils s'y terminent, sans l'avoir vu. J. Muller (3), Krause (4) et R. Wagner (5), se prononcent pour l'existence d'extrémités closes. Muller a vu, chez l'écureuil, les canalicules finir par se diviser une ou plusieurs fois, et se terminer par un cul-de-sac non renflé ou à peine boursouflé (6). Krause et Wagner ont confirmé ses observations sur le rein de l'homme. A ces autorités, on peut opposer celles de E.-H. Weber (7) et de Cayla (8), d'après lesquels tous les canalicules urinifères forment finalement des anses. Les anses n'ont point été combattues par Krause ni Wagner, et Muller lui-même les avait déjà décrites et figurées d'après le cheval (9). Comme il peut plus facilement arriver qu'on prenne des anses déchirées ou superposées pour des canaux terminés en cul-de-sac, que des canaux terminés en cul-de-sac pour des anses, je ne crois pas commettre de faute en considérant comme des exceptions les extrémités libres des canalicules urinaires et spermatiques, dans la supposition qu'il s'en rencontre çà et là quelques unes (10).

Dans le testicule, les canalicules forment un réseau à larges

(1) *Mikroskopische Anatomie*, p. 152, pl. IV, fig. 21.

(2) *Loc. cit.*, p. 561. « Les canalicules s'étendent jusqu'à la surface du rein, mais là reviennent sur eux-mêmes, en décrivant une arcade, redescendent, et se perdent, après être devenus onduleux et peu à peu plus étroits. »

(3) *Gland. secern.*, p. 100, 116.

(4) *Loc. cit.*, p. 18.

(5) *Icon. physiol.*, tab. XX, fig. 3.

(6) *Loc. cit.*, tab. XIV, fig. 4-7.

(7) HILDEBRANDT, *Anatomie*, t. IV, p. 338.

(8) *Observ. d'anat. microscop. sur le rein des mammifères*, Paris, 1839.

(9) *Loc. cit.*, p. 99, tab. XV, fig. 1, 2.

(10) Les recherches de Huschke et de Muller sur les reins des oiseaux n'ont pas peu contribué à faire admettre la terminaison en cul-de-sac des canalicules urinifères. Ces canalicules, lorsqu'ils sont pleins d'urine, se font remarquer à la surface des reins par leur couleur blanche. (Déjà Galvani s'était servi de la ligature des uretères pour injecter en quelque sorte d'urine les reins des oiseaux : *Comment. Bonon.*, t. V, P. II, 1767, p. 500.) Une fois pleins, ils sont droits, pourvus de courtes branches latérales en cœcum, et se terminent eux-mêmes en cul-de-sac (HUSCHKE, *loc. cit.*, tab. VIII, fig. 2, 5 ; MULLER, *loc. cit.*, tab. XII, fig. 7, 10). Mais un coup d'œil jeté sur les figures apprend

mailles (1) ; car les conduits séminifères, qui, en général, vont en rayonnant du réseau de la glande vers la surface, non seulement communiquent entre eux à cette surface, mais encore se divisent fréquemment pendant leur trajet, et s'envoient mutuellement des branches transversales. Lauth a compté quinze anastomoses dans une partie qui, développée, avait quarante-cinq pouces de long (2). Les anastomoses deviennent plus rares vers le réseau du testicule, et finissent par manquer tout-à-fait. On sait que tous ces canalicules décrivent des circonvolutions très longues et extrêmement nombreuses (3), jusqu'au voisinage du réseau. Mais là plusieurs d'entre eux s'abouchent ensemble sous des angles aigus, et forment un nombre non parfaitement déterminé de conduits droits (*ductuli recti*), d'un diamètre de 0,11 à 0,21 ligne. (Cette indication et les suivantes se rapportent aux tubes distendus par du mercure.) Sur le bord du testicule qui regarde l'épididyme se trouve le corps d'Highmore, sorte d'épaississement de l'albuginée, qui fait saillie dans l'intérieur de la glande, et qui est composé d'un tissu fibreux solide. Ce tissu enferme un réseau assez serré de tubes droits et onduleux, dont le diamètre est de 0,11 à 0,24 ligne. Avec le réseau s'abouchent d'un côté les *ductili recti*, tandis que, d'un autre côté, en sortent les *vasa efferentia*, au nombre de neuf à trente, dont le supérieur, après avoir décrit une multitude de tours, se réfléchit dans le commencement de l'épididyme, tandis que les autres se plongent plus bas dans le même canal, à des distances d'une demiligne à six lignes, de sorte que les *vasa efferentia* eux-mêmes peuvent être considérés comme des anastomoses entre le réseau du testicule et le canal de l'épididyme, jusqu'à ce qu'enfin ce dernier descende le long du testicule, comme conduit excréteur simple, et s'infléchisse inférieurement pour devenir le canal déférent. Les *vasa efferentia* ont un diamètre de 0,18 ligne au voisinage du réseau ;

que ces ramifications ne forment que la plus petite partie du parenchyme des reins. Elles sont entourées d'une substance rougeâtre, et il serait contraire à toute analogie que celle-ci ne fût qu'un tissu unissant, un *stroma*. Je présume, au contraire, qu'elle est la partie essentielle du rein, à l'égard de laquelle les canalicules de Huschke se comportent comme conduits excréteurs. Il serait d'un haut intérêt de la soumettre à un examen aprofondi.

(1) Comparez la figure fictive de Lauth, *loc. cit.*, pl. III, fig. 19, copiée dans WAGNER, *Icon. physiol.*, tab. XIX, fig. 2.

(2) *Loc. cit.*, pl. I, fig. 4, 5.

(3) *Ibid.*, fig. 3.

mais ils vont en se rétrécissant peu à peu vers l'épididyme, jusqu'à ce que leur diamètre ne soit plus que de 0,076. Le vaisseau de l'épididyme a 0,12 — 0,33 ligne au commencement, 0,15 dans le milieu, et 0,13 à l'extrémité, là où il devient le canal déférent.

Il n'est pas bien certain, quoique fort probable, que les canalicules primaires communiquent ensemble, dans la substance corticale, autrement que par paires, au moyen des anses terminales. J. Muller les a quelquefois vus bifurqués dans le cheval, et, d'après la figure (1), il les a rencontrés aussi ayant fréquemment des anastomoses les uns avec les autres. D'après la description de Cayla, faite sur le cheval et le cochon, il n'y a, dans la substance corticale, d'autres anastomoses que des anses; mais des vaisseaux urinifères formant les anses de premier ordre, en naissent d'autres plus grêles, de second ordre (2), qui s'en séparent sous un angle droit, et qui y reviennent après avoir décrit un grand nombre de circonvolutions (3). Dans la substance médullaire, les canalicules urinifères s'unissent ensemble deux à deux, sous des angles aigus; le petit tronc ainsi produit par deux branches s'unit à son tour avec un autre, etc., de sorte que tous finissent par aboutir à des espèces de sommets de pyramides ou à des papilles, et que le nombre des vais-

(1) *Loc. cit.*, tab. XV, fig, 2.

(2) *Loc. cit.*, fig. 1, 6.

(3) Cayla parle encore d'un troisième ordre de vaisseaux urinifères. Ceux-là forment un réseau dont les mailles parcourent en tous sens la substance corticale. Ils ont absolument l'aspect de réseaux capillaires, et communiquent avec les conduits du second ordre. Prevost, qui les a figurés le premier, d'après le rein du cochon, les regardait comme un système de vaisseaux urinifères rétiformes, indépendant des vaisseaux sanguins; mais Cayla a observé qu'ils communiquent avec les réseaux capillaires, et que des injections différentes, dont on pousse l'une par l'artère, l'autre par l'uretère, se rencontrent dans ces canaux rétiformes. Ce ne sont donc pas des conduits urinifères, mais des vaisseaux sanguins, et il ne s'agit plus que de savoir si la communication entre eux et les canalicules urinifères est naturelle ou la suite d'une déchirure. Quelque exactes que soient les recherches de Cayla, elles ne me paraissent pas diminuer la force des arguments d'après lesquels je me suis précédemment prononcé pour la seconde opinion.

Je n'entrerai pas dans le détail des anciennes controverses relativement à la structure des reins, non plus que dans ceux qui concernent l'histoire. Je renvoie pour cela à l'ouvrage de Muller, qui est complet à cet égard; au *Traité des maladies des reins et des altérations de la sécrétion urinaire*, par P. Rayer, Paris, 1839, t. I, p. 16 et suiv. On pourra aussi consulter Lauth (*loc. cit.*, p. 2) pour les anciens travaux ayant trait au testicule.

seaux urinifères diminue en se rapprochant de ces dernières (1).
Suivant Berres (2), un canalicule urinifère se divise huit à quinze
fois entre son origine de la pupille et le commencement de la substance corticale. On avait déjà remarqué que les petits troncs qui
résultent de la réunion ne sont pas plus gros, chez l'homme et les
ruminants, que les canalicules primitifs : ils le sont davantage chez
le cheval. A cette différence semble s'en rattacher une autre par
rapport à l'embouchure des canalicules. Chez le cheval, ceux-ci
s'ouvrent immédiatement au sommet des papilles ; chez l'homme,
ils paraissent se terminer dans de petites fossettes, d'une à deux
lignes de profondeur (*ductus papillares* de Ferrein), et les ouvertures, au nombre de douze à seize, qu'on découvre au sommet
des pyramides, ne conduisent pas directement dans les tubes de
Bellini, mais dans ces fossettes, dont ceux-ci percent les parois (3).
Le sommet des pyramides de la brebis m'a toujours fourni, parmi
des fragments de canalicules primaires, des lambeaux d'un bel épithélium pavimenteux, ou de fibres larges de 0,002 à 0,003 ligne,
plates, et couvertes de noyaux ovales, comme les fibres non développées de tissu cellulaire, ou comme les fibres nerveuses gélatineuses (4) ; je ne doute pas que les uns ne constituent les parois,
et les autres le revêtement interne des *ductus papillares*. Voici donc
quelle est la meilleure manière de se figurer la connexion des canalicules urinaires avec leur conduit excréteur. L'uretère se renfle
en une dilatation (entonnoir), de laquelle partent un certain nombre
de canaux, larges, courts, cylindriques, parfois bifurqués (calices).
Les calices ont un fond en cul-de-sac, mais qui n'est formé que par
la membrane muqueuse, tandis que la membrane extérieure se
confond avec l'enveloppe fibreuse du rein. La membrane muqueuse,
qui forme le fond en cul-de-sac, revêt les papilles rénales, et par
là se resserre en entonnoir dans la lumière du cylindre ; mais en
même temps elle pousse, dans la substance des papilles, une multitude de follicules, également en cul-de-sac, sur les parois desquels s'ouvrent enfin les canalicules urinifères.

(1) SCHUMLANSKI, *Struct. ren.*, tab. II. — BERRES, *Mikroskopische Anatomie*, tab. X, fig. 2.
(2) *Loc. cit.*, p. 158.
(3) FERREIN, *loc. cit.*, p. 506. — EYSENHARDT, *Struct. renum*, p. 12, fig. 6.
— MECKEL, *Archiv*, 1823, p. 225.
(4) Pl. IV, fig. 6.

Les reins et les testicules sont couverts par une membrane fibreuse, que tapisse elle-même l'épithélium pavimenteux de la tunique vaginale. Au testicule, la membrane fibreuse envoie intérieurement des prolongements formant des cloisons lâches et fréquemment percées, par le moyen desquelles la masse des canalicules séminifères est partagée en plusieurs lobules, qui d'ailleurs communiquent entre eux par des anastomoses. Les lobules se terminent en cône du côté du réseau ; de chacun d'eux il part un ou deux *ductili recti* (1). Krause (2) admet aussi dans les reins des lobules analogues, dont chacun contient les circonvolutions d'un seul conduit urinifère, et se montre à la surface du rein sous la forme d'un granule arrondi, de 0,07 à 0,11 ligne de diamètre ; cependant il assure que les lobules sont moins nettement séparés les uns des autres par du tissu cellulaire. Je n'ai jamais aperçu la moindre trace de tissu cellulaire entre les canalicules urinifères. Lorsqu'il reste des vides entre ces conduits et les vaisseaux, il faut que ce soit une masse gélatineuse homogène qui les remplisse.

Structure des conduits excréteurs.

Après avoir décrit la structure de la substance glandulaire proprement dite, je dois ajouter quelques remarques au sujet des conduits excréteurs. Dans les glandes simples et dans celles en grappe et en cœcum, le canal glandulaire et le conduit excréteur ne sont pas distincts l'un de l'autre : dans les glandes en cœcum entortillées et celles de Meibom, on distingue ce dernier, sinon par la structure de la paroi, qui n'est point séparée du tissu cellulaire voisin par des limites bien tranchées, du moins par la couche de cellules qui garnit sa face interne, affecte toujours la forme régulière d'un épithélium, et ressemble à l'épithélium pavimenteux ordinaire, alors même que les cellules endogènes de la glande renferment de la graisse, comme il arrive aux glandes de Meibom et aux glandes cérumineuses. Dans toutes les vraies glandes en grappe, depuis la plus petite jusqu'à la plus composée, dans les glandes rétiformes et dans le foie, le conduit excréteur se compose d'une tunique musculeuse,

---

(1) Les lobules sont composés, suivant Lauth, d'un ou deux canalicules spermatiques, ou plus ; selon Berres (*loc. cit.*, p. 152), de six ou sept. A Cooper regarde les cloisons comme enveloppant complétement les lobules, ce qui a été réfuté par Lauth.

(2) *Loc. cit.*, p. 18, pl. I, fig. 3.

proportionnellement très forte , revêtue en dedans d'une simple couche de cellules , et que du tissu cellulaire attache aux parties voisines par sa face externe , de sorte qu'on pourrait attribuer une tunique adventice aux conduits excréteurs, comme aux vaisseaux. Ainsi que la remarque en a déjà été faite précédemment, la tunique musculeuse ressemble à celle des vaisseaux , des veines surtout, sous ce point de vue que la couche des fibres longitudinales est située en dedans, et celle des fibres annulaires en dehors : constamment la première de ces deux couches est beaucoup plus forte que l'autre, qui semble ne point exister du tout dans les conduits excréteurs des petites glandes mucipares , non plus que dans les ramifications déliées du canal des grosses. L'épithélium consiste, la plupart du temps, en cellules cylindriques : on ne trouve d'épithélium pavimenteux que dans les conduits excréteurs des plus petites glandes mucipares , les glandes mammaires , le bassinet et les calices du rein, tandis qu'on rencontre , dans les uretères et la vessie, la forme intermédiaire entre ces deux-là , à laquelle j'ai donné le nom d'épithélium de transition.

On peut comparer le rapport entre les conduits excréteurs et les canalicules glandulaires à celui qui existe entre les troncs vasculaires et les réseaux capillaires. Ici les vaisseaux capillaires , là les canalicules glandulaires , sont la partie essentielle , sous le point de vue physiologique; les tubes dendritiquement ramifiés et à parois musculeuses n'ont qu'à amener et à éconduire des liquides. D'après cette analogie , on devrait s'attendre à ce qu'il n'y eût pas de limites bien exactes entre les canalicules glandulaires et les conduits excréteurs ; cependant la transition paraît être moins graduelle ici qu'entre les vaisseaux capillaires d'une part, et les artères ou les veines de l'autre. Au rein , l'abouchement des tubes sécrétoires dans les conduits excréteurs est parfaitement marqué, et tout au plus pourrait-on demander, en ce qui concerne les *ductus papillares*, s'il faut les ranger au nombre des premiers ou des seconds. J'ai fait connaître précédemment la manière dont la tunique musculeuse se comporte dans les glandes à grappe : il reste encore à examiner jusqu'où s'étend le canal déférent. Quant à ce qui concerne l'épithélium , celui des testicules conserve la forme cylindrique de ses éléments jusque dans les canalicules glandulaires (1), et, eu égard

(1) Purkinje a observé les petits cylindres dans le canal de l'épididyme *Naturforscher in Prag*, 1838, p. 174 .

aux glandes à grappe, je n'oserais pas affirmer que l'épithélium à cylindres ne se transforme pas déjà en épithélium pavimenteux dans les ramifications déliées du conduit excréteur ; mais je me suis convaincu que, même les faibles branches de celui des glandes mammaires conservent leur couche de petites cellules pavimenteuses claires lorsque, pendant la lactation, les granules se remplissent de cellules contenant de la graisse.

Depuis Haller, on connaît, au conduit excréteur du testicule, un appendice en cœcum, le *vas aberrens,* qui naît du canal déférent, à l'endroit où celui-ci s'infléchit pour entrer dans l'épididyme. Il est souvent très long, recourbé un grand nombre de fois sur lui-même, rarement bifurqué ou multiple. Suivant Lauth, il est généralement plus étroit à son embouchure qu'à son cul-de-sac ; son diamètre est d'environ 0,12 ligne : on n'a encore examiné ni sa structure ni son contenu. E.-H. Weber (1) le considère comme une branche non développée du conduit excréteur ; il a trouvé de pareils diverticules en cul-de-sac, mais courts, sur les conduits hépatique et pancréatique. Les conduits excréteurs du foie, du testicule et des reins forment, avant leur embouchure, un réservoir vésiculeux, soit d'une manière directe, soit de telle sorte que la vésicule tient au conduit par un pédicule plus ou moins long, et que le contenu de ce dernier n'y peut refluer qu'autant que l'ouverture extérieure est close. Les canaux lactifères offrent aussi, mais à un degré moins prononcé, des dilatations dans lesquelles le produit sécrétoire peut s'amasser.

Vaisseaux et nerfs des glandes.

Les glandes sont un des tissus les plus riches en vaisseaux. Tantôt les troncs vasculaires pénètrent par un seul point, d'où ils se répandent à travers toute la glande (foie, testicule, rein), tantôt ce sont de petites branches qui gagnent de différents côtés la surface, pour se porter dans l'intérieur. Les petits troncs suivent le tissu cellulaire qui sépare les lobes et les lobules les uns des autres : au testicule, ils commencent par se diviser en ramifications des plus déliées sur les cloisons des lobules (2) ; au rein, on voit les petits troncs veineux former, par leurs anastomoses, des mailles polygones à la surface de la substance corticale, et envoyer dans l'intérieur des mailles

1) MUEHLHAUSEN, *Anh. thym.*
2) LAUTH, *loc. cit.,* p. 7.

des ramuscules qui vont à la rencontre des branches artérielles (1). J'ai déjà fait connaître les particularités qu'offre la distribution des vaisseaux dans le foie. Les capillaires finissent par entourer de leurs réseaux les éléments, lobules ou canalicules ; la forme des mailles se règle sur celle des parties élémentaires ; elles sont longitudinales sur les petits tubes (2), régulières sur les vésicules (3). J'ai parlé plus haut des enroulements des capillaires dans le rein. Au reste, les plus petits vaisseaux ne sont situés ni dans le tissu cellulaire, ni, comme on le dit ordinairement, dans la paroi des canalicules sécrétants, mais entre ces derniers.

On ignore comment les vaisseaux lymphatiques se comportent dans l'intérieur des glandes.

On ne connaît de nerfs que dans les grosses glandes, où ils semblent appartenir aux vaisseaux. Ce sont des branches ou du grand sympathique ou du système cérébro-spinal, qui forme des plexus sur les artères, avec lesquelles elles se perdent dans l'intérieur de la glande. Les branches du grand sympathique sont, comme on sait, pourvues de renflements ganglionnaires jusqu'à leur entrée dans les glandes ; mais Remak (4) et Pappenheim (5) n'ont pu découvrir de ganglions dans l'intérieur de celles-ci, du moins dans les reins. J. Muller (6) a suivi les nerfs assez loin dans la substance du rein de cheval, et Pappenheim a vu des branches d'un diamètre inférieur à 0,12 ligne, qui en étaient entourées. Suivant Muller, les ramifications nerveuses ne s'éloignent jamais des vaisseaux sanguins ; mais ce qui prouve que la glande elle-même et les conduits excréteurs reçoivent aussi des nerfs, c'est la sensibilité, obtuse à la vérité, du tissu glandulaire, et la contractilité que personne ne conteste aux conduits, du moins dans leurs troncs.

Nature chimique du tissu glandulaire.

Nous ne possédons point encore d'analyse chimique du tissu glandulaire ; car, avec la méthode suivie jusqu'ici, qui consistait à cou-

(1) CAYLA, *Loc. cit.*, p. 29, fig. 3.

(2) Berres (tab. XV) a donné une figure des canalicules spermatiques, avec leurs vaisseaux.

(3) Suivant Berres *loc. cit.*, p. 138, tab. IV, fig. 23, les grains glanduleux de la glande salivaire seraient entourés d'un simple anneau vasculaire.

(4) *Medicinische Vereinszeitung*, 1840, n° 2.

(5) MULLER, *Archiv*, 1840, p. 536.

(6) *Gland. secern.*, p. 113.

per une glande en morceaux, à la broyer, à la filtrer, à la traiter par les réactifs (1), on avait, non seulement la tunique propre, les membranes des cellules endogènes, les noyaux et les granules élémentaires, le contenu liquide des cellules et celui des canalicules, mais encore les tuniques et le contenu des conduits excréteurs, des vaisseaux sanguins et des lymphatiques, le tissu cellulaire interstitiel et les nerfs. Il serait d'autant plus téméraire de tirer aucune conclusion d'analyses semblables, qu'elles remontent, pour la plupart, à une époque où les connaissances à l'égard des matériaux immédiats de l'organisme animal étaient plus imparfaites encore qu'elles ne le sont aujourd'hui. Eberle s'est donc trop empressé (2) de déclarer la substance des glandes identique avec le produit excrété. Naturellement l'analyse d'une glande traitée comme il vient d'être dit, doit fournir des produits analogues à ceux de la sécrétion, et l'on est bien plutôt en droit d'être étonné de ce que Berzelius n'a pas pu découvrir d'urée dans la substance du rein. Les expériences faites sur les membranes muqueuses, semées de nombreuses glandes en cœcum, notamment sur celle de l'estomac, sont un peu plus pures, parce qu'ici la masse des tissus étrangers est moins considérable, proportion gardée (3) ; cependant ces analyses, dans lesquelles on ne s'est point attaché à opérer une séparation rigoureuse des éléments, sont également frappées de stérilité. Pour qu'elles pussent avoir de la valeur, il faudrait qu'on considérât à part la tunique propre, les

(1) Il existe de telles analyses du foie par Braconnet, Fromherz et Gugert (GMELIN, *Chemie*, t. II, p. 1369 ; BERZELIUS, *Traité de chimie*, t. VII, p. 170), et Eberle (*Verdauung*, p. 178) ; du pancréas, par Eberle *Ibid.*, p. 222), et des reins, par Braconnot (GMELIN, *loc. cit.*) et Berzelius (*Traité de chimie*, t. VII, p. 334). Berzelius trouve surprenant que le parenchyme du foie se dissolve en grande partie dans l'eau. Cependant, ce qui passe à travers le filtre est un liquide trouble, tenant très probablement en suspension les cellules séparées les unes des autres par le broiement. Les reins se convertissent de même presque entièrement en liquide quand on les broie. Sur le fibre reste une masse fibreuse (canalicules, vaisseaux, membranes de cellules) dont les réactions ressemblaient assez à celles de la masse de la tunique fibreuse des artères : elle ne contenait ni fibrine ni tissu cellulaire. Le liquide obtenu par la filtration était trouble (ce qui tenait à des cellules et à des fragments de cellules).

(2) *Loc. cit.*, p. XI.

(3) Eberle a analysé la membrane muqueuse de l'estomac, de l'intestin grêle, du cœcum et du gros intestin (*loc. cit.*, p. 127, 260, 341, 355), et il a trouvé qu'à l'exception d'un résidu qui ne fut point examiné, elle ressemblait à la sécrétion respective de chaque organe. Wasmann (*De digest.*, p. 13)

cellules endogènes et leur contenu, enfin la partie liquide du contenu des canalicules glandulaires. Quant à ce qui regarde la tunique propre, dépourvue de structure, tout ce que je puis dire d'elle, c'est qu'elle est insoluble dans l'eau et l'acide acétique, et sous ce rapport elle se comporte de la même manière dans toutes les glandes. La membrane des cellules endogènes paraît crever dans l'eau, sans se dissoudre; l'acide acétique la dissout, laissant le cytoblaste; à cet égard encore, il y a similitude entre les glandes, quelque diverses que puissent être leurs sécrétions. Je n'ai pu soumettre le contenu des cellules endogènes à aucune analyse chimique; cependant l'observation microscopique nous apprend que ces cellules renferment de la graisse dans les glandes dont la sécrétion est mêlée de graisse, quoiqu'on trouve aussi de la graisse libre, en gouttelettes éparses, dans la glande mammaire. Il est donc probable que le contenu des cellules offre des différences correspondantes à celles des produits sécrétoires. La chose est certaine par rapport à la matière liquide qui est contenue, avec les cellules, dans les canalicules glandulaires les plus grêles. Wasmann a découvert que les vésicules glandulaires les plus inférieures de l'estomac, celles qui sont les plus jeunes et isolées, dissolvent l'albumine, et contiennent par conséquent de la pepsine, lorsqu'elles ne renferment pas encore de cellules endogènes, mais seulement des granules élémentaires. Quand j'écrasais la vésicule terminale d'une petite glande mucipare, la portion liquide de la masse qui s'écoulait, s'étirait sur-le-champ en filaments déliés et grenus, semblables à des filaments de fibrine, que l'acide acétique étendu pâlissait, et qui reprenaient leur teinte obscure par une addition d'eau; une grande quantité d'acide acétique faisait coaguler de suite la masse, de manière qu'elle représentait une membrane obscure. Le liquide que je retirais des glandes salivaires et du pancréas ne produisait pas cette réaction.

Parties constituantes microscopiques des sécrétions.

Le contenu des canalicules glandulaires est évacué au-dehors, tantôt continuellement, tantôt seulement à certaines époques, et

a fait voir que la portion de la membrane muqueuse stomacale qui contient les glandes en cœcum et en grappe, est la seule qui se dissolve dans les acides, et qui digère comme le suc gastrique; les autres portions ne font que se renfler dans les acides étendus; elles ne dissolvent l'albumine qu'avec lenteur dans l'eau acidulée, et ne tardent pas à perdre leur puissance dissolvante.

il paraît ainsi à la surface du corps, sous la forme de sécrétion ou d'excrétion.

On rencontre, dans la plupart des sécrétions, les éléments microscopiques du contenu des canalicules glandulaires, en quantité très variable cependant ; là ils forment un principe constituant essentiel et nécessaire, tandis qu'ailleurs ils ne se présentent qu'épars ou en flocons isolés. La bile et l'urine paraissent ne point renfermer de particules microscopiques, dans les conditions normales. On peut donc séparer les sécrétions, comme les liquides nourriciers, en portion liquide, sérum, ou, plus exactement, plasma, et corpuscules suspendus. Cette distinction est reçue depuis long-temps pour le lait : le liquide qui reste après que les corpuscules et la matière caséeuse se sont séparés autant que possible, porte le nom de *serum lactis*, petit-lait. Le petit-lait combiné avec la partie coagulable pourrait être appelé *plasma du lait*. Mais il ne faut pas confondre, avec les corpuscules des excrétions, les cellules épithéliales accidentellement détachées des conduits excréteurs ou des canaux, cellules sur lesquelles coule le liquide sécrété, et qu'il entraîne avec lui. On trouve aussi de ces cellules dans la bile et l'urine, et elles existent, avec les éléments essentiels, dans le sperme, la salive, le suc muqueux (1), etc. Il va sans dire que les corpuscules ainsi mélangés ressemblent aux cellules des épidermes sur lesquels se meut la sécrétion : ils sont souvent réunis en petits segments de membrane : leur forme est cylindrique dans la bile, pavimenteuse, aux divers degrés de volume et d'aplatissement, dans le suc muqueux et la salive; dans la sueur nagent de petites plaques d'épiderme ; dans l'urine et le sperme, des cellules plates, ovales et polygones, provenant de l'urètre, etc.

Corpuscules du mucus.

Parmi les corpuscules essentiels des excrétions, c'est-à-dire ceux que ces dernières entraînent avec elles hors des vésicules glandulaires, les plus répandus sont ceux du mucus, et aussi ceux de la salive ou de la sueur (2). On les trouve dans toutes les espèces de sucs muqueux, dans les larmes, la salive, la sueur, l'humeur prostatique et celle des glandes de Cowper qui humecte l'orifice de

(1) Je donne ce nom, avec Burdach, au produit sécrétoire liquide des glandes muqueuses.

2) Pl. V, fig. 22.

l'urètre à la suite d'érections prolongées. La membrane visqueuse qui revêt les parois de l'estomac pendant la digestion, contient également des corpuscules muqueux, mais dont la plupart ont leur enveloppe dissoute. Du reste, on les rencontre sous toutes les formes et à tous les degrés de développement que nous avons constatés dans l'intérieur des vésicules glandulaires : cependant les plus gros sont plus communs, et quelques uns acquièrent un diamètre de 0,007 ligne : on découvre aussi des granules élémentaires, et avec eux parfois de très petites molécules dont on ne saurait si elles sont identiques avec la masse à grains fins qui adhère quelquefois à la paroi des cellules endogènes, ou si elles sont précipitées d'une substance quelconque, organique ou inorganique, provenant du sérum de la sécrétion. Des cellules bien développées, dont le noyau ne soit plus susceptible de se diviser par l'action de l'acide acétique, se voient rarement parmi les corpuscules muqueux. Peut-être tirent-elles leur origine de celles des vésicules glandulaires dans lesquelles les cellules endogènes ont commencé à former un épithélium. Par l'effet du repos, les corpuscules muqueux, du moins les plus gros, gagnent le fond, et forment la plus grande partie du sédiment qu'on est convenu de décrire comme un mucus mêlé aux diverses sécrétions (1).

(1) Les globules de la salive ont été vus d'abord par Asch (*Nat. spermatis*, 1756, p. 78) et Leeuwenhoeck (*Philos. Trans.*, n° 106, 1764, p. 121), puis par Tiedemann (*Rech. sur la digestion*, trad. par A.-J.-L. Jourdan, t. I), E.-H. Weber HILDEBRANDT, *Anatomie*, t. I, 1830, p. 164), J. Muller (*Physiologie*, t. I, p. 508), Krause (*Anatomie*, t. II, 1836, p. 450) et Sebastian (VAN SETTEN, *De saliva*, 1837, p. 12). Weber les a vus ronds, de grosseur inégale, ayant, terme moyen, 0,004 à 0,005 ligne ; ils se gonflaient dans l'eau, se divisaient en parties plus petites, devenaient moriformes, et montraient au centre une tache ayant de la ressemblance avec le noyau des globules du sang. Suivant Krause, leur diamètre varie de 0,012 à 0,0025 ligne. Sebastian les a observés dans la salive qu'il avait recueillie d'une fistule, et il a prouvé par là qu'ils ne proviennent pas de la cavité buccale. Cependant il les croit à peine différents des corpuscules muqueux, et Krause les désigne positivement sous ce dernier nom.

Gorn a découvert les corpuscules muqueux (*De ptitata*, 1718, p. 11), dont il a même déjà signalé le noyau (*singulorum centra lucidum quid circumquaque radians exhibent*). Ces corpuscules ont été mesurés par Weber (*loc. cit.*, p. 162), R. Wagner (*Mens. microm.*, 1833) et Krause (*Anatomie*, t. I, p. 88). Les indications flottent entre 0,001 et 0,01 ligne. Cette différence provient de ce que tout ce qui nage dans le mucus, depuis les granules élémentaires jus-

Vésicules adipeuses.

Les vésicules adipeuses sont un élément constant et essentiel de certaines sécrétions. Je ne parle point ici des gouttelettes de graisse qui se rencontrent dans beaucoup de liquides organiques, par conséquent aussi dans le sérum de certaines sécrétions, et qui sont apercevables au microscope, parce qu'elles ne se mêlent point avec l'eau. J'ai indiqué, dans le premier volume, comment on distingue ces gouttelettes des vésicules adipeuses. Elles se rencontrent dans le mucus, l'urine, la bile, mais seulement sous l'influence de conditions pathologiques. On les observe dans le lait, accompagnées de véritables vésicules adipeuses.

Les sécrétions qui contiennent constamment des vésicules adipeuses sont le cérumen des oreilles et le lait. Peut-être aussi y en a-t-il dans le produit sécrétoire des glandes des follicules pileux, des glandes de Meibom et des autres glandes sébacées; mais, chez les sujets qui jouissent d'une bonne santé, on ne peut se les procurer en quantité suffisante, ni les voir isolées. La substance qui s'accumule morbidement dans les follicules pileux est composée de cellules plates, dans lesquelles la graisse est déposée en gouttelettes isolées. Dans le cérumen des oreilles, les vésicules adipeuses ont un volume très égal, de 0,0018 ligne; elles sont rondes ou un peu anguleuses. Quant aux globules du lait (1), on en trouve des dimensions les plus variées,

qu'aux cellules d'épithélium de la cavité buccale, a été réuni sous le nom de corpuscules muqueux.

Gurlt (*Physiologie*, 1837, p. 195) a distingué, dans la sueur, outre de petits fragments d'épiderme, des corpuscules de 0,0009 à 0,003 ligne, quelquefois réunis en globules plus gros, et d'autres corpuscules à noyau, en partie aplatis, dont le diamètre est de 0,007 à 0,008. Ces derniers paraissent être des squamules d'épiderme, et les premiers des granules élémentaires, associés à des corpuscules muqueux.

Les recherches des modernes sur l'épiderme ont seules permis d'établir, entre les cellules de l'épithélium et les corpuscules muqueux, une distinction, sans laquelle il n'y avait pas moyen d'étudier ces derniers avec soin. Relativement à la structure intime, l'histoire des corpuscules muqueux est intimement liée à celle des corpuscules du pus, dont j'ai traité, dans le premier volume, aussi longuement que mon sujet le comportait. En effet, il y a identité entre les deux classes de corpuscules, sous le point de vue morphologique. L'avenir nous apprendra jusqu'à quel point on doit les séparer par rapport à leur mode de formation et à leur signification.

(1) Pl. V, fig. 21, E.

jusqu'à un diamètre de 0,014 ligne : cependant les gros sont rares (1).
La plupart du temps, ils sont parfaitement sphériques. Leurs caractères optiques ressemblent à ceux des cellules adipeuses. Les plus
gros sont jaunâtres, avec un bord obscur à la lumière transmise,
d'un éclat nacré à la lumière incidente. Ils existent en quantité
énorme dans le lait, et pour en apercevoir qui soient isolés, il faut
étendre de beaucoup d'eau une goutte de ce liquide. Par l'effet du
repos, ils gagnent la surface, les plus volumineux d'abord, parce
qu'ils offrent moins de surface, proportionnellement à la masse, ce
qui fait qu'ils sont moins retenus par adhésion. Le sérum tient encore de petits globules du lait en suspension au bout d'un grand
nombre de jours, et il n'y a pas moyen de les en séparer : suivant
Donné, on peut obtenir les plus gros à l'aide de la filtration 2). Souvent ils sont réunis en amas plus ou moins volumineux, qui alors
paraissent fort obscurs (3) : cependant cette particularité semble ne
point avoir lieu dans le lait parfaitement normal.

Traités par l'acide acétique étendu, les globules du lait subissent
peu à peu un changement remarquable. Quelques uns d'entre eux
deviennent ovales, comme des perles, ou prennent la forme d'un bis-
cuit ; chez d'autres, on voit apparaître graduellement, sur un ou
plusieurs points, un globule plus petit, qui repose sur le bord, et
grossit d'une manière insensible. Si l'on contemple la goutte de lait
dans cet état, la plupart des globules paraissent renfermer un noyau,
parce que les nouvelles gouttelettes qui se sont produites à leur
surface se trouvent presque toutes situées directement en haut ou
directement en bas, et que leur contour est embrassé par celui du
globule, comme par un cercle concentrique. Cette disposition devient bien évidente lorsqu'on fait couler la goutte. Dans les globules
du lait qui ont plus de volume, le globule opposé se prolonge, après
une action long-temps continuée de l'acide acétique, en une sorte
de broche arrondie, ou aussi en un court collier de perles, parce
que derrière le premier globule il s'en forme un second, puis un
troisième, qui restent tons unis ensemble (4). Le globule du lait

(1) 0,0030 ligne, Schultze. — 0,0006 à 0,0037, la plupart 0,0012, Krause.
— Jusqu'à 0,0044, Raspail. — 0,0008 à 0,0044, Donné. — Jusqu'à 0 0022,
F. Simon. — Jusqu'à 0,01, H. Nasse. — 0,0009 à 0,0041, Harting.

(2) *Du lait*, p. 10, dans *l'Institut*, n° 312.

3) Pl. V, fig. 21, D.

4) Pl. V, fig. 21, F.

ainsi métamorphosé a la plus grande analogie extérieure avec les champignons de la fermentation du vin et de la bière (*Torula cerevisiæ*, Turpin) : seulement le globule primitif, celui d'où partent les prolongements, se distingue toujours des autres par sa grosseur. Si l'on ajoute davantage d'acide acétique, les globules du lait et leurs prolongements de nouvelle formation semblent comme affaissés, avec des bords lisses, mais irréguliers ; on les voit se rapprocher les uns des autres, et se réunir en grands flocons, ressemblant parfaitement à de la graisse fondue qui a coulé d'une manière irrégulière. Lorsqu'à une goutte de lait on ajoute deux gouttes d'acide acétique concentré, et qu'on met ensuite le mélange sous le microscope, on n'aperçoit plus aucun globule régulier de lait, ou du moins on n'en découvre que fort peu ; la plupart se sont réduits en une ou quelques pellicules irrégulières, qu'à l'œil nu déjà on distingue sur la surface de la goutte, qui d'ailleurs est devenue claire. Les mêmes changements s'opèrent dans l'espace de quelques jours, lorsque le lait, abandonné à lui-même, s'aigrit par la métamorphose de son sucre (1).

La manière dont les globules du lait se comportent avec l'acide acétique prouve que ce ne sont pas de simples molécules de graisse, et qu'une membrane indépendante les entoure. La dissolution graduelle de cette membrane par l'acide acétique occasionne la transformation que les globules du lait subissent, la substance incluse commençant par distendre irrégulièrement l'enveloppe, après quoi elle s'échappe çà et là, et ne se réunit en gouttelettes que quand l'enveloppe est entièrement dissoute. D'autres faits encore parlent en faveur de cette conclusion. J'ai souvent répété l'expérience suivante. On laisse une goutte de lait digérer pendant quelques minutes avec de l'éther ; elle reste blanche, et, sous le microscope, les globules paraissent peu changés, légèrement rugueux, ridés, en partie comme affaissés. Qu'on ajoute un peu d'acide acétique, la goutte redevient claire, et les globules subissent les changements que j'ai décrits plus haut. Si, après que l'acide acétique est en grande partie évaporé, on verse quelques gouttes d'éther, toutes les

---

1 En même temps se développent dans le lait les éléments propres à la formation de la moisissure ou fermentation, qui, comme je l'ai dit, ressemblent d'abord à des globules du lait dont la forme a changé. Turpin (*Ann. des sc. nat.*, 2ᵉ série, t. VIII, p. 288) a été conduit par là à l'opinion erronée que les globules du lait eux-mêmes se transforment en moisissures.

parties constituantes microscopiques qui avaient troublé la goutte disparaissent instantanément, et seulement après la volatilisation de l'éther la graisse cristallise en groupes d'aiguilles, ou se précipite en grosses gouttes.

Les globules du lait ne changent pas non plus aisément dans l'alcool bouillant; mais pour peu qu'on ajoute d'acide acétique à la liqueur pendant qu'elle bout, qu'elle est encore trouble, et qu'elle contient des flocons plus ou moins volumineux, elle s'éclaircit sur-le-champ. Les globules du lait ont disparu, et ils ne reparaissent plus, même après la volatilisation de l'alcool et de l'acide acétique. A leur place, le résidu contient des aiguilles cristallines et de petits globules obscurs, de volume parfaitement égal.

Ainsi l'éther et l'alcool n'attaquent point les globules du lait tant qu'ils conservent leur enveloppe, qui se dissout dans l'acide acétique. Mais si l'on fait digérer du lait, soit pendant long-temps avec de l'éther, soit avec de grandes quantités de ce menstrue, ou si on le fait bouillir avec beaucoup d'alcool, les globules du lait disparaissent aussi, parce que l'enveloppe crève par le fait de l'ébullition, après quoi il ne reste plus qu'un résidu blanc, grenu, qui se dissout dans l'acide acétique, et qui, comme l'a fait voir F. Simon (1), se compose des enveloppes vides. Cet observateur a trouvé dans le résidu du lait de femme desséché et traité par l'éther, non seulement une grande quantité de morceaux irréguliers de matière caséeuse coagulée, mais encore beaucoup de fragments de globules, et même des globules presque complets, auxquels il ne manquait qu'un petit segment.

Il n'est pas sujet à question que les globules renferment de la graisse, et, qu'à part les gouttelettes d'ailleurs assez rares de cette substance, ils contiennent toute celle du lait. Sa quantité, dans le lait de femme, s'élève, suivant F. Simon, de 5,40 (maximum) à 0,80 (minimum) pour cent. C'est un mélange de stéarine, de margarine et de butyrine : cependant cette dernière y est moins abondante que dans le lait de vache. Elle entre en fusion à $+$ 29 degrés (Simon).

Il est difficile de dire quelle substance forme la membrane externe des globules de lait. Toute porte à croire qu'elle se compose de matière caséeuse, qui se trouve aussi en dissolution dans le sérum du

_____

(1) *Medicinische Chemie*, t. I, p. 75.

lait, et à l'égard de laquelle on pourrait admettre, par conséquent, qu'elle se condense en membrane à la surface des gouttelettes de graisse. Comme la matière caséeuse du lait de femme n'est point précipitée par l'acide acétique, nous manquons d'un des meilleurs caractères pour la distinguer de l'albumine. Au reste, la manière dont se comporte chimiquement la membrane des globules du lait ne met point obstacle à ce qu'on la regarde comme formée de matière caséeuse. La teinture de noix de galle, qui coagule cette dernière, produit des flocons, d'un aspect faiblement grenu, qui emprisonnent et réunissent les globules non altérés du lait : les flocons se redissolvent dans l'acide acétique, puis les globules du lait se dispersent de nouveau, et subissent le genre de changement qui a été indiqué plus haut. Les globules du lait n'éprouvent aucune altération dans une dissolution d'alun.

Corpuscules du colostrum.

Le colostrum, que les glandes mammaires sécrètent avant l'accouchement, et quelque temps encore après, diffère du véritable lait, sous le point de vue microscopique, par les corpuscules particuliers qu'il contient (1). Ces corpuscules sont la plupart parfaitement ronds : cependant il y en a aussi qui sont aplatis en manière de disque, ou ovales, réniformes, etc. Leur diamètre varie entre 0,0063 et 0,0232 ligne ; terme moyen de dix-huit mesures, il est de 0,0111 (2). On y distingue très nettement une masse plus molle, plus claire, faiblement grenue, qui en fait la base, et de petits globules ronds, bien délimités, semblables à des globules de graisse, qui sont plus ou moins serrés les uns contre les autres dans l'intérieur de cette masse, souvent aussi manquent tout-à-fait, surtout vers le bord (3). Les plus petits ne contiennent que quelques petits globules, et souvent un plus gros (4) ; dans les gros, on trouve un, deux, et même plusieurs globules de graisse, qui se comportent alors comme leurs noyaux (5), tandis que la plupart des autres ne dépassent point le volume des corpuscules du pigment. Ordinairement le bord des corpuscules de colostrum offre des con-

(1) Pl. V, fig. 2, A-C.
(2) 0,0006 à 0,0096 ligne, Harting. — 0,005 à 0,01, Nasse.
(3) Pl. V, fig. 21, B.
(4) Pl. V, fig. 21, A.
(5) Pl. V, fig. 21, C.

tours bien arrêtés, de sorte qu'il semblerait que les globules qui les constituent, sont enveloppés d'une membrane lisse ; dans d'autres cas, ce bord est irrégulier, et alors les corpuscules ressemblent à des amas de petits granules, dont on voit même çà et là quelques uns faire saillie au delà du bord de l'agrégat. Suivant Donné (1) les corpuscules du colostrum ne changent point dans les alcalis, et se dissolvent dans l'éther ; la dissolution aqueuse d'iode leur fait prendre une belle couleur jaune (2). Je n'ai pu non plus les retrouver dans du colostrum que j'avais agité avec de l'éther ; mais il ne m'a point été possible de suivre ce qui se passe durant la dissolution, attendu qu'il y a presque impossibilité, quand on traite un objet par l'éther, de le maintenir au foyer du microscope. La chose est plus facile avec l'acide acétique, et je me suis convaincu de la manière la plus péremptoire que cet acide, quand on en met une assez grande quantité, dissout la substance qui unit les petits granules, après quoi ceux-ci se dispersent d'eux-mêmes ou par une légère pression. Les corpuscules du colostrum ne sont donc pas, comme on pourrait le présumer, des cellules renfermant un contenu grenu ; ce sont réellement des amas ou des agrégats de granules, non renfermés dans une enveloppe, mais agglomérés dans une substance amorphe. Gueterbock croit avoir remarqué une fois qu'après l'addition de l'éther, les granules des corpuscules du colostrum se dissolvaient, et laissaient une membrane très transparente. Ces corpuscules diffèrent des conglomérats précédemment cités des globules du lait par leur forme régulière et par la petitesse des granules ; ils s'en distinguent aussi, selon Gueterbock, en ce que les conglomérats des globules du lait se laissent disgréger par la pression, ce qui n'arrive point aux corpuscules du colostrum, et que ces derniers sont colorés par l'iode, qui n'agit pas sur les premiers. Cependant on rencontre parfois des amas si régulièrement ronds ou ovales de globules du lait, et d'un autre côté des corpuscules de colostrum renferment tant de grosses gouttelettes de graisse incluses (3), qu'on ne peut totalement écarter l'idée qu'il y a réellement transition des uns aux autres.

Suivant Donné (4) les globules du colostrum sont encore mal

(1) *Loc. cit.*, p. 23.
(2) Donné, dans Muller, *Archiv*, 1839, p. 183.
(3) Pl. V, fig. 21, C et D.
(4) *Loc. cit.*, p. 21.

formés, irréguliers, et d'inégale grosseur; quelques uns, dit-il, ressemblent à de grosses gouttes d'huile, mais la plupart sont très petits, et forment comme une sorte de poussière dans le liquide. H. Nasse est d'accord avec Donné, sous ce rapport. Je n'ai pas remarqué dans le colostrum des différences de grosseur plus prononcées que celles qu'on voit dans le lait; en outre, comme je l'ai dit, les globules du lait agglomérés en tas ne s'observent pas dans le colostrum seulement, quoiqu'ils paraissent y être plus communs que dans le lait. Donné pense que les corpuscules du colostrum ne disparaissent du lait que vers le vingtième jour après la naissance; je les ai trouvés jusqu'au huitième, ainsi que F. Simon et H. Nasse; mais parfois ils manquaient dès avant ce terme. D'Outrepont (1) prétend qu'ils ne dépassent point le troisième jour. Ils reparaissent pendant la menstruation. Donné (2) les a vus aussi à des époques plus éloignées, quand la sécrétion du lait était altérée par la maladie, et il veut qu'on puisse par là distinguer le mauvais lait du bon (3).

Des faits précités on peut conclure que, pendant les derniers

---

(1) Buscus *Zeitschrift*, t. X, p. 1.

(2) *Loc. cit.*, p. 33.

(3) Leeuwenhoek a décrit le premier (*Opera*, t. III, p. 112) les globules du lait. Ils ont le sixième de la grosseur des globules du sang, et sont souvent réunis deux, trois ou quatre ensemble. On en voit nager à la surface beaucoup, de grosseur diverse, qui semblent contenir la graisse ou le beurre. Hewson, *Exp. Inq.*, t. I, p. 142) les compare aux globules du sérum lactescent. Treviranus (*Vermischte Schriften*, t. I, p. 121) les regarde comme des globules de graisse. E.-H. Weber (HILDEBRANDT, *Anatomie*, t. I, p. 162) les croit composés de substance caséeuse et de graisse. Raspail (*Chimie organ.*, t. II, p. 181) prétend avoir vu, au microscope, qu'ils possèdent une enveloppe albumineuse, transparente, non granulée; il dit que les uns sont de l'albumine et les autres de la graisse. Donné (*Du lait*, 1837, p. 11) l'a réfuté en faisant remarquer que tous disparaissent dans l'éther. Il les croit organisés parce qu'ils se développent peu à peu, qu'ils ont un volume à peu près constant, qu'ils ne se confondent point les uns avec les autres, mais il n'a pu y découvrir de membrane extérieure, et regarde comme plus probable qu'ils ont une base celluleuse. Je pense que les expériences rapportées dans le texte et que j'ai publiées déjà dans FRORIEP, *Neue Notizen*, n° 223), jointes à l'observation précitée de F. Simon, mettent l'existence d'une enveloppe membraneuse hors de doute. Fuchs (GURLT et HERTWIG, *Magazin*, t. VII, p. 2) a répété et confirmé mes expériences. H. Nasse (MULLER, *Archiv*, 1840, p. 260) distingue des globules d'huile et des globules de crème; ces derniers se font remarquer, suivant lui, par leur opacité et leur surface à facettes; ils ne se produisent que hors de la glande mammaire, par une métamorphose

temps de la grossesse et les premières périodes des couches, le lait parcourt une série de métamorphoses; mais les observations ne suffisent pas pour déterminer quelle est la marche du développement, en particulier de celui des globules. H. Nasse, qui a vu, dans les vésicules de la glande mammaire, et dans le lait lui-même, conjointement avec les corpuscules de colostrum, des squamules chargées de particules de graisse et ayant le volume des cellules de l'épiderme, rappelle le fait souvent observé de globules adipeux devenus cellules par développement, et émet la conjecture que les globules du lait pourraient bien être renfermés d'abord dans des

des globules du lait, que Nasse attribue à l'influence de l'air, et qui, selon moi, est l'effet du refroidissement et de la solidification de la graisse.

Donné (p. 17) croit que le lait, outre les globules, tient en dissolution une petite quantité de graisse, parce que l'éther indique la présence de cette dernière dans le lait qui a été filtré. Mais lui-même convient qu'un certain nombre de globules traversent le filtre, et son assertion qu'ils sont hors de proportion avec la graisse restante me paraît fort hasardée.

Les corpuscules du colostrum ont été découverts par Donné (*loc. cit.*, p. 22), qui les a nommés *corps granuleux*. Il les compare à des amas de petits granules renfermés dans une enveloppe transparente, et au centre desquels se trouve souvent un globule, qui ressemble à un véritable globule du lait. Il admet qu'ils sont formés de graisse et d'une matière muqueuse particulière. F. Simon (MULLER, *Archiv*, 1839, p. 11) a combattu leur existence, et cherché d'une manière peu plausible à expliquer l'erreur de Donné; mais après que le corps granuleux eut été admis par Donné lui-même (*Ibid.*, p. 182), par Gueterbock (*Ibid.*, p. 184) et par moi (*loc. cit.*), il s'empressa de retirer ses objections (MULLER, *Archiv*, 1839, p. 187). Gueterbock les regarde comme des cellules qui sont remplies de petits globules analogues aux noyaux de ceux du pus. Leur manière de se comporter avec l'acide acétique s'élève contre cette hypothèse : cependant Nasse conteste la solubilité du moyen d'union dans l'acide acétique. Mandl (*Ibid.*, p. 250) croit qu'ils proviennent de l'agrégation fortuite de globules plus petits, et donne pour preuve qu'ils renferment parfois de gros globules du lait.

Je ne puis partager l'opinion de Donné, quand il considère les corpuscules du mucus comme un élément constant et caractéristique du colostrum (p. 23). Jamais je n'en ai vu ; cependant je ne nierai pas qu'ils ne puissent se rencontrer accidentellement, puisque la glande mammaire en contient avant le développement du lait. S'ils étaient mêlés en grande quantité au colostrum ou au lait, on devrait conclure de là qu'il s'est développé une inflammation ou formé un abcès dans l'intérieur de la glande mammaire.

On trouve des figures de globules du lait dans Donné (*Du lait*, fig. 1), Mandl (*Anatomie microscopique*, 2ᵉ série, 3ᵉ livraison, in-fol., fig.) et Gerber (*Allgemeine Anatomie*, tab. I, fig. 22); de corpuscules du colostrum, dans Donné et Mandl (*loc. cit.*, fig. 5).

enveloppes qui se détruiraient plus tard. On peut encore alléguer en faveur de cette hypothèse que la glande mammaire contient des corpuscules de mucus avant que la sécrétion du lait se développe. Les globules du lait se formeraient alors d'après le même type que les vésicules adipeuses d'autres sécrétions grasses, par exemple du cérumen des oreilles. Dans ce cas, les conglomérats denses et réguliers des globules du lait (1) devraient être considérés comme des corpuscules de colostrum parfaitement mûrs et sur le point de se disgréger, ce qui n'exclurait pas la possibilité que des globules du lait auparavant isolés s'accolassent les uns aux autres. Mais pour que cette conjecture se transforme en vérité établie, il est nécessaire qu'on découvre les cytoblastes dans les corpuscules de colostrum les moins remplis de graisse. Nasse n'en parle point; quelque peine que je me sois donnée, je n'ai jamais vu rien qui fût indubitablement un noyau. Les gros globules de graisse, qu'on pourrait être tenté de regarder comme des noyaux de cellules métamorphosés, sont souvent au nombre de deux, trois ou davantage, dans un seul corpuscule. Il reste donc encore indécis de savoir si 'a base soluble dans l'alcool des corpuscules du colostrum a la signification d'une cellule, et si, dans le lait, de même que dans le chyle, les granules élémentaires ou vésicules graisseuses, tant gros que petits, naissent isolément et ne se réunissent ensemble que plus tard.

Filaments spermatiques.

J'ai différé jusqu'ici de décrire les éléments microscopiques des liquides génitaux, et mon principal motif a été que les formes mûres de ces éléments, tels qu'ils sont évacués hors du corps, sont plus accessibles à nos moyens d'investigation et mieux connues que leurs premiers degrés de développement, cachés dans l'intérieur de la glande. Les recherches ont eu pour point de départ l'objet arrivé à sa perfection, et ce n'est que dans les temps les plus rapprochés de nous qu'on s'est efforcé de remonter jusqu'à son origine. Je conserverai la même marche, et commencerai par le sperme.

Le *sperme* de presque tous les animaux connus, chez lesquels on peut en distinguer un, fourmille de corpuscules filiformes, librement mobiles, qu'on appelle *animalcules spermatiques* ou *spermatozoaires*, nom sous lequel on les a introduits dans le système zoologique, comme constituant un genre particulier d'infusoires ou

_____
1) Comme dans la pl. V, fig. 21, D.

d'entozoaires. A l'exemple de Kœlliker, je les nomme *filaments spermatiques,* pour exprimer d'une manière positive que je ne les crois pas des habitants accidentels du sperme, des êtres doués d'une vie à eux propre, mais une espèce de particules élémentaires de l'organisme dans lequel ils se forment (1).

Les filaments spermatiques de l'homme (2) se composent d'une partie plus large et un peu aplatie, de couleur obscure, ou jaunâtre sous un certain mode d'éclairage, qu'on nomme tête, corps ou disque (3), et d'un long appendice cylindrique, appelé queue (4), qu'un étranglement sépare de la tête. La tête, vue à plat, est pyriforme, parfois tronquée un peu obliquement à l'extrémité, et dirigée en avant; couchée sur le côté, elle ressemble à un court bâtonnet, pointu en avant et en arrière. Elle a 0,0019—0,0025 de long, sur 0,0007 à 0,0013 de largeur dans sa partie la plus large; son épaisseur varie du tiers à la moitié de sa largeur. La queue est longue de 0,018 à 0,040 ligne; à sa base elle a environ le tiers de la largeur du corps, mais elle ne tarde pas à devenir plus mince, et se termine par une pointe extrêmement fine, qu'on n'aperçoit avec

(1) On trouve le passage suivant dans Leeuwenhock (*Opera,* t. IV, p. 57), concernant la découverte des filaments spermatiques : « N. Hartsocker (*Prœven der Doorsichtkunde s. Specimina dioptrices,* p. 223) dit qu'il a fait connaître les animalcules spermatiques en 1678 dans le Journal des Savants. J'attribue la découverte à Hamm. Il m'apporta, en 1677, de la matière gonorrhéique, dans laquelle il avait trouvé des animalcules à queue, qui, suivant lui, s'étaient produits par l'effet de la putréfaction. Ces animalcules ne vécurent que vingt-quatre heures. J'examinai ensuite du sperme humain frais, et j'y aperçus les mêmes corps. Ils ne remuaient que dans la portion liquide; dans l'épaisse, ils se tenaient immobiles. Ils étaient plus petits que les corpuscules du sang, arrondis, obtus en devant, pointus en arrière, avec une queue cinq ou six fois aussi longue que le corps. » La description de Leeuwenhoek parut, pour la première fois, dans les *Transactions philosophiques* (1677, décembre; 1678, janvier, février). Du reste, je renvoie ceux qui seraient curieux de détails historiques au travail d'Ehrenberg (*Infusionsthierchen,* p. 465). Les travaux modernes commencent à Prévost et Dumas (*Annales des sc. natur.,* 1824, t. I, p. 1, 167, 274), qui ont entrepris une série raisonnée de recherches sur un grand nombre d'animaux, et à Czermak (*Beitræge zur Lehre von den Spermatozoen,* Vienne, 1833), qui a essayé de classer zoologiquement les filaments spermatiques. Les nombreux travaux qui datent d'une époque plus récente seront relatés dans le cours de cet article.

(2) Pl. V, fig. 24, A, B.

(3) Pl. V, fig. 24, B, *a.*

(4) Pl. V, fig. 24, B, *b.*

certitude qu'autant que le filament se fixe par cette pointe, tandis que le reste de son corps flotte à droite et à gauche (1). R. Wagner (2) a observé que les filaments spermatiques affectent souvent des grandeurs diverses dans des individus différents, quoiqu'ils aient des dimensions très constantes dans le même. Chez un sujet, ils étaient arrondis, longs de 0,0012 ligne et au-dessous; chez un autre, tous avaient une longueur de 0,0020; l'un et l'autre semblaient être vigoureux. Lallemand (3) a fait la même remarque; il a trouvé quelquefois les filaments plus petits d'un tiers ou d'un quart que de coutume; mais il regarde les petits comme des formes imparfaitement développées, qui se rencontrent toujours chez les sujets dont la puissance masculine est diminuée; ces corpuscules sont moins nombreux aussi dans le sperme liquide; ils se meuvent moins vivement, et ne tardent pas à périr. La tête de ceux de l'homme paraît renfermer un globule plus petit, tantôt obscur, tantôt clair (4). Ce n'est là, je pense, qu'une simple apparence, provenant de ce que la tête est creusée en bateau, comme les corpuscules du sang des mammifères; comme elle est plus petite que ces derniers, et qu'elle exige par conséquent des grossissements plus considérables, on a encore plus de facilité ici à tomber dans l'illusion d'optique qui a régné si long-temps à l'égard des globules du sang (5).

1) Longueur totale, 0,0228 ligne, Lampferhoff. La tête, 0,0016-0,0018 de long, sur 0,0012 de large, et 0,0009 d'épaisseur; la queue, 0,0037 à 0,0062 de long, Krause. La tête, 0,0024 de long, sur 0,0015 de large, et 0,0007 d'épaisseur; la queue, à la base, 0,0004 d'épaisseur; longueur totale (avec la tête), 0,0019 à 0,021, Dujardin. Longueur de la tête, 0,0012 à 0,0016; longueur du corps entier, 0,020 à 0,022, R. Wagner.

(2) *Physiologie*, p. 13.

(3) *Annales des sc. natur.*, 2ᵉ série, t. XV, p. 45.

(4) Pl. V, fig. 24, B, *c*.

(5) Prevost et Dumas *Ann. des sc. nat.*, t. I, p. 168, 169, pl. I, fig. 3; IX, fig. 3; X, fig. 3; XI, fig. 4) avaient déjà observé une tache centrale claire dans le disque de beaucoup d'espèces de filaments spermatiques. Schwann et moi (MULLER, *Archiv*, 1835, p. 587), nous l'avons trouvée chez l'homme, et nous avons pensé que c'était un organe analogue au suçoir des distomes et des cercaires. Pour ce qui me concerne, je revins promptement de mon erreur, comme l'atteste Wiegmann (*Archiv*, 1837, t. II, p. 134), de sorte que je ne contesterai pas à Ehrenberg la priorité de cette découverte, qu'il revendique (*Infusorien*, p. 468). R. Wagner (*Icon. physiol.*, tab. I, fig. 1, *c, c*; fig. III, 4, *a*) figure la dépression des filaments de l'homme et du chien comme une tache circulaire. J. Muller (*Physiologie*, t. II, p. 635) croit que cette tache pourrait bien jouer le même rôle qu'un noyau par rapport à une

Au reste, cette tête me semble parfaitement homogène et sans nulle trace d'organisation (1). Wagner (2) a remarqué, à son extrémité, un petit nœud (3), qui, d'ailleurs, n'est point constant.

cellule. Lallemand (*loc. cit.*, p. 92) prétend en avoir prouvé la préexistence : autour d'elle s'accumule la masse du corps, comme l'œuf autour de la vésicule proligère. Dujardin partage mon opinion actuelle (*Annales des sc. nat.*, 2ᵉ série, t. VIII, p. 293); il dit : La différence d'épaisseur du disque, en produisant sur la lumière un effet de réfraction, a fait croire à l'existence d'un suçoir, d'une ventouse, ou même d'un système d'organes intérieurs.

(1) Ceci s'applique non seulement aux petits filaments spermatiques de l'homme, mais encore à ceux, beaucoup plus gros, de certains mammifères, notamment du lapin, du cabiai, du rat, etc., dont la tête a 0,003 à 0,005 ligne de long, en sorte qu'il devrait être plus facile d'y découvrir des organes intérieurs, s'il y en avait réellement. Des stries accidentelles, des inégalités de la surface, des globules internes ou adhérents à l'extérieur, peuvent produire des dessins divers à la superficie; mais ces dessins n'ont rien de constant, et on ne peut les prendre pour des ouvertures ou des contours d'organes perceptibles à travers la substance transparente, que quand on se préoccupe, comme je l'avais d'abord fait moi-même, d'une comparaison à établir entre les filaments spermatiques et les formes animales connues. Leeuwenhoek (*Opera*, t. IV, p. 284, fig. 2) avait déjà remarqué, sur les filaments du bélier, deux taches claires; une autre fois (fig. 3), de petits points nombreux dans l'intérieur; une troisième fois (fig. 5), deux stries semilunaires, unies par un trait longitudinal; il figure aussi, dans le corps de ceux du lapin (t. I, *b*, p. 168), une multitude de petits globules, dont un, plus gros, au voisinage de la queue. Valentin compare ces taches, qu'offrent les filaments spermatiques de l'homme, aux estomacs vides des infusoires polygastriques (*Repertorium*, t. I, p. 33). Tout récemment, cet anatomiste a décrit des traces d'organisation dans les filaments spermatiques de l'ours (*N. A. Nat. Cur.*, t. XIX, P. I, p. 237), et Gerber a fait de même pour ceux du cabiai (*Allgemeine Anatomie*, p. 210). « Aux deux extrémités du diamètre longitudinal, on voyait, dit Valentin, deux taches circulaires, dont le centre était fort obscur, et qui s'éclaircissaient de plus en plus vers la périphérie. Entre les deux taches se trouvait une multitude de vésicules parfaitement claires, qui étaient transparentes dans leur intérieur, et si nettement délimitées, qu'on ne pouvait les apercevoir qu'à l'aide d'une certaine modification de la lumière, tant artificielle que naturelle. On peut conjecturer que les vésicules intérieures étaient ou des estomacs, ou, ce qui est plus probable encore, un canal intestinal enroulé, dont les flexions, vues de haut en bas, devaient paraître comme des anneaux. Le cercle antérieur indiquerait alors la bouche, et le postérieur l'anus. » Gerber a trouvé, en outre, les parties génitales sous la forme de deux organes arrondis, finement granulés, dans le tiers postérieur. R. Wagner, Siebold et Kœlliker regardent la tête des filaments spermatiques comme homogène.

(2) *Physiologie*, p. 15; *Icon. phys.*, tab. I, fig. 1, *d*.

(3) Ce nœud, ou bouton, était plus prononcé et plus régulier dans les fila-

La queue paraît implantée immédiatement au bord postérieur du corps (1) , avec l'axe longitudinal duquel elle coïncide en général ; deux fois cependant j'ai vu , sur des filaments spermatiques qui se mouvaient avec vivacité, le corps décrire un angle droit avec la queue. Le point où le corps tient à la queue et le commencement de cette dernière sont quelquefois entourés d'une substance claire, faiblement grenue, qui forme un petit nœud arrondi ou ovale, parfois tout-à-fait irrégulier, et la plupart du temps plus long et plus large que le corps ; je l'ai vu aussi sous la forme d'un disque plat, comme la garde d'une épée, en prenant le corps du filament pour la poignée et la queue pour la lame. Dujardin (2) donne à la même substance le nom de lobes, qui tiennent à la base de la queue, et représentent parfois des appendices symétriques ou une enveloppe irrégulière dont le corps se serait débarrassé en la rejetant en arrière (3). R. Wagner l'a observée également, mais il la fait dépendre de changements survenus, par exemple après un séjour prolongé dans de l'urine qui contenait en même temps des sédiments purulents (4). A cet égard, je ferai remarquer que je n'ai jamais vu les filaments spermatiques subir un pareil changement de forme, quelque long séjour qu'ils eussent fait dans le liquide (5). Il n'est pas rare d'apercevoir, sur des points indéterminés de la queue, de petites

ments spermatiques de *Rhinolophus* (fig. III, 2, *b*, *c*) ; il ressemblait à une épine pointue. Cependant il n'était pas constant, et, d'après une note de l'auteur, il n'était jamais assez prononcé pour qu'on ne pût pas conserver des doutes à son égard.

(1) Chez quelques mammifères (souris, *Hypudæus*), la queue s'insère au milieu du corps, creusé en forme de soucoupe. DUJARDIN, *loc. cit.*, pl. IX, fig. 9. — WAGNER, *loc. cit.*, tab. I, fig. III, 8.

(2) *Loc. cit.*, p. 293, pl. IX, fig. 6, *c, d, d'*.

(3) Suivant Dujardin, les filaments spermatiques du cabiai ont le corps pourvu d'une enveloppe complète, gélatineuse, qui se dissout dans l'ammoniaque, et qui, dans l'eau, se soulève peu à peu comme un sac. On peut la séparer par la pression ; après la mort, elle s'affaisse, se retire vers la partie postérieure du corps, et finit par l'abandonner entièrement. Avec le sac, le corps de ces filaments avait un diamètre de 0,0052 ligne ; nu, son diamètre était de 0,0032.

(4) *Loc. cit.*, p. 13.

(5) Wagner cite comme des anomalies rares une queue bifurquée en arrière, ou une queue simple, avec un corps double. On comprend sans peine combien il est facile de se faire illusion à cet égard , quand deux filaments se couvrent partiellement, ou lorsqu'une queue sans tête s'applique à une autre.

granulations obscures, provenant de substances qui adhèrent accidentellement à la surface, ou seulement apparentes, et alors produites par les inflexions de la queue.

On sait qu'immédiatement après l'éjaculation, le sperme est gélatiniforme, et qu'il ne devient liquide qu'au bout de quelque temps. J'ai cherché à établir que son apparence gélatineuse tient à de la fibrine, qui se coagule peu à peu en flocons, et qui alors se sépare du sérum. On trouve de ces flocons de fibrine dans le sperme liquéfié, et non seulement après l'éjaculation, mais encore dans l'intérieur même du canal déférent d'animaux mis à mort depuis peu. Tant que ces flocons ne se sont pas déposés, les filaments spermatiques sont tranquilles, ou n'exécutent que des mouvements lents, de simples oscillations; ils se déplacent rarement. Mais quand le liquide s'est séparé en caillot et en sérum, on voit commencer des déplacements plus vifs. Une partie des filaments se trouvent embarrassés dans les flocons fibrineux; ceux-là restent tranquilles, ou se balancent à la surface, ou se recourbent lentement, puis se détendent d'une manière brusque, évidemment pour se dégager. On découvre des flocons qui sont entourés de filaments serrés les uns contre les autres. Ces filaments s'attachent aussi à d'autres corps accidentellement suspendus dans le liquide, par exemple à des squamules d'épithélium. Ceux qui sont libres parcourent d'abord par des mouvements en quelque sorte convulsifs les espaces étroits que laissent entre eux les flocons; mais à mesure que le liquide augmente, leurs mouvements deviennent plus libres, plus indépendants. Lorsque rien ne les empêche, ils se portent à droite et à gauche; ceux qui sont frappés de mort sont les seuls qui coulent en ligne droite; les plus vifs s'aident de leur queue, qu'ils font onduler (1) en la recourbant et l'étendant alternativement, de manière qu'ils avancent en zig zag, la tête toujours en avant. Leur force est assez considérable, car ils écartent aisément de leur chemin des cristaux calcaires dix fois aussi gros que leur corps. J'ai eu une fois l'occasion de mesurer la vitesse de filaments spermatiques frais de l'homme. Ceux qui, abstraction faite des excursions en zigzag, se portaient directement d'un point de la périphérie au centre du champ visuel, parcouraient un espace de 0,080 ligne en trois secondes; il leur aurait donc fallu sept minutes et demie pour par-

____

(1) Pl. V, fig. 24, B.

courir un pouce. Au bout d'un certain laps de temps, les mouve-ments deviennent moins vifs; quelques filaments restent en repos, puis ils reprennent tout-à-coup leur élan, et s'arrêtent de nouveau; d'autres se courbent très lentement en arc, puis se débandent, jusqu'à ce qu'enfin toute vie s'éteigne, et que les filaments parcourent le liquide d'une manière purement passive, ayant la queue étendue en ligne droite. Quelquefois le corps se sépare de la queue avant que la putréfaction survienne (1). J'ai vu des queues sans tête, qui conti-nuaient encore de se mouvoir. La forme du disque ne change point pendant tous les déplacements. Au dire de Lampferhoff (2), la tête se dilaterait et se contracterait alternativement, de sorte qu'elle pas-serait de la forme oblongue à la forme arrondie; je crois que c'est une illusion qui peut aisément provenir de ce que, quand le corps se tord, on l'aperçoit tantôt à plat, et tantôt par le bord étroit.

Les filaments spermatiques conservent quelquefois leur aptitude à se mouvoir, ou, pour être plus bref, leur vie, long-temps après la mort du corps auquel ils appartiennent, ou après leur séparation d'avec ce corps. Lampferhoff en a trouvé de vivants dans les vésicules séminales de cadavres humains; tout mouvement n'était éteint qu'au bout de vingt heures dans la semence retirée par lui de ces réservoirs, et conservée dans un verre clos. Suivant Dujardin, ils vi-vent encore treize heures dans les testicules des mammifères après la mort de l'animal, et Wagner assure que leur vie se prolonge même jusqu'à vingt-quatre heures. Mais c'est dans le lieu de leur destination, la matrice et les trompes de Fallope, qu'ils se main-tiennent le plus long-temps vivants. Leeuwenhoek (3), Prévost et Dumas (4) en ont vu de vivants dans les trompes des chiennes sept jours après l'accouplement, et Bischoff (5), dans celles de la lapine, huit jours après l'union des sexes. Ceux qui restent dans le vagin meurent plus tôt (6). Pour les conserver le plus long-temps possible

(1) Schwann et moi, nous avons observé cette particularité chez l'homme. Dujardin *loc. cit.*, fig. 8, *h*, représente, d'après le sperme du cabiai, et Sie-bold, d'après celui de la grenouille (MULLER, *Archiv*, 1837, tab. XX, fig. 15), des queues qui sont détachées du corps.

(2) *Vesicul. semin.*, p. 17.

(3) *Opera*, t. I, *b*, p. 150.

(4) *Annal. des sc. nat.*, t. III, p. 122.

(5) MULLER, *Archiv*, 1841, p. 16.

(6) R. WAGNER, *Physiologie*, p. 49. — Chez les insectes, ils vivent même pendant six mois dans le corps de la femelle. *Voyez* SIEBOLD, dans WIEG-MANN, *Archiv*, t. I, p. 107.

sur un porte-objet, le mieux est de n'employer aucun moyen de dilution, et d'appliquer le couvercle en verre avec assez de force sur une grosse goutte, pour que la couche étalée sous la plaque soit mince et entourée d'une sorte de rebord épais qui empêche l'évaporation. Si les filaments sont trop rapprochés les uns des autres, et qu'il faille recourir à quelque moyen pour les écarter, on se sert des liquides albumineux ordinaires (blanc d'œuf, sérum, salive, etc.). L'eau pure, ajoutée en petite quantité, n'éteint pas les mouvements sur-le-champ ; loin de là même, ils deviennent plus vifs, dans les premiers moments, par suite de la dilution. Au dire de Lampferhoff et de Lallemand, ils se maintiennent plus long-temps dans l'eau tiède que dans l'eau froide ; mais les filaments ne tardent cependant pas à périr. Ils meurent instantanément lorsqu'on étend le sperme du double d'eau, et présentent alors des phénomènes particuliers : les queues se replient, forment une anse, et la pointe se contourne en spirale autour de la partie droite antérieure, comme un fouet autour de son manche. Quelquefois même la queue ainsi raccourcie s'enroule encore plus loin (1). Les filaments ne subissent ces changements que dans l'eau et les liquides qui exercent sur eux une influence nuisible, par l'eau qu'ils contiennent. Après d'autres genres de mort et après la mort naturelle, ils restent étendus en ligne droite. Siebold a donc raison de regarder les mouvements d'enroulement et la formation d'une anse comparable au chas d'une aiguille, comme des phénomènes hygroscopiques ; ils dépendent de l'absorption de l'eau ; de là suit que l'eau n'exerce pas d'influence nuisible quand elle tient en dissolution une suffisante quantité de substances indifférentes, et que la mort tantôt a lieu et tantôt n'arrive pas dans des liquides organiques dont le degré de concentration est sujet à varier, comme l'urine, la salive, la bile (2). Les filaments sont tués par les

---

(1) Ce cas est rare dans les filaments spermatiques des mammifères, mais commun dans ceux des mollusques et des insectes, qui ressemblent à de longs poils : ceux-ci se roulent souvent en anneaux étroits ; mais même alors ils continuent de se mouvoir faiblement, comme l'a déjà très bien décrit Siebold (Muller, *Archiv*, 1836, p. 19).

Ces changements microscopiques ont été observés pour la première fois par Lampferhoff, sur des filaments spermatiques de l'homme. Dujardin les compare, ce qui est fort juste (*loc. cit.*, p. 296), à l'enroulement d'un fil qu'on a tordu avec force, et qu'on abandonne ensuite brusquement à lui-même.

(2) Donné (*Nouv. exp.*, p. 7) prétend qu'ils meurent dans la salive et l'u-

acides et les alcalis étendus, par ceux-ci plus rapidement que par ceux-là. Donné pense que le mucus alcalin par lequel un état de congestion et d'inflammation remplace, dans les parties génitales femelles, le mucus normal, doué de réactions faiblement acides, produit la mort des filaments, et qu'il peut ainsi être une cause de stérilité(1). Le galvanisme ne les attaque point, si ce n'est par l'acide mis en liberté au pôle positif (2). L'alcool, une dissolution d'opium (Lampferhoff), l'eau de laurier-cerise et la strychnine (Wagner), les tuent rapidement. Un long espace de temps s'écoule avant que la putréfaction les ait détruits. Donné a même pu les reconnaître au bout de trois mois dans de l'urine pourrie. Brûlés avec circonspection, ils laissent une cendre conservant la forme de leur corps (Valentin) (3).

rine. Valentin pense de même à l'égard de la salive (*N. A. Nat. Cur.*, t. XIX, P. I, p. 239). Wagner (*Physiologie*, p. 19) a trouvé le contraire. Ils vivent long-temps dans le sang, le lait, le pus et le mucus (Donné); l'eau sucrée et l'eau faiblement salée font moins d'effet sur eux que l'eau pure, ou même n'en produisent pas du tout, suivant le degré de concentration (Wagner). Lampferhoff les a vus mourir dans les dissolutions de sels, et non dans la salive.

(1) *Loc. cit.*, p. 11.

(2) Prevost et Dumas, dans Meckel, *Archiv*, 1823, p. 465.

(3) Les filaments spermatiques de tous les animaux se comportent à peu près de la même manière envers les réactifs précités. Un fait digne de remarque, c'est que ceux mêmes des poissons subissent le même changement de la part de l'eau, quoique peut-être avec un peu plus de lenteur; par la dessiccation, ils s'affaissent, comme beaucoup d'autres infusoires inférieurs, deviennent plus larges, et prennent toutes sortes de formes irrégulières. (Dujardin, *loc. cit.*, p. 308). Ceux du planorbe ne sont pas mis à mort, suivant Kœlliker (*Beitrag*, p. 68) par la dissolution de strychnine.

Quelque intéressant qu'il soit de comparer les formes diverses des filaments spermatiques dans le règne animal, je dois me borner ici à tirer quelques résultats physiologiques importants de ce que nous ont appris les recherches entreprises jusqu'à présent sur ce sujet. Le point le plus essentiel, c'est que les filaments mobiles sont généralement répandus dans le sperme fécond des animaux, et qu'ils existent aussi, à ce qu'il paraît, chez les végétaux. Parmi les animaux, on n'en a point encore trouvé dans ceux de la classe des infusoires; cependant Doyère en a rencontré, chez l'*Arctiscon*, qui se rapproche beaucoup des animalcules rotateurs (*Annales des sc. nat.*, 2e série, t. XV, p. 354). Une autre circonstance digne d'intérêt, c'est la forme linéaire qu'ils affectent chez tous les animaux (et même chez les végétaux); ils sont ou complétement sétiformes, pointus aux deux bouts, ou pourvus à l'une de leurs extrémités d'un renflement figurant une sorte de corps, et qui est toujours fort court, relativement à la partie filiforme (queue); le corps est un

Outre les filaments spermatiques, le sperme éjaculé contient encore, comme on doit bien s'y attendre, des corpuscules de mucus provenant de la prostate et des glandes de Cowper; mais ces corpuscules y sont en quantité extrêmement faible, et l'on peut examiner beaucoup de gouttes de liqueur séminale sans en découvrir aucun, sans même apercevoir autre chose que des filaments et les petits rhomboèdres de phosphate calcique, qui se produisent aussitôt que l'évaporation commence. Krause n'a également vu, avec les filaments spermatiques, qu'un petit nombre de granules arron-

épaississement ovale ou oblong du filament (lézards, serpents), onduleux, ou contourné en spirale (oiseaux), ou bien il est manifestement tronqué, comme chez les mammifères et les poissons. Les écrevisses seules font exception ; car les éléments qu'on trouve dans leurs testicules ne sont ni filiformes ni mobiles : leur forme fondamentale est celle d'un disque, des bords duquel partent deux ou plusieurs rayons (HENLE, dans MULLER, *Archiv*, 1835, p. 603. —SIEBOLD, *Ibid.*, 1836, p. 26.—VALENTIN, *Repertorium*, 1837, p. 39.— KOELLIKER, *Beitr.*, p. 7-14). Cependant Siebold (BURDACH, *Traité de Physiologie*, t III, p. 33) en a vu de filiformes dans les *Mysis*. Lallemand (*Ann. des sc. nat.*, 2ᵉ série, t. XV, p. 80) dit avoir trouvé, dans un crabe accouplé, des capsules minces, dont chacune contenait quatre-vingts à cent très petits animalcules pyriformes, qui étaient tout-à-fait immobiles dans leur enveloppe, après le déchirement de laquelle ils se mouvaient, d'abord avec lenteur, puis plus rapidement. Ces capsules séminales, qu'il dit être simples, sont regardées par lui comme identiques avec les disques chargés de rayons d'autres crustacés, qu'il nomme aussi capsules, sans y avoir vu d'animalcules spermatiques. Ce qui me fait accueillir avec défiance ces assertions, c'est d'abord l'inexactitude avérée de celle suivant laquelle les commencements des canalicules spermatiques ne contiendraient point encore de capsules, mais des animalcules libres; ensuite la remarque faite par Kœlliker, que les disques rayonnés eux-mêmes sont ramassés en tas dans des capsules. Peut-être sont-ce ces dernières que Lallemand a vues chez le crabe. J'aurai encore occasion de revenir sur les capsules des filaments spermatiques.

Les diverses formes des filaments spermatiques ne sont pas rigoureusement réparties dans des classes différentes du règne animal ; cependant, presque toujours, une forme déterminée règne dans une classe ou dans un ordre, et cette forme principale offre à son tour des différences légères, mais constantes, même chez les espèces les plus voisines les unes des autres.

Enfin, un fait physiologique de la plus haute importance, est le rabougrissement des filaments spermatiques, que Wagner a observé chez les métis des oiseaux.

La littérature moderne relative à ces éléments est déjà assez étendue; mais je ne renverrai qu'aux travaux déjà cités de Siebold et de Kœlliker, ainsi qu'à la Physiologie de Wagner, qui sont riches en observations nouvelles, et où l'on trouve un extrait de tous les mémoires épars qui ont trait à ce sujet.

dis, d'un diamètre de 0,0018 à 0.0030 (1). Au contraire , R. Wagner (2) représente, comme principe constant du sperme , les *granules spermatiques*, corpuscules pâles, finement granulés, un peu
aplatis, ayant des bords assez obscurs, avec un diamètre moyen de
0,0025 à 0,0033 ligne, qui oscille entre 0,0016 et 0,010 ; ces
corpuscules sont plus nombreux qu'en tout autre temps à l'époque
de la plus forte turgescence du testicule. On a observé, mais moins
constamment , dans les vésicules séminales (3), le canal déférent, et
aussi le testicule : 1° de petits globules brillants , réfractant la lumière avec force , ayant de la ressemblance avec de petites gouttelettes de graisse, et moins abondants dans le canal déférent que dans
le testicule (Wagner) ; 2° des globules obscurs , doués du mouvement moléculaire (Valentin (4), Wagner), et que Wagner a vus parcourir le champ visuel d'un mouvement tout particulier. Lallemand (5) indique , dans la semence des hommes affaiblis par des
pollutions, et dans les testicules des cadavres , des points brillants,
dix fois plus petits que les corpuscules du sang ou du mucus, qui
doivent vraisemblablement prendre place ici. Dans un autre endroit,
il parle de mouvements spontanés exécutés par de petits corpuscules
ronds et brillants, dans les testicules d'une couleuvre , particularité
sur laquelle je dois revenir de suite.

Valentin et Bischoff, qui ont eu occasion d'examiner des cadavres de criminels vigoureux immédiatement après l'exécution, ne
purent découvrir que peu ou point de filaments spermatiques dans

(1) *Anatomie*, t. I, p. 553.

(2) *Physiologie*, p. 8.

(3) On sait que , depuis Hunter, il a souvent été mis en question de savoir
si les vésicules séminales sont destinées à servir de réservoir au sperme. Les
objections de Hunter prouvent seulement que ces vésicules peuvent s'emplir
d'une matière autre que le sperme, tout comme on ne trouve jamais la vésicule biliaire vide , alors même que le canal cystique est obstrué. Des filaments spermatiques ont été si souvent rencontrés par moi (LAMPFERHOFF,
loc. cit., Valentin *Repertorium*, t. I, p. 280), Bischoff (MULLER, *Archiv*, 1838,
p. 499) et J. Davy (*Edinb. med. et surg. journal*, t. L, p. 1), dans les vésicules
séminales, qu'on ne peut plus conserver de doutes sur la signification de
ces organes chez l'homme. Davy a même vu quelquefois ces vésicules en
offrir dans des cas où le canal déférent n'en contenait point, de sorte qu'ils
s'y étaient, de toute évidence , développés.

(4) *Repertorium* , t. I, p, 279. Les autres éléments que Valentin décrit
paraissent appartenir à l'épithélium des canalicules séminifères.

(5) *Loc. cit.*, p. 38, 46.

les testicules. Au contraire, Lampferhoff a vu des filaments qui se mouvaient avec vélocité dans les testicules d'un suicidé. J. Davy les a trouvés deux fois sur vingt cas, et Lallemand deux fois sur trente-trois ; il n'y en avait point dans l'épididyme, et ils ne se montrèrent que dans le canal déférent et les valvules séminales. Les cadavres humains et même les animaux récemment mis à mort pendant le rut, m'ont fréquemment offert des filaments spermatiques dans le canal déférent, lorsque je les avais cherchés en vain dans le testicule. Celui-ci contenait alors les premiers degrés de développement des filaments, à la description desquels je vais passer.

En comparant les observations recueillies jusqu'à ce jour, et cherchant à les compléter les unes par les autres, je crois pouvoir établir que le mode suivant de développement a lieu chez tous les animaux vertébrés. Les premiers rudiments sont des globules à grains fins ou grossiers, d'un diamètre de 0,0033 à 0,005 ligne, à l'égard desquels Wagner laisse indécis de savoir si ce sont de nouveaux éléments, ou des cellules épithéliales modifiées. Je penche pour le premier de ces deux cas, attendu que les cellules épithéliales sont cylindriques, du moins chez les mammifères. Les globules deviennent plus gros, et certains d'entre eux offrent au centre un corpuscule plus obscur (1). Peu à peu ils pâlissent, et alors on voit apparaître dans leur intérieur un globule à grains fins, puis un second, et tandis que la vésicule primitive, à laquelle je donnerai le nom de cellule-mère, se distend de plus en plus (2), le nombre des globules contenus dans son intérieur va toujours en augmentant (3). Quelquefois ces derniers se font remarquer par une tache centrale (4), et alors ils sont plus pâles qu'à l'ordinaire sur tous les autres points (Kœlliker). Dans chacun d'eux se développe un filament spermatique. Kœlliker a suivi avec soin, chez le cabiai, la manière dont ce développement s'accomplit (5). Les cellules secondaires ont ici un diamètre de 0,0035 à 0,005 ligne ; elles sont pleines de granules

(1) R. WAGNER, dans MULLER, *Archiv*, 1836, tab. IX, *b* ; *Icon. physiol.*, tab. I, fig. V, *c*.

(2) Jusqu'à acquérir un diamètre de 0,02 ligne (Wagner), ou de 0,02 à 0,03 Kœlliker).

(3) WAGNER, dans MULLER, *Archiv*, tab. IX, *c, d, γ* ; *Icon. physiol.*, tab. I, fig. V, *d,—f.*—HALLMANN, dans MULLER, *Archiv*, 1840, tab. XV, fig. 3. — VALENTIN, *N. A. N. C.*, vol. XIX, P. I, tab. XXV, fig. 3.

(4) R. WAGNER, *Icon. physiol.*, tab. I, fig. 7, *a*.

(5) *Beitrag*, p. 56, tab, II, fig. 20.

arrondis, pâles, mais distincts. D'abord ce contenu grenu disparaît peu à peu, tandis qu'en même temps le filament spermatique
se repose, enroulé en spirale, sur la paroi de la cellule. On aperçoit fréquemment de petites cellules dans lesquelles les granules
sont amassés en grande quantité d'un seul côté, tandis que le reste
de la cavité semble vide. Kœlliker croit avoir observé que les grains
produisent immédiatement le corps du filament, en se confondant
ensemble. Le filament, une fois formé, est toujours appliqué tout
contre la paroi de la cellule; il décrit presque toujours deux tours
et demi, mais ordinairement la cellule se présente à l'œil de telle
manière qu'on voit le corps du filament de côté, et qu'on ne peut
distinguer qu'un seul tour de ce dernier. Cela provient de ce que
les cellules qui ont acquis une forme plus lenticulaire depuis le développement du filament, reposent pour la plupart à plat, situation dans laquelle les tours du filament se couvrent les uns les
autres (1).

L'enveloppe des cellules secondaires semble finir par se dissoudre,
et mettre par là en liberté le filament spermatique, qui se déroule
peu à peu (Kœlliker, Lallemand (2)). Si, à cette époque, les cellules secondaires sont encore entourées de la cellule mère, le filament devient libre dans celle-ci, entouré par le contenu grenu de
la ci-devant cellule secondaire (3). Quand toutes les cellules secondaires sont dissoutes, on découvre un faisceau de filaments libres
dans une capsule, la cellule-mère. Les filaments sont parfois épars
sans ordre dans la capsule (4), mais d'ordinaire ils s'y rangent parallèlement les uns aux autres, et croissent, pendant que la masse
grenue qui les entourait se consume. L'enveloppe devient en même
temps plus mince, et se resserre autour des filaments, de manière

(1) Kœlliker rappelle l'analogie de ces phénomènes avec ceux que Mayen
a observés (*Physiologie*, t. II, p. 209) dans l'*hypnum cupressiforme*. — On
m'apprend que Kœlliker a tout récemment vu le développement des filaments
spermatiques de l'homme avoir lieu absolument de la même manière que
chez le cabiai. Les cellules grenues secondaires, dans lesquelles chacun d'eux
se forme, ont 0,0025 à 0,0035 ligne. Elles prédominent dans le testicule, tandis que, dans le canal déférent, ce sont les filaments enroulés et étendus.
C'est dans le vaisseau de l'épididyme qu'on reconnaît le mieux les divers degrés de développement à côté les uns des autres.

(2) *Loc. cit.*, pl. X, fig. 10.

(3) R. Wagner, dans Muller, *Archiv, loc. cit.*, e; *Icon. physiol.*, tab. I,
fig. V, g.

(4) Hallmann, *loc. cit.*, fig. 6.

à former une vésicule pyriforme ou conique, dans la partie la plus épaisse de laquelle sont logées les têtes des filaments (1). Suivant Lallemand, l'extrémité la plus grosse, avec les têtes, est toujours dirigée vers l'épididyme (2). L'autre bout paraît être le premier à s'ouvrir ; la vésicule crève dans l'eau, et les faisceaux de filaments se disgrègent ; cet effet résulte peut-être, dans le testicule, d'une résorption de la vésicule. Mais il arrive souvent aussi que les faisceaux demeurent entiers, même après l'éjaculation ; on en voit, à têtes plates, dont les têtes sont empilées les unes sur les autres, comme des pièces de monnaie, les queues se dirigeant en tout sens. On ne saurait dire quelle est l'influence sous laquelle ils se disposent ainsi, mais je rappellerai que le même phénomène s'observe dans les globules du sang (3).

Chez le cabiai et la souris, d'après la description de Kœlliker, la marche du développement ne différerait de celle-là qu'en ce que la cellule-mère se dissoudrait avant que chaque filament spermatique eût abandonné sa cellule propre. Kœlliker a vu que les filaments en train de se former occupaient en général des cellules libres, et rarement des cellules incluses. Cependant cet effet pourrait tenir aussi à ce que la cellule-mère, qui renferme des cellules plus minces, se détruit ou crève plus tôt. Valentin a vu, chez le lapin et l'ours (4), des amas de filaments dans des poches, cellules-mères), et Kœlliker lui-même a parfois rencontré, chez les souris, deux filaments dans une cellule plus grande que les autres.

Tant que les filaments spermatiques sont enveloppés dans leur cellule propre, ils se tiennent parfaitement tranquilles. Une fois seulement, Kœlliker a cru remarquer un léger mouvement de l'extrémité de la portion filiforme, dans l'intérieur de la cellule. Ils ne

(1) WAGNER, dans MULLER, *loc. cit.*, *h*, 1; *Icon. physiol.*, V, 1, *k*.

(2) *Loc. cit.*, p. 73.

(3) Leeuwenhoek avait déjà remarqué (*Opera*, t. IV, p. 289) que les filaments spermatiques sont souvent disposés par deux, par huit, ou par dix, de manière qu'ils se touchent, et qu'un seul corps semble avoir plusieurs queues. — (*Comp.* DUJARDIN, *loc. cit.*, pl. IX, fig. 8, *a*. — GERBER, *Allgemeine Anatomie*, fig. 233.) — R. Wagner (*Icon. physiol.*, tab. I, fig. 11, *e* figure aussi de pareils groupes provenant du testicule de l'homme ; mais si la planche est exacte, les filaments ne s'appliquent point ici par leurs surfaces planes, comme chez le cabiai, le lapin ; etc.: ils se touchent seulement par leurs bords.

(4) *Repertorium*, 1837, p. 145.

possèdent point non plus la faculté de se mouvoir lorsque, après la dissolution de leur cellule propre, ils arrivent dans la cellule-mère, ni même, après avoir été débarrassés de celle-ci, tant qu'ils sont contenus dans le testicule. Ce n'est que dans le canal déférent, où peut-être augmentent-ils un peu de dimension, que leurs mouvements commencent (1).

(1) Peltier (*l'Institut*, n° 226, 1838) prétend avoir fait, en 1834, une communication à la société des sciences naturelles sur le développement des filaments spermatiques de la grenouille. Dans le testicule de jeunes animaux, se trouvent des globules avec un noyau grenu; plus tard, l'enveloppe disparait, le noyau devient libre, et il acquiert la forme d'une poire, parce qu'il s'y produit un appendice consistant en stries, dont chacune tire son origine d'un granule du noyau; les granules seraient donc les têtes, et les stries seraient les queues des filaments spermatiques. Les observations récentes prouvent que cette description est complétement inexacte. Ainsi, c'est à R. Wagner qu'appartient la priorité des découvertes en question. Il a fait connaître (MULLER, *Archiv*, 1836) le développement des filaments spermatiques de plusieurs oiseaux (*Voy.* sa *Physiologie*, p. 20). J'ai reproduit les premières et les dernières périodes d'après l'exposé qu'il en a fait. Il ne décide pas si les premières cellules simples forment une enveloppe autour d'elles-mêmes, ou si elles distendent en manière de vésicule une enveloppe propre à paroi épaisse (?). D'après l'analogie, je crois devoir admettre que les premières cellules simples se dilatent elles-mêmes en cellule enveloppante, et que la première cellule grenue incluse est déjà une nouvelle production de leur part, comme on ne peut douter que ne le soient les suivantes, qui s'amassent peu à peu. Wagner voit les cellules secondaires disparaître, les cellules-mères s'emplir d'un contenu grenu, et les filaments spermatiques naître dans l'intérieur de ce dernier, sans arriver à aucune conclusion par rapport aux relations de ces diverses sortes de contenus les uns avec les autres. Valentin (*Repertorium*, 1837, p. 145) a mieux vu le sujet, mais sans rencontrer encore la vérité. « Le globule extérieur, dit-il, a évidemment la fonction d'un réservoir de germes, mais celle des globules intérieurs est inconnue. Ce qu'il y a de certain, c'est que les faisceaux de spermatozoaires apparaissent plus tard dans l'espace plein de liquide clair du réservoir, et qu'en même temps qu'ils se montrent, les globules grenus intérieurs disparaissent peu à peu. On ignore si ces globules se transforment ou non immédiatement en animalcules spermatiques; dans le premier cas, ils équivaudraient à des germes, et dans le second à des jaunes. » Du reste, Valentin adopte l'exposition de Wagner, que Siebold confirme également (MULLER, *Archiv*, 1837, p. 436). Wagner avait déjà vu, chez le chien, les réservoirs de germes avec des globules inclus; Valentin assure avoir suivi le même développement chez des grenouilles, le lapin et l'ours. Hallmann (MULLER, *Archiv*, 1840, p. 471), en étudiant l'origine des filaments spermatiques chez les raies, arriva au même résultat; il ne parle pas non plus de la transformation des cellules secondaires en filaments. Deux fois il a observé, sur des cellules-mères, dans

Quand l'époque du rut, ou de l'aptitude à la reproduction, est passée, de même que dans les états de grande faiblesse, les canalicules spermatiques sont vides de nouveau. R. Wagner a observé aussi ce travail de régression chez les passereaux, et il le décrit de la manière suivante : Au temps de la mue, les canaux déférents contiennent encore du sperme, mais les filaments spermatiques sont immobiles et rapetissés. Les cellules pleines de globules deviennent plus rares dans le testicule, et ne tardent pas à disparaître entièrement ; les

lesquelles les filaments étaient déjà disposés en faisceaux, une grande tache assez irrégulière, avec des corpuscules obscurs, qu'il regarde comme un noyau de cellule. Malheureusement, il n'indique point de mesure. L'histoire du développement des filaments spermatiques de la raie, par Lallemand (*Annal des sc. nat.*, t. XV, 1841, p. 257), quoique moins complète que celle de Hallmann, et en général fort au-dessous de nos connaissances actuelles, remplit cependant un vide, en ce sens que l'auteur a vu les filaments enroulés seul à seul, de manière à faire croire qu'ils sont contenus dans une vésicule très mince ; il fallut un grossissement de huit cents diamètres pour arriver à la conviction que les choses ne se passaient point réellement ainsi. Toutefois, Kœlliker avait déjà découvert auparavant le développement des filaments spermatiques dans leurs cellules. Je ne crois pas me tromper en identifiant les cellules isolées de spermatozoaires avec les globules inclus de Wagner et de Valentin, et les rejetant, pour ainsi dire, dans le réservoir à germes, d'où elles s'étaient détachées trop tôt. En conséquence des divers types de développement qu'établit Kœlliker, le troisième et le quatrième n'en seraient plus qu'un seul.

Lallemand (*loc. cit.*, p. 79) regarde la vésicule qui entoure les groupes de filaments mûrs, dans le testicule des oiseaux, comme un enduit formé par un liquide visqueux, dans l'intérieur des canalicules spermatiques. Je dois d'autant moins passer sous silence ses vues particulières sur le développement des spermatozoaires des mammifères, des oiseaux et des reptiles, spécialement de la couleuvre (p. 90), qu'il cite Milne Edwards comme ayant pris part à ses recherches. Les globules ronds, brillants et libres, dans le testicule, globules dont j'ai déjà parlé plus haut, deviennent, suivant lui, pyriformes, et poussent un rudiment de queue ; au commencement du canal déférent, la tête était irrégulière et fort transparente ; elle offrait un noyau central, analogue aux globules brillants : le reste des spermatozoaires s'était donc produit autour de ces derniers.

Le développement des filaments spermatiques chez les animaux sans vertèbres n'est pas encore si clair. Chez les insectes, ces filaments sont disposés en faisceaux, et les faisceaux entourés d'une enveloppe mince, qui crève dans l'eau (Siebold, dans Müller, *Archiv*, 1836, p. 18). Peut-être correspond-elle aux cellules-mères des animaux vertébrés ; mais on ne sait rien des changements de son contenu. Siebold a vu, dans les testicules des méduses, les vésicules pleines d'une masse à grains fins, qui, en se développant, prenait un aspect strié, et se transformait en un faisceau de filaments sper-

filaments, s'il en existe encore, ne forment plus des faisceaux, mais sont isolés les uns des autres. On voit paraître encore des globules jaunâtres, fortement réfringents, d'un diamètre d'environ 0,0012 ligne, qui ressemblent à des globules de graisse. Plus tard, on ne trouve plus dans les testicules que de grosses molécules rondes et obscures, dont quelques unes sont munies, à ce qu'il paraît, d'un noyau un peu plus clair (1). Il est difficile de décider par l'observation si, pendant la période d'aptitude à la génération, les fila-

matiques (*Beitrag*, p. 13). Les filaments filiformes de certains animaux sans vertèbres sont contenus dans des capsules très compliquées, au moment même de leur expulsion pendant l'accouplement. Je rappellerai les corpuscules de Needham, chez les céphalopodes, dont il a été parlé si souvent (PHILIPPI, dans MULLER, *Archiv*, 1839, p. 301. — SIEBOLD, *Beitrag*, p. 51. — CARUS, *N. A. N. C.*, vol. XIX, P. I, p. 1. — KROHN, dans FRORIEP, *Neue Notizen*, n° 244. — PETERS, dans MULLER, *Archiv*, 1840, p. 98. — Milne Edwards, *Ann. des sc. nat.*, 2e série, t. XIII, p. 193), et les corps singuliers découverts depuis peu par Siebold, dans le *Cyclops castor* (*Beitrag*, p. 36). Ces réservoirs commencent-ils aussi par se former, après quoi les filaments spermatiques naissent dans leur intérieur? Doit-on les regarder comme des cellules-mères qui ont acquis un plus ample développement? La chose devient plus embrouillée encore chez les crustacés, où les disques rayonnés, qui sont peut-être eux-mêmes des capsules séminales, se trouvent dans l'intérieur d'utricules qui semblent pendre à des membranes par un suçoir, ou simulent des fruits attachés à un pédicule rameux (*Voy.* KOELLIKER, *loc. cit.*, p. 9).

Au reste, si, dans les cas cités, les animaux sans vertèbres ressemblent aux vertébrés, en ce que les filaments spermatiques naissent dans l'intérieur de cellules ou de capsules, la marche ordinaire paraît être que ces filaments se développent à l'état de liberté, naissant chacun d'un globule qui repose sur la surface d'une vésicule creuse, ou qui est réuni avec d'autres en tas serrés et sphériques. Les globules semblent se prolonger ou d'un côté seulement, ou des deux côtés, de sorte que les filaments non encore mûrs présentent un renflement ovale, tantôt à l'extrémité, et tantôt dans le milieu. Dans la *Paludina*, suivant Siebold, chaque filament se diviserait en un certain nombre d'autres plus petits. Kœlliker a vu, dans les lymnées, des noyaux de cellules sur les granules en train de s'allonger, de sorte qu'il y avait là aussi de véritables cellules (tab. I, fig. 12). Les granules qui, chez les annélides, se transforment en spermatozoaires, seraient aussi exceptionnellement, suivant lui, renfermés dans des poches. Je renvoie, pour les détails, à mon mémoire sur la branchiobdelle (MULLER, *Archiv*, 1835, p. 584, et 1837, p. 86, note; — SIEBOLD, *ibid.*, 1836, p. 240), mais surtout à l'ouvrage de Kœlliker, dans lequel on trouvera décrit le développement des filaments spermatiques chez des animaux sans vertèbres de toutes classes.

(1) *Physiologie*, p. 23.

ments spermatiques se dissolvent, quand ils ne sont pas éjaculés, et si d'autres nouveaux se développent à leur place ; cependant tout porte à croire qu'il en est ainsi, parce qu'on rencontre les formes non développées, en tous temps, dans les testicules des animaux en chaleur, et qu'on ne saurait supposer qu'elles attendent, pour s'échapper du corps, que celles qui les ont précédées, et qui sont plus parfaites, aient été évacuées.

Œuf.

L'excrétion des organes génitaux femelles, qui arrive dans la trompe, par déhiscence d'une vésicule glandulaire, renferme une partie essentielle de l'œuf (1). J'ai dit précédemment que, dans la vésicule de Graaf, l'œuf est couvert d'une couche de cellules à noyaux, qui fait corps avec la membrane granuleuse, et qu'il entraîne avec lui non seulement les cellules qui le couvrent, mais encore une partie de celles du voisinage. Aussi, lorsqu'on le contemple de haut en bas, paraît-il entouré d'un anneau plus ou moins large, et irrégulièrement déchiré, de noyaux et de cellules (2). C'est ce que Baer appelle *discus proligerus*. Fréquemment, l'anneau est parcouru par des fissures radiées (3), ce qui résulte probablement d'une déchirure ou d'un plissement de la membrane granuleuse. Lorsqu'on regarde l'œuf de profil, c'est-à-dire suivant un plan perpendiculaire à la paroi de la vésicule de Graaf, il est bien également entouré par un anneau de cellules, mais cet anneau est, d'un côté, plus étroit et pourvu d'un bord régulier lisse ; ce côté est celui par lequel il fait saillie dans la cavité de la vésicule de Graaf. Tout ce débris de la membrane granuleuse disparaît promptement tandis que l'œuf traverse la trompe.

Débarrassé des restes de la membrane granuleuse, l'œuf, à l'époque où il pénètre dans la trompe, est un petit point blanc, qu'on peut encore apercevoir à l'œil nu. Jones évalue à 0,08 ligne le diamètre des œufs humains mûrs ; peut-être sont-ils un peu plus gros encore à l'époque de leur sortie (4).

(1) Pl. V, fig. 23.

(2) La pl. V, fig. 23, *c*, en représente une petite partie.

(3) Bischoff, dans R. Wagner, *Icon. physiol.*, tab. VI, fig. 1.

(4) Les œufs mûrs d'autres mammifères ont depuis 0,05 jusqu'à 0,1 au plus. — *Comp.* Bernhardt, *Symb.*, p. 28. — R. Wagner, *Prod. hist. gen.*, p. 28. — Krause, dans Muller, *Archiv*, 1837, p. 29.

L'œuf se compose alors d'une enveloppe claire, sans structure, proportionnellement très solide et épaisse, qu'on nomme *chorion* (1), et d'un contenu liquide, le *jaune*, dans lequel se trouve une masse compacte de granules et globules de grosseur diverse (2). Les plus petits de ces globules sont les plus nombreux ; ils ressemblent à des molécules de pigment, et se meuvent comme elles. Les plus gros, d'un diamètre d'environ 0,002 à 0,003 ligne, ressemblent à des globules de graisse ou de lait, par leur forme ronde, leurs bords obscurs et leur surface brillante. Sous l'influence de la lumière incidente, ils donnent à l'œuf du brillant et une teinte de blanc jaunâtre. Ils sont plus nombreux au pourtour du jaune qu'au centre. Mais, quand le développement commence, le centre devient parfaitement clair, et le reste du jaune s'éclaircit aussi peu à peu à partir de ce centre. Le jaune est intimement appliqué à la face interne du chorion, et n'a pas d'enveloppe propre, quoiqu'on parvienne quelquefois, surtout dans les œufs humains, à le faire sortir, par la pression, sous la forme d'un globule cohérent (3). Quand l'œuf se trouve dans l'eau, il l'absorbe ; le liquide absorbé pénètre le jaune, avec lequel il ne se mêle pas sur-le-champ, de sorte qu'il peut naître de là l'apparence illusoire que le jaune soit entouré d'une seconde membrane. La même chose arrive quand la putréfaction commence à s'établir (4). Si l'on comprime peu à peu le chorion, en augmentant toujours la pression, il se distend, de manière à acquérir un volume considérable, s'amincit, puis finit par se déchirer sur un point quelconque de son étendue, et laisse échapper lentement son contenu. Par ce procédé, on acquiert la conviction que les granules sont unis ensemble au moyen d'un liquide clair et visqueux ; on y parvient surtout lorsque, après la rupture du chorion, on augmente et diminue alternativement la pression, auquel cas, quand celle-ci vient à cesser, les granules, qui paraissaient déjà épars, rentrent dans la cavité du chorion. Dans l'eau, le liquide s'étire en filaments grêles, à peine granulés. La fente du chorion (5) a toujours des bords lisses. On peut à volonté la rendre étroite ou profonde et

(1) Pl. V, fig. 23, *a*.
(2) Pl. V, fig. 23, *b*, *b*, *b*.
(3) WHARTON JONES, *Two papers on the ova*, p. 10, fig. 5. — BISCHOFF, dans MULLER, *Archiv.* 1839, p. CLXXI.
(4) BERNHARDT, *Symb.*, fig. 23. — JONES, *loc. cit.*, fig. 6.
(5) Pl. V, fig. 23, *b*.

béante. Sous l'influence d'une pression aussi forte que possible, le chorion se déchire à moitié et même davantage; il ressemble alors à un cercle dont on aurait enlevé un segment. Lorsque le contenu s'est entièrement écoulé, et que le chorion est affaissé, on distingue encore, mais plus difficilement, les deux cercles concentriques, qui indiquent l'épaisseur de la membrane (1). Cette épaisseur va jusqu'à 0,01 ligne, sur des œufs mûrs de cochon, soumis à une pression aussi faible que possible.

L'acide acétique convertit le chorion en une bouillie molle, et paraît le dissoudre après une action prolongée.

(1) L'espace intercepté par ces deux cercles concentriques est la partie de l'œuf à l'égard de laquelle les opinions ont été le plus partagées. Baer, à qui l'on doit la découverte de l'œuf des mammifères, nommait *zona pellucida* le cercle clair qu'il voyait entre le jaune et le disque proligère; il regardait l'œuf entier des mammifères comme l'analogue de la vésicule proligère des oiseaux, et par conséquent comparait l'espace clair qui entoure le premier à l'espace clair situé autour de la vésicule proligère de ces derniers animaux. Valentin (*Entwickelungsgeschichte*, p. 17) présumait que cet espace est rempli par un liquide. Dans les figures de Bernhardt, le cercle intérieur est désigné presque partout comme membrane vitelline; le cercle externe se voit moins nettement à travers les granules de la membrane granuleuse qui reposent sur lui. L'illusion, par rapport au cercle intérieur, était d'autant plus facile, que parfois, comme on le voit aussi dans ma figure 23, il ne représente pas une simple ligne, mais une bande claire ou obscure, d'une certaine largeur (*Comp.* BERNHARDT, fig. 22. — VALENTIN, dans MULLER, *Archiv*, 1836, p. 163). Dans ce dernier passage, Valentin attribue à une altération cadavérique de l'œuf que la membrane vitelline se montre énormément gonflée, et accrue d'environ soixante fois. Ce phénomène s'explique sans peine, car, lorsque la putréfaction commence, l'œuf se détache de la membrane granuleuse, et, dans ce cas, on reconnaît aisément la zone pellucide pour ce qu'elle est en réalité, une membrane simple et épaisse. R. Wagner (MULLER, *Archiv*, 1835, p. 374) appelait le cercle externe chorion, et l'interne membrane vitelline, disant qu'il y a entre eux une étroite languette transparente. Krause (*Ibid.*, 1837, p. 27) a essayé de prouver que cet espace est rempli d'albumine, et qu'en conséquence le cercle externe doit être considéré comme membrane du blanc de l'œuf. Wharton Jones (*loc. cit.*, p. 7) avait cependant dit que le large anneau clair autour du jaune est l'enveloppe extérieure de l'œuf, qui est transparente et fort épaisse. Bischoff (MULLER, *Archiv*, 1839, p. CLXXI) adopta cette opinion, contraire à celle de Valentin et de Krause. Wagner dit également aujourd'hui (*Physiologie*, p. 36) que la zone pellucide paraît n'être autre chose que l'expression optique d'une épaisse membrane extérieure. Je n'hésite pas à me prononcer pour cette manière de voir, aussi péremptoirement que l'a fait Bischoff. Bischoff a suivi les changements ultérieurs de cette membrane dans la matrice; il a vu des villosités s'en élever, et par là s'est trouvé parfaitement justifié de lui imposer le nom de chorion.

Avant que l'œuf soit fécondé, et qu'il se dispose à abandonner la vésicule de Graaf (1), il contient dans son intérieur, immédiatement au-dessous du chorion, la vésicule de Purkinje, ou vésicule proligère (2). C'est une vésicule ronde, ou à peine aplatie, limpide comme de l'eau, qui, chez l'homme, a un diamètre de 0,021 à 0,023 ligne, selon Valentin; Wagner dit que son diamètre ne dépasse pas 0,016, et Wharton Jones l'évalue à 0,013 (3). Son volume est assez constant, et d'autant plus considérable, relativement, que l'œuf est plus petit. Elle se compose d'une membrane lisse, absolument dépourvue de structure, qui, lorsque la vésicule se trouve isolée, peut être écrasée par la pression, et laisse alors échapper un liquide clair comme de l'eau. Ce dernier liquide est coagulé par l'alcool, par les acides, et, en général, par toutes les substances qui opèrent la coagulation de l'albumine; R. Wagner assure (4) qu'il l'est aussi par l'acide acétique. A la surface de la vésicule proligère, et vraisemblablement tout auprès de la paroi interne de son enveloppe, se trouve un granule du diamètre de 0,0033 à 0,005 ligne (Wagner), d'apparence variable, tantôt lisse, luisant, avec des contours obscurs, comme une gouttelette de graisse (5), tantôt finement granulé (6), tantôt enfin, surtout dans les jeunes œufs, composé de plusieurs grains (7). Wagner l'a désigné sous le nom de tache proligère (8). Il est extrêmement rare

(1) Pl. V, fig. 23, e.

(2) *Voy.* C.-F. Burdach, *Traité de physiologie*, Paris, 1837, t. I, p. 101.

(3) Un diamètre de 0,015 à 0,02 lui est assigné chez les animaux. Suivant Valentin (*Entwickelungsgeschichte*, p. 23), elle pourrait atteindre 0,046 chez la brebis et le cochon.

(4) *Physiologie*, p. 39.

(5) R. WAGNER, *Icon. physiol.*, tab. VI, fig. 2, A, e.

(6) Pl. V, fig. 23, f.

(7) R. WAGNER, *loc. cit.*, tab. II; fig. 8, d. — GERBER, *Allgemeine Anatomie*, fig. 27, g.

(8) Dans ses premières communications (FRORIEP, *Neue Notizen*, n° 944), Wagner parlait de vésicules proligères pourvues de plusieurs taches proligères, chez les mammifères. Valentin lui objecta (MULLER, *Archiv*, 1836, p. 166) qu'une pression trop forte réduisait une tache proligère simple en deux ou plusieurs. Aujourd'hui (*Physiologie*, p. 37) Wagner pense aussi que cette tache est très rarement double. Plusieurs taches proligères, qui paraissent semblables à des gouttelettes de graisse, ne sont point rares chez les grenouilles, les poissons et les écrevisses (WAGNER, *Prodr.*, fig. XVI, XXV XXVI. — BARRY, *Phil. Trans.*, 1838, P. II, fig. 31); cependant, là même Schwann a pu suivre, de ses yeux, la division d'une tache en plusieurs

qu'on parvienne à voir la vésicule proligère dans les œufs frais et entièrement remplis des globules du jaune. Quelquefois on l'aperçoit lorsqu'on comprime l'œuf, mais parfois aussi elle crève avant le chorion, et alors on la cherche en vain après que l'œuf a éclaté. Lorsqu'on y parvient, une partie du jaune s'écoule, puis on trouve la vésicule proligère dans l'œuf devenu clair, ou dans le contenu qui s'est échappé au-dehors, et au milieu des globules vitellins, dont on réussit à l'isoler (1). Ce qui frappe d'abord les yeux n'est point, en général, le contour clair de cette vésicule, mais la tache proligère obscure. Cependant une circonstance a contribué quelquefois à rendre plus facile d'apercevoir la vésicule, c'est l'absence ou le moins grand nombre des globules vitellins dans son voisinage immédiat. Ordinairement elle se détruit dès que la putréfaction commence : cependant Jones assure l'avoir rencontrée encore huit à dix jours après la mort. Mais, dans aucun cas, elle ne ressemble autant à une bulle de savon que Coste (2) voudrait le faire croire.

Comme la vésicule proligère est d'autant plus volumineuse, proportion gardée, que les œufs sont plus petits, on peut conclure de

(*Mikroskopische Untersuchungen*, p. 49), et Wagner pense qu'on peut distinguer au-dessous de celles-ci un corps plus gros, plus opaque et un peu grenu, qui peut-être devrait être considéré comme la véritable tache proligère.

(1) BERNHARDT, *Symb.*, fig. 20. — BISCHOFF, dans WAGNER, *Icon. physiol.*, tab. VI, fig. 2.

(2) L'histoire de ce point de doctrine a été souvent faite ; elle est d'ailleurs si bien exposée dans les ouvrages de Muller, Wagner et Valentin, que je crois inutile de la reproduire ici. Il me suffira de dire qu'en 1827, l'œuf des mammifères fut découvert par Baer, mais qu'on l'identifia avec la vésicule proligère des oiseaux, trouvée deux ans auparavant par Purkinje ; en 1834 seulement, Coste et Valentin, tous deux en même temps, puis, un peu plus tard, Wharton Jones (*Lond. and. med. Philos. Mag.*, t. VII, p. 209, Mémoire lu en janvier 1835 à la Société royale de Londres), démontrèrent la vésicule proligère chez les mammifères. Wagner a décrit la tache proligère en 1835, et l'a cherchée de suite dans toutes les classes du règne animal. Jones paraît l'avoir également remarquée chez les mammifères, comme une saillie de la vésicule proligère.

Sous le rapport de l'anatomie comparée, il est digne de remarque, non seulement que les œufs existent dans toutes les classes (Valentin, dans MULLER, *Archiv*, 1836, p. 167, les a vus chez les animaux rotatoires), mais encore qu'ils se ressemblent exactement partout, quant à leurs parties essentielles. La quantité de jaune, qui varie, et la couche extérieure d'albumine, n'ont aucune importance.

là que c'est elle qui se forme d'abord, ce qui a été observé, en effet, par Barry, chez le pigeon. On ne sait point, chez les animaux supérieurs, quel rapport existe entre la vésicule et la tache proligères, sous le point de vue de l'époque du développement : R. Wagner dit que c'est la tache qui se produit la première dans les ovaires de l'*Agrion virgo*. Elle a les dimensions, la forme, et, relativement à la vésicule ombilicale, la situation d'un cytoblaste. On ne sait pas si les taches proligères grenues, lisses, et contenant de la graisse, sont des variétés accidentelles ou des degrés divers de développement. Si ce dernier cas avait lieu, l'analogie obligerait de considérer la conversion en graisse comme le terme du développement du noyau de cellule ; il pourrait, comme dans les cellules du cartilage, s'accomplir en même temps la formation de gouttelettes isolées de graisse dans la cellule représentée par la vésicule proligère, et l'on s'expliquerait ainsi l'apparente multiplication des taches proligères, qui a été observée chez les animaux. Suivant Barry, la vésicule proligère s'y entoure d'abord de gouttelettes d'huile, puis de cellules, après quoi une membrane sans structure enveloppe celles-ci. A cette époque, elle ressemble aux cellules que j'ai appelées compliquées, notamment aux globules ganglionnaires ; la cellule, avec le noyau, joue elle-même le rôle d'un noyau de cellule. Si Barry a bien vu, le développement ultérieur a lieu d'une manière toute particulière (1) ; la membrane extérieure des cellules compliquées prendrait de l'extension (elle deviendrait membrane de la vésicule de Graaf), et dans son intérieur il s'en formerait, autour de la vésicule proligère, une nouvelle qui envelopperait cette dernière vésicule, avec la substance du jaune : ce serait seulement vers cette époque que l'œuf quitterait le centre de la vésicule de Graaf, qu'il avait occupé jusqu'alors, pour aller gagner la paroi, et qu'il acquerrait son revêtement de cellules pavimenteuses.

Plasma des excrétions.

Après les parties constituantes microscopiques, ou les corpuscules des excrétions, nous avons à étudier leur sérum ou plasma. J'ai déjà dit que la quantité de ce sérum varie beaucoup, porportionnellement à celle des corpuscules. Certaines sécrétions présentent, à cet égard, des différences constantes ; ainsi, par exemple,

(1) *Philos. Trans.*, 1838, P. II, p. 311.

le lait et le sperme, à l'état sain, sont très riches en corpuscules, tandis que la bile et l'urine, à l'état normal, ne consistent probablement qu'en sérum. Les circonstances font aussi varier la quantité des corpuscules dans une même sécrétion, et on peut dire, en général, que leur nombre relatif est d'autant moins considérable, qu'une glande sécrète davantage dans un laps de temps donné ; de sorte que l'accroissement ou la diminution de l'activité des glandes paraît n'influer que sur le sérum, la masse des corpuscules demeurant à peu près constante. Ce qu'il y a de certain au moins, c'est que les corpuscules et le liquide n'augmentent pas dans la même proportion. On dit généralement que le sperme devient plus aqueux lorsque l'excrétion s'en répète souvent. De la quantité relative des corpuscules dépendent en partie les propriétés physiques des sécrétions. Celles-ci sont d'autant plus épaisses et colorées, qu'elles contiennent davantage d'éléments microscopiques ; les vésicules de graisse, entre autres, leur communiquent une couleur blanche, que la dilution fait passer au bleuâtre ; les corpuscules de mucus les colorent en jaunâtre.

La consistance, la viscosité et la couleur des excrétions dépendent, en outre, de la quantité et de la nature des matières dissoutes. Le plasma des sécrétions est, comme celui du sang et de la lymphe, un liquide aqueux, dans lequel se trouvent dissoutes des matières de composition organique ou inorganique, et qui parfois contient de la graisse à l'état de division extrême. De ces substances, les unes se séparent par la coagulation, les autres restent après l'évaporation de l'eau. La quantité des matières solides n'est pas moins variable dans le liquide des sécrétions que dans le plasma du sang ; mais elle paraît être généralement plus faible, et parfois se réduire presque à rien. On peut, d'après les analyses que j'ai rapportées, évaluer la quantité de l'eau à 895 parties sur mille dans le plasma du sang ; dans les sécrétions, elle va rarement au-dessous de 920, et s'élève jusqu'à 990. Les analyses des divers produits sécrétoires de l'économie animale que Berzelius a consignées dans son *Traité de chimie*, nous apprennent que les larmes contiennent 990 parties d'eau, le suc pancréatique du cheval 927-990, la salive 992, la sueur 985, le suc gastrique 984, le suc muqueux 933, l'urine 933 (suivant Vogel, entre 924 et 988), le lait 914, la bile de bœuf 904, le sperme 900. La bile de bœuf analysée par Thénard fait seule exception : l'eau y entrait pour 875 parties. Comme, dans tous ces cas, le lait excepté, on n'avait fait le départ ni des corpus-cules essentiels, ni des cellules épithéliales mélangées, qui ont été indiquées seulement comme mucus ou matières particulières, la quantité relative de l'eau s'élève encore plus haut. L'anomalie observée par Thénard s'expliquerait peut-être en admettant que les voies biliaires s'étant dépouillées accidentellement, par une sorte de mue, les débris de leur épiderme se trouvaient en suspension dans la bile. Au reste, la quantité relative des matières dissoutes diminue à mesure que la sécrétion augmente.

Ce serait une entreprise hasardée que de vouloir établir des principes généraux à l'égard des rapports de qualité des substances dissoutes dans le plasma des excrétions. Beaucoup de sécrétions réclament encore une analyse faite avec soin, et même, pour celles qui ont été le plus examinées, nous ne possédons qu'un bien petit nombre d'analyses, en comparaison des changements auxquels elles sont sujettes jusque dans l'état de santé ; enfin, avec les petites quantités sur lesquelles on peut opérer, la méthode dont on se sert et le diagnostic ne peuvent offrir presque aucune garantie de certitude. Je vais réunir tout ce qu'avec ces moyens insuffisants il est permis de dire sur la qualité des sécrétions, et notamment sur leur rapport avec le sang.

Parmi les substances contenues dans le plasma du sang, les sécrétions offrent les suivantes :

1° La fibrine, dans le sperme, et peut-être aussi dans le suc muqueux. La portion de la semence qui est gélatiniforme après l'éjaculation, et qui se coagule ensuite en petit flocons, ressemble à la fibrine par ses principaux caractères. Il en est de même de la matière contenue dans le mucus, qui, par l'action de l'eau, forme des membranules délicates et striées (1). On a trouvé quelquefois de la fibrine dans l'urine, sans que le sujet offrît aucune trace d'affection profonde, générale ou locale (2) ;

2° L'albumine, dans le cérumen et le mucus (Berzelius), dans le suc intestinal, le suc pancréatique et la bile (?) (Gmelin), quelquefois dans la salive (3) ;

3° La matière caséeuse, dans le lait, et, suivant Gmelin, dans la salive, le suc pancréatique et la bile ;

(1) Vogel, *Prodr. disquis. spulorum*, p. 14.
(2) F. et H. Nasse, *Untersuchungen*, t. I, p. 207.
(3) Vogel, dans R. Wagner, *Physiologie*, p. 211.

4° La graisse, en grande quantité dans le smegma cutané et le cérumen, dans la bile (cholestérine), dans le lait;

5° Les matières extractives, sous le nom de ptyaline et d'osmazome, dans toutes les excrétions, avec diverses modifications insignifiantes;

6° Le pigment biliaire;

7° L'urée;

8° Des lactates, des carbonates, des phosphates, des sulfates, et du chlorure sodiques. Ces sels existent dans toutes les sécrétions, et ils y sont à peu près les mêmes que dans le sang.

Par conséquent, si l'on excepte les matières odorantes, il n'est aucun principe constituant immédiat du plasma du sang qui ne se retrouve aussi dans l'une ou l'autre des sécrétions.

D'un autre côté, celles-ci offrent quelques substances qui n'ont point encore été rencontrées jusqu'ici dans le plasma du sang, notamment;

1° La biline;

2° L'acide urique;

3° Le sucre de lait;

4° L'acide lactique libre;

5° Le fer, trouvé à l'état d'oxyde dans la cendre du lait et de la bile;

6° L'acide chlorhydrique, dans le suc gastrique;

7° La pepsine;

8° Une substance que l'acide acétique coagule, qui ne se redissout pas dans un excès de cet acide, et qui a peut-être de l'affinité avec la pyine; elle existe dans les glandes muqueuses;

9° Du sulfure de cyanogène, dans la salive : au reste, les réactions qui indiquent la présence de ce corps ne sont pas parfaitement décisives, au jugement de Berzelius;

10° Plusieurs matières odorantes, par exemple, dans la sueur, où elles varient même suivant les régions du corps; la célèbre *aura seminalis*, etc.

Si nous comparons entre elles les diverses sécrétions, nous trouvons que certaines substances leur sont communes à toutes, que d'autres, par exemple les combinaisons de protéine et de graisse, appartiennent à plusieurs, peut-être à un plus grand nombre que celles dans lesquelles on les a signalées jusqu'ici, enfin que d'autres encore, la biline, la matière colorante de la bile, l'urée, l'acide urique, le sucre de lait, l'acide chlorhydrique, n'appartiennent qu'à quelques produits sécrétoires. Les substances très répandues sont en petite quantité dans la plupart des excrétions, et y entrent, à ce qu'il paraît, pour une proportion à peu près égale à celle qui existe dans le sang; cependant l'urine est plus riche en sels et en extractif, et le lait en matière caséeuse, que le sérum du sang. Les matériaux dont l'élimination est confiée à certaines glandes sont toujours plus abondants dans la sécrétion de ces organes que dans le sang, où on a de la peine à démontrer leur présence, où même ils manquent totalement. On peut donner le nom de produits sécrétoires spécifiques à ces substances qu'une sécrétion contient exclusivement et en plus grande quantité qu'elles n'existent dans le sang. Les autres produits sont communs aux sécrétions et aux exsudations, le pus, par exemple, et ils ne fourniraient pas une preuve en faveur d'un mode particulier de relation entre le sang et l'organe chargé d'accomplir la sécrétion. Il ne peut y avoir sécrétion spécifique qu'autant qu'une glande extrait ou métamorphose, de préférence à tout autre, certains principes du sang.

Théorie de la sécrétion.

Le premier problème qu'ait à résoudre une théorie de la sécrétion, est de savoir si les glandes ne font que séparer du sang leurs produits, ou si elles les fabriquent, en faisant subir une transformation aux matériaux de ce liquide. Je viens de passer en revue les faits auxquels on doit recourir pour arriver à la solution du problème, en supposant toutefois qu'il nous soit actuellement possible de l'obtenir. Déjà auparavant, en me plaçant sous un point de vue plus général, j'étais parvenu à ce résultat, que les matière secrétées se produisent d'elles-mêmes dans le sang, et que les glandes les reçoivent toutes formées de ce dernier. Une circonstance vient maintenant parler en faveur de cette théorie, c'est qu'un grand nombre de substances sont communes au sang et aux sécrétions. Mais nous avons à rechercher jusqu'à quel point on peut démontrer ou rendre problable qu'il en est de même pour celles qu'on rencontre dans les sécrétions et non dans le sang.

La seule raison, vraisemblablement, qui fait que la biline ne se trouve pas dans le sang, c'est que le foie l'en sépare continuellement. Il n'est pas facile de faire une expérience qui établirait aussi sûrement cette proposition qu'elle l'a été, en ce qui concerne la présence de l'urée, par l'extirpation des reins, de sorte que, malgré une grande masse de probabilités, nous ne pouvons point affirmer, comme un fait certain, que la jaunisse dépend d'un obstacle à la sécrétion de la bile, et qu'elle ne doit pas naissance, du moins toujours, à une résorption de la bile déjà formée. Mais peut-être parviendrait-on à démontrer aussi la présence de la biline dans le sang normal, si nous possédions un moyen d'en découvrir de très faibles quantités. On ne peut pas prouver qu'elle y existe, mais on peut démontrer que, si elle s'y trouve, elle n'a point encore été reconnue jusqu'ici. La matière colorante de la bile n'a pu être constatée dans le sang que par sa réaction caractéristique avec l'acide nitrique, et l'urée elle-même, malgré son aptitude à cristalliser, n'a pu non plus y être démontrée d'une manière directe, et son existence a été conclue seulement de la modification qu'elle apporte à la forme cristalline du chlorure sodique. La préexistence de la biline dans le sang n'est donc ni prouvée ni réfutée.

On en doit dire autant de l'acide urique. Non seulement cet acide est plus difficile que l'urée à mettre en évidence, mais encore l'urine en contient trente fois moins. Chacun voit qu'un résultat négatif ne saurait avoir ici aucune valeur. Au reste, ce résultat négatif lui-même n'a été nulle part formulé d'une manière précise.

Le sucre de lait ne se rencontre que dans le lait. On ne devrait donc le chercher que dans le sang des femelles pendant la gestation et l'allaitement, et il devrait s'y accumuler en plus grande quantité après une maladie ou l'ablation des glandes mammaires. C'est ce qui sera peut-être un jour démontré, chez les animaux, par l'extirpation de ces organes (1). Quant à présent, on ne peut alléguer en faveur de notre hypothèse que l'observation, citée ailleurs, de Schreger, qui dit avoir trouvé du sucre de lait dans une exsudation survenue à la suite de ce qu'on appelle une métastase laiteuse.

L'acide lactique, qu'on trouve dans beaucoup de sécrétions, existe bien aussi dans le sang, mais à l'état de combinaison avec des bases. C'est pourquoi il faudrait attribuer aux glandes le pouvoir de le dégager de ses combinaisons. Il est difficile de concevoir comment la chose pourrait avoir lieu sans le concours d'un acide plus fort, qui décomposât les lactates. Mais on peut admettre un autre mode de

____

(1) Mitscherlich, Gmelin et Tiedemann ont vainement cherché le sucre de lait dans le sang de vaches laitières bien portantes (*Zeitschrift fuer Physiologie*, t. V, p. 17).

formation de l'acide lactique. Très probablement il se produit dans le lait, par une décomposition spontanée du sucre de lait; cette décomposition a quelquefois lieu dans l'intérieur même de la glande, et jamais elle ne manque de s'effectuer dans le lait qui a été abandonné à lui-même pendant un certain laps de temps. D'autres sécrétions peuvent aussi contenir des matières qui soient aptes à former de l'acide lactique. L'amidon, la gomme et le sucre de canne arrivent dans le sang par le moyen des aliments; une portion de ces substances se transforme, soit dans le sang lui-même, soit pendant leur trajet pour s'y rendre, en acide lactique, qui s'unit aux bases de ce liquide, après en avoir chassé l'acide carbonique; une autre portion se cache peut-être dans le mélange des matières extractives, passe avec celles-ci dans les glandes, et s'y transforme en acide lactique lorsque les circonstances sont favorables. De là peut venir que toutes les sécrétions sont tantôt neutres, tantôt acides ou alcalines; la réaction acide, de la salive par exemple, ne se fait pas remarquer dans le liquide récemment sécrété; elle n'apparaît qu'après qu'il a stagné pendant quelque temps dans la glande ou dans la cavité buccale (1).

Le fer n'existe pas dans le plasma du sang; mais il y en a dans l'hématine des corpuscules sanguins, et celui-là peut aisément se mêler en petite quantité au plasma, puisque les corpuscules du sang abandonnent une partie de leur matière colorante au sérum aqueux, et que d'ailleurs, comme je l'ai fait voir, ils se dissolvent après avoir atteint leur complète maturité. On ignore à quel état de combinaison le fer se trouve dans les sécrétions.

Je suis obligé de passer sous silence la formation des autres substances propres aux sécrétions. La plupart d'entre elles, comme la pepsine, les matières odorantes, le sulfocyanogène, ont besoin encore que la chimie les étudie mieux, et constate réellement leur existence. La présence de l'acide chlorhydrique dans le suc gastrique offre une difficulté insoluble pour le présent. Nul doute que cet acide ne se produise aux dépens du chlore des chlorures métalliques contenus dans le sang, notamment le chlorure sodique; mais on ne le trouve pas dans le sang, et l'on ne conçoit pas comment les matériaux du sang pourraient exercer sur lui une action telle que la décomposition du chlorure sodique en fût la conséquence. Faut-il recourir à une comparaison de l'action nerveuse avec l'électricité,

____

(1) *Comp* J. MULLER, *Physiologie*, t. I, p. 508.

qui, comme l'ont fait voir Purkinje et Pappenheim (1), décompose le sel marin de la membrane muqueuse stomacale ?

Malgré quelques contradictions dont on n'a point encore trouvé la solution, je crois que le résultat de ce qui précède est favorable à l'hypothèse qui considère les glandes comme des organes sécrétoires dans l'acception rigoureuse du mot, c'est-à-dire comme des filtres. Les différences qui existent entre elles tiennent à leur affinité pour tel ou tel principe constituant du sang, qu'elles attirent ou qu'elles laissent passer de préférence à tout autre.

Influence de la membrane propre sur la sécrétion.

La cause de ces différences peut très bien dépendre uniquement de la membrane à laquelle j'ai donné le nom de tunique propre. A la vérité, on ne saurait en administrer la preuve à l'égard des vésicules glandulaires les plus simples, si, comme j'ai cherché à le rendre probable, elles se détruisent et se reproduisent sans cesse chez l'adulte. Ici la membrane et le contenu se développent simultanément, croissent ensemble pendant un certain laps de temps, et disparaissent peut-être aussi en même temps, de sorte qu'on ne peut pas dire que l'un soit la cause ou la condition de l'autre. Mais, dans les glandes d'un ordre supérieur, les glandes composées, la paroi est permanente et le contenu variable. A l'égard des glandes transitoires ou périssables, on serait obligé d'admettre que le sang possède encore chez l'adulte la faculté de déposer une substance proligère, qui se sépare en enveloppe et contenu, c'est-à-dire en paroi glandulaire et sécrétion. Quant à ce qui concerne les glandes composées, le sang possède bien les substances qu'elles contiennent, il les produit même spontanément à certaines époques de l'existence, mais ces substances n'ont pas la puissance de former des vésicules ou cellules, et le sang a besoin des parois préformées pour se débarrasser des matières sécrémentitielles. Tel est le cas du lait, par exemple. La préparation de ce liquide ne dépend pas immédiatement d'un accroissement de l'activité de la glande mammaire; car lorsque, par une cause quelconque, celle-ci demeure dans l'inaction, ou cesse de fonctionner, nous retrouvons les matériaux caractéristiques du lait dans le sang ; mais la glande est indispensable pour opérer l'élimination, et quand elle refuse son service, le sang reste chargé de

(1) MULLER, *Archiv*, 1838, p. 9.

substances qui devaient être sécrétées, ce qui le rend impropre à la nutrition. Il en est de même pour la bile, pour l'urine, dont les principes essentiels se déposent de tous les côtés quand la sécrétion vient à s'arrêter. Sans doute alors ils passent dans d'autres produits sécrétoires, mais c'est par exsudation, et non par sécrétion; les glandes autres que le foie et les reins ne les attirent pas, et les laissent seulement passer. La paroi glandulaire a plus d'importance encore dans l'ovaire et le testicule que dans les glandes permanentes dont je viens de parler; car le développement typique même de la sécrétion s'y rattache. On ne pourrait pas savoir si les substances aux dépens desquelles les liquides procréateurs se forment, naissent ou non dans le sang, à l'époque de la puberté, parce qu'on ne les reconnaît qu'à leurs éléments microscopiques; mais l'extirpation des glandes empêche la manifestation de la puberté, ce qui prouve que leur existence est nécessaire à celle de ces liquides.

En égard aux cellules du foie, il reste encore à rechercher si elles se dissolvent et se reproduisent continuellement, ou si elles laissent transsuder dans les conduits excréteurs le liquide qu'elles contiennent. Dans ce dernier cas, leur paroi correspondrait à la tunique propre d'autres glandes; dans le premier, elles seraient comparables aux cellules endogènes des autres glandes, et alors la substance intercellulaire du foie serait la partie essentielle du tissu glandulaire.

Fonction des cellules endogènes.

Il n'est pas douteux que la tunique propre des glandes soit perméable uniquement aux parties constituantes dissoutes du sang; mais le liquide qui arrive dans la vésicule glandulaire y engendre bientôt de nouvelles cellules, et se comporte comme cytoblastème à l'égard de celles-ci. Lorsqu'on voit une paroi de glande revêtue d'un épithélium de cellules, il devient presque probable que ce sont ces cellules qui attirent du sang les substances spécifiques, et les déposent dans la cavité, d'autant mieux que le liquide sécrétoire doit les pénétrer pour arriver seulement dans la cavité glandulaire. Mais la nature de ces cellules endogènes dépend du cytoblastème, et la nature du cytoblastème dépend de la paroi glandulaire; quelque part donc que les cellules endogènes puissent prendre plus tard au travail de la sécrétion, on ne peut les considérer que comme secondaires.

Dans le testicule et l'ovaire, les cellules endogènes, ou leur produit, constituent la partie essentielle de la sécrétion, et là leur rôle ne saurait être douteux. Quant à celui qu'elles remplissent dans d'autres glandes, on ne peut aujourd'hui rien dire de positif à cet égard. Voici les conjectures qu'il est permis de hasarder.

1° Les cellules endogènes sont un épiderme, ou sont destinés à en devenir un. Lorsqu'on les voit rangées irrégulièrement, elles ne sont point encore arrivées à maturité. Quand elles s'écoulent avec la sécrétion, elles sont repoussées accidentellement pathologiquement), de même que les cellules épidermiques des membranes se détachent par l'effet d'une congestion et d'une inflammation. On pourrait même penser à une mue périodique. Dans ce cas, on se figure les cellules passives par rapport à la sécrétion. L'hypothèse est très séduisante, si l'on a sous les yeux les glandes en cul-de-sac de l'estomac et de l'intestin, qui sont couvertes d'un épithélium si régulier ; mais elle ne saurait s'appliquer à toutes les glandes. La plupart de ces dernières manquent d'épiderme, quoiqu'elles sécrètent puissamment ; celles précisément qui sont toujours en action n'ont jamais un épithélium complet, comme les reins ; il paraît ne s'en développer non plus jamais dans les glandes chargées de sécréter le suc gastrique. Doit-on admettre qu'un organe tend, pendant toute la durée de son existence, à un état de perfection qu'il n'atteint jamais, et que la période de sa pleine et entière activité coïncide avec un développement incomplet ? J'aimerais mieux regarder l'épithélium, quand il se rencontre, comme une sorte d'habit de fête dont la glande se revêt lorsqu'elle est inactive ; il m'a paru, même dans les canalicules spermatiques, n'être jamais plus prononcé que quand la production de la sécrétion proprement dite ne s'accomplissait pas avec beaucoup d'énergie.

2° Les cellules endogènes se produisent accidentellement et sans but dans le cytoblastème, tant qu'il reste dans le corps vivant, parce que c'est le propre de tout liquide organique vivant de former des cellules. Sous ce rapport, les cellules endogènes seraient comparables aux corpuscules du pus, qui s'engendrent en excès dans les substances exsudées, dites plastiques, pour être rejetés au-dehors. La grande analogie existante entre les corpuscules du mucus et ceux du pus parle en faveur de cette interprétation ; mais elle ne convient pas aux glandes qui ne contiennent que des cellules et presque pas de liquide, comme les reins, ni moins encore à celles dont les cellules endogènes jouissent d'un développement particulier, comme les glandes sébacées et mammaires, sans parler du testicule et des ovaires.

3° Les cellules endogènes contribuent d'une manière quelconque à préparer ou parachever la sécrétion, soit en exerçant une attraction sur le sang à travers la paroi glandulaire, soit en recevant le contenu des canalicules, et lui faisant subir quelque transformation. J'ai dit ailleurs que les corpuscules du sang étaient des cellules glandulaires nageantes, et maintenant je puis avec leur secours répandre quelque lumière sur la fonction des cellules glandulaires. Comme les corpuscules dans le sang, ou, plus exactement dans le chyle, de même les cellules naissent dans le plasma des sécrétions, par une combinaison de substances que ce liquide tenait en dissolution; elles grossissent en attirant des matériaux du plasma, et finissent par lui restituer ce qu'elles contenaient. Ce phénomène a lieu, dans la sécrétion des testicules, des glandes cérumineuses, et peut-être aussi des glandes mammaires, comme dans le sang, par une dissolution des cellules parvenues à maturité. A la vérité, elles sortent entières encore des glandes qui fournissent le suc gastrique, et, conjointement avec une substance visqueuse qui les accompagne, forment un enduit à la membrane muqueuse de l'estomac; mais elles se dissolvent en grande partie pendant le travail de la digestion, de manière qu'il ne reste que les cytoblastes. Je n'ai encore pu arriver à rien de positif pour ce qui regarde les autres glandes. Si elles se comportent de la même manière, les corpuscules muqueux qu'on trouve dans le mucus, la salive, etc., doivent être considérés comme des cellules rejetées avant leur maturité, ainsi que la chose aurait lieu dans la première hypothèse. Une autre circonstance encore rend probable que c'est réellement là ce qui arrive.

Influence du sang sur la sécrétion.

La fonction des glandes dépend immédiatement de la nature du sang. Son activité diminue ou augmente dans la même proportion que les matériaux à évacuer sont plus ou moins abondants; elle arrive à un degré insolite après une interruption prolongée, celle qui résulte, par exemple, d'une maladie aiguë, pendant laquelle les matières excrémentitielles ont eu le temps de s'accumuler. L'action des glandes peut être accrue, accidentellement ou artificiellement, par l'arrivée dans le sang de substances pour lesquelles elles ont une affinité particulière, comme pour leurs propres produits spécifiques. Elles attirent ces substances du sang, souvent avec une quantité plus considérable d'eau. Voilà pourquoi les matières qui se retrouvent dans le produit d'une glande agissent comme excitant sur la sécrétion des glandes correspondantes, conclusion à laquelle Wœhler avait déjà été conduit par ses excellentes recherches sur le passage de diverses substances dans l'urine (1). Peut-être le temps n'est-il pas éloigné où les sécrétions spécifiques elles-mêmes seront considérées comme des matières accidentelles, introduites avec les aliments, plutôt que comme des produits de la décomposition de la substance vivante. Sous ce rapport, la remarque faite par Berzelius, que la matière colorante de la bile de bœuf se comporte comme la chlorophylle, me paraît d'une haute importance. Ne pourrait-on pas expliquer par le même principe l'action des matières extractives amères sur la sécrétion de la bile, celle des sels, de la térébenthine, etc., sur la sécrétion de l'urine?

Mais les sécrétions ne sont pas seulement modifiées par la qualité du sang; elles le sont encore par sa quantité, c'est-à-dire par la proportion dans laquelle il afflue vers les glandes : elles dépendent donc aussi de l'état du système vasculaire. La quantité du sang augmente typiquement, dans un organe sécrétoire, à l'époque où cet organe doit entrer en action : les vaisseaux se dilatent alors, et peut-être même s'en produit-il de nouveaux. Il va sans dire que la sécrétion s'arrête quand la glande ne reçoit plus de sang, ou quand elle n'en reçoit point une suffisante quantité. C'est pourquoi la contraction des vaisseaux la diminue, comme il arrive à la sécrétion cutanée sous l'influence du froid : le même effet a lieu lorsque le sang s'arrête dans les vaisseaux, comme dans la congestion et l'inflammation portées à un haut degré. La sécrétion augmente par tout ce qui favorise une exsudation modérée du plasma du sang, qu'elle dépende ou de l'ampliation des vaisseaux, ou de la dilution du plasma lui-même, soit par des bains, soit par d'abondantes boissons. J'ai déjà fait remarquer ailleurs que l'ampliation des vaisseaux tient fréquemment à l'excitation des nerfs sensitifs ou moteurs, d'où il suit qu'une sécrétion peut être indirectement accrue par des irritations nerveuses. En général, la transpiration devient plus abondante lorsque l'action nerveuse déploie plus d'énergie, sous

____
(1) *Zeitschrift fuer Physiologie*, t. 1, p. 124.

l'empire de la chaleur, dans les passions, par l'effet des spiritueux et des excitants dits nervins, par celui de mouvements fatigants, etc. La fonction de certaines glandes est accrue localement par certaines idées, ou par la stimulation des nerfs sensitifs ou moteurs correspondants. Les faits qui se rangent ici sont si nombreux et si connus, que je crois devoir me borner à ces indications générales. Au reste, une sécrétion excitée de cette manière soustrait au sang plus que les substances qui doivent être éliminées, et rend nécessaire une restauration plus rapide. C'est ce que prouve, pour ne citer qu'un exemple, la soif causée par les sueurs abondantes qui succèdent à l'exercice du corps.

Cette sécrétion accrue par congestion devient, à mesure qu'elle augmente de quantité, plus pauvre en matières spécifiques et en éléments microscopiques. On peut supposer que l'activité ordinaire des glandes correspond aux besoins du sang. Lorsque la quantité du sang qui circule dans une glande augmente accidentellement d'une manière rapide, celle des substances spécifiques à éliminer ne s'accroît pas dans la même proportion, et ce que la glande reçoit n'est autre chose que la partie aqueuse du sang, telle qu'à la suite d'une congestion elle s'épanche partout dans le parenchyme et à la surface du corps, tantôt plus et tantôt moins riche en principes constituants solides du plasma. Naturellement l'exsudation se mêle avec la sécrétion propre déjà accumulée dans les canalicules de la glande, substance qu'on pourrait jusqu'à un certain point appeler essence de mucus ou de salive, et dont l'eau du sang vient opérer la dilution.

Au reste, quand je parle ici d'exsudation du plasma du sang dans la cavité des glandes, il ne faut pas prendre cette expression à la lettre. Telle que nous connaissons la structure des glandes, rien ne peut passer immédiatement des vaisseaux dans leurs canalicules; ce que ces vaisseaux fournissent doit arriver d'abord dans les espaces compris entre les canalicules, dans le stroma. Là il est repris en partie par les glandes, en partie par les commencements des lymphatiques. Je ne puis omettre de signaler ici l'analogie qui existe, eu égard à la fonction, entre les canalicules glandulaires et les vaisseaux lymphatiques. La force en vertu de laquelle les uns et les autres se remplissent des liquides déposés à leur pourtour est l'endosmose : dans l'un et l'autre cas, c'est la nature des parois qui détermine quelle substance doit pénétrer de préférence ; dans l'un et l'autre, le premier effet de réplétion paraît être une opération purement physique, et la continuation de cette opération dépendre d'une action musculaire. On peut comparer les commencements des vaisseaux lymphatiques aux canalicules glandulaires, et les troncs, en tant qu'ils sont musculeux, aux conduits excréteurs.

L'analogie entre le mode d'accroissement des sécrétions dont je viens de parler, et l'exsudation déterminée tant par la congestion que par l'inflammation, saute d'elle-même aux yeux. D'ailleurs on rencontre souvent les deux phénomènes, simultanément ou alternativement, par l'effet d'une même cause. Les mêmes idées font porter le sang à la figure, et provoquent des sueurs locales ou la salivation. La chaleur accroît en même temps la transpiration cutanée et la turgescence de la peau, qui va parfois jusqu'à l'inflammation et à l'exsudation, à la formation de papules et de vésicules. Les sueurs et la miliaire se font cesser l'une l'autre dans les fièvres, celles surtout qu'on nomme rhumatismales. Il semble fréquemment dépendre du hasard qu'une congestion au voisinage d'une glande se juge par sécrétion ou par inflammation : dans le typhus, par exemple, on observe tantôt la salivation, tantôt la parotidite. La sécrétion et l'exhalation, dans le cas d'accroissement de la masse de l'eau du sang, ont entre elles la même relation. Lorsque les glandes ne suffisent plus à expulser l'eau, il s'opère, dans leur voisinage, des exsudations qui ont de l'analogie avec certaines formes d'inflammation. On observe une éruption miliaire, et même des ulcères superficiels, en même temps que la sueur. Tel est l'artifice par lequel les hydriatres déterminent des éruptions critiques.

La différence que j'ai précédemment établie entre la sécrétion active et la sécrétion passive devient maintenant facile à comprendre. En même temps que la glande attire certaines substances, elle en reçoit passivement, et en quelque sorte forcément, d'autres qui sont dissoutes dans le plasma du sang. Lorsque la sécrétion est accrue accidentellement par l'augmentation de l'exsudation, ces substances passent d'une manière uniforme dans chaque glande. Ainsi chaque glande peut éliminer les matériaux spécifiques de l'urine et de la bile quand ils viennent à être retenus dans le sang par l'effet d'une maladie des reins ou du foie. Mais alors ces matériaux se trouvent également dans le plasma qui remplit les interstices des tissus, dans la sérosité exhalée, et même, je n'en doute pas, dans le pus. Si l'on prétendait dire qu'en pareil cas la glande qui aide à évacuer la matière sécrémentitielle remplit l'office de celle dont cette élimination est la fonction spéciale, il faudrait, dans la jaunisse, considérer le corps entier, avec la peau, les tendons, les cartilages et les os, comme suppléant à l'office du foie. Dans les métastases dites laiteuses, c'est-à-dire quand l'inaction des glandes mammaires oblige le sang à retenir les matériaux constituants du lait, les sécrétions et exsudations de remplacement sont bornées à un petit nombre d'organes, notamment au canal intestinal et aux membranes séreuses : ce phénomène tient à ce que la substance qui caractérise le lait à l'œil (globules de graisse) n'est point dissoute, ni par conséquent apte à pénétrer toute paroi glandulaire.

J'ai encore un argument à faire valoir en faveur de l'hypothèse que les corpuscules muqueux sont des éléments expulsés du corps d'une manière prématurée, avant qu'ils aient achevé leur développement. Sans doute une inondation de la glande, survenue par accident et subitement, peut dissoudre violemment les cellules adhérentes à sa face interne, tout comme une exsudation à la surface du corps détache et entraîne l'épithélium. Plus les exsudations se font rapidement dans les glandes, plus les cellules qui se régénèrent sans cesse sont éloignées du terme de leur développement, et un long espace de temps peut s'écouler jusqu'à ce qu'il soit donné à une cellule d'y atteindre, qu'elle soit destinée à devenir épiderme ou à finir par se dissoudre d'elle-même. Une chose frappe, c'est que les corpuscules muqueux se rencontrent uniquement dans les sécrétions qu'on ne voit jamais à l'état liquide ou en quantité notable qu'à l'occasion de circonstances extraordinaires, par suite d'irritations extérieures (larmes, salive, sueur, suc muqueux), et ne s'observent point dans la sécrétion des reins, qui est aqueuse de sa nature, sans avoir besoin d'influences propres à faire naître une congestion. A la vérité, les cellules endogènes des reins, dont le noyau ne se divise pas par l'acide acétique, sont difficiles à distinguer des petites cellules épithéliales des voies urinaires.

L'action fréquente des excitants du dehors, toute circonstance qui favorise l'accroissement de la sécrétion, peut rendre l'excès d'action d'une glande durable et habituel. Cet effet dépend en partie de la congestion habituelle ou de la tendance aux congestions, qui se rapporte elle-même à la paralysie directe ou indirecte des vaisseaux, et le caractère d'habitude que prennent les sécrétions s'explique finalement par les lois auxquelles obéit le système nerveux tout entier. Mais la production des sécrétions spécifiques peut aussi être activée par le fait de l'irritation ; si la chose n'est pas possible pour toutes à la vérité, notamment pour les matières excrémentitielles proprement dites, du moins est-il évident que la quantité du lait ou du sperme dépend jusqu'à un certain point de la consommation volontaire qu'on en fait. Peut-être la vacuité du conduit excréteur exerce-t-elle de l'influence, en ce qu'elle met les canalicules glandulaires à même de recevoir des matières nouvelles du sang. Peut-être aussi la régénération de ces sécrétions se rattache-t-elle à un principe analogue à celui qui détermine celle d'autres tissus solides. Nous avons vu que les tissus cornés, en particulier les ongles et les poils, dont l'accroissement a une certaine limite qu'il ne peut dépasser, continuent de croître sans cesse lorsqu'on les empêche d'atteindre cette limite. La production de jeunes cellules à la racine de l'ongle, qui devrait cesser quand celui-ci serait achevé, continue pendant toute la vie lorsqu'on rogne habituellement le bord de l'ongle. De même, la formation d'un produit sécrétoire pourrait être accrue, et de périodique devenir continue, si ce produit était continuellement évacué. L'expérience prouve que la sécrétion souffre souvent alors, et qu'elle n'atteint pas son entier développement. L'influence du système nerveux sur la qualité des sécrétions, dont j'ai cité plus haut quelques exemples, est une énigme dont nous ne possédons pas la clef.

Évacuation des sécrétions.

Tant qu'une sécrétion reste dans les globules et canalicules glandulaires, elle n'éprouve aucun mouvement. Il ne faut pas s'imaginer qu'elle a lieu seulement dans les culs-de-sac des glandes, et que le liquide se porte en avant sans discontinuer, à mesure qu'il est produit. Les glandes rétiformes, qui se présentent les premières à la pensée lorsqu'on songe à cette hypothèse, n'ont point d'extrémités en cul-de-sac, ou si elles en ont, celles-ci n'y jouent pas un rôle essentiel. Aussi loin que la membrane d'une glande a la même constitution, elle sécrète simultanément sur tous les points de son étendue, et la partie liquide du produit arrive dans les conduits excréteurs, parce qu'elle rencontre moins de résistance de ce côté. Si les conduits sont bouchés ou obstrués par une cause quelconque, les vaisseaux lymphatiques entraînent une partie de la matière sécrétée, et la sécrétion finit par s'arrêter tout-à-fait. On ne peut ni affirmer ni nier que les vésicules glandulaires acquièrent la faculté de se contracter

par suite d'un développement de fibres dans leurs parois. Quant à
ce qui concerne les conduits excréteurs, le liquide s'y trouve poussé
lentement par un mouvement péristaltique ; quelquefois même il
y marche très vite, et en est dardé sous la forme de jet, phénomène connu à l'égard des glandes salivaires et mammaires, et probable à l'égard du canal déférent. Il n'est pas bien prouvé que les
spasmes et les paralysies des conduits excréteurs soient une cause de
ralentissement des excrétions ; cependant l'analogie autorise à supposer cette cause, et à s'en servir pour expliquer certains phénomènes pathologiques. Les anciens admettaient un ictère spasmodique
dû à l'occlusion spasmodique des voies biliaires, parce qu'ils avaient
observé une forme de cette maladie qui survient, dans les affections
morales, en même temps que la contraction du tissu cellulaire et
des vaisseaux cutanés ; les antispasmodiques en sont le remède.
Hausmann parle d'une contraction des conduits excréteurs des
glandes mammaires qui empêche de traire les vaches et les ânesses,
chez lesquelles ce phénomène s'observe assez souvent (1). Une
atonie des conduits excréteurs du foie, par suite de laquelle la sécrétion biliaire semble se faire avec paresse et le foie s'engorge,
cède à des médicaments qui déploient leur action sur tous les muscles soustraits à l'empire de la volonté, qui favorisent le mouvement
péristaltique des intestins et l'expectoration, comme est surtout le
tartre stibié.

Utilité des glandes.

Sous le point de vue téléologique, les glandes mériteraient à
peine de former une classe à part. Quelle différence n'y a-t-il pas
entre le rein et l'ovaire ou le testicule, si nous les considérons dans
leur rapport avec l'organisme ! Le rein est chargé de débarrasser le
sang d'une matière excrémentitielle, et n'existe que pour lui ; les
deux autres sont l'atelier dans lequel se fabrique un nouvel individu,
le centre de l'existence d'un organisme entier. Et cependant il y a
même ici des espèces de transitions. La glande mammaire se lie
d'une part aux glandes préparatoires du germe, attendu qu'elle
fournit des matériaux pour la nutrition du nouveau-né, et d'un autre
côté elle est un chaînon indispensable dans la série des organes
qui président au maintien de la composition normale du sang.

Les glandes peuvent être, d'après leurs usages, rapportées à

____

(1) *Die Zeugung des weiblichen Eies*, p. 20.

cinq ordres, dont aucun cependant, comme je l'ai déjà dit, n'est séparé des autres par une limite rigoureuse.

1° Les émonctoires proprement dits, organes de purification du sang. Ces glandes sont celles qui attirent du sang certaines matières spécifiques, uniquement pour les éloigner du corps, attendu qu'elles rendraient le sang incapable de servir à la nutrition des organes. Je range ici le foie, les reins, et, comme organe excréteur de l'acide carbonique, les poumons.

2° Les glandes qui dépouillent le sang de matières spécifiques, mais non uniquement pour l'en débarrasser, car ces matières servent ailleurs dans l'économie. Il est possible que le foie doive être rangé dans cette catégorie ; cependant la participation qu'on lui attribue à la formation du chyle n'est pas prouvée (1). Dans tous les cas, la glande mammaire appartient à cette classe.

3° Les glandes qui produisent une matière spécifique, et la font servir à un but déterminé, sans exercer par là plus d'influence sur la composition du sang que sur aucun autre organe. Ce sont les glandes sébacées, les glandes de Meibom, les glandes cérumineuses, et celles qui sécrètent le suc gastrique. La sécrétion spécifique de ces dernières paraît ne se produire que dans leur intérieur même, à l'aide des matériaux indifférents ou neutres du sang. La suppression de la sécrétion n'entraîne pas immédiatement d'altération sensible du sang.

4° Les glandes que je fais entrer dans cette classe, glandes muqueuses, simples et composées, glandes lacrymales et salivaires, pancréas et glandes sudorifères, seront peut-être rapportées en partie à la précédente, lorsqu'on aura démontré l'existence d'un produit spécifique dans leur sécrétion. Jusqu'à présent je ne puis reconnaître comme tel ni l'acide lactique dans la sueur, ni la matière précipitable par l'acide acétique dans le suc muqueux. Je me suis déjà expliqué par rapport à l'acide lactique ; quant à l'autre matière, elle est trop peu connue encore, et l'on peut, jusqu'à nouvel ordre, la rapprocher de la pyine, qui, sans concours d'aucun organe sécrétoire, se présente dans les exsudations, de sorte qu'elle doit vraisemblablement aussi naissance à une métamorphose de quelqu'un des matériaux immédiats du sang. Ce qu'on peut dire du rapport de ces glandes au sang, c'est qu'eu

____

(1) J. MULLER, *Physiologie*, t. I, p. 554.

général elles en diminuent la masse, et surtout la proportion d'eau. La quantité d'eau que la transpiration cutanée insensible enlève au sang est considérable; cependant elle n'a certainement pas lieu par les seuls vaisseaux des glandes, et tout le réseau capillaire de la peau y contribue. Sa suppression sur une surface étendue ne serait donc pas nuisible, suivant moi, parce qu'il s'ensuivrait la rétention dans le sang d'une matière excrémentitielle, à proprement parler virulente, mais parce qu'elle entraîne une augmentation de la masse du sang (pléthore) et une dilution de ce liquide. La suppression locale de la sueur ne peut point être considérée comme une cause d'altération du sang (1), car la sueur ne soustrait à ce dernier que des substances indifférentes, et spécialement de l'eau, office pour lequel les émonctoires proprement dits la suppléent très bien. La quantité d'eau contenue dans le sang met toutes les glandes en consensus ensemble, mais avec certaines modifications. Lorsque les glandes de

(1) En réduisant ainsi la part que la peau et les membranes muqueuses prennent au maintien de la composition normale du sang, je sais bien que je soulèverai contre moi les médecins, qui ont si souvent cherché dans la paresse de ces organes la cause des altérations des humeurs, et qui font provenir une foule de maladies d'une suppression locale des fonctions de la peau. Sous ce dernier rapport, je ne puis que répéter ce que j'ai dit ailleurs (*Pathologische Untersuchungen*, p. 271), en parlant des refroidissements. Un refroidissement n'est pour moi qu'une impression produite sur les nerfs cutanés; les suites fâcheuses qu'il entraîne tiennent à la rupture de l'équilibre dans le système nerveux, et l'indication est de rétablir le ton des nerfs de la peau. On ne saurait irriter ces derniers sans qu'en vertu des lois de l'antagonisme subsistant entre les nerfs sensitifs et les nerfs vasculaires, il survienne paralysie de ceux-ci, congestion, sueur. La sueur, quand on parvient à la provoquer, n'est pas une crise, dans l'ancienne acception du mot, mais seulement un symptôme annonçant que l'irritation des nerfs cutanés a réussi. Les épispastiques, les frictions, rendent généralement les mêmes secours qu'une sueur prolongée.

La médecine qui se dit empirique doit seule assumer la responsabilité des théories qu'on a bâties, depuis l'invention des quatre humeurs cardinales, sur l'état muqueux, sur les métastases et les éliminations du mucus. C'est un titre de gloire pour la physiologie que d'avoir su échapper à ces mystifications, depuis qu'elle est devenue science indépendante.

Fourcault a examiné les suites d'une suppression générale de la perspiration cutanée, en enduisant le corps d'animaux de substances imperméables, vernis ou autres. Il s'ensuivit une réplétion des cavités du cœur et des veines caves, des inflammations d'organes internes et la mort. Lorsqu'une grande étendue de la peau avait été rendue irrespirable, il se développait des irritations chroniques, des tubercules, etc. (*Comptes-rendus*, 1837, 26 mars).

la peau ou celles qui sécrètent le suc muqueux éliminent moins
d'eau qu'à l'ordinaire, les reins, chez l'homme en santé, sont toujours prêts à recevoir le surplus; mais l'inverse n'a pas lieu, car si
la sécrétion rénale diminue, elle n'est point remplacée par des
sueurs, mais par l'hydropisie. C'est là un phénomène de haut intérêt
pour la théorie de la sécrétion. Il prouve, en effet, que les reins ont
une relation active avec l'eau, mais que celle des glandes cutanées
et muqueuses avec ce liquide du sang ne diffère pas de celle qui
appartient au tissu cellulaire et à tous les autres tissus. Il y a plus
même; dans l'état d'équilibre parfait de tous les vaisseaux, ceux des
glandes cutanées et muqueuses mettent plus d'obstacle à l'exsudation
du plasma, que ceux du tissu cellulaire et des membranes séreuses,
et ils ont besoin d'être paralysés, d'être dilatés par l'influence nerveuse, pour exercer une action qui remplace celle des reins. Il faut
que des diaphorétiques agissent sur la peau, des drastiques sur l'intestin, pour que les glandes de ces deux organes laissent transsuder
l'eau excédante, et l'emportent sur les membranes séreuses. Voilà
pourquoi, quand le sang est tellement vicié par l'eau bue en trop
grande abondance, que les reins ne suffisent plus pour le rétablir,
il est nécessaire de distendre les vaisseaux cutanés, ou de les amener
à un état voisin de la paralysie, par la chaleur, etc. Si, après la suppression de l'action cutanée, il survient une autre sécrétion que
celle des reins, si par exemple la diarrhée s'établit, ce qui est le
cas le plus ordinaire, c'est qu'il existait une sympathie spéciale entre
les nerf atteints par le refroidissement et ceux de l'organe sécrétoire, ou que celui-ci se trouvait déjà auparavant dans un état plus
prononcé d'excitement, *pars minoris resistentiæ*. Je profite de
cette occasion pour rappeler encore une fois l'attention sur le caractère de la prétendue sécrétion des membranes séreuses et muqueuses; elle ne ressemble à la sécrétion des glandes proprement
dites qu'en ce sens que celle-ci peut aussi être passive, c'est-à-dire
avoir lieu par exsudation.

Le but ordinaire des glandes de cette quatrième section, outre
l'influence qu'elles exercent sur le sang, est d'entretenir humides
les surfaces auxquelles elles aboutissent. Ce but est atteint tantôt par
une multitude de glandes simples ou peu volumineuses, qui sont
ensevelies dans la paroi des membranes, tantôt, quand les membranes avaient besoin d'être plus épaisses, par une seule ou par plusieurs grosses glandes, comme la prostate, les glandes lacrymales, etc.

En même temps elles peuvent parer à des éventualités, et, dans le cas d'une congestion, débarrasser l'économie d'une partie du plasma. Les exsudations que le rapport entre les nerfs sensitifs et musculaires d'une part et les nerfs vasculaires de l'autre rend inévitables, deviennent incapables de nuire par cette circonstance qu'elles s'épanchent dans des cavités qui communiquent librement avec la surface du corps : autrement elles donneraient bien plus souvent lieu à des congestions et même à des apoplexies. L'exsudation est même employée à un but d'utilité ; elle sert à fluidifier les aliments, le sperme, à atténuer l'influence des agents chimiques, à entraîner les agents mécaniques de la présence desquels pourrait naître un préjudice quelconque. Enfin, elle rentre en partie dans la masse du sang (1). Mais fort souvent aussi ces sécrétions sont sans but, purement accidentelles, comme la sueur dans les exercices violents, les larmes dans les passions, et elles peuvent devenir nuisibles par rapport au sang, de manière que la perte d'eau qu'elles entraînent ne puisse pas être réparée par les boissons.

5° Les glandes qui préparent le germe, savoir l'ovaire et le testicule. Ici l'influence sur le sang est rejetée tout-à-fait sur l'arrière-plan. Les éléments que ces glandes produisent, prennent jusqu'à un certain point le rang d'organes, qui se détachent du corps pour devenir indépendants. Une obscurité profonde couvre encore la part que les filaments spermatiques ont à la formation de l'embryon : à peine est-il permis d'admettre qu'ils passent matériellement dans l'œuf ; mais je regarde comme un fait complètement établi qu'ils sont le principe essentiel et nécessaire du sperme, puisqu'on les a trouvés dans la semence féconde de presque tous les animaux (2), qu'on les a suivis vivants jusqu'à l'ovaire (3), qu'enfin Prévost (4) a démontré que la portion du frai de grenouille qui reste sur le papier, quand on filtre cette substance, est la seule qui possède la puissance fécondante. Quelque impossible qu'il nous soit de concevoir la cause

(1) On distingue fréquemment les sécrétions des excrétions, en disant que ces dernières sont uniquement destinées à être éliminées. Mais quand l'urine et les matières fécales sont retenues dans leurs canaux, les vaisseaux lymphatiques en reprennent également les parties les plus liquides, ce qui rend l'urine plus saturée et les excréments plus secs.

(2) *Comp.* KOELLIKER, *Beitrag*, p. 50.

(3) BISCHOFF, dans WAGNER, *Physiologie*, p. 49. — BARRY, dans FROKIEP, *Neue Notizen*, n° 228.

(4) *L'Institut*, 1840, n° 362.

du mouvement dans ces éléments, le but du mouvement lui-même
ne me paraît pas difficile à saisir. Il n'y aurait pas moyen que les
filaments spermatiques atteignissent l'ovaire, s'ils ne faisaient pas
eux-mêmes effort pour s'y rendre. Les contractions des trompes ne
peuvent agir sur eux que quand ils sont parvenus dans ces conduits :
mais bien certainement, ils ne dépassent pas la matrice pendant
l'union des sexes. Les cils, auxquels on avait d'abord pensé, vibrent,
comme je l'ai dit, dans la direction de dedans en dehors. Peut-être
voudrait-on admettre qu'après l'accouplement ils agissent en sens
inverse; mais alors il resterait encore à expliquer les fécondations
qui ont lieu sans que l'acte du coït ait eu lieu d'une manière complète, et qui ne peuvent du moins pas être révoquées en doute dans
les cas où l'hymen a été trouvé intact à l'époque de la parturition.
Comme les filaments spermatiques se meuvent, je ne vois pas pourquoi on refuserait de croire qu'ils peuvent se rendre à l'ovaire.
Mon intention n'est pas de donner à entendre qu'ils s'y portent,
avec intelligence, avec conscience du but à atteindre, comme le
feraient des êtres animés; mais, quand ils viennent à se disperser
fortuitement et dans tous les sens, il doit bien s'en trouver quelques
uns qui suivent la bonne voie. C'est là un effet qui dépend jusqu'à
un certain point d'un hasard heureux, comme le prouve le fréquent
insuccès des tentatives de fécondation, et il va sans dire que le résultat doit être atteint d'autant plus facilement que les filaments
spermatiques sont portés, pendant le coït, plus près du lieu de leur
destination, sans qu'on doive prétendre pour cela que l'introduction
de la semence dans la matrice, durant l'accouplement même, soit
une condition indispensable de la fécondation. Au reste, le calcul
que j'ai présenté plus haut, prouve que la vitesse des filaments
spermatiques est assez considérable. S'ils ne s'arrêtent pas en route,
s'ils ne se détournent pas du droit chemin, ils peuvent parcourir
la longueur entière des trompes de Fallope, chez la femme, dans
l'espace d'environ une demi-heure. On ne saurait supposer cependant que les choses se passent ainsi; loin de là même, les variations
si remarquables du laps de temps pendant lequel les œufs se détachent de l'ovaire après la fécondation (1), semblent annoncer que les
mouvements des filaments spermatiques sont vagues et incertains.
Mais comme la séparation de l'œuf a toujours lieu dans un délai

____

(1) BISCHOFF, dans WAGNER, *Physiologie*, p. 95.

déterminé, ou ne s'effectue pas du tout, il est à croire qu'au bout de quelque temps les filaments spermatiques meurent dans la matrice et les trompes.

Développement du tissu glandulaire.

Malgré un grand nombre de recherches pénibles, le développement du tissu glandulaire est presque entièrement inconnu. Aux difficultés générales des travaux histogéniques se joint encore ici cette circonstance que les ramifications du conduit excréteur tombant plus aisément sous les yeux, elles ont détourné l'attention de la substance glandulaire proprement dite. Comme la glande parachevée paraissait n'être qu'un canal excréteur ramifié à l'infini, on se contenta de suivre jusqu'à une certaine limite et l'origine de ce dernier, et le principe en vertu duquel ses divisions se multiplient. Mais la substance glandulaire proprement dite était contenue dans le blastème qui restait entre les branches, et à l'égard duquel on admettait qu'il finissait par se convertir en tissu cellulaire interstitiel. En conséquence, si l'on excepte quelques observations éparses, ce que nous savons du développement des glandes se réduit à la formation du blastème et à celle des conduits excréteurs. Là même encore il y a des lacunes, et il y règne plus d'une controverse.

Blastème des glandes.

Le blastème, ou comme nous dirions aujourd'hui le cytoblastème des glandes, est une substance gélatineuse, d'abord claire, ensuite un peu trouble, affectant la forme que doit avoir plus tard la glande. Ainsi, celui de la glande lacrymale ou de la parotide, par exemple, est déjà divisé de très bonne heure en lobules (1), et l'analogie permet de supposer que cette délimitation extérieure est complète à une époque où le tissu n'offre encore aucun de ses caractères spécifiques. Celui-ci se compose vraisemblablement partout de cellules à noyaux. Valentin dit que le tissu du testicule est grenu avant le développement des canalicules spermatiques (2). Il appelle le blastème des glandes salivaires une substance granuleuse (3), dont les grains ont un diamètre de 0,0030 à 0,0036 ligne. Reichert (4) a

<hr>

(1) Muller, *Gland. secern.*, p. 53, 61, tab. V, fig. 8; tab. VI, fig. 11, 12, *b*.
(2) *Entwickelungsgeschichte*, p. 391.
(3) *Ibid.*, p. 532.
(4) *Entwickelungsleben*, p. 24, tab. 1, fig. 7.

vu le foie de jeunes embryons de grenouille formé de cellules, qui, pour la plupart, renfermaient déjà de nouvelles générations dans leur intérieur.

Il est douteux, à l'égard d'un grand nombre de glandes, que leur cytoblastème naisse indépendamment du conduit excréteur et de la surface sur laquelle elles épanchent leur sécrétion. On le sait par rapport aux reins (1), aux testicules et aux ovaires (2); ces derniers restent même isolés pendant toute la vie. Les canalicules de la parotide ne sont pas, suivant la remarque de J. Muller (3), une continuation de la membrane muqueuse de la bouche : ils naissent dans le blastème lui-même, de sorte que celui-ci doit être considéré comme ayant, dès l'origine, une existence à part. Quant à ce qui concerne d'autres glandes, le foie et le pancréas en particulier, on admet généralement qu'elles procèdent de l'intestin, qu'elles en sont des excroissances ou des rejetons (4). Reichert seul leur attribue aussi une origine distincte (5). Examinées de près, ces deux opinions ne sont pas aussi éloignées l'une de l'autre qu'elles le semblent. Baer (6) et J. Muller (7) ont vu le foie former d'abord, au milieu de la couche vasculaire de la paroi de l'œsophage, un renflement bilobé, dans lequel on apercevait une cavité communiquant avec celle du tube intestinal. Suivant Reichert, la masse celluleuse de laquelle le foie (le foie et le pancréas, chez la grenouille) se développe, est située en dehors, sur l'intestin, et elle paraît être identique avec la masse que Baer et Muller, qui ne se servaient pas de microscope, ont regardée comme un simple renflement de la membrane intestinale. La différence se réduit, en dernière analyse, à savoir si ce renflement est creux, et communique librement avec l'intestin dès l'origine, ou si la cavité et sa communication avec le tube intestinal ne se développent que consécutivement. Suivant les

(1) J. MULLER, *Bildungsgeschichte der Genitalien*, p. 47. — RATHKE, *Bildungsgeschichte des Menschen und der Thiere*, p. 95; *Entwickelungsgeschichte der Natter*, p. 96. — VALENTIN, *Entwickelungsgeschichte*, p. 408.

(2) J. MULLER, *loc. cit.* — VALENTIN, *ibid.*, p. 388.

(3) *Gland. secern.*, p. 60.

(4) Suivant Rolando, Rathke, Baer, J. Muller et Valentin (*Comp.* VALENTIN, *Entwickelungsgeschichte*, p. 514. — RATHKE, *Entwickelungsgeschichte des Natter*, p. 18.

(5) *Entwickelungsleben*, p. 54, 189.

(6) BURDACH, *Traité de physiol.*, trad. par A.-J.-L. Jourdan, t. II.

(7) *Gland. secern.*, p. 77.

recherches de Reichert, on doit admettre le second de ces deux cas, et alors il serait inexact de se représenter le foie comme un prolongement, une extension de l'intestin.

Le blastème des glandes rétiformes, si l'on fait abstraction d'une petite quantité de tissu cellulaire dans les testicules des vaisseaux et des nerfs, se transforme tout entier en substance glandulaire. Celui des glandes en grappe et du foie est employé en partie à la formation des ramifications du conduit excréteur. Ces ramifications se dessinent bientôt, dans la masse gélatiniforme, comme autant de stries élégantes, blanches, et quelquefois un peu renflées à l'extrémité (1). Valentin (2) a fait l'intéressante observation qu'elles naissent, non par l'allongement et la division latérale d'un conduit principal, mais de la manière suivante : au voisinage du conduit principal ou d'une de ses grosses branches, se produisent des amas oblongs et plus condensés de substance, qui ne tardent pas à se renfler un peu du côté de la périphérie, et qui n'ont d'abord aucune connexion avec ce conduit, qui en sont même séparés par une distance plus ou moins grande. Ces masses s'unissent ensuite avec le conduit principal ou ses ramifications. Il paraît aussi qu'on doit rapporter au développement du conduit excréteur ce que Valentin (3) dit plus loin de la formation des espaces vides dans les glandes; là où la cavité se forme, la glande se fait remarquer d'abord par une transparence plus grande et un ton de couleur plus clair; elle y est moins visqueuse et plus liquide que la masse primitive du blastème; bientôt on aperçoit, à l'endroit où se produit la cavité, une masse claire, incolore, tout-à-fait liquide, et une périphérie composée de petits grains arrondis; ces grains ne tardent pas à former un épithélium, qui se fortifie de nouvelles couches extérieures, tandis que les anciennes se détachent, et restent en suspension dans le liquide : à mesure que ces grains se multiplient, les canaux acquièrent la couleur blanche qui les signale plus tard.

(1) E.-H. Weber, dans Meckel, *Archiv*, p. 278, tab. IV, fig. 18 (parotide ; le blastème lui-même est omis). — Rathke, dans Burdach, *loc. cit.* — Muller, *Gland. secern.*, p. 52, tab. V, fig. 8 (glande lacrymale); p. 60, tab. VI, fig. 9-12 (glandes salivaires). — Gurlt, *Physiologie*, tab. III, fig. 1-3.

(2) *Entwickelungsgeschichte*, p. 523.

(3) Muller, *Archiv*, 1838, p. 528.

Formation du conduit excréteur.

Quant à la portion du conduit excréteur qui se trouve hors de la glande, et par conséquent, dans l'origine, hors du blastème, on ignore si son développement a lieu de l'orifice vers la glande, ou, en sens inverse, de la glande vers l'orifice, ou bien si la substance d'où il provient se produit sur tous les points à la fois (1). Cette dernière circonstance est la plus vraisemblable, et peut-être dépend-il d'un pur accident que tantôt une partie et tantôt une autre se développe la première. Le tronc du conduit est plein d'abord : ce n'est que plus tard qu'il devient creux (2) ; il s'ouvre d'un côté vers la cavité du corps et de l'autre vers les branches, ou bien sa cavité se développe à partir de celles-ci. Dans les glandes rétiformes, il se développe encore un tissu intermédiaire, la tête de l'épididyme et le bassinet du rein, entre le tronc du conduit excréteur et les canalicules glandulaires, tissu qui plus tard établit une communication entre ces deux sortes d'organes (3).

Baer (4) et Muller (5) disent, en parlant du conduit excréteur du foie, que les branches de la masse d'abord appliquée immédiatement à l'intestin, finissent, en continuant de se développer à leur base, par se rencontrer sous un angle quelconque, et former ainsi un canal commun, qui plus tard s'allonge.

(1) Rolando (*Journal complément.*, t. XVI, p. 53) avait considéré l'uretère comme un prolongement de la vessie. Suivant Rathke (*Bildungsgeschichte*, t. II, p. 99) et Valentin (*Entwickelungsgeschichte*, p 410), il paraît plutôt partir du rein ; du moins, dans les premiers temps, est-il plus large à sa partie supérieure, et va-t-il en s'amincissant vers le bas. La trompe et le canal déférent partent du conduit excréteur du corps de Wolff, dont, chez les mammifères, ils sont probablement une branche latérale (MULLER, *Bildungsgeschichte*, p. 33, 48). Jacobson (*Die Oken'schen Kœrper, oder die Primordialnieren*, Copenhague, 1830) dit que leur formation procéde de dehors en dedans. Rathke (MECKEL, *Archiv*, 1832, p. 382) présume qu'ils commencent à la fois sur toute leur longueur.

(2) RATHKE, dans MECKEL, *Archiv, loc. cit.* — VALENTIN, *Entwickelungsgeschichte*, p. 410.

(3) J. Muller a observé chez les mammifères (*Bildungsgeschichte*, p. 60) que les *coni vasculosi* se formaient indépendamment du testicule et du canal déférent. Valentin (*loc. cit.*, p. 411) prétend que les bassinets des reins ont une formation indépendante.

(4) BURDACH, *Traité de physiologie*, t. II.

(5) *Gland. secern.*, p. 77

Formation de la substance glandulaire proprement dite.

Voici ce que les recherches faites jusqu'à ce jour nous apprennent sur la formation de la substance glandulaire proprement dite.

Suivant Valentin, les canalicules des reins naissent, dans chaque pyramide, comme autant de prolongements de la membrane ou de sa paroi (?). Ce sont d'abord quelques faisceaux peu nombreux, disposés en ligne droite, qui s'étendent en rayonnant du bord interne du rein vers la surface, où ils se terminent par une multitude de petits renflements creux. Peu à peu ils se multiplient aux dépens du blastème, s'allongent et s'enroulent. Leur largeur est proportionnellement d'autant plus grande que le rein est plus jeune ; dans un rein de cochon long de cinq lignes, elle variait entre 0,027 et 0,06 (Valentin) ; leur volume proportionnel est, par conséquent, plus considérable que chez l'adulte (1).

Le développement des canalicules spermatiques paraît procéder de la surface vers le milieu du testicule. On aperçoit d'abord, chez le fœtus de cochon long de deux pouces à deux pouces et demi, des bandelettes larges, d'un diamètre de 0,15 ligne, qui se divisent en d'autres plus étroites, d'un diamètre de 0,048 à 0,06 ligne : celles-ci semblent se transformer immédiatement en conduits séminifères. Le volume relatif de ces derniers est plus considérable dans les premiers temps que plus tard, mais leur volume absolu reste à peu près le même (2).

Je dois encore parler ici des corps de Wolff, qui se produisent durant les premiers temps de la vie embryonnaire, et disparaissent dès avant la naissance. Par leur structure tubuleuse, ils se rapprochent des reins et des testicules. Leurs canalicules naissent, comme ceux du rein, sous la forme de petits intestins courts, dont l'extrémité en cul-de-sac est un peu renflée : ils partent, sous un angle droit, du conduit excréteur, qui descend longitudinalement sur l'un des bords de la glande. Peu à peu ils s'allongent, se contournent, et leurs extrémités se perdent dans la profondeur. A l'état de développement complet, ils se terminent en cul-de-sac, sans ramifications, sans renflement (Muller). Muller évalue leur diamètre

---

(1) RATHKE, dans BURDACH, *loc. cit.* — MULLER, *Gland.secern.*, p. 94, tab. XIV, fig. 1. — VALENTIN, *Entwickelungsgeschichte*, p. 410.

(2) VALENTIN, *loc. cit.*, p. 391. — MULLER, *Archiv*, 1838, p. 529.

à 0,036 ligne (1). Suivant la description que cet anatomiste en donne, ils se comportent, dans leur développement, de la même manière absolument que les reins des batraciens (2).

A l'égard des glandes en grappe, les lobules primaires, si l'on en juge d'après une figure de Muller (3) semblent être déjà complets chez un embryon de brebis long de cinq pouces. La disposition en grappe des vésicules n'est point encore développée à cette époque, ou du moins elle ne put être aperçue au grossissement qu'on employa.

On ne saurait non plus déterminer quel rapport existe entre les cellules du foie à maturité et les corpuscules oblongs, obtus, renflés à leur extrémité dite en cul-de-sac, que Muller (4) regarde comme les canalicules biliaires à l'état embryonnaire. Il fait remarquer expressément (5) que ce ne sont point des prolongements du conduit biliaire, et qu'ils ne sont pas creux dès le principe, ce qui, suivant moi, n'est pas un état purement embryonnaire.

Les observations de Valentin et de Barry sur le développement de l'ovaire ont déjà été reproduites précédemment. Suivant la découverte de Carus (6), on trouve déjà des œufs mûrs dans l'ovaire des filles nouvellement nées.

Gerber (7) a représenté le développement successif des glandes sudorifères de la paume de la main. L'épiderme se creuserait d'abord un enfoncement demi-sphérique, qui deviendrait de plus en plus profond, et s'allongerait en un canal spiral, d'où sortirait enfin la portion renflée de la glande, qui, d'ailleurs, est représentée à tort comme formée de vésicules. Cette indication est trop contraire à l'analogie pour que j'hésite à douter de son exactitude.

La substance glandulaire ne se régénère pas après les plaies. Ses cicatrices consistent en tissu cellulaire. Des exsudations plus considérables se transforment également en tissu cellulaire, qui, dans

(1) MULLER, *Gland. secern.*, p. 90, tab. XV, fig. 3; *Bi'dungsgeschichte*, p. 22, tab. II. — RATHKE, *Entwickelungsgeschichte der Natter*, p. 47.

(2) *Gland. secern.*, p. 86.

(3) *Gland. secern.*, tab. VI, fig. 12, *b*. Je regarde aussi comme tels les corpuscules arrondis du pancréas d'un embryon d'oiseau (tab. VII, fig. 8 et 9), et de la même glande d'un embryon de brebis long de quatre pouces tab. VII, fig. 10).

(4) *Ibid.*, p. 77, tab. XI, fig. 4-9.

(5) *Ibid.*, p. 118.

(6) MULLER, *Archiv*, 1837, p. 445.

(7) *Allgmeine Anatomie*, fig. 239, d'après une observation de Valentin.

les cas d'inflammation répétée ou chronique, finit par refouler la substance glandulaire, et en amener l'atrophie.

ARTICLE II.

DES GLANDES VASCULAIRES SANGUINES.

Les organes compris sous cette dénomination, la thyroïde, le thymus, la rate et les capsules surrénales (1), ont cela de commun que leur structure intime et leurs fonctions sont encore totalement ignorées. Une classe établie sur un pareil principe doit, on le conçoit sans peine, renfermer des corps fort hétérogènes. Fréquemment on regarde ces corps comme composés de vaisseaux sanguins et lymphatiques, réunis en paquets, et que l'on compte même au nombre des organes érectiles. C'est là une inexactitude. Il y a, dans les glandes vasculaires sanguines, autant de parenchyme ou de substance non susceptible d'être injectée, que dans tout autre tissu qui n'est pas précisément pauvre en sang. Pendant un certain temps, on les a supposées riches en vaisseaux lymphatiques, et on croyait les caractériser en disant que ces vaisseaux leur servent pour ainsi dire de conduits excréteurs. Mais, d'après le témoignage de Lauth, qu'on peut considérer, en ce genre, comme une autorité du premier ordre, les lymphatiques n'y abondent pas plus, comparativement aux vaisseaux sanguins, que dans d'autres parties du corps. Ces glandes n'ont de commun les unes avec les autres, et avec les glandes proprement dites, que la mollesse et la forme ronde ou lobulée. Elles varient, pour la couleur, depuis le rougeâtre pâle jusqu'au rouge brun foncé. Les analyses chimiques, dont le nombre est très petit, ne fournissent aucune lumière. Fromherz et Gugert ont trouvé (2), dans une thyroïde saine, de la graisse, des matières extractives, de la fibrine, de la matière caséeuse, beaucoup d'albumine, les sels ordinaires, et du mucus (globules en suspension). Le thymus est composé des mêmes matériaux. Il contient, d'après l'analyse de Morin (3) : fibrine, avec phosphate calcique et sodique, 8,0 ; matière animale particulière, 0,3 ; colle extraite par la coction, 6,00; albumine, 14,0; extrait de viande, 1,6 ; eau, 70,0.

La structure intime des glandes de cette catégorie offre, en tant

<hr>

(1) KRAUSE est tenté (*Anatomie*, t. 1, p. 40) d'y ajouter la glande pituitaire.

(2) SCHWEIGGER, *Journal*, t. L, p. 190.

(3) BERZELIUS, *Traité de chimie*, t. VII, p. 634.

que les moyens ordinaires de l'anatomie permettent de la scruter, des différences qui doivent être regardées, les unes comme non essentielles, les autres comme essentielles, c'est-à-dire comme cause ou expression d'une diversité de fonctions. Il est sans importance, par exemple, que la masse soit entourée d'une membrane dense de tissu cellulaire, qui en rende la surface lisse, comme la rate et la thyroïde, ou que les subdivisions apparaissent à travers une enveloppe mince, comme dans le thymus ; que des lames délicates de tissu cellulaire séparent les lobules les uns des autres, ou que le parenchyme proprement dit soit reçu, comme celui de la rate, dans un squelette de trabécules fermes et fibreuses ; que les vaisseaux et les nerfs pénètrent par un hile, et ne se subdivisent qu'à l'intérieur (rate), ou que l'organe reçoive plusieurs ramuscules déliés, qui s'y introduisent par divers points de sa surface. Mais je regarde comme des différences essentielles la couleur du parenchyme, ainsi que la présence de cavités dans l'intérieur, et la forme de ces excavations. Le parenchyme de la thyroïde est assez homogène, d'un rougeâtre pâle ; celui de la rate se distingue par la couleur rouge obscure, qui n'est point due au sang contenu dans les vaisseaux ; celui des capsules surrénales, enfin, offre deux substances diversement colorées, l'écorce plus foncée, et la moelle plus pâle, toutes deux avec une teinte de jaunâtre.

Des cavités intérieures, pleines d'un liquide lactescent, sont très prononcées dans le thymus ; cependant les opinions ne s'accordent point encore relativement à la manière dont elles communiquent ensemble. Lucæ (1) attribue une cavité à chaque lobule. Suivant Tiedemann (2), les lobules eux-mêmes sont composés de vésicules creuses, d'une demi-ligne à une ligne de diamètre, dont les cavités communiquent ensemble. Parmi les modernes, Meckel et Becker (3) admettent une cavité dans chaque moitié de la glande. Suivant A. Cooper (4), les cavités de tous les lobules qui, chez l'homme, ne sont pas plus grosses qu'un pois, communiquent avec celle qui existe dans l'intérieur de la glande. Haugsted (5) n'a pu

<hr>

(1) *Anatomische Untersuchung der Thymus in Menschen und Thieren*, Francfort, 1811, p. 36.

(2) MECKEL, *Archiv*, 1815, p. 485.

(3) *De glandulis thoracis lymphaticis atque thymo*, Berlin, 1826.

(4) *The anatomy of the thymus gland*, Londres, 1832.

(5) *Thymi in homine ac per seriem animalium descriptio*, 1831, p. 43. — Billard, *Traité des maladies des enfants*, Paris, 1837, p. 539.

découvrir de cavité centrale dans le thymus, et, suivant Berres (1), cet organe est entièrement composé de vésicules closes, pleines d'un liquide, dont le diamètre est de 0,14 ligne.

La thyroïde, quand elle est atteinte de gonflement morbide, offre de grandes cellules isolées, qui contiennent un liquide clair, chargé d'albumine. Mais on ignore si ces cavités n'ont fait que s'agrandir, ou si elles sont de formation nouvelle. Le premier cas est plus vraisemblable, parce qu'on peut exprimer aussi un suc clair particulier de la thyroïde saine, en la comprimant. Suivant la description de Berres (2), qui est un peu difficile à comprendre, chaque lobule de la thyroïde se compose de corpuscules qui présentent l'image des dispositions vasculaires d'un follicule : ces corpuscules sont serrés les uns contre les autres ; ils paraissent arrondis, oblongs, aplatis, ou pleins et distendus. Ayant fendu longitudinalement un lobule, il aperçut une cavité de 0,002 pouce de diamètre, qui était entourée d'une mince membranule. Des follicules clos de ce genre sont groupés autour d'un vaisseau de calibre assez considérable. Le follicule entier, est-il dit plus loin, a un diamètre de 0,02 pouce. Si c'est là la mesure de son pourtour extérieur, et si l'autre mesure est celle de la cavité, on ne peut pas dire que la membranule soit mince.

La plupart des anciens anatomistes ont admis, dans les capsules surrénales, une cavité centrale, qui entoure la veine pénétrant par l'axe, et qui est parcourue aussi par des filaments (3). Meckel prétend que cette cavité résulte de la décomposition, de la fluidification de la substance médullaire molle. Muller (4) et Berres (5) partagent la même opinion.

La rate ne renferme pas de cavité proprement dite ; mais on y découvre une multitude de corpuscules épars, ou de vésicules, d'un sixième de ligne à une ligne de diamètre, qui ne sont fixées que par un point de leur surface, étant libres d'ailleurs dans la pulpe rouge de l'organe, d'où l'on peut facilement les extraire. Les vésicules sont très prononcées et fermes dans la rate du bœuf, de la brebis, du cochon, et

<hr>

(1) *OEsterreichische Jahrbuecher*, t. XXXI, p. 413.

(2) *Loc. cit.*, p. 411.

(3) Les différentes assertions sont réunies dans une dissertation de Heim (*De renibus succenturiatis*, Berlin, 1824, p. 14), qui adopte lui-même l'opinion des anciens, quoiqu'il n'ait pu la vérifier que chez l'homme et non chez les animaux.

(4) *Physiologie*, t. I, p. 574.

(5) *Loc. cit.*, p. 415.

apparaissent, à travers même l'enveloppe séreuse, sous la forme de petits points blancs. Dans la rate humaine, elles sont généralement plus molles, plus gélatineuses : cependant on les a vues aussi très fermes chez l'homme et peu marquées chez les animaux (1), et il semble que non seulement leur nombre, mais encore leur aspect, peuvent varier suivant les circonstances. Heusinger (2), Home (3), Meckel et Berthold (4), font remarquer qu'elles deviennent surtout fort turgescentes après que le sujet a pris des boissons : peut-être ne sont-elles si peu visibles dans les cadavres humains que parce qu'ici la mort est précédée, en général, d'une abstinence prolongée : il est rare qu'on ne les découvre pas dans les cadavres des personnes mortes d'accident, les suppliciés, etc. Lorsqu'elles sont bien gonflées, on acquiert aisément la conviction qu'elles ont des parois assez épaisses et transparentes, qui s'affaissent sur elles-mêmes quand on y pratique une piqûre, et laissent échapper un liquide trouble, chargé de granulations. Elles résistent plus long-temps à la putréfaction que les autres éléments constitutifs de la rate, de la substance de laquelle on peut par conséquent les isoler sans peine, par un léger frottement, après un certain temps de macération. On les trouve alors presque toujours réunis en grappes de six à huit (5), reposant sur les gaînes fibreuses solides qui accompagnent les vaisseaux de la rate, suivant Muller ses artères, depuis leur entrée, et appliquées ainsi sur elles, tantôt sans pédicule, tantôt à la faveur d'un mince pédicule. Ce dernier cas a lieu chez l'homme, selon Giesker (6). Les pédicules sont des vaisseaux, comme j'ai pu m'en convaincre en les examinant au microscope. Ils s'épanouissent dans une membrane particu'ière et délicate, qui entoure la membrane propre de la vésicule, s'étalent ainsi sur cette dernière, et se ramifient à sa surface, sans pénétrer nulle part dans son intérieur. Le réseau qu'ils forment est si serré, qu'après une injection qui a parfaitement réussi, la couleur blanche des vésicules disparaît totalement, ce qui avait déterminé Ruysch à les considérer comme de simples enroulements de vaisseaux. Du reste, les vésicules sont parfaitement

---

(1) Giesker, *Splenologie*, p. 156.
(2) *Ueber den Bau und die Verrichtung der Milz*, Thionville, 1817.
(3) *Philos. Trans.*, 1821, p, 25.
(4) *Lehrbuch der Physiologie*, t. II, § 428.
(5) J. Muller, dans ses *Archiv*, 1834, tab. I.
(6) *Loc. cit.*, p. 149, 161.

closes, et on ne peut ni les injecter ni les souffler par les vaisseaux. Dans une rate insufflée et ensuite desséchée, Giesker les a trouvées complétement ridées et collées ensemble par la dessiccation. Suivant Heusinger, elles deviennent plus petites dans l'alcool, mais y acquièrent beaucoup de blancheur et de la dureté : le même effet a lieu par l'action des acides minéraux (1).

Il règne une grande uniformité parmi les éléments microscopiques des glandes vasculaires sanguines. Le parenchyme entier se compose de granules qui remplissent les intervalles entre les vaisseaux, et qui reposent immédiatement sur les parois de ces derniers. Le liquide accumulé dans les cavités ou vésicules, quand il en existe, contient aussi de ces granules. Je ne puis pas trouver que les parois qui limitent les cavités dans le thymus soient tapissées par une membrane particulière, comme le prétend Cooper, et je ne vois non plus la paroi propre des corpuscules de Malpighi, dans la rate,

(1) Les corpuscules blancs de la rate sont un des objets dont on s'est le plus occupé en anatomie. On en doit la découverte à Malpighi (*Opera*, t. II, p. 111), qui les a décrits avec une grande exactitude. Ruysch en nia ensuite l'existence, par la raison que j'ai fait connaître dans le texte. Son autorité, à laquelle Haller se rangea, suffit pour les plonger dans l'oubli. Les cellules de la rate dont parle Hewson (*Exp. inq.*, t. III, p. 107), et qui ne sont visibles qu'avec une forte lentille, ne sauraient être les corpuscules de Malpighi. Au commencement du siècle actuel, Cuvier et Dupuytren (Assolant, *Diss. sur la rate*, Paris, 1801) rappelèrent l'attention sur eux. Home, mais surtout Heusinger et C.-A. Schmidt (*Diss. de structura lienis*, Halle, 1819), examinèrent la structure de la rate avec beaucoup de soin ; ils confirmèrent et étendirent les découvertes de Malpighi. Malpighi avait déjà dit que les corpuscules sont plus difficiles à trouver et plus mous dans la rate de l'homme que dans celle des ruminants et de quelques autres mammifères. Les anatomistes venus depuis ont trouvé cette remarque exacte, jusqu'à Rudolphi (*Grundriss der Physiologie*, t. II, P. II, p. 140), qui nie qu'elle soit applicable à l'homme, au cheval et au cochon. J. Muller (*Archiv*, 1834, p. 80) l'approuve en ce sens qu'il regarde les corpuscules mous de la rate de l'homme et de plusieurs mammifères comme une chose différente des vésicules spléniques des ruminants, sans toutefois se livrer à un examen approfondi de ces corpuscules. Dans la critique qu'il fait des anciennes observations, il paraît attacher trop de poids à la propriété de se résoudre en liquide, que plusieurs attribuent aux corpuscules, bien qu'on voie, d'après leur description, qu'ils ne les ont vu fondre ainsi qu'après avoir été écrasés. Giesker (*loc. cit.*, p. 140), Krause (*Anatomie*, t. I, p. 520) et Bischoff (Muller, *Archiv*, 1838, p. 500), ont revu depuis les corpuscules de la rate de l'homme, et Muller lui-même déclare aujourd'hui (*Physiologie*, t. I, p. 171) en avoir aussi découvert de véritables dans la rate de l'homme.

formée que de granulations, tandis que des faisceaux déliés de tissu cellulaire courent manifestement sur sa surface. Il semble donc réellement que les cavités et leur contenu ne doivent naissance qu'à la fluidification du parenchyme proprement dit.

Les corpuscules de la thyroïde, du thymus et de la rate se ressemblent : dans la rate même, il y a ressemblance entre les corpuscules du parenchyme rouge et ceux des vésicules. La grande majorité d'entre eux sont parfaitement ronds, grenus, insolubles dans l'eau et l'acide acétique, et d'un volume qui ne dépasse point 0,0018 ligne. Les uns sont semés ou nagent isolés, les autres sont réunis en amas irréguliers. Ils sont parfaitement homogènes, et si parfois on en trouve qui semblent contenir un petit point noir, comme une sorte de noyau, on reconnaît, en les faisant rouler sur eux-mêmes, que ce n'est qu'un granule fixé à la surface. Ces granules leur donnent une grande analogie avec les globules du sang ridés (1); mais ils ne deviennent pas lisses, même dans l'eau, en sorte que leur aspect grenu ne dépend pas d'inégalités de la surface, et tient réellement à des molécules apposées ou incluses. Un petit nombre de corpuscules, plus gros que les autres, qu'on trouve mêlés avec les petits, et dont le diamètre va jusqu'à 0,006 ligne, sont en partie tout-à-fait clairs, en partie grenus également, ce qui provient, comme on peut aisément s'en convaincre, du contenu enfermé par une membrane lisse. Ces gros corpuscules ne contiennent pas non plus de noyau. A la vérité, on observe fréquemment une bande plus claire autour de ceux qui sont obscurs, après les avoir plongés dans l'eau ou l'acide acétique; mais ce phénomène tient uniquement à ce que le liquide qui pénètre détache, çà et là, le contenu grenu de la paroi : la bande n'entoure jamais complétement le corpuscule. Quelques cellules, en petit nombre, contenant réellement des noyaux, que j'ai parfois rencontrées, doivent être attribuées à un mélange accidentel.

J'ai plusieurs fois trouvé, dans le thymus, des vésicules de 0,016 ligne, formées d'une membrane délicate, et entièrement remplies des corpuscules qui viennent d'être décrits. Je ne saurais dire si elles appartiennent au parenchyme, ou si elles étaient suspendues dans le liquide.

Les éléments des capsules surrénales sont tout-à-fait différents

(1) Pl. IV, fig. 1, C, a,

de ceux dont il a été question jusqu'ici. En écrasant ou déchirant la glande, on se procure des granules qui, au premier abord, peuvent être confondus avec ceux des autres glandes vasculaires sanguines; mais ils sont plus gros, rarement au-dessous de 0,003 ligne, lisses et un peu plats, la plupart enfermés dans une substance molle, à grains fins, qui y adhère en lambeaux irréguliers. Autour d'un grand nombre d'entre eux, cette substance forme une couche régulière et lisse, dans laquelle ils sont tellement enfoncés qu'on a de la peine à les découvrir. Ce sont donc des noyaux de cellules, qui atteignent un diamètre de 0,006 à 0,009 ligne. Les cellules complétement développées ont les formes les plus irrégulières, anguleuses, en massue, comme les globules ganglionnaires; elles sont serrées les unes contre les autres, et forment tantôt des cordons, tantôt des amas arrondis, ou des lobules, qui peut-être ne sont qu'apparents, et résultent de l'enroulement des cordons. On voit dans l'écorce des utricules d'un diamètre de 0,012 à 0,030 ligne, plus épais et plus minces par places, entièrement remplis d'une masse grenue, qui semble n'être pas encore réduite en cellules, et forme un tout continu dans lequel les noyaux sont enfermés. La masse grenue se sépare facilement en corpuscules punctiformes, obscurs, doués d'un mouvement moléculaire. Les cellules se dissolvent dans l'acide acétique; les noyaux y pâlissent, et disparaissent également au bout de quelque temps (1).

(1) Hewson (*Exp. inquir.*, t. III , p. 84) donne le nom de corpuscules de la lymphe aux granules contenus dans les glandes vasculaires sanguines. J. Muller (*Archiv*, 1834, p. 88) compare les corpuscules qui s'échappent des vésicules de la rate à ceux du sang, pour le volume, mais fait remarquer qu'ils sont irrégulièrement sphériques , et non plats. Il a trouvé les granules de la substance rouge tout-à-fait semblables, et cela pourrait déjà suffire pour prouver que la pulpe rouge de la rate ne se compose ni d'enroulements de vaisseaux ni de sang épanché. Ehrenberg a étudié les corpuscules du thymus (*Unerkannte Struktur*, 1836, p. 29, 41, pl. I, 9). Comme ils ressemblent aux noyaux des corpuscules du sang et aux globules de la substance médullaire détruite, il propose d'appeler le thymus une bourse à moelle. Il demande si le fongus médullaire , qui montre des grains analogues, ne serait pas une formation thymique anormale , portant atteinte à la vie organique. Bischoff (MULLER , *Archiv*, 1838, p. 501) trouve les corpuscules de la rate semblables à ceux du chyle, mais avoue lui-même qu'on en trouve de pareils dans beaucoup d'autres endroits encore. Purkinje a parlé , sans plus de détails (*Naturforscher in Prag*, 1838, p. 175), de la masse d'enchyme grenu dans la rate, le thymus et la thyroïde. Je me suis trompé autrefois (*Schleim und Eiter*, 1838, p. 9) en disant que les cellules qui constituent les *acini* des glandes vasculaires sanguines contiennent des noyaux , et ressemblent aux cellules

On rencontre des cellules adipeuses dans le tissu cellulaire qui enveloppe les lobules du thymus.

Je dois encore signaler une particularité de l'expansion des vaisseaux dans les capsules surrénales, dont Nagel a donné la description et la figure, après la découverte qu'en avait faite Muller. Les vaisseaux artériels, arrivés à la surface, se divisent sur-le-champ en ramifications capillaires, qui, parallèles les unes aux autres, et formant des mailles très étendues, se dirigent vers la substance médullaire, où elles se jettent dans un réseau uniforme de petites veines, qui s'abouche dans la grande veine surrénale, laquelle suit l'axe de l'organe (1). La ramescence des vaisseaux spléniques se fait remarquer par la promptitude avec laquelle les troncs se réduisent en branches, et par le défaut d'anastomoses entre les troncs et les grosses branches (2).

Plusieurs observateurs (3) ont été frappés de la richesse des capsules surrénales en nerfs, et moi-même je n'ai rencontré aucune autre glande dans l'intérieur de laquelle il y eût d'aussi gros cordons nerveux. Pappenheim (4) dit les nerfs qui se rendent aux capsules

des épithélium pavimenteux délicats. Du moins, comme je viens d'en faire la remarque, des observations répétées m'ont-elles appris depuis que les cellules à noyaux proprement dites sont trop rares pour qu'on puisse voir en elles un élément essentiel. Suivant Pappenheim (MULLER, *Archiv*, 1840, p. 536), la substance corticale de la capsule surrénale se compose de grains, d'un diamètre de 0,0037 à 0,0050 ligne, disposés en aggrégations rayonnées, et contenant un peu de substance huileuse ; la substance médullaire possède des grains plus gros, souvent munis de noyaux et très riches en huile. Ce qu'il dit d'un tube transparent, remplissant la cavité de la substance médullaire, et terminé par une extrémité obtuse, me parait inintelligible, si l'on n'entend point par là la veine surrénale. Je ne puis pas non plus comprendre ce qui le porte à conjecturer qu'il y a dans la substance corticale une cavité tapissée d'épithélium vibratile.

(1) MULLER, *Archiv*, 1836, p. 306, tab. XV, fig. 1, 2.

(2) GIESKER, *loc. cit.*, p. 146.

(3) NAGEL, *loc. cit.*, fig. 3. — BERGMANN, *Dis. de glandulis suprarenalibus*, Gœttingue, 1839, pl. II, fig. 1.

(4) Voici le passage de Remak (p. 535) : « Il faut partir des vaisseaux sanguins pour aller à la recherche des nerfs, et l'on voit que ces derniers se ramifient vers le côté convexe de l'organe, qu'ils se terminent sur divers points par des filets primitifs déliés et des anses terminales. Tous les nerfs que j'ai trouvés là avaient encore le caractère embryonnaire. » Plus loin, sur la même page, on lit : « Dans la substance de la capsule surrénale, au contraire, je n'ai pas même pu suivre une seule fibre nerveuse ni voir un seul globule ganglionnaire. »

pourvus de globules ganglionnaires, et ceux de l'intérieur du rein revêtus du caractère embryonnaire, c'est-à-dire analogues aux nerfs du grand sympathique. Je n'ai vu dans ces derniers organes que des faisceaux de nerfs absolument blancs. Dans l'intérieur de la rate, les nerfs sont gris et sans ganglions, suivant Remak (1).

L'opinion qu'on s'est fait des fonctions des glandes vasculaires sanguines a été produite en partie par la méthode d'exclusion. Ces glandes n'influent en rien sur la vie animale; on peut les extirper, elles peuvent dégénérer, sans que les sensations et les mouvements ressentent la moindre atteinte; rien donc n'était plus naturel que de leur assigner une place parmi les organes qui servent aux opérations chimiques de la nutrition ou de l'hématose. A ce motif se joignent encore quelques raisons positives. Hewson dit (2) que quand une partie reçoit plus de sang qu'il ne lui en faut pour se nourrir, on conclut de là que le sang subit un changement quelconque en elle, ou qu'une sécrétion s'y accomplit. Il rappelle aussi l'analogie des *acini* de ces glandes avec ceux des glandes lymphatiques, auxquelles on n'attribue cependant rien autre chose qu'une influence sur le parachèvement de la lymphe. Maintenant les glandes sanguines donnent réellement un produit liquide, qui se forme à la vérité dans des espaces clos; mais nous savons que la même chose arrive à plusieurs glandes incontestablement sécrétoires : ce produit change, du moins dans la rate, avec l'état du sang. Beaucoup de faits témoignent que les maladies de la rate et de la thyroïde se lient aux vices généraux de la composition du sang et aux désordres de la nutrition. C'est ce qui nous autorise à penser que le sang subit un changement dans les glandes vasculaires sanguines, que pendant qu'il circule dans leur intérieur il se dépouille de certaines substances, qui subissent un mode quelconque d'élaboration dans leur parenchyme, comme dans les glandes sécrétoires. La différence consisterait en ce qu'ici les sécrétions produites ne s'épanchent pas dans un conduit excréteur, et finalement à la surface de la peau, mais rentrent dans les vaisseaux sanguins ou lymphatiques, soit par absorption, ou par échange, soit par le fait d'une communication temporaire entre les vésicules et les vaisseaux. Nous ne saurions dire si les diverses glandes se ressemblent sous ce rapport et ne font que se compléter, quantitativement parlant, ou si chacune d'elles prend une part

(1) *Medicinische Vereinszeitung*, 1840, n° 2.
(2) *Loc. cit.*, p. 70.

spéciale à l'hématose ; cependant la première des deux hypothèses est en quelque façon vraisemblable, parce que l'ablation d'une des glandes vasculaires sanguines n'exerce pas d'influence fâcheuse, et qu'il en est une, le thymus, qui disparaît d'elle-même lorsque le corps a terminé son développement.

Cependant, parmi les motifs sur lesquels repose cette conclusion, il n'y en a qu'un petit nombre qui soient applicables aux capsules surrénales. Les maladies de ces capsules sont à peine connues. On n'a guère de renseignements que sur les tumeurs parasites dont elles peuvent être atteintes (1), mais dont presque toujours tant d'autres parties plus importantes du corps sont simultanément affectées, qu'on ne saurait isoler les symptômes qui dépendent de leur présence dans les capsules surrénales. On n'a point essayé d'extirper ces capsules; elles ne renferment ni cavité, ni liquide, ni vésicules. Elles n'ont donc rien de commun avec les autres glandes vasculaires sanguines, si ce n'est l'abondance des vaisseaux qui s'y rendent. Si à tout cela on ajoute encore la différence des éléments microscopiques, on se voit forcé de conjecturer que c'est à tort qu'on les a rangées parmi les organes qui font le sujet du présent article. Des recherches ultérieures viendront peut-être à l'appui de l'hypothèse émise par Bergmann, qui pense qu'elles ont un rapport direct avec le système nerveux. L'analogie entre leurs éléments et les globules ganglionnaires, non seulement sous le point de vue de la forme, mais encore sous celui de la manière de se comporter avec l'acide acétique, est une circonstance importante. Pappenheim avait déjà appelé l'attention sur la concordance de la couleur des capsules surrénales avec celle de la substance grise des organes centraux du système nerveux. Il ne faudrait cependant pas perdre non plus de vue les arguments d'après lesquels Meckel établit une relation entre ces organes et la fonction génitale.

A l'égard des autres glandes vasculaires sanguines, de celles qui méritent réellement ce nom, je rappellerai encore un fait d'anatomie comparée qui peut servir à répandre quelque lumière sur leur fonction. Chez certains animaux sans vertèbres, les vaisseaux, qui sont baignés par les milieux ambiants ou par les liquides contenus dans les cavités du corps, offrent des appendices en cul-de-sac, qui s'ouvrent dans ces vaisseaux, par lesquels on parvient sans peine à

____

(1) Rayer, *l'Expérience*, 1837, n° 2.

les injecter et à les souffler. Ces appendices peuvent être comparés à ceux des lymphatiques de la surface des intestins qui courent dans les villosités et tirent de la cavité intestinale un liquide qu'ils transmettent immédiatement au réseau de vaisseaux lymphatiques. J'ai trouvé les plus simples appendices de ce genre sur les vaisseaux du manteau des ascidies gélatineuses (*phallusia*) (1), où ils font saillie à la surface du corps de l'animal, comme autant de villosités. Stannius (2) a vu le tronc du vaisseau ventral de l'arénicole muni d'une multitude de villosités, la plupart longues, terminées toutes en cul-de-sac, et fréquemment pleines de sang rouge. On connaît depuis long-temps, sur les veines branchiales des céphalopodes, des appendices de cette espèce, véritablement glandulaires, et qui paraissent remplis d'une sécrétion blanchâtre. Chacun d'eux communique, par plusieurs ouvertures, avec la lumière de la veine (3). Suivant Owen, tous reçoivent du sang; ils sont couverts de nombreux vaisseaux dendritiquement ramifiés (4).

Aucune recherche n'a encore été faite sur le développement du tissu des glandes vasculaires sanguines.

CHAPITRE XVIII.

DES MEMBRANES.

On distingue quatre espèces de membranes, les fibreuses, les séreuses, les muqueuses, et la peau. Cette dernière forme une couche qui couvre la surface entière du corps. Les membranes muqueuses tapissent des cavités intérieures. Prolongements de la peau, elles partent des ouvertures à la surface du corps, pour s'étendre dans l'intérieur, et forment ainsi, dans toute la longueur du canal digestif, une couche continue, à laquelle se rattachent celles qui revêtent les organes respiratoires et les glandes; une seconde couche appartient aux organes génitaux urinaires; on peut, si l'on veut, en admettre une troisième qui se rend dans la glande mammaire, et beaucoup d'autres encore qui s'enfoncent dans les glandes sudorifères, etc. Les membranes séreuses ont la forme de sacs isolés, la plupart clos, qui revêtent des cavités intérieures. Les membranes fibreuses for-

(1) *Berlin. medic. Encyclopedie*, article *Gefœssdruesen*.
(2) MULLER, *Archiv*, 1840, p. 363.
(3) CUVIER, *Mémoire sur les mollusques*, p. 18.
(4) OWEN, *On the pearly nautilus*, p. 26, tab. V.

ment tantôt des enveloppes et tantôt des membranes proprement dites : ce sont les plus simples de toutes, car elles ne se composent que de tissu cellulaire. Celles des trois autres genres peuvent recevoir l'épithète de complexes; elles ont au moins une base de tissu musculaire ou de tissu cellulaire et un épiderme; mais parfois on y distingue encore plusieurs couches.

Après leur situation, la nature de leur épiderme est le plus important caractère pour distinguer les membranes. Cet épiderme est épais, corné et sec à la peau, mou et humide aux membranes muqueuses, plus mince que celui de la peau, mais en revanche presque toujours plus fort que celui des membranes séreuses, et formé soit de couches superposées, soit de cellules épithéliales cylindriques couchées en long, tandis que les membranes séreuses ont ordinairement un épithélium pavimenteux délicat. Cependant, comme j'ai eu plusieurs fois occasion de le faire remarquer, aucun de ces caractères ne suffit pour distinguer rigoureusement les membranes les unes des autres. La peau du gland et des lèvres tient le milieu entre la peau et les membranes muqueuses ; l'épithélium des membranes muqueuses tapissant d'étroits canaux ne saurait être distingué de celui des membranes séreuses, et parmi ces dernières, celles qui revêtent les articulations ont un fort épithélium stratifié.

J'ai traité au long des membranes fibreuses et séreuses en donnant la description du tissu cellulaire : il a été également question, en temps opportun, des parties constituantes des membranes muqueuses et de la peau, de l'épithélium, des glandes, des poils, etc. Il ne me reste donc plus qu'à présenter quelques remarques sur le mode de réunion des tissus et sur la forme des surfaces. Je ne parle pas de la sécrétion, parce que ce que j'ai dit à l'occasion des membranes séreuses est applicable aussi aux membranes muqueuses dépourvues de glandes, et qu'en l'absence de celles-ci il n'y a pas plus de sécrétion muqueuse proprement dite que de sécrétion méritant le nom de sueur.

La meilleure manière de concevoir la composition des membranes muqueuses, est de prendre pour point de départ les canaux de moyen calibre, dans lesquels la couche de membrane muqueuse a une force moyenne aussi. Cette couche diminue et augmente avec le diamètre de la lumière des canaux qu'elle limite. Il faut laisser la partie en macération pendant quelque temps, afin de relâcher les liens qui unissent les cellules épithéliales tant les unes avec les autres qu'avec la surface sur laquelle elles reposent ; ensuite on racle l'épiderme, qui se détache sous la forme d'un mucus ténu , on étale la membrane muqueuse, par sa surface libre , sur une planche de cire obscure, on la tend , et on dépouille autant que possible son autre face du tissu cellulaire de la tunique nerveuse ; le mieux , pour cela, est de soulever toujours ce tissu par petits flocons, qu'on coupe avec des ciseaux immédiatement à leur base. L'opération ne réussit jamais complétement ; car , avant que tout le tissu cellulaire ait été enlevé, la membrane muqueuse devient si mince , qu'elle se déchire à la moindre traction. Il est temps alors de la mettre sous le microscope. On l'examine à plat, ou bien on la ploie de manière que la face tournée du côté de l'épithélium fasse le bord. Dans le premier cas, on découvre des parties libres et sans fibres ; dans le second, les fibres du tissu cellulaire se recourbent sur elles-mêmes à quelque distance du bord , lequel n'est alors formé que par une membrane lisse (1) , à laquelle je donnerai le nom de couche intermédiaire de la membrane muqueuse. La largeur du bord clair, que j'ai mesurée sur la membrane muqueuse de la trachée-artère, était de 0,011 ligne ; ce qui donne une mesure approximative de l'épaisseur de la membrane intermédiaire.

Le tissu de la membrane intermédiaire n'est pas toujours semblable. Je l'ai vu quelquefois tout-à-fait lisse , simplement et légèrement granulé, sans traces de grains ou de fibres ; dans la plupart des cas , il contient une multitude de taches ou points obscurs (2). Les points sont isolés , ou réunis de manière à former des figures irrégulières ; parfois ils dégénèrent en grains ovales ou arrondis , qu'on reconnaît pour des cytoblastes (3). A partir de ce point, la membrane intermédiaire se développe en deux directions. Du côté de la surface libre , les cytoblastes s'entourent d'une cellule , et deviennent épithélium ; dans la profondeur, ils s'allongent et se produisent en fibres (4) , qui sont probablement les fibres de noyaux des faisceaux de tissu cellulaire, dont, dans le cas représenté fig. 25, la glande retirée de la membrane muqueuse était entourée (5). La

(1) *Comparez* la figure 13, dans *Schleim und Eiter.*

(2) Pl. V, fig. 25, *a, a* ; fig. 26, *c.*

(3) Pl. V, fig. 26, *a, a, b.*

(4) Pl. V, fig. 25, *b.*

(5) Wagner (dans Burdach , *Traité de physiologie*, t. VI) dit que les villosités intestinales consistent en un tissu mou particulier, qui est souvent semé de grains fins, répandus d'une manière parfaitement uniforme, tissu

membrane intermédiaire ne se dissout ni dans l'eau, ni dans l'acide acétique; mais elle se gonfle dans ce dernier, et devient transparente, en sorte que ses points et ses noyaux ressortent d'autant mieux.

La tunique intermédiaire manque dans les membranes muqueuses les plus épaisses et dans les plus minces. Dans celles-ci, la membrane de la caisse du tympan, par exemple, les cellules épithéliales reposent immédiatement sur du tissu cellulaire : dans les ramifications les plus étroites des branches et les conduits excréteurs d'un petit calibre, la couche du tissu cellulaire manque aussi, et à celle d'épithélium succèdent de suite les fibres musculaires dirigées en long. Tout au plus serait-il permis de considérer comme rudiment de la tunique intermédiaire la couche mince de substance intercellulaire qui, d'ailleurs, doit toujours unir l'épithélium avec la membrane située immédiatement au-dessous. Dans les membranes muqueuses les plus fortes, au contraire, par exemple dans la cavité buccale, sur la langue, dans le vagin, etc., immédiatement après les plus jeunes couches d'épithélium, en vient une épaisse de tissu cellulaire dense, et il en est de même à la peau. Ici, par conséquent, la couche intermédiaire s'est réduite totalement en épithélium et tissu cellulaire : cependant on en peut considérer comme un reste la partie inférieure du réseau de Malpighi, dans laquelle les cellules ne sont point encore si manifestement séparées les unes des autres.

La peau se compose des couches suivantes, qui se succèdent de la surface libre à la partie la plus profonde : 1° épiderme, formé de cellules plates, cornées, insolubles dans l'acide acétique ; 2° réseau de Malpighi, assemblage de cellules arrondies, qui entourent étroitement le noyau, et qui sont solubles dans l'acide acétique ; 3° membrane intermédiaire, devant naissance à un cytoblastème imprégné de noyaux et non encore séparé en cellules ; 4° derme, formé de tissu cellulaire. Cette dernière couche n'a pas la même force dans toutes les régions du corps ; elle est plus épaisse qu'ailleurs à la plante des pieds et à la paume des mains ; très fine aux paupières, elle est généralement plus forte au dos qu'au côté antérieur du corps : son épaisseur, plus considérable chez l'homme que

dans lequel on distingue souvent aussi des grains plus gros, à surface granulée, qui sont pour ainsi dire collés et en partie confondus les uns avec les autres.

chez la femme (1) , varie entre un quart et cinq quarts de ligne (2).

Une cinquième couche serait la tunique musculeuse, qui s'étend à une grande partie du corps chez les animaux, mais qui, chez l'homme, se trouve réduite, comme on sait , aux muscles appelés cutanés. Qu'il me soit permis de faire encore remarquer que la séparation entre les trois premières couches est purement articifielle , et que ces couches doivent être toutes réunies sous le nom d'épiderme (3).

(1) BICHAT, *Anat. génér.*, t. IV, p. 303.
(2) KRAUSE , *Anatomie*, 2ᵉ édit., t. I, p. 122.
(3) J'ai parlé précédemment de la controverse qui s'est élevée relativement à l'existence d'un réseau de Malpighi. Ici je dois mentionner encore quelques observateurs qui ont accru le nombre des couches de la peau, en examinant des pièces pathologiques, ou divisant le derme. Cruikshank parvint à détacher du derme, outre l'épiderme et le réseau, une couche injectée ; puis , après plusieurs jours de macération , il en obtint encore une seconde et une troisième, qui, suivant lui , se formaient peu à peu à la surface, en remplacement de l'épiderme. Gaultier (*Rech. anat. sur le syst. cutané*, 1811, p. 11), qui a fait ses recherches sur la peau de la plante du pied, forme quatre couches du réseau de Malpighi, savoir : les papilles (bourgeons charnus) , leur revêtement fibreux (albuginée), la matière colorante, qui n'est visible que chez les nègres, et la membrane albuginée superficielle, entre le pigment et la cuticule. Dutrochet (*Mém. anat. et phys. sur les végét. et les anim.*, Paris, 1837, t. II, p. 380) supposait, au-dessus du derme, cinq couches, qui sont, de dehors en dedans : 1° l'épiderme , 2° le revêtement corné des papilles ; 3° la couche des papilles. Les deux dernières , souvent assez molles pour qu'on ne puisse pas les séparer, forment le réseau de Malpighi ; 4° la membrane épidermique des papilles , couche la plupart du temps indiscernable , qui , chez l'homme, n'est marquée que sous les ongles , après la chute desquels elle se condense. Sa présence est prouvée aussi par le tatouage ; car ici la matière colorante, bien que sous l'épiderme , ne se trouve certainement pas en contact immédiat avec les papilles, qui ne supporteraient point une pareille irritation. Elle est située dans le réseau muqueux , entre l'épiderme externe et l'épiderme interne ; 5° la couche papillaire, riche en vaisseaux et en nerfs. Wendt (*Epiderm.*, 1833, p. 4) divise l'épiderme en trois couches, parce qu'au-dessus du réseau de Malpighi et de l'épiderme proprement dit , il admet encore une couche frappée de mort. Comme Dutrochet, Flourens (*Annales des sc. nat.*, 2ᵉ série , t. VII, 1837, p. 156) place sous la couche de pigment, chez les races colorées, une couche inférieure d'épiderme, de laquelle dépend la sécrétion du pigment. Il divise en deux couches l'épiderme superposé au pigment, et de cette manière , il obtient, de même que Dutrochet, quatre couches, indépendamment du corps capillaire. Chez les blancs, il admet deux couches , qui correspondent aux deux supérieures des races colorées. C'est en divisant ainsi l'épiderme en plusieurs couches qu'il parvient à obtenir un réseau sur la langue humaine (p. 221). Dans un mémoire postérieur (*Ibid*, t. IX, p. 241), il cherche à prouver que le réseau de Malpighi de la

Ce sont elles qui constituent la portion épaisse de membrane muqueuse voisine des ouvertures du corps. La couche de tissu cellulaire de la peau de la langue correspondrait par conséquent à la peau proprement dite, et devrait être appelée membrane muqueuse dans le sens rigoureux. A mesure qu'on avance vers des canaux plus étroits, on voit se perdre d'abord l'épiderme, et les cellules du réseau de Malpighi, solubles dans l'acide acétique, apparaissent à la surface, après avoir acquis un développement particulier. La membrane intermédiaire devient plus prononcée, la muqueuse proprement dite s'amincit de plus en plus; dans l'intestin et les gros conduits excréteurs, elle représente la tunique nerveuse; dans les membranes muqueuses fixées à des os, elle s'unit au périoste fibreux, cas auquel la couche musculaire disparaît; dans la trachée et les bronches, elle se fait remarquer par le développement de ses fibres élastiques, etc. Plus intérieurement encore, la membrane intermédiaire devient imperceptible, et il ne reste plus que les cellules d'épithélium et la tunique musculeuse. Enfin, à l'entrée des conduits excréteurs dans les glandes, la tunique musculeuse s'amincit au point de n'être plus que la tunique propre des canalicules glandulaires.

Dans les points spécialement affectés au sens du toucher, la peau et la membrane muqueuse sont parsemées d'élévations, de forme variable, qu'on nomme papilles tactiles. Ces points sont la face interne des doigts et de la main, la face plantaire du pied, le mamelon, les lèvres, le palais et la langue, la surface du gland et du clitoris, la face interne des grandes lèvres, les nymphes, la face

langue et de la membrane muqueuse orale correspondent au second épiderme de la peau; aux lèvres, on voit l'épiderme interne de cette dernière se continuer avec le réseau muqueux de la membrane muqueuse.

En même temps que les autres appareils de la peau, dont il a été parlé précédemment, Breschet et Roussel de Vauzème (*Annales des sc. nat.*, 2ᵉ série, t. II, p. 322) admettent un appareil blennogène, consistant en un parenchyme muqueux, qui sécrète du mucus et se trouve situé dans l'épaisseur de la peau, et en conduits excréteurs qui déposent le mucus entre les papilles. Il est à peine nécessaire de faire remarquer que de telles glandes, si elles existent, n'ont pas la signification que Breschet leur attribue. Ce sont des corpuscules rougeâtres, tuberculeux, du sommet desquels part un canal qui s'ouvre au fond des sillons, entre les papilles. Quelquefois, les canaux semblent s'anastomoser ensemble. Ils sont disséminés au milieu des glandes sudorifères, auxquelles on doit peut-être les rapporter.

interne du vagin , et aussi, suivant Berres (1), l'orifice de la matrice. Albinus (2) distingue deux sortes de papilles , les filiformes
et les tuberculeuses. Les premières sont fort longues au bout des
doigts et plus courtes dans la main ; à la paume de celle-ci elles vont
toujours en se raccourcissant vers le dos du carpe , et finissent
par faire place à des papilles tuberculeuses. Les plus longues papilles sont en même temps les plus grêles , non seulement d'une
manière relative, mais encore d'une manière absolue. Les plus longues
sont pointues , quelquefois un peu renflées à l'extrémité. Les plus
courtes sont coniques, arrondies et parfois un peu tronquées au bout.
En s'aplatissant et s'élargissant à la base , les papilles tuberculeuses
font place à de très petites élévations , qui rendent la surface de la
peau comme onduleuse. Cette surface n'est peut-être lisse nulle
part , cependant les élévations dont je viens de parler ne méritent
plus le nom de papilles. La longueur des papilles du palais est d'environ 0,10 ligne. Krause assigne un diamètre de 0,02 aux plus
grêles (3). Au bout des doigts, elles sont droites ; sur d'autres
points , au mamelon de la femme par exemple , elles gagnent obliquement la surface de la peau (4).

Après avoir été débarrassées de l'épiderme par la macération ou
par l'action de l'eau bouillante , les papilles ont fréquemment une
surface grenue. Les grains sont des cytoblastes du réseau de Malpighi , dont les uns n'adhèrent qu'à la surface , et dont les autres sont
enveloppés dans une substance faiblement grenue , sans structure,
qui revêt les papilles sans interruption , et peut être comparée à la
couche intermédiaire de la membrane muqueuse. Mais souvent tout
ce qui est grenu se sépare nettement de la surface des papilles ;
alors celles-ci sont composées, comme le derme, de tissu cellulaire,
dont les faisceaux , notamment les plus extérieurs, sont moins sensi-

1) *Mikroskopische Anatomie*, p. 176.

(2) *Adnotat. acad.*, lib. VI, c. 10.

(3) *Anatomie*, 2ᵉ édit., t. I, p. 119.

4) Des figures de papilles de la peau ont été données par Mascagni (*Prodromo*, tab. I, fig. 16 ; tab. II, fig. 1, 5, 6 ; tab. III, fig. 10, 13, 15 (lèvres),
35 (vagin) ; tab. VII , fig. 11 (gland), Breschet (*loc. cit.*, tab. IX), Wendt
(*loc. cit.*, fig. 2), Berres (*loc. cit.*, tab. VII, fig. 12, 14), Arnold (*Icon. anat.*,
fasc. II, tab. II). Les élévations de la conjonctive sont figurées aussi dans
ce dernier ouvrage, tab. I, fig. 14, et dans HENLE , *Symbolæ*, fig. 13.

blement divisés en fibrilles. Dans l'intérieur des papilles, il court une anse vasculaire et probablement aussi une anse nerveuse (1).

Lorsqu'on veut apprendre à connaître la forme des papilles, leur arrangement et leurs rapports avec l'épiderme sur un point quelconque, rien n'est plus commode que de faire bien sécher un lambeau de peau, sur la surface duquel on détache ensuite verticalement des tranches fort minces, à l'aide d'un scalpel. Ces tranches, plongées dans l'eau, reprennent si parfaitement leur forme primitive, qu'on peut reconnaître et séparer les unes des autres les fibrilles de tissu cellulaire si l'on a eu soin auparavant de tremper la peau dans de l'eau chaude; une pression modérée, au moyen du compresseur, fait que le réseau se détache nettement des papilles, avec des enfoncements qui correspondent exactement aux saillies de la peau. Le traitement par l'eau chaude a encore l'avantage de rendre le réseau blanc et opaque, attendu que l'albumine se coagule; quant à l'épiderme et aux papilles, ils demeurent clairs, et la bande blanche qui entoure les sommets de ces dernières procure un coup d'œil fort élégant.

On acquiert ainsi la conviction que les papilles sont d'autant plus serrées les unes contre les autres, qu'elles ont moins de diamètre. Les plus grosses, à la base des orteils, ne reçoivent pas chacune une enveloppe spéciale du réseau de Malpighi; celui-ci se borne à envoyer des prolongements dans la profondeur, de deux en deux ou de quatre en quatre papilles; aux doigts, les gaînes épidermiques descendent plus bas, au moins jusqu'à la base, après chaque deuxième, troisième ou quatrième papille, et la face interne de l'épiderme détaché offre des fossettes qui sont divisées en deux ou

1) Malpighi dit, en parlant des papilles (*De tact. organo*, p. 23, 26) : *Hæ implantantur in nervoso et satis crasso corpore, quod alias papillare placuit appellare corpus.* On pourrait déjà conclure de là que le corps papillaire de Malpighi est synonyme de derme, alors même qu'il ne le dirait pas expressément ailleurs (*De lingua*, p. 15). Le soin qu'il avait eu lui-même de retirer sa distinction dépourvue de fondement, n'a point empêché ses successeurs d'employer la dénomination de corps capillaire, et les oculistes surtout ont attaché une grande importance à une altération morbide du corps papillaire de la conjonctive, sur l'existence duquel, dans l'œil en santé, personne n'a rien pu dire de précis (*Comp.* EBLE, *Bindehaut*, p. 27 ; *Ægyptische Augenentzuendung*, p. 121). Il me paraît aussi inconvenant de réunir toutes les papilles sous le nom de corps papillaire, que d'imposer ce nom à la surface du derme, d'où elles partent.

quatre compartiments par des saillies peu prononcées (1). L'aspect de la surface du corps varie suivant que l'épiderme descend dans les enfoncements qui séparent les papilles, ou les remplit. Ainsi, aux lèvres, au gland, à la gencive, la surface est parfaitement lisse, malgré la profondeur des sillons creusés entre les papilles ; à la face palmaire des doigts, au contraire, se produisent les sillons courbes que chacun connaît, et qui tiennent à ce que l'épiderme s'enfonce entre les séries de papilles ; à la langue, enfin, il suit chaque papille, de sorte qu'extérieurement, on remarque autant de filaments et de tubercules, que la membrane muqueuse linguale a de papilles.

Les villosités sont des espèces de saillies, fort rapprochées des papilles, qui, chez l'homme, ne s'observent qu'à la membrane muqueuse de l'intestin grêle. Elles ressemblent surtout aux papilles filiformes de la langue, chacune d'elles étant reçue dans une gaîne particulière de l'épiderme ; mais elles diffèrent des papilles, en ce qu'au lieu d'une anse vasculaire et d'une anse nerveuse, elles renferment un diverticule du réseau lymphatique de la membrane muqueuse intestinale, qui est entouré de nombreux vaisseaux sanguins.

Il y a des duplicatures, des plis saillants, de la peau et des membranes muqueuses, servant, les premiers à protéger les parties sous-jacentes, ou à permettre à la peau de s'étendre (prépuce), les autres à accroître, dans l'intérieur de cavités ou de canaux, l'étendue d'une surface pourvue d'organes d'absorption, de sensation ou de sécrétion. De ce nombre sont les valvules de Kerkring dans l'intestin, les colonnes rugueuses du vagin, les petits replis réticulés de la vésicule biliaire, les saillies valvuliformes des vésicules séminales, etc. On peut étendre les plis, et rendre la surface unie, en enlevant la tunique musculeuse et la partie externe la plus dense de la tunique nerveuse, qui tapissent extérieurement les canaux (2).

Les membranes muqueuses offrent aussi des enfoncements, des fossettes, de petits sacs, qui remplissent le même office que ces duplicatures. Souvent la distinction est purement arbitraire, et l'on serait, par exemple, tout aussi en droit d'attribuer à la vésicule biliaire de petites fossettes, auxquelles en aboutissent d'autres plus

1) WENDT, *Epiderm.*, fig. 1.
2) E.-H. WEBER, *De vesicularum seminalium structura*, dans KRETZSCHMAR, *Lineamenta physiologiæ morborum*, Léipzick, 1836.

petites encore, que d'admettre en elle des plis, entre lesquels s'en trouvent d'autres moins saillants (1).

Dans les endroits où la peau est exposée à des tiraillements en tous sens, comme sur le dos de la main et des doigts, il se forme de nombreux plis, les uns superficiels, les autres plus profonds ; on remarque ceux-ci sur les articulations, et ceux-là entre les orifices des follicules pileux ; tous s'effacent pendant la flexion. De même, au côté interne des petites articulations, ainsi que dans la paume des mains et la plante des pieds, la peau forme des plis qui demeurent visibles même pendant l'extension des doigts et des orteils ; ces plis paraissent se former dès le premier développement de la peau. Dans d'autres endroits, par exemple au front, les plis ne se produisent qu'avec l'âge, par la répétition des contractions musculaires, et ils sont la preuve déplaisante d'une certaine ancienneté de service du derme.

Il a été parlé dans le chapitre précédent des petites fossettes qui correspondent aux embouchures des glandes. J'ajouterai encore, en ce qui concerne les glandes sudorifères, que leurs orifices se trouvent dans les sillons, entre les papilles, où ils forment des séries, faciles surtout à reconnaître à la face palmaire des doigts. C'est de là que la sueur sort en petites gouttelettes quand la peau devient turgescente. Leur nombre n'a rien de constant : suivant Eichhorn (2), on en compte de 18 à 31 sur une ligne carrée, ou 25, terme moyen de dix numérations ; une même étendue de la main, là où la peau descend entre les doigts, en offre 75. Eichhorn évalue à 50 leur nombre moyen sur une ligne carrée d'autres parties du corps. Le nombre des tours de leurs conduits excréteurs varie suivant l'épaisseur de la peau. Ainsi ils en font 20 à 25 au thénar, 6 à 10 dans le creux de la main, et à peine un dans les endroits où la peau est le plus mince (3).

(1) Chez certains animaux, la peau et les membranes muqueuses offrent des enfoncements ou de petits sacs, dont les parois sont munies de glandes ; telles sont, par exemple, les glandes du jabot des oiseaux, la bourse du musc, les glandes interdigitaires des ruminants, etc. De là résultent des espèces de glandes composées, dans lesquelles les canalicules glandulaires proprement dits partent d'une cavité commune. — *Comp.* MULLER, *Gland. secern.*, tab. II, fig. 1, *a.* — Mais, rigoureusement parlant, la cavité ne doit pas être considérée comme faisant partie intégrante de la glande.

(2) MECKEL, *Archiv*, 1826, p. 442.

(3) WENDT, dans MULLER, *Archiv*, 1834, p. 286.

TABLE ALPHABÉTIQUE DES MATIÈRES

De l'Anatomie Générale, tomes I et II.

FIN DE LA TABLE ALPHABÉTIQUE DES MATIÈRES.